U0353951

孕产育

全书

典藏
精品版

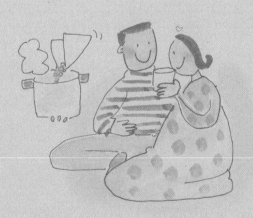

［韩］朴仁书
［韩］车光烈 ◎著
［韩］朴文口

金　哲
崔昌燮 ◎译
姜善福

黑 龙 江 出 版 集 团
黑龙江科学技术出版社

和肚子里的孩子交谈吧

请您深呼吸

把心情稳定下来

然后尝试着跟肚子里的孩子沟通一下

您听到了吗?

您身体里的新生命从小小的宇宙世界传来的声音……

妈妈,听到了吗?是我

用您温柔的声音跟我说话好吗?

我好想听听妈妈的声音

妈妈所看的也是我所看的

妈妈所听的也是我所听的

所以您要让我多看一些美丽的事物

让我多听一些美妙的音乐

因为妈妈所感受的和思考的

都会直接传达给我

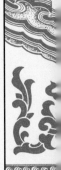

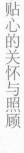

幸福地怀孕、胎教、生产，现在您可以放心了

　　"祝贺你，快要当妈妈了！"从听到这句话的日子起，孕妇便要和肚子里的孩子一起经历一场几个多月的不平常的旅程。特别是第一次当妈妈的女性，她们在面对崭新的生命旅程时可能有时感到很高兴，有时又感到忐忑不安，总之复杂的心情始终无法平静下来。随着一天天变化的身体和感情，还有周围人看您的眼神等一切前所未有过的经历，展现在您面前的是一种崭新而又未知的新生活，这本书即将带您进入那个未知的世界。

　　本人在长期从事的妇产科工作中意外发现，现在有很多女性对男女身体的结构和功能还是不太了解，有关怀孕的过程和胎儿的知识更是缺乏。作为一名妇产科专家，我经常会遇到一些意外的提问者。

　　不久前，通过对韩国孕妇的心理调查发现，绝大部分孕妇，特别是第一次当妈妈的女性，她们总是过分地担忧和不安。

　　有些孕妇过分担心肚子里的孩子："我会不会难产？是男还是女？千万不能是畸形儿！"……还有些孕妇在不知情的情况下持续服用了可让胎儿致命或对胎儿有副作用的药物后却还苦苦等待胎儿的到来。

　　会有这些忧虑，这都是因为她们十分缺乏有关怀孕、生产、育婴的常识，同时家里又没有能够正确指导她们的长辈。

　　在这种背景下，为了让更多的孕妇了解有关怀孕、胎教、生产的知识，我与韩国妇产科领域里的权威人士和专家们共同撰写了这本书。在撰写这本书的过程中，我们把多年积累的经验和知识作了总结和归纳，并加以编辑，让读者看起来简单易懂。也许您可以从其他医生那里了解到您想知道的信息，但如果有一本更详细而系统的书，或许能让您更加放心。

　　这本书将正确引导您和您的孩子走向健康之路！

朴仁书

典藏精品版

最全面、系统的孕产育指导

目 录

第一章 怀孕的过程

孕产育全书

给您最贴心的关怀与照顾

第二章 怀孕过程中出现的变化

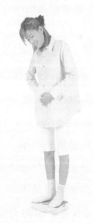

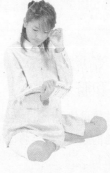

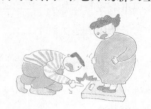

第三章 胎儿的成长过程

典藏精品版

最全面、系统的孕产育指导

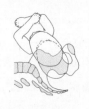

第四章 爸爸妈妈一起做的胎教

第五章 怀孕过程中常见的症状

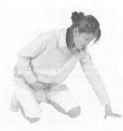

最全面、系统的孕产育指导

典藏精品版

第六章 全家人一起作好分娩准备

孕产育全书

给您最贴心的关怀与照顾

011

第七章　跟丈夫一起经历的分娩过程

第八章　不能自然分娩的情况

典藏精品版

最全面、系统的孕产育指导

第九章 分娩后6周，从身体护理到装扮

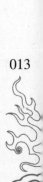

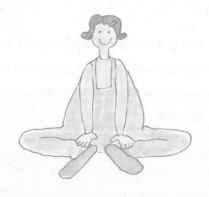

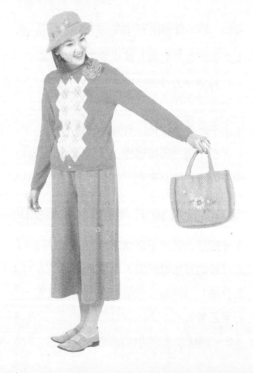

第十章 新生儿的特征与基本检查

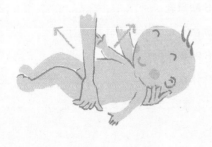

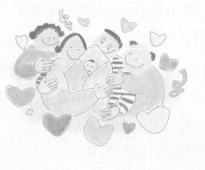

孕产育全书

给您最贴心的关怀与照顾

第十一章 新生儿的营养

典藏精品版

最全面、系统的孕产育指导

第十二章 看护新生儿的方法

第三节 给宝宝洗澡的方法

第四节 折叠尿布和换尿布的方法

第五节 反映婴儿健康状态的排泄物和尿布的处理

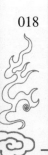

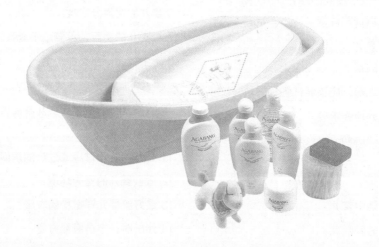

第十三章 新生儿常见的症状与治疗方法

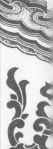

孕产育全书

给您最贴心的关怀与照顾

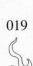

019

第十四章 培养婴儿正确的饮食习惯

典藏精品版

最全面、系统的孕产育指导

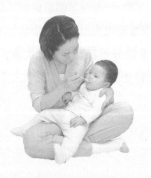
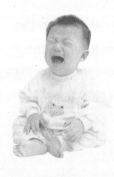

第十五章 婴儿的第一个365日

第十六章 针对不同症状的治疗方法

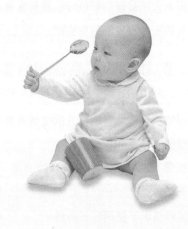

最全面、系统的孕产育指导

典藏精品版

第一章

怀孕的过程

本章对负责怀孕和分娩的女性生殖器和生产精子的男性生殖器的功能、从受精到怀孕的整个过程、女性的月经周期、各种避孕的方法、导致不孕的原因和治疗方法、遗传因子等内容作了详细的介绍。

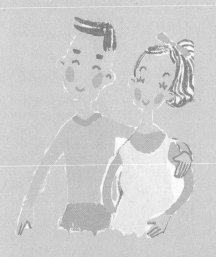

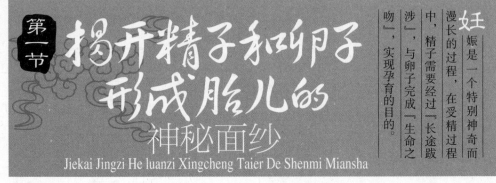

第一节 揭开精子和卵子形成胎儿的神秘面纱

Jiekai Jingzi He luanzi Xingcheng Taier De Shenmi Miansha

妊娠是一个特别神奇而漫长的过程，在受精过程中，精子需要经过一长途跋涉，与卵子完成"生命之吻"，实现孕育的目的。

人类的身体结构十分奥妙，其中从怀孕到分娩的过程尤为神奇。当精子和卵子结合形成着床以后，孕妇的身体也会随着腹中胎儿的成长而发生各种变化。我们在对这个变化的过程以每个月为单位仔细观察以后，以图表的形式比较直观地列出怀孕9个月（也可以计算成10个月）期间的变化和分娩时期临近时的孕妇的状态，以及胎儿诞生时所经过的路径。

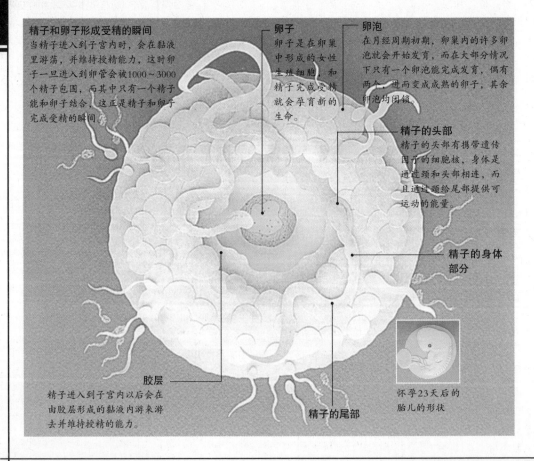

精子和卵子形成受精的瞬间
当精子进入到子宫内时，会在黏液里游荡，并维持授精能力，这时卵子一旦进入到卵管会被1000～3000个精子包围，而其中只有一个精子能和卵子结合，这正是精子和卵子完成受精的瞬间

卵子
卵子是在卵巢中形成的女性生殖细胞，和精子完成受精就会孕育新的生命。

卵泡
在月经周期初期，卵巢内的许多卵泡就会开始发育，而在大部分情况下只有一个卵泡能完成发育，偶有两个，进而变成成熟的卵子，其余卵泡均闭锁。

精子的头部
精子的头部有携带遗传因子的细胞核，身体是通过颈和头部相连，而且通过颈给尾部提供可运动的能量。

精子的身体部分

胶层
精子进入到子宫内以后会在由胶层形成的黏液内游来游去并维持授精的能力。

精子的尾部

怀孕23天后的胎儿的形状

怀孕一个月 (1~6周)

✱ 胎儿的生长过程

● 体重——约4克
● 身高——约2厘米
● 成长——会产生脑细胞，而且神经系统会变得发达、大脑变大，并形成内脏器官。

✱ 孕妇的身体变化

● 乳房——会感觉涨痛，而且会变大。
● 尿频——晚上会经常起来去小便。
● 感情——情绪起伏会变大。
● 疲劳感——稍微走动就会感觉疲劳。

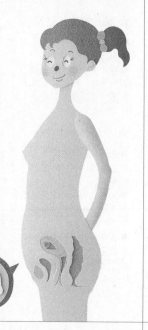

怀孕两个月 (7~10周)

✱ 胎儿的生长过程

● 体重——约20克
● 身高——约9厘米
● 成长——心脏完全形成，并长出眼睛。腿和胳膊会区分开，同时还会长出骨头、软骨组织、视网膜的神经细胞和味觉细胞。生殖器初步成型。

✱ 孕妇的身体变化

● 便秘——激素的变化会引发便秘现象。
● 害喜——会觉得恶心或者呕吐。
● 腰部——腰会变粗。

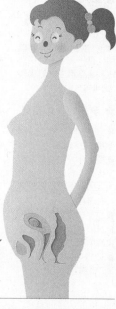

怀孕三个月 (11~14周)

✱ 胎儿的生长过程

● 体重——约110克
● 身高——16~18厘米
● 成长——皮肤毛囊形成，肝开始活动，这时可以分辨出胎儿的性别。

✱ 孕妇的身体变化

● 乳房——乳头周围颜色发黑。
● 臀部——和乳房一样，臀部也会逐渐变大。
● 眩晕——很容易眩晕，所以每餐必须吃少量食物，并且经常吃。
● 害喜——在这个时期前后，害喜现象会消失。

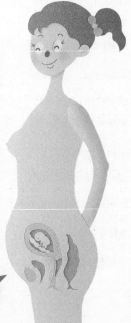

怀孕四个月 (15~18周)

✱ 胎儿的生长过程

● 体重——约300克
● 身高——20~25厘米
● 成长——听觉变发达，各个内脏器官构造分化已完成，骨骼变清晰。

✱ 孕妇的身体变化

● 腹部——子宫变大，而且随着韧带的拉长会使腹部和韧带疼痛。
● 乳房——乳晕变大，颜色加深，可能会分泌出乳汁。
● 毛发——毛发生长速度会加快，而且头发会变茂盛。
● 皮肤——脸上会出现一些暗色的斑点，或者痘子和黑痣的颜色加深。

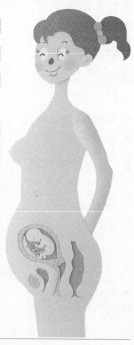

典藏精品版

最全面、系统的孕产育指导

怀孕五个月（19～22周）

❄ **胎儿的生长过程**

● 体重——约650克
● 身高——28～30厘米
● 成长——能感觉到胎动，指甲和眼皮会变发达，而且形成保护皮肤的胎脂。

❄ **孕妇的身体变化**

● 分泌物——阴道会出现乳白色的分泌物。
● 腋臭——随着激素的变化，脂肪的分泌会增加，因此有人会出现腋臭的现象。
● 皮肤——皮肤干燥，全身或者腹部会出现瘙痒的症状。
● 肚脐——随着肚子变大，肚脐会向外突出。

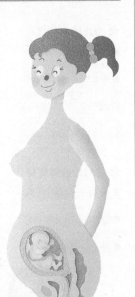

怀孕六个月（23～26周）

❄ **胎儿的生长过程**

● 体重——约1千克
● 身高——约35厘米
● 成长——这时能隐约看到牙齿，肺血管会变发达，身体变胖，并会开始呼吸。

❄ **孕妇的身体变化**

● 胎动——腹中胎儿会有过激的拳打脚踢的现象。
● 体温——体温会上升，而且会比平时多出汗，并容易中暑。
● 眩晕症——由于血压变化过大，坐下后起身时会感觉到头晕目眩。

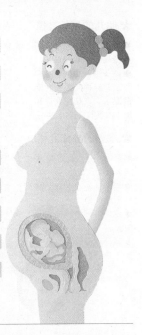

怀孕七个月（27～30周）

❄ **胎儿的生长过程**

● 体重——1.4～1.5千克
● 身高——37～40厘米
● 成长——脑部组织变发达，并能感觉到光明暗的变化。肺和消化器官几乎全部形成。

❄ **孕妇的身体变化**

● 妊娠纹——在胸部、臀部、腹部、大腿内外侧会出现红色的条纹。
● 痛症——由于胎儿在肚子里伸腿会踢到肋骨，因此会觉得疼痛。
● 子宫——这时会开始进行子宫收缩运动。
● 水肿——胳膊、腿、脸部和脚腕会出现水肿的现象。
● 胃灼热——此时期会出现消化不良和胃灼热现象。

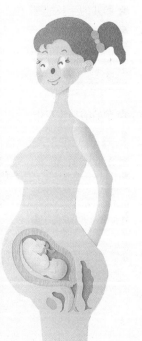

怀孕八个月（31～34周）

❄ **胎儿的生长过程**

● 体重——2.3～2.6千克
● 身高——45～46厘米
● 成长——身体发育变得均衡，头部骨骼也会变得更坚固。

❄ **孕妇的身体变化**

● 腰痛——由于胎儿的头会压迫脊椎，导致腰部肌肉紧张，所以会出现腰痛的症状。这时硬垫子比柔软的垫子更适用，而且要适当地做一些锻炼腰部肌肉的运动。
● 呼吸急促——由于子宫变大而挤压横膈膜，所以呼吸会变得急促。

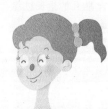

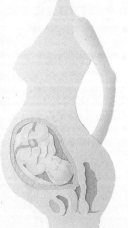

怀孕9～10个月（35～40周）

✳ 胎儿的生长过程

● 体重——2.7～3.6千克
● 身高——40～55厘米
● 成长——肺部发育完全，身上的胎毛会逐渐脱落，以便出生以后调节体温。各器官都已趋于成熟，胎儿也已成型，并作好了独立生存的准备。

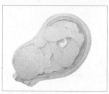

⬆ 作好出生的准备以后，头部会伸向子宫口。

✳ 孕妇的身体变化

● 坠感——由于胎儿的头会下降到盆骨，所以腹部会有下坠感。同时挤压肺和胃的压迫感会消失，呼吸变得顺畅，可以安心饮食。相反，会带来行走不便、盆骨附近有麻木或者抽筋的困扰。
● 尿频——由于胎儿压迫膀胱，所以会出现尿频的现象。
● 痔疮——到妊娠末期，会有很多孕妇受到由胎儿下降到盆骨引起的痔疮的困扰。

✳ 孩子来到这个世界的过程

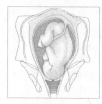

分娩一期 当出现有规律性的腹部阵痛时，就表示子宫收缩已经开始。在初期，子宫收缩会以5～20分钟为间隔出现，每次持续的时间是30～60秒。到了活跃期，收缩就会以每2～4分钟为间隔出现，而且每次会持续60～90秒。当每次出现的间隔缩小到2～4分钟时，就表示生产的过程已进行了一半以上。

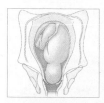

分娩一期即将结束时 随着宫颈口几乎完全敞开，胎儿的头部也会逐渐旋转倒置。当宫颈口完全敞开时，阵痛会以1～2分钟为间隔出现，并每次持续60～90秒。这时伴随着强烈的阵痛，胎膜会破裂，进而流出羊水。

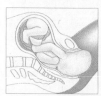

分娩二期 这个时期胎儿的脸部会朝下，头部会被会阴部挤压后缓慢从阴道口隐现，此时阴道口将会扩大。婴儿的头部会因为宫颈的收缩若隐若现地重复几次，之后便会旋转着出来。

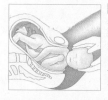

分娩二期结束时 只要头部能够顺利出来，剩下的部分如胳膊、腿、和身体出来时就相对容易得多。当肩出来的时候，头部和肩部呈直角，所以头部要向一旁倾斜之后身体才能出来，这时会伴有大量的羊水流出。

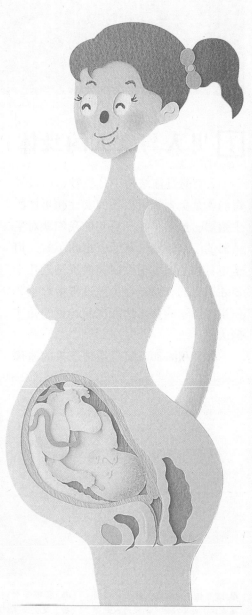

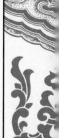

孕产育全书

给您最贴心的关怀与照顾

027

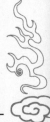

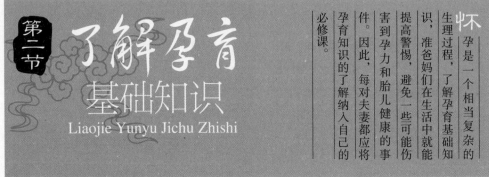

第二节

了解孕育
基础知识
Liaojie Yunyu Jichu Zhishi

怀孕是一个相当复杂的生理过程，了解孕育基础知识，准爸妈们在生活中就能提高警惕，避免一些可能伤害到孕力和胎儿健康的事件。因此，每对夫妻都应将孕育知识的了解纳入自己的必修课。

1 男人与女人的身体

人类的身体结构十分奥妙，而最神奇的就是负责繁殖后代的女性和男性的生殖器。虽然早在几百年前我们就对生殖器的解剖性结构有了一定的了解，但是更具权威的生理性研究成果是近几十年才取得的，对于在生殖过程中起重要作用的激素的具体功能也是20世纪初才确认的。

激素和酶都由父母遗传下来的遗传因子所决定，其中酶是在所有细胞中对体内的化学反应起支配作用的细小分子，而激素则发挥促进生殖的作用。

我们虽然在一百多年前就了解了有关遗传的基本法则，但是男性的精子和女性的卵子含有遗传特征的这一事实是由20世纪的科学家所证实的。随之，决定遗传性状的种类也变得更加广泛。

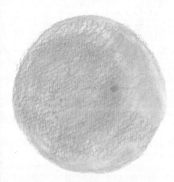
⬆ 随着怀孕的瞬间，精子（用圆圈表示）会穿过卵子的壁进入到卵子中。

⬆ 当卵子形成受精体的数小时后，就会出现初级分裂。

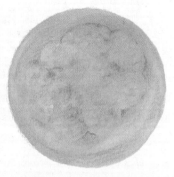
⬆ 过了3~4天以后，会形成名为桑葚胚（由分裂球发育而成）的细胞团。

② 孩子共有父母的遗传因子

在正常的人体细胞中一共有46条染色体，其中一半是由父亲遗传下来的，另一半是由母亲遗传下来的，所以胎儿共有父母的遗传因子。

如今发展迅速的细胞遗传学和分子遗传学就是研究基因的新兴的科学，此项研究也与分娩有着密切的关系。比如，在染色体的作用中非正常的遗传现象有因染色体缺陷和细胞层的单一酶缺陷所导致的遗传的不正常。根据以上事实，如果父母有一方在遗传因子上存在缺陷，就可以在怀孕之前决定是否要孩子。

另外，在人类史上曾使用过各式各样的避孕方法，但最为常用的就是月经周期法。古代的埃及人用鳄鱼的大便和蜂蜜制成的阴道软膏避免怀孕，而像避孕套一样截断精子通道的方法是从四百年前开始使用的。

直到20世纪前半期各种避孕方法才得到了社会上的呼应，并在1950年首次制造了口服的避孕药。在那之后，又导入了由子宫内的装置来达到避孕的新形态，并和口服的避孕药一起被普遍使用。

③ 不孕是可以克服的

但是，无论经过了怎样的不懈努力，在长期使用避孕器具后仍然有可能会引发各种并发症。最近，关于"不孕"的研究备受瞩目，人们可以使用排卵促进剂来帮助那些因存在排卵障碍而陷入不孕危机的女性进入怀孕阶段，还

可以对于无法发挥效用的输卵管采用矫正已损伤的输卵管或者"试管授精"等方法来解决。此外，男性的不孕问题也显得日益突出，相应的解决方法也在研究当中。

④ 过度的恐惧或不安也能引发不孕

无论现代的科学技术和医术怎样发达，生殖毕竟是自然法则，只要这个世界存在男人和女人，性行为就会持续下去，这是人类生存的另一个自然样貌。

虽然有很多夫妇因避孕和人工绝育而陷入苦恼当中，但是还有很多夫妇即使并不存在无排卵、无精子的问题却仍不能怀孕。他们身上都存在着共同的问题，就是对不孕的过度恐惧。要知道像

这样对不孕的过度恐惧反而有可能会导致终身不孕，所以处于不孕状态下的夫妇必须从不安的阴影中摆脱出来，就是说不能让恐惧和不安妨碍自然的爱的行为和怀孕。

克服由精神上的紧张和恐惧引发的不孕及在肉体上和解剖性的不孕问题迫在眉睫，与此同时，也要通过不断的努力来研究和研发更加安全的避孕方法。

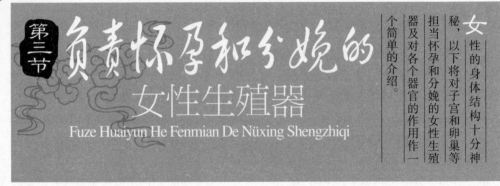

典藏精品版

最全面、系统的孕产育指导

030

第三节 负责怀孕和分娩的女性生殖器

Fuze Huaiyun He Fenmian De Nüxing Shengzhiqi

女性的身体结构十分神秘，以下将对子宫和卵巢等担当怀孕和分娩的女性生殖器及对各个器官的作用作一个简单的介绍。

人类的身体十分奥妙，尤其是女性的身体结构非常特别。我们可以通过怀孕和分娩等复杂而又微妙的过程得知，它那狭窄的产道居然能给骨盆提供足以使庞大的婴儿从子宫推出的力量，以及在分娩以后又能恢复如初的既神奇又特别的身体功能。

女性生殖器

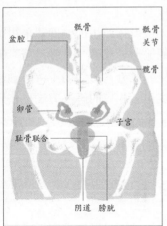

◀ 骨盆（等同于下肢带）的骨头连接着脊椎和下肢，同时可以提供包括骨盆的附属脏器在内的空间。不仅如此，还会为婴儿的通过提供足够宽敞的空间。

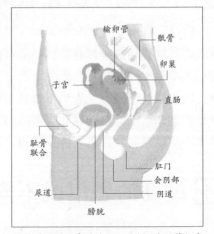

▲ 骶骨附属器官（膀胱、子宫、直肠等）在前面的耻骨联合和后面的骶骨（由五个大的脊椎融合成的一个呈四角形形的腰椎，下方是尾骨，两侧与髋骨连接形成的骶骨的后界线）以及位于其之间的骨盆的内部。胎儿通过产道下来时会呈直角，刚开始时是朝脊椎方向，之后就会逐渐远离脊椎回转。

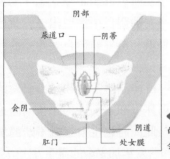

◀ 可以从图中看到有关外部生殖器的位置，可是各自的形态以及大小会因人而异。

1 为胎儿提供通道的骨盆

骨盆由三块骨头连接而成，在脊椎最下方的骶骨的左右被两个骶骨关节连接到了两个髋骨，这两个髋骨又和前面的耻骨连接在一起。支撑骨盆的骶骨、髋骨、耻骨又与被称为耻骨联合的软骨组织连接着。由于骨盆连接着脊椎和大腿，所以骨与骨之间的关节恰好可以支撑身体结构本身的重量。但是到了怀孕后期，这些关节的连接就会变得柔软，所以产道会略微变宽。

2 在分娩过程中打开力量之门的骨盆底部

骨盆底部由尿道、阴道、直肠3个部位连接在一起形成，它们是骨盆的重要器官。

尤其在分娩的时候，骨盆肌肉在骨盆底部发挥收放力量的重要作用。还有，当分娩结束的时候，肌肉又会收缩并恢复到分娩之前的状态。

3 在怀孕过程中阻止细菌入侵的外阴和阴道

所谓外阴是指被阴毛覆盖的柔嫩的肌肉到阴道和肛门之间即会阴的部位。它们之间两侧都各有名为大阴唇和小阴唇的两个皮肤层。两侧小阴唇之间的顶端有在女性性反应中起重要作用的性器官阴蒂，这里还有为膀胱起排尿作用的尿道。处女膜则在尿道后面的阴道口。

从阴户通向子宫的通道就是阴道。在怀孕期间，阴道壁的细胞所分泌的酸的浓度会增加，由此能有效地抑制病原体和杂菌的繁殖。怀孕之前的子宫大致由子宫腔、子宫体、子宫颈部组成。位于子宫体下面的子宫颈管与阴道连接，从子宫颈管到子宫底称为子宫内口，子宫颈管与阴道连接的部位称为子宫外口。位于子宫腔口附近的各种内分泌腺会分泌出深色的液体来防止杂菌的入侵。

对于大部分女性来说，子宫是呈轻度前倾的，而约20%的女性拥有向后倾的后屈子宫。

子宫内的表面由被称为子宫内膜的黏膜覆盖着，这个黏膜的厚度和成分会随着月经周期的变化而发生改变。由于子宫壁大部分是由肌肉构成，所以拥有把胎儿推出子宫外的力量。子宫的重量为70克左右，容积约是10毫升。子宫虽然如此之小，但到了怀孕末期会扩大成重约1000克，容积也会扩大到5升。

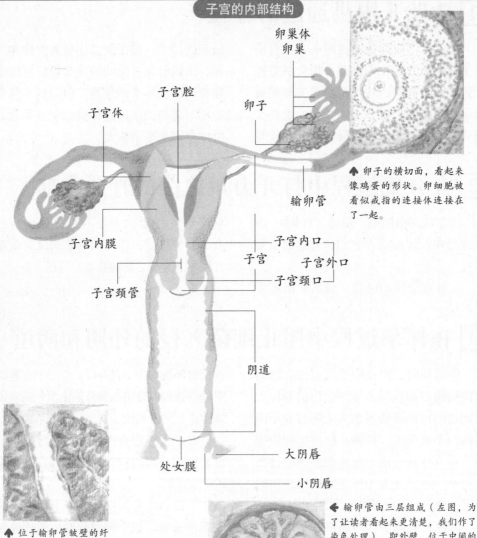

子宫的内部结构

卵巢体
卵巢

卵子

子宫体

子宫腔

输卵管

子宫内膜

子宫内口

子宫

子宫外口

子宫颈口

子宫颈管

阴道

大阴唇

处女膜

小阴唇

↑ 卵子的横切面，看起来像鸡蛋的形状。卵细胞被看似成指的连接体连接在了一起。

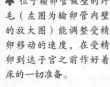

↑ 位于输卵管皱壁的纤毛（左图为输卵管内壁的放大图）能调整受精卵移动的速度，在受精卵到达子宫之前作好着床的一切准备。

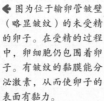

◀ 图为位于输卵管皱壁（略显皱纹）的未受精的卵子。在受精的过程中，卵细胞仍包围着卵子。有皱纹的黏膜能分泌激素，从而使卵子的表面有黏力。

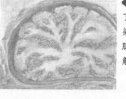

◀ 输卵管由三层组成（左图，为了让读者看起来更清楚，我们作了染色处理），即外壁，位于中间的肌肉层，还有位于最里面并沿着突触延伸的有皱纹的皱壁。

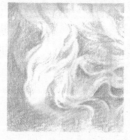

◀ 输卵管中的皱壁。当卵巢排卵时输卵管的喇叭形开口紧靠卵巢，准备随时捕捉卵巢排出的卵子。当受精卵从喇叭形开口进入输卵管后，靠输卵管内壁上纤毛的摆动，渐渐向子宫移去。

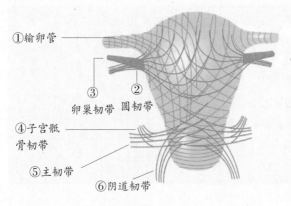

①输卵管
③卵巢韧带 ②圆韧带
④子宫骶骨韧带
⑤主韧带
⑥阴道韧带

◀ 子宫可以说是由许多向各个方向运动的肌纤维形成的肌肉团。这些肌纤维像网状一样交错在一起，血管可以从它们中间穿过。当婴儿出生以后，子宫的各个肌纤维就会收缩到原来的状态，所以会把从它们之间通过的血管捆绑起来，自然地形成止血。

④ 长而弯曲的管道输卵管

输卵管是从子宫的最顶部开始连接到卵巢的一条长而弯曲的管道。输卵管的内部由许多小小的皱襞形成，并且被纤毛覆盖着，因此卵子是通过输卵管和纤毛的运动从输卵管的一端被输送到子宫方向的。

当精子沿着输卵管进去以后与卵子结合时，输卵管就会释放出分泌物为精子和受精卵提供养分。各输卵管的末端呈漏斗状，而且周缘有很多像手指一样的凸起，发挥从卵巢将卵子合起以后输送到输卵管的作用。位于两侧输卵管下方的白色蛋状的器官卵巢在形成卵子和分泌激素来决定月经周期方面起着重要的作用。

卵巢像男性的睾丸一样敏感。其表面是白色，而且非常柔软，所以在排卵时即使只受到轻微的创伤，那个部位也会肿起来。

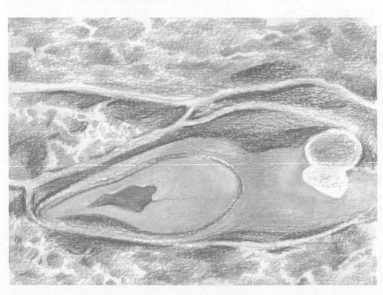

◀ 精子的头部持有遗传因子。在上面的图中用红色标记的精子的头部泛着荧光色，它协助精子穿透卵子的外壳。精子的头部被帽子一样的膜包着，但这个"帽子"会在精子与卵子结合的瞬间通过一定的化学反应被摘掉。

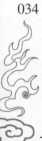

034

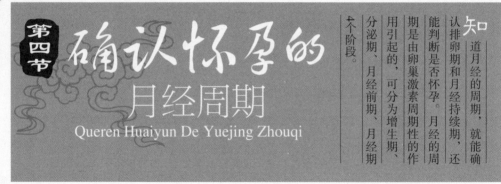

第四节 确认怀孕的月经周期

Queren Huaiyun De Yuejing Zhouqi

知道月经的周期，就能确认排卵期和月经持续期，还能判断是否怀孕。月经的周期是由卵巢激素周期性的作用引起的，可分为增生期、分泌期、月经前期、月经期不个阶段。

1 月经周期一般是一个月

卵巢中的卵子一旦成熟，就会为了和精子结合形成受精卵而被排出，而此时子宫内膜会为受精卵着床作好准备。但在没有形成受精的情况下，子宫内膜就会崩溃脱落之后成为月经。这样的现象每个月都会重复，进而就形成了月经周期。在这个过程的各个阶段，会受到由垂体分泌的两种激素（促卵泡激素，黄体激素）和卵巢分泌的两种激素（雌激素，孕激素）的影响。

月经周期由于受下丘脑（在丘脑的下方与垂体连接的部分；自主神经系的中枢）的刺激，所以与垂体密切相关。月经周期虽然通常是一个月，但也会因人而异，有些人是六周或者拥有不规律的周期。月经周期可能会因为精神上或者心理上的压力而受到影响，而且有时也会随着环境的变化而变化。

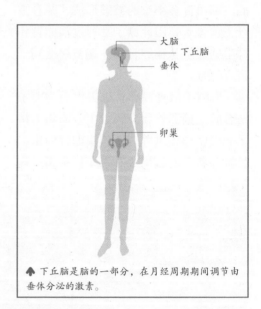

大脑
下丘脑
垂体
卵巢

▲ 下丘脑是脑的一部分，在月经周期期间调节由垂体分泌的激素。

2 月经是受促卵泡激素的影响而开始的

女性体内有数千个未成熟的卵泡，这些卵泡都孕育着未成熟的卵子。每当月经来潮的时候，其中的一些卵泡就会受到从垂体分泌的促卵泡激素的影响而开始发育。但是，一个月只有一个卵子可以发育成熟，其余的都会变质。如果有两个卵子发育成熟，而且都完成受精时就意味着怀上了双胞胎。

月经周期

第1天

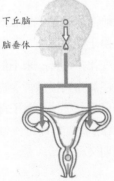

下丘脑
脑垂体

⬆ 新的月经周期是从脑垂体接受到下丘脑的讯号后随着血液分泌促卵泡激素（FSH）开始的。

第5天

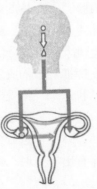

⬆ FSH在卵巢内作用于未成熟的卵泡上，促使卵泡开始发育。通常只有一个卵泡可以发育成熟，其余的都会消失。

第6天～第14天

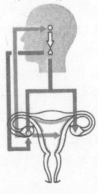

⬆ 雌激素通过对于下丘脑的正回馈作用来调节FSH的分泌和促进脑垂体分泌LH（黄体生成激素），而且对子宫内膜的增厚也有作用。

第15天～第21天

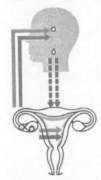

⬆ 在黄体生成素的作用下，排卵后的卵泡形成黄体，并分泌雌激素和孕激素来为着床作准备。

第22天～第27天

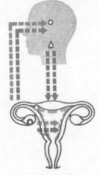

⬆ 当卵子没能完成受精时，黄体就会逐渐衰退。子宫内膜由于雌激素和孕激素的数量的急剧下降而崩溃出血、脱落形成月经来潮。

第28天

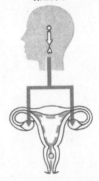

⬆ 下丘脑再一次对脑垂体发送讯号，促使其引发FSH来开始新一轮的月经周期。

怀孕

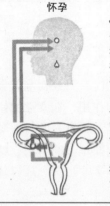

⬅ 当卵子形成受精时，胎盘的滋养层细胞会分泌HCG。HCG有维持黄体的作用，而且在帮助子宫内膜发育的同时也会抑制新月经周期的开始，雌激素和孕激素的发育则照常进行。

口服避孕药

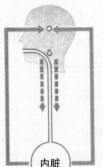

内脏

⬅ 口服避孕药中含有雌激素和孕激素，而且可以通过作用于下丘脑来抑制脑垂体分泌FSH和LH。

 被分泌的激素
雌激素
孕激素
子宫内膜
促卵泡激素（FSH）
黄体生成激素（LH）
人绒毛膜促性腺激素（HCG）
卵巢　黄体

孕产育全书

给您最贴心的关怀与照顾

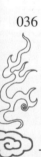

随着卵泡的成长，卵巢就会分泌第二个激素，就是雌激素（又称动情激素）。这个雌激素可以增厚子宫内膜，而且可以通过下丘脑对垂体发挥作用。不仅如此，雌激素还可引起黄体生成素（在卵巢的黄体上生成的激素，发挥抑制发情现象和使子宫壁处于可受孕状态的作用）的急剧上升来促进排卵，然后将卵子排出腹腔。

当卵子被卵巢排出的时候会伴有出血现象，同时也会感到腹痛。但是卵泡又会逐渐恢复到原来的状态，并促进黄体的形成。

黄体有助于雌激素和黄体生成素的大量分泌。还有，由于受此影响，子宫内膜的成分也会发生变化，这样一来不但能接纳受精卵，而且还能为其提供营养物质。当过了两个星期以后，黄体会对子宫内膜进行分层，并以此来排出月经。与此同时，新的月经周期又将开始。

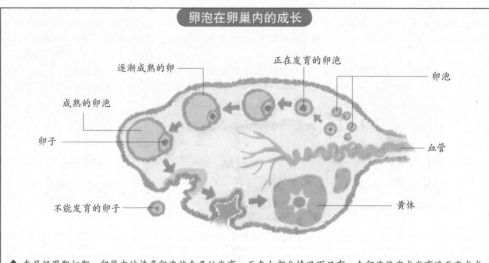

卵泡在卵巢内的成长

逐渐成熟的卵　　正在发育的卵泡

成熟的卵泡　　　　　　　　卵泡

卵子

血管

不能发育的卵子　　　　　　黄体

⬆ 在月经周期初期，卵巢内的许多卵泡就会开始发育，而在大部分情况下只有一个卵泡能完成发育进而变成成熟的卵子，然后随着排卵而进入到腹腔内。空的卵泡在流一点血之后会发育成黄体。如果无法形成受精，黄体就会在2周之后势力减弱，之后就会被消灭。

③ 月经初潮从11～13岁开始

青春期和更年期在女性身体所发生的重要变化都是由促卵泡激素和雌激素产生的影响所致。一般在11～13岁的青春期时，由于雌激素的逐渐增加，乳房、子宫、阴道、外部生殖器等都将步入成熟期。与此同时，月经初潮就会来临。由于肾上腺的作用，在女性的体内也会分泌少量的名为雄激素的男性激素，具体表现为长出非正常的阴毛、脸部的毛、腋毛等。

④ 绝经在四十几岁到五十几岁之间形成

女性不能怀孕的时期是卵子结束生产的四十几岁到五十几岁之间。在这个被称为"更年期"的时期，脑垂体分泌的各种激素对卵巢起不了任何作用。

另外，在血液内和各器官内的雌激素含量大大减少的同时，由于促卵泡激素不再受雌激素的控制，因此会呈现出急剧增加的趋势。脸部发烫，皮肤变干燥等更年期的症状都是由这些激素的变化所引起的。

有些女性不经历这种现象也能度过更年期，摄取雌激素和黄体生成素可以延缓更年期。卵泡在经过更年期后的数年之内仍有可能成长，但是却不能排卵，因此有时还会造成严重的血崩。这时必须要到医院作检查。有时根据情况的不同，月经停止后也有可能排卵。所以，如果不想要孩子就要在月经停止后2年继续采取避孕措施。

⑤ 可以根据月经周期来避孕

通常我们把利用月经周期来避孕的方法称为"奥吉诺（Ogino）避孕法"。在使用"奥吉诺避孕法"之前，先让我们来了解一下调节体内的激素的变化。新的月经周期是从大脑中的下丘脑向脑垂体发送讯号开始的。脑垂体会随着血液分泌促卵泡激素，这就是月经来潮的第一天。

每个人的月经周期都会有所差异，为了方便起见我们就设28天为一个周期。到了月经来潮的第五天时，促卵泡激素会刺激卵巢内的卵泡开始发育，但是一般只有一个细胞可以发育成熟。这时，雌激素会再次抑制垂体分泌促卵泡激素，同时促进黄体生成素的分泌。在黄体生成素的作用下卵泡会释放卵子，这个时期就等于排卵期（14～21天）。排卵后的卵泡会分泌雌激素和孕激素来为受精卵的着床作准备。但此时若卵子没能完成受精，黄体就会逐渐衰退，因此也会导致雌激素和孕激素数量的急剧下降。同时，子宫内膜的外层会崩溃脱落，而下丘脑对脑垂体发送讯号后将再次迎接新月经来潮的第一天。这样的周期发生在28～30天之间。

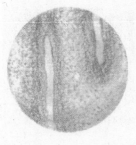

◀ 左边——在月经周期中，前两周内子宫内膜会急速变厚。这是用显微镜观察的子宫内膜。

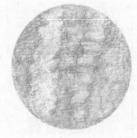

▶ 右边——排卵结束后就会开始排泄期，这时子宫内膜会分泌激素。

孕产育全书

给您最贴心的关怀与照顾

6 利用口服避孕药

大部分的避孕药都含有规定的雌激素和黄体生成素。避孕药可以通过阻碍促卵泡激素和黄体生成素的产生来抑制卵泡的成长和排卵。除此之外，黄体生成素还可以使宫颈黏膜的黏稠度提高，防止精子的通过。

一旦停止口服避孕药，雌激素和黄体生成素的含量就会降低，排卵就可以正常进行。但是根据各人体质的不同，有时可能要过一段时间之后月经才开始来潮。

必须掌握的知识

以最佳状态迎接孩子的家庭计划

●从结婚初期开始进行充分的商量

很多人结婚以后就开始长时间采取避孕措施，但当决定想要孩子的时候却怎么也怀不上。其实怀孕并不像想象中的那么容易。

●父母适合生育的最佳年龄

第一次做父母的年龄与结婚时期也有关联。尤其是女性，并不是任何时候都可以受孕，因此选择怀孕的时期非常重要。只要是在身体上和精神上已完全成熟的女性，年龄越小则越有利。拥有第一个孩子的最佳年龄是25岁，而且能在30岁前后结束家庭计划是最理想的。男性最好也在身体健康和活跃的时期选择要孩子。

●分娩的间隔最好是两年左右

如果决定要两个以上的孩子，就必须要考虑第一个孩子与第二个孩子的间隔。这时重要的条件就是母亲的健康。即使母亲身体健康，分娩也很顺利，分娩以后照顾孩子的事情无疑是非常吃力的。如果想等到照顾第一个孩子的事情稍微安定下来起码要等一年，可以的话最好是间隔两年。如果在第一次怀孕时留下的后遗症仍未痊愈，那么就要继续等待。

➤最适合第一次做父母的年龄是25~30岁。

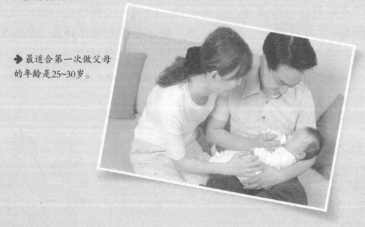

典藏精品版

最全面、系统的孕产育指导

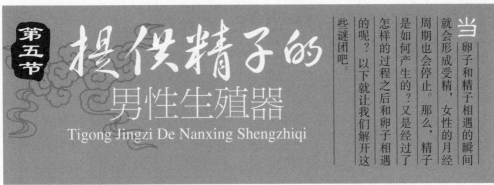

第五节 提供精子的男性生殖器

Tigong Jingzi De Nanxing Shengzhiqi

当卵子和精子相遇的瞬间就会形成受精，女性的月经周期也会停止。那么，精子是如何产生的？又是经过了怎样的过程之后和卵子相遇的呢？以下就让我们解开这些谜团吧。

男性最重要的生殖器是睾丸，它制造精子，作用与女性体内的卵巢相同。睾丸被一对椭圆形腺包在阴囊内，位于阴茎下方。

阴囊可以维持生产精子时所需的最适温度，这个温度稍低于人体正常的体温。当睾丸处于松弛状态的时候，水分会从阴囊内的汗腺蒸发，导致温度降低，阴囊会在低温下收缩。

成人睾丸的长度大概是5厘米，直径是3~5厘米，它的表面有一层名为白膜的纤维组织。睾丸大约可以分成300个单位，而各单位都拥有1~3个射精管（制造精液的管），如果把它们全部连接起来的话，足有400米长。

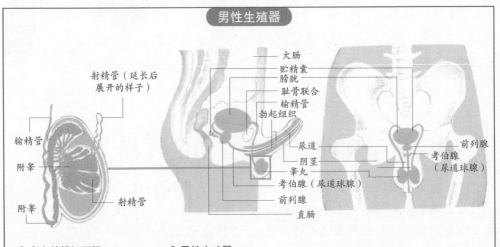

男性生殖器

射精管（延长后展开的样子）
输精管
附睾
附睾
射精管

大肠
贮精囊
膀胱
耻骨联合
输精管
勃起组织
尿道
阴茎
睾丸
考伯腺（尿道球腺）
前列腺
直肠

前列腺
考伯腺（尿道球腺）

↑ 睾丸的横切面图
精子在射精管（图中为了便于说明射精管的长度，将其中的一个射精管画成了直线形）形成以后在附睾发育。

↑ 男性生殖器
睾丸能生产和分泌精子，睾丸中有好几条将精子输送到性器官的通道。精子与贮精囊和前列腺，还有考伯腺的分泌物混合以后形成精液。之后，当产生性欲时精液会随着血液进入到组织，这时性器官就会勃起。

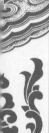

1 精子在45天后成熟

精子形似蝌蚪，主要借助尾部的摆动而运动，在它的头部有细胞核的遗传物质。精子是在精原细胞发生减数分裂的过程中生成的，这样的细胞分裂被称为减数分裂。

位于睾丸内射精管之间的细胞群会分泌由间质细胞激素刺激生成的雄激素，这个激素的作用与女性体内的雌激素相同，它可以促进身体成长、长胡须和变声等，还会促进生殖器的发育。精子一旦形成，就会随着射精管移动到位于睾丸后面的两个附睾去集合，然后进一步发育成熟。精原细胞从开始分裂到发育成熟必须要消耗45天时间。

在附睾集合的精子会再次沿着输精管移动到储藏少量精子的精囊腺中，然后经过前列腺到达尿道。精液主要是在前列腺和精囊腺的作用下分泌的。正常男性每次能射出2亿～4亿个精子，而其中只有10％左右的精子能到达宫颈。由于精液呈碱性，所以帮助精子进入阴道内时可以中和酸度，而且精液还含有果糖，可以为精子提供能量。

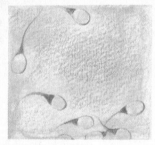

▲精子的头部在发光。

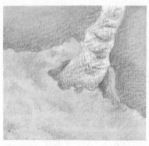

▲将卵子萃取以后与经过特殊处理的精液一起置入营养液内观察精子的状态——精子在穿过卵子的壁进入。

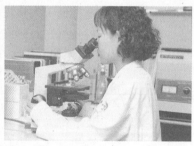

▲培养精子来治疗不孕。

2 揭秘精子和卵子形成受精的过程

平常阴茎主要行使排尿功能。但是一旦受到性刺激，阴茎的大小就会勃发至平时的两倍，这是由阴茎内的勃起组织的血管引起充血而造成的。

当性兴奋达到高潮的时候，储藏在附睾内的精子因受到阴茎海绵体组织周围的收缩作用被射到尿道。被射到女性阴道内的精子会在阴道深处等待可以渗入到宫颈黏液的机会。到了排卵期，黏液质会变稀，这时便是精子渗入的最佳时机，也就是可以怀孕的时期。

精子一旦进入到子宫，就会在30分钟之内沿着女性生殖道游到输卵管。另外一部分精子会在黏液中自由游泳并维持受精能力达18小时。在精子丧失受精能力之前，如果刚排出的卵子进入到输卵管内或者输卵管内已经有卵子存在，就会立即遭到1000～3000个精子的包围，而最后只有一个精子能与卵子结合。

在众多精子中，最快游过去与卵子相遇的精子利用尾部化学物质的作用使卵巢外层的周边崩溃，然后闯入到卵子内。如果一个精子与卵子完成受精，卵子的表面就会形成一种厚厚的保护膜，致使其他的精子无法再进入。当一个获能的精子的头部与卵子的核相遇时便形成受精卵，这样形成的受精卵在输卵管内成长约3天，并通过不断进行细胞分裂来制造像桑树的果实一样的桑葚胚（动物胚胎发育的早期阶段）。之后的3～4天受精卵会继续在子宫内进行分裂，直到生成100个未分化的胚胎细胞为止。在这期间，生成的细胞依靠吸收子宫腺分泌的养分存活。

③ 7～8天后受精卵在子宫壁着床

完成受精过了7～8天以后，未分化的胚胎细胞会在子宫壁着床。这时子宫内膜和血管会变厚，为受精卵的着床作准备。另外，覆盖在未分化胚胎上的一些细胞（称为胚胎滋养层）会在卵子附着在子宫壁以后为其提供营养，而胚胎滋养层则最后会发育成胎盘。着床失败的受精卵会随着月经排出体外。但有时受精卵会在输卵管等子宫外部着床，形成"宫外孕"。宫外孕是十分危险的，需要采取急救手术。但是最近，内科治疗也可以治疗宫外孕。

在子宫内放置的宫内避孕器（LUD）只阻碍着床过程，而并不影响受精。这个避孕器的原理是增强部分输卵管内的运动量，在子宫完成着床准备之前提前诱导桑葚胚到达子宫。以阻碍着床本身来达到避孕目的的宫内避孕器对有些女性，尤其是输卵管有炎症的女性可能会造成宫外孕。因此，使用宫内避孕器时必须准确放置，而且要注意避免引发并发症。

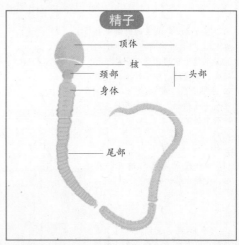

精子

顶体
核
颈部
身体
头部

尾部

▲ 精子的头部有携带遗传因子的细胞核，身体是通过颈和头部相连，而且通过颈给尾部提供可运动的能量。

041

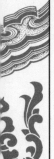

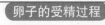

卵子的受精过程

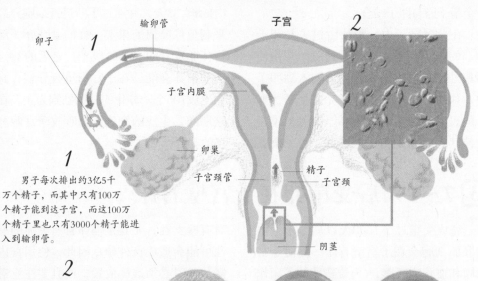

卵子　　　輸卵管　　　子宫　　2

1

子宫内膜

卵巢

子宫颈管　　精子　　子宫颈

阴茎

1

男子每次排出约3亿5千万个精子，而其中只有100万个精子能到达子宫，而这100万个精子里也只有3000个精子能进入到输卵管。

2

把精子放大1000倍以后就能用肉眼辨认。

3

图为从排卵结束的时刻开始再经过12小时的卵子。卵子与3000个精子里的任意一个精子相结合，并受精。精子的细胞核进入到卵子后，将形成一个新细胞——受精卵。在图上可以看见这两个极体。

4

卵子受精后再经过几个小时，受精卵第一次分裂。

5

3～4天后，受精卵到达子宫腔时已发育成为一个具有多个细胞的实体，形状像桑葚，所以称为桑葚胚。在子宫腔内继续细胞分裂。

6

在受精后的6～8天内，桑葚胚开始侵入子宫内膜，这个过程叫作着床或种植。桑葚胚着床后就在子宫腔里逐渐发育。

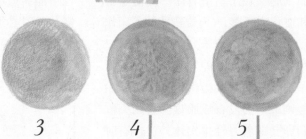

3　　4　　5

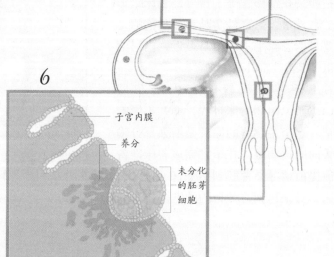

6

子宫内膜

养分

未分化的胚芽细胞

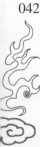

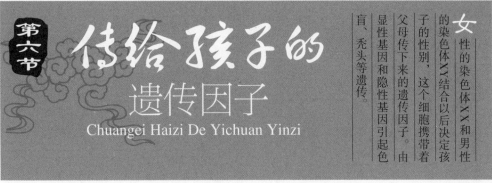

一个人在精神上和心理上的特性主要受环境和遗传的影响。最初的细胞—受精卵含有所有的遗传因子，并独自准备孕育一个新的生命。身体结构的基本单位—细胞由黏稠透明的细胞质和一个核组成。核中含有染色体，而这些染色体携带数千个遗传因子，负责将特性传递给后代。这个遗传因子（染色体）的主要化学成分是DNA分子，呈双层螺旋结构。

1 受精后重新成长的细胞

人体内每个细胞都含有46条染色体，并两两组合成了23对染色体，其中包括22对常染色体和一对性染色体。性染色体决定人类的性别，含有XX染色体的受精卵发育成女性，而具有XY染色体者则发育成男性。

人类通过有丝分裂来完成细胞增加，在这个过程中核内的各个染色体又会被分成两条染色体。但到了最后，子细胞内仍然会含有46条染色体，而且含和母细胞相同的遗传因子。

2 精子和卵子含有的染色体数

精子和卵子的生成与典型的细胞分裂有两个不同之处。第一，每条染色体都是两两配对，各对染色体之间会通过基因的交换过程来交换基因，这样一来，各染色体就会含有既新颖又独特的遗传因子。第二，细胞开始分裂的时候，子细胞含有23条染色体，其中包括22条常染色体和1条性染色体。在卵子中这条性染色体是X，在精子中性染色体是X或者Y。

当怀孕的时候，由于精子的23条染色体和卵子的23条染色体会结合成46条染色体，因此又形成了一个新的细胞。这个细胞虽含有父母的遗传因子，但这些因子的结合状态随着胎儿的不同而各不相同。在偶然形成受精以后，卵子分裂成两个，并各自成长为两个胎儿时就会生出长相十分相似的单卵双胎。

043

典藏精品版

最全面、系统的孕产育指导

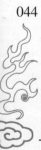

体细胞的分裂

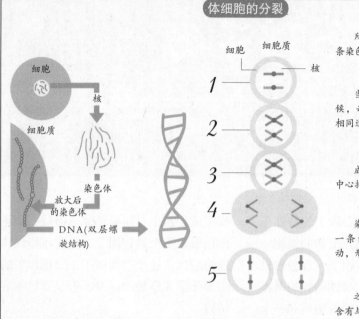

细胞

核

细胞质

放大后
的染色体

染色体

DNA(双层螺
旋结构)

细胞   细胞质

核

1

2

3

4

5

1
所有人类的细胞核中都含有46
条染色体（就以其中两条为例）。

2
当细胞分裂即将开始的时
候，每条染色体会变成含有等量
相同遗传信息的两条染色体。

3
成为两倍的染色体按照细胞
中心排列。

4
染色体分裂成染色单体，每
一条向不同方向的细胞两极移
动，形成新的组合。

5
之后细胞分裂成两个子细胞，
含有与母细胞相同的遗传信息。

精子与卵子的形成

初级精母细胞各自含有46条染色体，其中包括两条性染色体X和Y。初级卵母细胞中也有46条染色体，包括两条性染色体X。染色体都是两两配对，其中一条是从妈妈身上，另一条是从爸爸身上遗传下来的。在这里，我们以其中两条（一对）染色体来说明。

①染色体两两配对。

②配对后的染色体就成了二倍体。

③之后会看到交换遗传因子的交叉现象。

④随着分裂，它们每个都会携带从双亲身上继承的遗传因子。细胞分裂后形成两个新细胞（男性是两个次级精母细胞，女性是一个次级卵母细胞和一个极体）。此时生成的次级精母细胞（或者次级卵母细胞）都含有23条染色体。单倍体（染色单体）在第二次中会彼此分离，这样一来就会生成含有23条染色体的单倍体配偶各两个。两侧的女性细胞会携带X性染色体，而男性细胞中有一个携带X性染色体，另一个携带Y性染色体。

⑤⑥在下一阶段两个子细胞会再次分离。这时进行的分裂与体细胞分裂的方法相同。

⑦只有一个卵子会成熟，而其他的细胞（极体）会被消灭。形成的精子一半携带X性染色体，另一半携带Y性染色体。但是由于交叉现象（③），基因的排列会变得既新颖又独特。如果卵子与携带Y染色体的精子形成受精，就会怀男孩，如果与X性染色体（像这本书里的一样）形成受精，就会怀女孩。

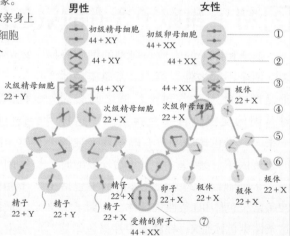

男性   女性

初级精母细胞
44＋XY

44＋XY

次级精母细胞
22＋Y

次级精母细胞
44＋XY

次级精母细胞
22＋X

精子
22＋Y   精子
22＋Y   精子
22＋X   精子
22＋X

初级卵母细胞
44＋XX   ①

44＋XX   ②

44＋XX   极体
22＋X   ③

次级卵母细胞
22＋X   ④

⑤

⑥

卵子
22＋X   极体
22＋X   极体
22＋X

受精的卵子
44＋XX   ⑦

3 决定特性的显性和隐性基因

身高或者肤色等特性会根据一些相似因子的结合状态而受影响。就像有时在第一代人身上出现的特性在下一代不出现，而出现在第三代的情况一样，一代接一代的遗传要经历非常复杂的过程。因此，有些遗传因子之间的相互作用到目前为止还是个未能解开的谜。

假设有一个红发女孩，如果她的母亲不是红发，而她的奶奶是红发，那么去探索这个女孩遗传奶奶红发的过程是非常有趣的一件事。

遗传特性可以分为显性和隐性。从一方父母身上遗传下来的所有遗传因子与另一方父母遗传下来的因子之间通过相互作用以后才会遗传给下一代。所以，假如继承了显性基因的某种特性，即使是只从一方父母身上继承的基因，子女也会拥有与之相同的特性。相反，隐性基因只有从双亲身上同时继承才能给子女带来影响。

红发受隐性基因的控制。如果双亲虽都是褐色头发，但各自在一对等位基因中携带一个红发基因，他们的子女是红发的概率是四分之一。相反地，如果一方父母携带一对红发基因，而另一方父母没有携带红发基因，那么他们的子女的头发将全都是褐色。

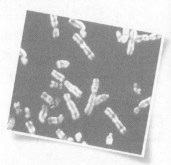

➤基因在放大以后样子清晰可见。

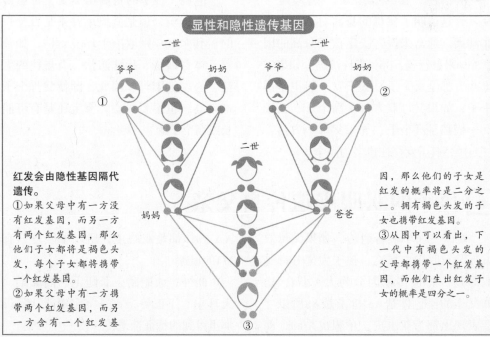

显性和隐性遗传基因

二世　爷爷　奶奶　①
二世　爷爷　奶奶　②
二世
妈妈　爸爸

红发会由隐性基因隔代遗传。

①如果父母中有一方没有红发基因，而另一方有两个红发基因，那么他们子女将是褐色头发，每个子女都将携带一个红发基因。

②如果父母中有一方携带两个红发基因，而另一方含有一个红发基因，那么他们的子女是红发的概率将是二分之一。拥有褐色头发的子女也携带红发基因。

③从图中可以看出，下一代中有褐色头发的父母都携带一个红发基因，而他们生出红发子女的概率是四分之一。

045

孕产育全书

给您最贴心的关怀与照顾

典藏精品版

最全面、系统的孕产育指导

4 血型也会遗传

血型同其他遗传原生质一样，也会遗传。血型主要有A型、B型、AB型和O型，其中A型和B型由显性基因遗传，而O型由隐性基因遗传。输血的时候必须要输相同血型的血。另外，对想要孩子的父母来说最大的问题是Rh血型。所有的血型不是Rh阳性就是Rh阴性，前者是通过显性基因遗传给后代，而后者通过隐性基因遗传。当Rh阴性的母亲怀上Rh阳性的胎儿时，问题就会出现。

在上述情况下分娩的话，当胎儿与母体的血液混合的时候母亲体内就会产生抗体，它会破坏下一次怀孕的胎儿的血液，使其受到损伤。但值得庆幸的是，在怀孕之后马上接受适当的治疗就能避免这样的事故发生。

此外，还会出现像血友病、色盲、秃头等基因在性染色体身上而引发的有关性的遗传。

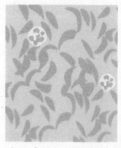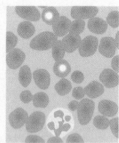

▲ 正常的血球是圆形（右图），镰刀形红血球贫血症是在每六百个黑人当中就能发现一个的遗传病，像左图一样血球呈镰刀形，而且不能输送氧气。

5 身高也会遗传

俗话说"爹矮矮一个，娘矮矮一窝"，这说明了父母的身高对子女影响非常大。通常来说，决定孩子身高的因素35%来自爸爸，35%来自妈妈。如果父母双方都是矮个子，其子女一般也是矮个子；如果父母双方都是高个子，其子女一般都是高个子；如果父母一方高，一方矮，其子女往往也多为高个子。

但是，孩子的身高虽然受父母遗传基因的影响，但是其概率并不是百分百的。其余30%则取决于环境条件，如营养、体育锻炼、疾病防治、有规律的生活、心理健康等。因此，即使父母个子都不高，也不要灰心，宝宝还是有可能长成高个子的。

6 孩子的双眼皮遗传自父亲

双眼皮属于显著遗传，如果父母双方都是双眼皮，那么，孩子大部分都是双眼皮。将遗传基因分为大A小a，比如父亲的染色体是Aa,母亲是Aa所以才会表现出都为双眼皮，单眼皮是aa，而AA、Aa都是双眼皮，所以单眼皮只有1/4的概率。

此外，大眼睛、长睫毛、高鼻梁、大耳垂、下巴等，都是宝宝最能从父母那里得到的特征性遗传。

7 血友病由男性的遗传基因遗传给下一代

血友病是由于血液中某些凝血因子的缺乏而导致的严重凝血功能障碍疾病，由X染色体遗传给下一代。因此，男性的XY染色体中只要有一个携带血友病的X基因，就会患上血友病。女性含有的是XX染色体，所以当继承一个携带血友病基因的X染色体时会变成携带者；如果继承两个，就会直接在母体中死掉。所以，女性可以携带却不患病，而男性只要携带就会患病。

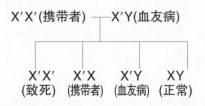

8 色盲的遗传基因也在X染色体

色盲的遗传基因和血友病一样，也存在于X染色体内，而且正常的性状是隐性。女性只有在两条X染色体内都携带色盲症的基因时才会患病。

但在只有一条X染色体上携带色盲的遗传基因的情况下就不会患病，而会将病原体遗传给后代。另一面，由于男性只含有一条X染色体，所以只要携带色盲的基因就会患病。

据实际调查的统计结果显示，就男性而言，每25名男性中就会有一名色盲，而女性是每300名中有一名，所以色盲是男性患病率高的伴性遗传。

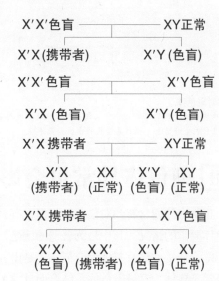

孕产育全书

给您最贴心的关怀与照顾

最关心 的问题

是儿子还是女儿？

人类的基因含有46条染色体，而在其中决定性别的只有X和Y两条性染色体。卵子内只有X染色体，而精子内既含有X染色体的也含有Y染色体。当卵子与含有X染色体的精子结合时就会生女儿（XX），当与含有Y染色体的精子结合时就会生儿子（XY）。据说Y精子一般比X精子运动得更快，但是体积较小，而且寿命也比较短。

9 秃头受性染色体以外的基因控制

一般男性秃头比较多，而女性相对较少。因为秃头受性染色体以外的基因控制，所以对一个性是显性，对另外一个性就是隐性，即对男性而言秃头（B）是显性，对女性来说正常（b）就是显性。

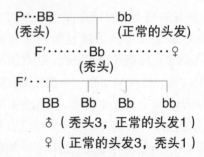

```
P…BB ──────── bb
(秃头)              (正常的头发)
F'……Bb ……… ♀
      (秃头)
F'…
  BB    Bb    Bb    bb
♂（秃头3，正常的头发1）
♀（正常的头发3，秃头1）
```

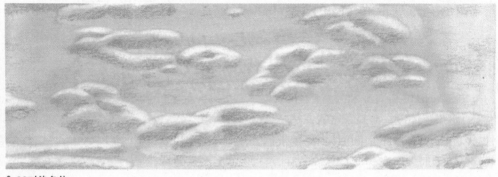

↑ **23对染色体**

遗传性状伴随着我们人类数千年之久，而且只要人类存在，它就会一直延续下去。遗传因子包含了一个人从出生到成长过程的全部信息，并随着婴儿的出生开始体现。

10 染色体异常也会影响胎儿

正常人体内含有23对染色体，但也有染色体异常的情况。其中最为普遍的就是唐氏综合征（亦称21三体综合征），是由三条常染色体（21号染色体）结合而导致的疾病，有可能会生出白痴或者畸形儿。这在高龄孕妇产下的婴儿身上比较常见，如果过了40岁生孩子的话，有2％左右的婴儿会出现此类症状。

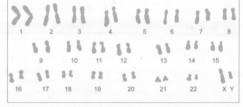

↑ 唐氏综合征（21三体综合征）是由第21条染色体过剩（这类染色体过剩占全部的95％）导致的，从图中可以看出，第21条染色体有三条。

↑ 在分析人类的染色体的时候，按大小（从大到小）将染色体编号为1到23排列着，其中第23号决定性别。在这个图中，由于23号染色体是XY组合，所以可以判断是男性。

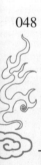

特纳综合征又称生殖腺发育不全，是比较罕见的染色体异常现象，由第2X或者Y染色体缺陷引起的，会生出身材矮小和没有生育能力的女婴。此外，还有一些异常现象是由多余的性染色体出现所致，这样就会生育乳房发育不良和生殖器小的女婴。这个女婴长大以后可能会伴有子宫功能受阻或者月经失调等症。但是，像这样患有先天性染色体异常的女性偶尔也会怀孕。

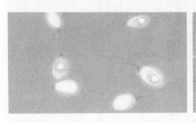 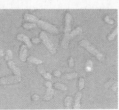

← 三个精子内的Y染色体在发光。剩下的精子含有X染色体（左图）。46条染色体当中只有一条含有性染色体的在发光。

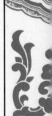

孕产育全书

给您最贴心的关怀与照顾

11 染色体异常也能导致自然流产

怀孕以后3个月之内发生的自然流产与染色体异常有很大关联。如果在怀孕初期就确认了染色体异常，那么最好去做人流。

由染色体传递的遗传因子有时也会导致异常，这种现象叫突变。在这种情况下，如果认真治疗并细心照顾的话，有可能会生育正常的婴儿，但大部分都会流产。

很多人对遗传引发的异常和疾病都并不陌生，也知道很多情况是可以通过现代医学治愈的。但是只有这些并不够，还需要对遗传问题倾注更多的关心。如果是在有遗传病史的家族中出生的父母想要孩子，就必须提前通过正确的诊断和咨询来预防不幸的发生。染色体异常可以通过检查羊水来诊断。最近，可以通过检查绒毛膜更提早进行诊断。

必须掌握的知识

双胞胎的受精过程

怀有双胞胎的孕妇容易引发妊娠中毒症等并发症，所以要比其他的孕妇更加注意。目前，怀孕6～8周就可以通过超声波技术来诊断出怀的是否是双胞胎。

双胞胎的形成可以分为两种，一种是一个精子与一个卵子结合以后分裂成两个成长的同卵双胎，另一种是两个卵子同时排出以后，各自单独受精并发育的异卵双胎。同卵双胎要么两个都是男孩，要么两个都是女孩，而异卵双胎有可能是一个女孩和一个男孩。

同卵双生儿是一个卵子与一个精子形成受精以后，在发育初期被分裂成两个胚胎。这样受精的受精卵虽然各自进行分裂，但它们拥有相同的遗传信息，而且共享一个胎盘。三胞胎以上的多胞胎也是经历与双胞胎一样的过程之后诞生的，他们也可能是同卵生或者异卵生。

虽然形成双胞胎的原因不是很明确，但是人工授精或者试管婴儿双胞胎相对较多。

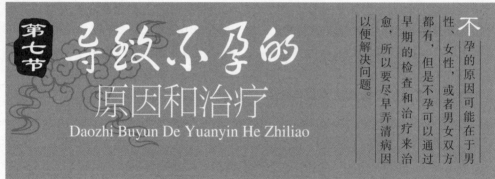

不孕的原因可能在于男性、女性，或者男女双方都有，但是不孕可以通过早期的检查和治疗来治愈，所以要尽早弄清病因以便解决问题。

典藏精品版

最全面、系统的孕产育指导

正常的夫妻一般在婚后六个月至两年之内就会怀孕，但是如果过了这个时期仍不能怀孕，就有必要到妇产科向不孕专家进行咨询。到目前为止，已知的导致不孕的原因有很多种，而且无法治愈的也很多。但需要指出的是，不孕并不只是女性单方面的原因，男性也有可能会引起不孕。

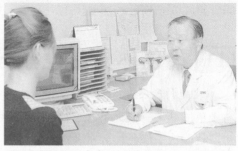

↑ 不孕的原因男女都有，如果在结婚以后6个月至两年内不能怀孕的话就要去咨询妇产科医生。

1 排卵期以外的性生活也能引起不孕

精子只有通过月经周期的排卵期才能与卵子结合，所以排卵期以外的性生活是不可能怀孕的。有些夫妇因不知道有受精率高的排卵期而过度地进行性生活也会导致不孕。

2 男性生殖器的异常也会导致不孕

对男性而言，性功能障碍、性交时对性行为的不安或者其他心理问题也会造成不孕。如果是上述情况，在得到确诊以后接受适当的治疗就可以怀孕。

当然，睾丸不能正常行使其功能时也会引起不孕，还有睾丸没有位于阴囊内时也无法排出精子。上述状态的睾丸或者做完疝气（脱肠）手术以后引起的供血功能障碍，又或者阴囊内静脉阻塞导致供血困难也是不孕的原因之一。

另外，当流行性腮腺炎引起睾丸发炎时，即使在治愈以后也只能生产少量的精子，因此也有可能会不孕。

一般XXY染色体异常的情况比较罕见，主要是男性拥有非正常睾丸时会引起不孕。

3 泌乳素过高会造成不孕

对女性来说，较为普遍的不孕原因是排卵功能障碍。但在可以排卵的情况下，体重减少、甲状腺疾病、早期无月经症以及脑垂体泌乳素过高等原因也会造成不孕。

4 长期服用避孕药造成的不孕

长期口服避孕药也会导致不孕。因此，月经周期较长的女性最好不要长时间口服避孕药。

还有，输卵管堵塞也会导致不孕，而引起堵塞的主要原因有输卵管炎症和外部刺激。最常见的外部刺激就是阑尾炎引起的盆腔脓肿。盆腔脓肿会引起粘连现象，使输卵管弯曲或者堵塞，阻碍卵子的通过。

5 性病或者结核感染也会导致不孕

虽然比较少见，但是由性病或者结核感染引起输卵管堵塞之后也会导致不孕。此外，在分娩、流产、怀孕末期时也有可能会受感染。

6 黄体功能不健全也会造成不孕

有时即使受精成功，怀孕也会以失败而告终。这是由于黄体功能低下造成促卵泡激素和黄体生成素的急速下降，继而引发月经来潮的缘故，这时受精卵也会一同被排出体外。

导致女性不孕的另一个原因是宫颈的敌对现象，致使宫颈内的黏液阻碍精子的渗入。这种现象主要是促卵泡激素的分泌量过少或者产生精子的抗体造成的。

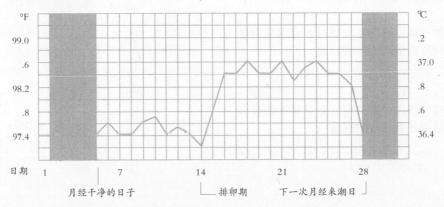

必须掌握的知识

导致不孕的因素

导致不孕的原因有很多种，而且男女双方都有责任。以下将不孕的原因分男女一一罗列出来。

● **夫妻都可能存在的因素**

忽视排卵期的性行为。

● **男方的原因**

①性功能障碍。
②精子的数量少。

③不健康的精子。
④精液里没有精子。
－睾丸（精巢）不能生产精子。
－附睾内由于某种原因通道堵塞。

● **女方的原因**

①性生活失调。
②宫颈紧闭（宫颈恐惧症）。
③排卵功能障碍。
④输卵管损伤。
⑤黄体功能不全。

最关心 的问题

确定不孕原因的方法

使用腹腔镜可以获得更多关于不孕的信息。腹腔镜是一种通过在腹壁做一个小切口，然后置入特制的光学窥镜和一些辅助器械来进行检查的内窥镜，它可以让人们直接观察到输卵管和子宫内的状况。

● **女性不孕的最常见的原因就是输卵管堵塞**

要想成功治愈输卵管堵塞是非常困难的，而且堵塞的程度越大，能治愈的可能性就越小。

● **如果输卵管正常，就可以考虑是否是由阑尾炎引起的盆腔粘连**

这样的症状是可以成功治愈的。

● **输卵管内部感染可能会引起输卵管内层破裂或者堵塞的现象**

比起输卵管附近的感染，输卵管的子宫末端部位的感染更容易治愈。

不孕的原因会随着个体的不同而有所差异，所以一定要做到对症下药。导致不孕的并不只是身体上的原因，还有精神上或过度的不安也会引起不孕。

所以，一旦被确诊自己没有问题的时候，就要对自己有信心。这种自信会增加受孕的可能性，而且也有助于协调夫妻的生活。

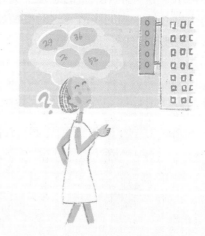

出生后马上进行的检查

目前有很多人因婚后不能怀孕而苦恼。虽然导致不孕的原因有很多，但是尽早地接受检查并适当地采取措施的话，不孕是可以克服的。以下将由自国内首次人工受精成功以来在这个领域有突出业绩的专家来详细介绍不孕的原因和治疗的方法，希望能给因不孕不育而苦恼的家庭带来一些帮助。

● 当排卵存在障碍时实施激素疗法

既然不孕不育的原因有很多，那么相应的治疗方法也是非常多样的。其中，对女性而言最常见的就是排卵障碍。患有排卵障碍的绝大多数女性都会抱怨自己月经失调。对于这样的患者，首先要实施激素检查。如果检测结果显示血液中催乳素的含量为每毫升20毫克以上，这时就可视为存在排卵障碍。

无排卵的原因有很多，如卵巢功能障碍、肾上腺皮质增生症等，若是这样的情况就必须进行精密的检查。此外，如果是多囊性卵巢综合征，会随着黄体激素和促卵泡激素比例的增加伴有雄激素的含量的增加。

如果存在排卵障碍或无排卵时，可以通过使用名为溴隐停的药剂来诱导排卵，还可以通过电疗或镭射来治疗。

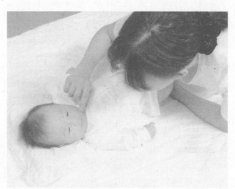

⬆ 如果夫妻双方持着积极的态度去接受治疗的话，不孕是可以克服的。

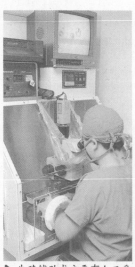

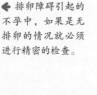

⬅ 排卵障碍引起的不孕中，如果是无排卵的情况就必须进行精密的检查。

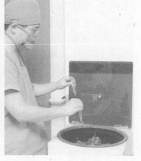

➡ 生殖辅助术主要有人工受精、试管婴儿、冷冻胚胎等。

● 阻塞性无精子症需要开辟通道

如果说导致女性不孕的最普遍原因是排卵障碍，那么对男性而言就是精子数量减少以及精子活动性差等原因。精子数量减少的理由之一就是精索静脉曲张，主要是由阴囊内的静脉丛非正常扩张引起的，不过这是最常见的可以通过手术矫正的疾病。然而，当精子的数量急剧减少到每毫升2千万个以下时，手术已无济于事，这时就要实施人工受精。

此外，结核或者性病也会引起睾丸或附睾的炎症，这时虽然能生产精子，但是出来时通道却会受阻，这就是阻塞性无精子症。阻塞性无精子症可以通过为精子开辟通道，或者抽取精子以后移植的方法来治愈。但患有睾丸功能障碍引起的非阻塞性精子症时，怀孕的概率则几乎为零。

在阻塞性无精子症中，如果只有一处阻塞，便可以通过将堵塞的部分切除，之后再连接输精管附睾吻合技术来治

最关心的问题

典藏精品版

最全面、系统的孕产育指导

疗。倘若有多处堵塞，就要通过显微镜将细管放入附睾内抽取精子以后直接倒入卵子内。

像这样存在排卵障碍或无精症、少精症时可以通过激素疗法或者一连串的手术来治愈，若不然就要施行生殖辅助术。生殖辅助术主要有宫内人工受精、输卵管人工受精、试管婴儿、体外受精、卵子或精子的捐赠、冷冻胚胎等，其种类真可谓是多种多样。以下介绍的就是其中的一部分。

● 将健康的精子直接放入到子宫内

这是当精子无法到达宫颈的时候，通过选择健康、活动性强的精子直接放入到子宫内的方式来防止精子消失的方法，一般用在宫颈黏液不足、精子数量少、宫颈不宜接受精子的时候以及不明原因造成的不育方面。实施的过程是先通过超声波推算出正确的排卵期，之后再结合排卵期进行一次或两次人工受精。

● 把精子和卵子移植到输卵管内受精

由宫颈阻塞或者超排卵引起受精失败的时候，就会采用输卵管人工受精的方法。这是把利用腹腔镜萃取的卵子和事先在试管内处理过的精子移植到输卵管内，并以此来达到受孕目的的方法。这样一来受精过程就会在女性体内完成，而

不 · 孕 · 治 · 疗 · 体 · 验 · 记

试管婴儿帮我克服了不孕

在结婚以前我的身材是156厘米的身高和38千克的体重，外加21英寸（53厘米）的腰，是非常消瘦的那种类型，而这也是我在相亲的时候不接受长子的原因。因为我的身体本身就很虚弱，所以无法承担在婚后传宗接代的重负。

而值得庆幸的是，我现在的丈夫并不是长子。虽然婆家在婚前极力反对我们在一起，可当我在婚后不久怀孕以后他们的顾虑也随之消失了。但是，都过了三个月，肚子里的孩子却没有一点长大的迹象。经检查才知道是宫外孕。我不得不放弃这个孩子，而且我也因此失去了一侧的输卵管。之后，我的第二个孩子也是不到三个月就自然流产了。这时医生建议我暂时避孕，等把身体调理好以后再考虑要孩子。我按照医生的话悉心调理了半年，可是我的第三个孩子仍然没能保住。

在失败了三次以后我就没有采取避孕，可是却没能怀孕。时间一天天地过去，我开始变得敏感，身体也日益消瘦。我怀疑自己是不是因为患了什么不治之症才不能受孕，于是就开始辗转于各大医院之间。

就这样过了几年以后，我觉得这或许是心病所致。之后的几年我渐渐把心放宽，主要精力都放到了调理身体方面。我的身体也因此逐渐恢复了健康。决心想要孩子的我再次心有余悸地找到了医院。医生告诉我说，由于输卵管只剩一侧，因此正常的夫妻生活是无法怀孕的。所以我选择了试管婴儿。在我每次失败以后陷入悲观的时候，是丈夫的鼓励给了我力量。在重试了几次以后，我终于在一年后怀孕了。庆幸的是我的害喜不是很严重，而且孩子也很健康。三个月对我而言就像一道坎，等过了这个坎以后我便开始有了信心，也比以前更注重健康了。就这样过了艰辛的十个月以后，我如愿以偿地生了一个女儿。当时我真的是百感交集，因为我等这一天等了足足十二年。女儿天使般的到来给我和我的家庭带来了无限的欢乐。

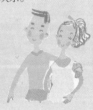

◀ 试管婴儿要到正规的医疗机构接受仔细的检查之后才可以实施。

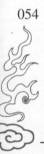

最关心 的问题

且同正常的怀孕一样，在输卵管受精的胚胎会进入到子宫内着床。但是，实施这项技术的前提条件是至少要有一侧的输卵管是正常的，然而它的缺点就是无法确定其受精能力。

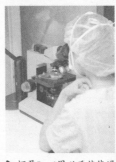

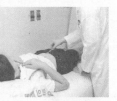

→ 当受精失败而导致不孕时，为了将人工受精卵移植到子宫内必须培育受精卵。

→ 怀孕5～6周以后就能通过超声波确认胎囊。

●在试管内授精以后移植到子宫

当输卵管存在异常，而且就算手术也不能矫正的时候，或者患有子宫内膜增生、免疫性不孕以及男性不育的情况下就可以实施试管婴儿治疗。

在进行试管婴儿治疗之前，首先要测量基础体温，并以此来判断排卵与否和排卵期，然后利用可观察到输卵管的电子装置来确定宫腔内的状态。之后，通过超声波检查、激素检查和腹腔镜诊断来提前了解卵巢和子宫内膜异位症的状态，而且还要进行精液的检查。此外，还要根据生理周期间隔、基础体温表和血液内激素的含量来决定排卵剂的种类、排卵的时间、投药时间及开始治疗的时间，之后便可放入促排卵剂。

放入促排卵剂以后，需要每天测量血液中激素的含量，而且要通过超声波来观察卵泡的成长情况。正常情况下，女性每次只能排出一个卵子。然而，使用促排卵剂就可以一次性排出几个成熟卵子，因此可以多移植几个胚胎来提高受孕率。不过可以放心，这些药剂并不会诱发先天性畸形或者自然流产。

通常促排卵剂要从第三天开始使用，而且要根据卵泡的发育状态使用5～10天。使用完促排卵剂以后，就要注射最后的添加药剂—人绒毛膜促性腺激素。但是考虑到卵子的成熟度，一定要选择最佳时期放入。还有，萃取的卵子需要按照其成熟度追加培养6小时以上，然后要在受精前3～4个小时里通过手淫获得精液，并从中萃取健康的精子来尝试与卵子受精，等过了18小时以后观察受精与否。如果完成受精，约过两天以后就能观察到开始分裂的胚胎。如果胚胎发育状况良好，就要把3～5个受精卵移植到子宫内。

胚胎移植是通过把细管插入到子宫内来完成的，这个过程无需麻醉。移植以后要平躺休息5～6个小时，而且移植后两天内要尽量避免剧烈运动。受精卵移植到子宫以后仍需不间断地提供黄体激素。移植约过两个星期以后，就可以通过检查血液中的激素来确定怀孕与否，怀孕5～6周以后就能通过超声波确认胎囊。但是，如果受精卵着床失败的话，就要在3个月以后重新接受治疗。相反地，如果受孕成功，就要和正常的怀孕一样接受产前护理，可是这时绝对不能大意，因为怀孕3个月之内引发自然流产的概率很高，所以需特别注意。

还有，通过促排卵剂获得的卵子无需一次性全部用完，可以先冷冻后保管起来，然后按照患者自身要求的周期使用。这样一来就可以省掉萃取卵子的一系列复杂的步骤、费用和时间等。

●在试管内受精以后移植到输卵管

虽然与试管婴儿一样，要经历排卵的诱导和受精过程，但由于不是移植到子宫而是移植到输卵管内，所以整个过程就显得更加自然。这种方法在输卵管或子宫内膜异常，以及男方不育的时候经常使用，但是和输卵管人工受精一样，可以实施的前提条件是至少输卵管的一边是正常且通畅的。

●在基础治疗上增加操作来提高受孕率

在体外实施人工受精时不明原因地不能受精或者受精率低，以及当精液的质量差时，可以实施精子注射来提高受孕率。精子注射的全称是卵

孕产育全书 给您最贴心的关怀与照顾

Yunchanyu Quanshu
孕产育全书

第一章

典藏精品版

最全面、系统的孕产育指导

056

最关心的问题

细胞浆内单个精子显微授精法，此项技术是将精子直接倒入卵细胞浆内，避免了自然受精过程中精子穿过透明带，与胞浆融合等生物反应。

具体的方法有：人工切开透明带以便使精子通过的透明带切开或穿孔法、在卵子旁名为围卵腔的细胞组织内直接注射精子、直接将精子注射到卵子细胞质内的精子微注射法等。把精子直接注射到卵子内的方法在透明带的结构异常的情况下也同样适用。

此外，男方在患有无精症或者经常出差的情况下希望怀孕，或者需接受输精管手术或放射性治疗的时候，可以通过精子银行获得捐赠，或将之前保管的精子移植到子宫内。与此相反，女方在失去正常的卵巢功能或因为某种原因不能生产

卵子的时候，以及体外受精屡遭失败的时候，可以通过借助别人的卵子完成人工受精，之后移植到子宫内。

以上简单介绍了关于不孕的原因以及治疗的方法，可是最重要的还是要有克服不孕的意志和积极接受治疗的态度。

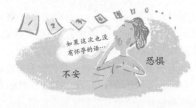

🔺 过度的不安也会造成不孕，因此要对自己有信心，并稳定自己的情绪，这样才能提高受孕率。

不·孕·治·疗·体·验·记

用食疗法治疗不孕

直到第三次怀孕不到3个月就自然流产时我才恍然大悟，这其中一定出了什么问题。之前只知道胎儿不到3个月时由于胎盘的不成熟，会很容易引起流产。所以我只顾注重健康的管理，却没想到会另有隐情。

直到第三次流产以后我才去了医院。医生给我下的结论是"夫妻的染色体结合不圆满"，具体地说就是血型和许多遗传性状很难结合到一起，所以胎儿到了3个月以后会因为无法从母体身上吸收营养而死去。

虽然丈夫嘴上说没有孩子也没关系，可是他是家中的长子，而且婆婆看我的眼神也让我觉得很不是滋味。

就在这时我再度怀孕了，心想这可能是最后的机会也说不定，于是我又一次找到了医院。医生说为了能让胎儿在3个月以后也能吸取到营养，建议采用食疗法。据说这个方法几年前在加拿大应用以后发挥了很好的成效。

可能根据每个人的体质不同，摄取的食物也会有所不同，而我每顿必须要按照拟定好的

菜单吃完500克牛肉、两个苹果、5杯牛奶和各种蔬菜。对于平常不爱吃肉的我来说，天天吃牛肉实属一种折磨，而且当时我的害喜也很严重，如果吃完以后吐的话，还要按照原先的量再补一次。

可是，当过了3个月第一次体会到胎动的时候，觉得之前受的所有的苦都值了。在结婚10年以后我终于通过剖腹产生出了我的第一个孩子。虽然刚生出来时体重只有2.8千克，可是没过多久她也变得和其他的孩子一样白白胖胖。看着开始咿呀学语的可爱的女儿，之前受的苦也消失得无影无踪了。

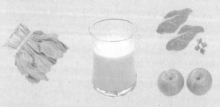

🔺 虽然体质会有所不同，可是采用牛肉、苹果、牛奶和蔬菜等进行的食疗法也可以克服不孕。

对于不孕 的专门研究

寻找出不孕的原因

丈夫和妻子一同接受的不孕检查

第一次去接受不孕检查的时候，最好是夫妻两个人一起去，因为很多情况下不孕的原因会意外地出自男方身上。女性在接受初诊的时候，最好提前半个月先每天测量基础体温，制成一个基础体温表带去，这样易于制定检查的日程表。

●男方需要接受以下的检查

精液检查

丈夫首先要接受的检查就是问诊和精液检查。精液检查是确定精子有无异常的方法。精液异常占男性不孕的80%～90%。通过精液检查可以知道精子数、运动性、畸形率、精液量等。如果每cc精子中活泼的精子占50%以上，其中畸形率占50%以下的时候就是正常，如果达不到这个标准就会被诊断为精子形成障碍。

外生殖器检查

这是精子存在异常时接受的检查，具体要检查外生殖器的大小和异常与否、睾丸有没有下到阴囊内及睾丸的大小和形状。另外，还要检查附睾的弹性和有无浮肿、精索静脉曲张现象，以及尿道口或者尿道有没有孔等。

睾丸组织检查

通过检查睾丸的组织来判断其功能。首先要检查睾丸细胞，如果是处于可再生状态，就要再次通过激素检查来确定可否采取药物治疗。

血液中的激素检查

与睾丸组织的检查一起进行，需要检测血液内的激素含量。

输精管造影术

主要是检查输精管畅通状态，一般在患有无精子症时实施。先在尿道口导入细管或在阴囊切个小口后取出输精管，然后倒入造影剂后拍摄X光。

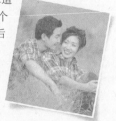

➤不孕检查需夫妻两个人一同接受。

●女方需要接受以下的检查

宫颈造影检查

可以检查宫颈内部的畅通状态及有无子宫内部的粘连、畸形或发育不全的现象，以及输卵管周围的粘连情况。此外，在某种程度上也可以诊断出子宫肌瘤。

免疫学检查

调查性交后精子在宫颈内的活动性。活动性差或者精子不存在时，宫颈黏液的分泌量不足就会导致精子无法到达子宫。这样一来，就会被诊断为精子的数量、运动性不足和女性宫颈黏液与精子不协调的免疫性不孕。

输卵管通畅检查

在子宫内倒入一定压力的二氧化碳以后，将输卵管内的气压变化用图形表示，然后以此来观察卵管的输送功能和畅通状态。

腹腔镜检查

这是了解输卵管内有无异常的最可靠的方法。在怀疑有输卵管阻塞、卵巢周围粘连、子宫内膜炎、子宫肌瘤时使用。长期不孕或者高龄女性不孕时，最好接受此项检查。

子宫内膜检查

主要了解子宫内膜的功能状态。子宫内膜由于受到雌激素和孕激素的影响，会经历周期性的变化。如果孕激素的量不足，子宫内膜就不能充分发育，这样一来就会影响到受精卵的着床。到卵巢周期后半期，用显微镜观察在患者子宫内膜采取的活组织样本的变化。

激素检查

通过测量血液或者尿液中含有的催乳素、促性腺激素、雌激素、黄体激素来测定排卵状态和排卵日的一项检查。

孕产育全书 给您最贴心的关怀与照顾

对于不孕 的专门研究

用中医来治疗不孕

导致不孕的原因有很多，其治疗方法也是多种多样。在中医中，进行不孕的治疗之前会先进行排除不孕原因的治疗。以下就让我们了解一下治疗男性不育和女性不孕的方法之间的差异和整体进行的过程吧。

●治疗男性不育的中医疗法

在西医和中医中不孕的原因几乎一致

在中医中提出的不孕不育原因与现代医学指的不孕不育原因几乎是一致的。男性的不孕症主要是由性器官发育不良、畸形或勃起功能障碍、睾丸功能异常导致的生产精子过程出现问题，精子的通道受阻引起的射精时无精，精液成分异常导致精子的受孕能力降低或消失等。

通过调节饮食习惯、周边环境与内分泌之间的关系来恢复健康

有时会出现虽然检查结果显示没有任何异常，可是却始终不能怀孕的情况。这样的男性在治疗不孕时可以使用全身疗法，就是通过综合地调节饮食习惯、工作生活环境与内分泌之间的关系来恢复健康的方法，具体的处方有十补丸、鹿茸人参丸、六味地黄汤、八味地黄汤、温肾丸、固本健阳丹等。

从小开始气虚的人用十补丸或者鹿茸人参丸来补充气血的话就会变得精力旺盛。

●治疗女性不孕的中医疗法

对于胖的人、瘦的人、神经敏感的人等根据症状的不同，治疗的方法也会不同。在中医学当中，女性不孕的原因有很多。想成为孕妇的人过于肥胖或无缘无故变瘦时，就会被认为不易受孕。还有，过

于害怕或压力过重，因慢性消耗性疾病变得虚弱和全身冰凉的女性很难怀孕。

有痼疾时流产和早产的危险较大，甚至会导致不孕

子宫肌瘤或卵巢囊肿等性器官肿瘤不仅可以引起不孕，而且即使怀孕以后也有早产、流产或难产的可能。对于治疗此类女性不孕的一般处方为调经种玉汤、温胞种玉汤、胜金丹、加味养荣丸、八珍益母丸、养精种玉汤、当归芍药散等。

当归芍药散有助于顺产和胎儿的发育

对于身体虚弱的女性应使用养精种玉汤和当归芍药散，其中当归芍药散对女性的作用尤为明显。它对身体虚弱、体质差、易感疲劳、眩晕症、手脚发凉等症状和不孕症、习惯性流产、妊娠伴肾炎等症状有显著疗效。不仅如此，还有助于胎儿的发育和分娩。

还有报道称，对于神经敏感、过度疲劳造成不孕的女性来说，在喝调经种玉汤的同时，加上对下腹的任脉经和三阴交的灸治会更加有效。

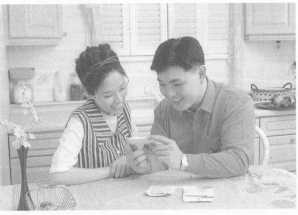

◀ 不孕不育的治疗方法根据性别、体质的不同有所不同。

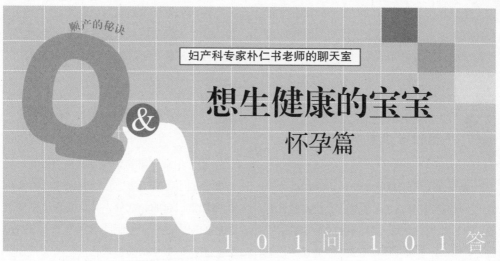

顺产的秘诀

妇产科专家朴仁书老师的聊天室

想生健康的宝宝

怀孕篇

101问101答

Q1 月经前后什么时候最容易怀孕呢？

如果把月经周期按28天来算的话，排卵期在下次月经来潮前的14天左右。所以，最容易怀孕的时间是下次预期月经来潮的14天前。但这个会因人而异，而且排卵后卵子可以存活24小时，精子也会在女性生殖器里存活4天左右，所以必须要充分利用"可能受精时间"。

可能受精的第一天是月经周期减去14天，再减去精子存活期4天，为了确保安全要再减去一天计算（例：如月经周期为28日时，28-14-4-1=9）；可能受精的最后一天是月经周期减去14天加上卵子的存活期1天，为了确保安全要再加上一天（例：28-14+1+1=16）。所以可能受精期是月经来潮后的第9天至第16天。

若想避孕，就要避开这可能受精的时间，而想怀孕则可以利用这段期间。但是，如果想利用月经周期来避孕的话，要不间断地正确记录下自己6个月至1年的月经周期。

还有，在确定正确的排卵日以后想利用基础体温法来避孕的话，至少要测量3个月基础体温的下调与上升的时点，并对照这三个月内的时点是否一致。

Q2 月经以2~3个月为间隔来潮，而且小腹疼得厉害，这个会影响怀孕吗？

月经是每4周出现一次的子宫内膜脱落的生理性出血，通常每月都会规律性的来潮。但是，偶尔也会出现经期变长或变短，或者晚来一到两个月的情况（月经失调）。这时，不仅月经周期异常，而且经量异常、尿痛、腹痛、腹泻等症状也会一并出现。

月经周期会因人而异，一般是以28天来计算，可是偶尔也有很多在25至30天之间的人。因此，即使有时月经不规律，但如果不是病态的情况也不会影响怀孕。

但是，如果平时出现超出正常出血量（38毫升）3倍以上或在非经期出血等症状时是比较危险的，这时要及时到医院进行就诊。还有，下腹有严重的坠胀感时很有可能是盆腔炎或者子宫内膜炎造成的，因此在接受正确的诊断以后要采取相应的措施来防止不孕。

不来月经也可以怀孕吗？

来月经就意味着可以排卵。存在着有月经但不能排卵的情况（分娩后），也有没有月经但可以排卵的情况（分娩后，无月经症期后）。所以，不来月经就不会怀孕的说法是不正确的。因此，要想避免意外怀孕，分娩后最晚2～3个月内就要开始避孕，无月经症期以后的一年内也要继续避孕。

但是，如果不来月经的原因是中枢神经系统的疾病、慢性身体疾病、新陈代谢异常、营养障碍、卵巢功能障碍、生殖器异常、精神疾病等情况时，要接受治疗才能怀孕。此外，月经非常不规律时也要接受专家的检查。

结婚以后痛经还是很严重，是否意味着生病了？

痛经是在每次月经即将来潮之前或是伴着月经来潮一起出现的痛症。痛经大致可以分成原发性痛经和继发性痛经两种，所谓原发性痛经指不是由盆腔内的疾患引起的，而是由激素分泌异常或子宫的敏感度引起的痛症。这样的痛经现象在未满25岁的女性身上比较常见，而大部分会在分娩以后消失。治疗方法就是要注意休息和保持情绪的稳定，还有就是服用镇痛剂。继发性痛经是在盆腔内有疾病的时候引起的盆腔上面部位的痛症，其中大多数情况下是钝痛。尤其是患有

子宫内膜炎或子宫肌瘤时，会在月经开始之前疼痛，并随着月经来潮疼痛感逐渐消失。这时可以采取子宫切除手术或向专家咨询。

过度肥胖的人可以怀孕吗？

超过正常体重的10％时就称为肥胖。导致肥胖的原因有很多，可能是遗传或者新陈代谢异常引起的。此外，暴饮暴食也是导致肥胖的原因之一。但肥胖本身几乎不影响排卵，也不会给生殖器带来异常，因此对怀孕并无大碍。

可是，如果是由内分泌疾病，如库欣综合征、甲状腺功能低下、脑垂体及下丘脑疾病引起的肥胖时，有可能会导致不孕。

有人说吃素食就能生儿子，吃荤的就会生女儿，请问这样的说法有科学根据吗？

人体内含有两条性染色体，女性是两条X染色体，而男性是一条X染色体和一条Y染色体。于是，卵子（X染色体）与含有X染色体的精子受精时就会形成含有XX性染色体的受精卵（女孩），与此相反，如果是与含有Y染色体的精子受精，就会形成含有XY性染色体的受精卵（男孩）。还有，受精时形成含XX性染色体的受精卵和形成含XY性染色体的比例是1∶1。因此，性别在受精时早已被确定。

虽然理论上在讨论分女孩和男孩来受孕的方法，可这在现实中靠人为的方法是无法实现的。因此，以碱性食物（以素食为主）或者以酸性食物（以荤食为主）来决定生男生女是豪无根据的。

可以通过检查羊水来知道孩子的性别吗？

羊水检查是为了提早发现先天性畸形等症，用来预防不幸和危险发生的一项检查。用羊水进行细胞培养检查的话也能知道孩子的性别，而且这个诊断的正确率是95%以上，所以这个方法经常用来鉴定胎儿的性别。但是，这样一来就会直接伤害到胎儿或引发畸形儿、早产的危险，子宫内的炎症甚至出血。所以，医学上和理论上都禁止为了鉴定孩子的性别而进行此项检查。

分娩的最佳季节是什么时候？

现在每个家庭一般都只有1～2名子女，因此大多数都很关注如何培养健康的子女和产妇的健康恢复的问题。此外，由于目前可以通过调节避孕来进行选择性的受孕，所以很多人都有选择分娩时期的倾向。

产妇在怀孕时的营养状态及健康管理因人而异，要以科学的方法确定对产妇和宝宝都最佳的季节是很困难的。

但是，如果考虑到产褥期的气候条件与婴儿离乳期的话，比起酷热的夏天和寒冷的冬天，最好还是选择春季和秋季。

我是22岁的新婚女性，请问现在要宝宝是不是太早了？

建议最好是在生理上和精神上的健康状态最佳的时候怀孕。通常指的这个最佳时期是25岁前后，但这不一定适用于所有人。不过，十几岁女性的怀孕不仅存在怀孕中的

并发症，即产道未完全成熟、营养管理、精神卫生、妊娠中毒症等医学上的问题，还有社会上的观点问题。而到了35岁以后受孕的话，不仅自然流产和畸形儿的发病率高，而且很容易诱发难产等妇科并发症，所以最佳的怀孕时期是二十几岁。

还有，随着年龄的增长，不孕率也会跟着增加。因此避孕时间最好不要太长。

我想知道神经性疾病会不会遗传给下一代？

虽然像躁郁症这样遗传倾向较大的精神病会提高产后婴儿的发病率，可是一般的精神病不会对胎儿造成直接的影响。但是，在养育过程中可能会有间接的影响。还有，在产后可能会引发抑郁症，这对胎儿养育过程的影响极大。因此，为了克服产妇肉体上的不平衡和情绪上的不稳定，需要丈夫在这方面投入更多的关心和努力。

我脸上有很多斑点，很担心它会遗传给胎儿。

父母身上的大斑点一般没有遗传性。虽然很少见，有遗传性的是以纤维神经瘤引起的咖啡色的圆形或者椭圆形斑点。其他的黑痣、雀斑等都是后天形成的。

先天性畸形的遗传有哪些？

先天性畸形有心脏异常、先天性髋关节脱臼（参照第十二章）、唐氏综合征（参照第十二章）、脑水肿（参照第十二章）、眼

部异常、尿路异常、多指症（六指）、脐膨出、兔唇（参照Simple Home Care）等，其致病原因目前还尚不明确。一般被知晓的原因是染色体性遗传异常占20％，药物及环境原因占5％，感染症占3％，产妇新陈代谢异常占2％。

遗传性要素引起的畸形指的是染色体内的核在分裂和结合过程中引起的染色体数目和形态异常的情况。特纳综合征、克莱茵怀特综合征、蒙古症等为其代表性疾病。但是，由染色体异常引起的畸形儿大部分会在怀孕初期就流产，所以实际出生的畸形儿很少。出现染色体异常的畸形儿可以通过羊水检查来确认。为了避免不幸的发生，如果被确诊是染色体异常时最好是做人流。另外，从父母身上遗传下来的病有精神分裂症、血友病、耳聋、哑巴等。

环境要素引起的畸形指的是没有产生畸形的基因与染色体的异常，而是怀孕初期受子宫内不良环境与外部刺激而产生的情况。如感染（风疹）、药物（激素剂、神经安定剂、抗生剂、感冒药）、辐射、新陈代谢异常（苯丙酮尿症）等。不过，如果在怀孕初期多加注意的话，这种情况是可以预防的。可是，大部分遗传性要素和环境要素都是复合起作用的，所以如果不放心的话最好是进行遗传咨询。

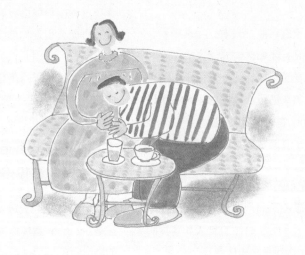

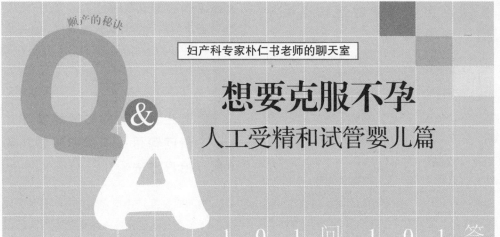

顺产的秘诀

妇产科专家朴仁书老师的聊天室

想要克服不孕
人工受精和试管婴儿篇

101问101答

 Q13 丈夫患有前列腺炎，这会影响怀孕吗？

当前列腺引起并发症的时候，如两侧附睾炎及前列腺分泌功能低下时可能会造成不孕，可是一般这样的并发症很少出现。所以大部分患有前列腺炎的男性都具有正常的生育能力。

有些研究表明，前列腺液中有过多的细菌存在时会阻碍精液的活动，但这个问题可以通过泌尿科的治疗轻松治愈。

Q14 可能是结婚晚的缘故，现在怎么也怀不上，请问有没有什么好的办法呢？

随着年龄的增长，引发女性自然不孕的大体趋势是20~24岁时是4.0%、25~29岁时是5.5%、30~34岁时是9.4%，而到了35~39岁时增加到了20.0%。可见，年龄越大，不孕的概率就越高。

女性为了事业或个人原因而结婚较晚或

采取避孕时间较长的时候就有可能引发自然不孕。所以最好是结婚以后尽快怀孕。

在不采取避孕措施维持正常的夫妻关系的情况下，婚后第一年内受孕的概率为80%~90%，而之后的6个月内受孕率只增加3%~5%。所以，如果结婚一年以后仍不能怀孕的话，最好到妇产科找出不孕的原因。

 Q15 人工授精可否能让我立刻怀孕？

人工授精适用于由男性因素引起的不孕，而且可以分为配偶间人工授精和非配偶间人工授精。配偶间人工授精的成功受孕率为22%，但其中的50%又会因精子的缺陷而流产。而非配偶间人工授精的成功受孕率为50%~60%。此外，还有将两种受精方法结合起来使用的混合人工授精，此方法在前3个月内成功的概率为50%，而6个月内成功的概率达到了90%。

但是，通过人工授精是不能完全克服或者立即克服不孕的。

孕产育全书

给您最贴心的关怀与照顾

利用促排卵剂可以克服不孕吗?

促排卵剂只用于其中的卵子因素（排卵障碍）导致的不孕。引起排卵障碍的原因非常多样，比如中枢神经系统疾病、全身性疾病、卵巢局部因素等。因此，重要的是要找出真正引起排卵障碍的原因。

尤其想指出的是，很多人为了减肥而过度地进行运动、有氧运动和节食，这也是引起排卵障碍的原因之一，所以需要特别注意。

 自从有了第一个孩子以后就无缘无故不能怀孕了，请问有没有什么办法可以让我怀孕呢?

根据喂乳与否，分娩后恢复月经的时间也会不同。过去的母亲们在产后喂母乳的，将近一年时间内月经和排卵都不会恢复。

可是一年以后仍不能怀孕的话，就要到妇产科接受检查。因为有时炎症会引起宫腔或输卵管，还有内分泌出现异常。

 什么是试管婴儿?

试管婴儿指分别将卵子与精子取出以后，在体外（培养皿中）使其受精，并人为地把受精卵通过阴道移植到子宫内，然后在子宫内着床的受精卵发育后出生的婴儿。适用于除了体外受精以外，没有其他方法可以治疗不孕的疾病，如输卵管被切除或无法复原、宫颈黏液的状态不良等。

一旦开始试管婴儿的治疗，无论是血液内激素的变化趋势还是人为地利用促卵泡激素诱导的超排卵所引起的变化，都要通过超声波机器进行细致的观察。此外，还存在很多如正确选择萃取卵子的时期等棘手的问题。

 医生说我的输卵管堵塞了，请问可否采用输卵管婴儿的治疗方法呢?

输卵管婴儿是指把人为获取的精子和成熟的卵子通过腹腔镜放入输卵管壶腹内形成受精以后，受精卵在子宫内着床、成长后出生的婴儿。这个方法是从上世纪80年代开始普及的。通常适用于不明原因引起的不孕、男性不育、一些免疫性不孕和子宫内膜炎等。虽然输卵管婴儿的卵子培养过程和精子处理过程与试管婴儿没有太大区别，但当实际应用到患者身上时却需要进行十分周密的检查，而且成功率也只有30%左右。

当输卵管堵塞的时候，可以通过输卵管整形术或者体外受精等方法治疗不孕。

 自从做了人流以后便不能怀孕，是否是子宫出现了什么异常?

这很可能是人流以后引发的并发症，如残留胎盘或感染引起的粘连，还有宫颈损伤引起的子宫颈无力症等导致的不孕。

由于个人或性开放的潮流的缘故，将来会使更多人盲目地加入人流手术的行列，而因此产生的不孕状况也将愈来愈多。

其实任何时候预防都是最重要的，所以必要时要做到彻底避孕，避免人流给自己和家人带来伤害。

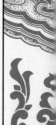

第二章

怀孕过程中出现的变化

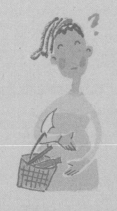

女性怀孕以后，无论是在身体还是在精神上都会出现很多变化。比如乳房增大、肚子变鼓等。不仅如此，还会出现孕吐现象，并因此而引发生活上的一些变化。

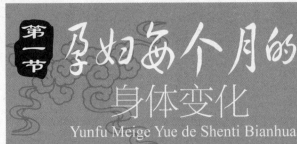

第一节 孕妇每个月的身体变化

Yunfu Meige Yue de Shenti Bianhua

从确认怀孕的瞬间开始到往后的9个月内，孕妇们会在身体上和精神上经历很多的变化。比如乳房和臀部变大、出现孕吐、轻微的尿痛以及腹痛现象。让我们提前了解一下关于怀孕期间的种种变化，避免将来手足无措。

1~2 个月

性激素会引起明显的变化

❋**乳房**：乳房开始增大、胀痛。

❋**尿频**：一天当中的很多时间要在洗手间度过，而且经常会在半夜起来去小便。

❋**情感的变化**：情感的变化会反复无常，时而兴奋，时而怀疑，时而紧张等。

❋**疲劳**：会感觉异常疲惫，这时把腿放高休息有助于缓解症状。

❋**便秘**：由于体内的激素和铁元素的含量增加，容易引起便秘。

❋**孕吐**：出现恶心并伴有腹痛的感觉。柠檬汁或推拿可以发挥一定的治疗作用。

❋**阴道分泌物**：会出现稍有异味的乳白色阴道分泌物。

3 个月

到了穿便服太小、孕妇装又偏大的程度

❋**乳房**：乳头周围开始发黑，而且能看到乳房周围微蓝的静脉。这时最好是戴能撑起乳房的胸罩。

❋**臀部**：臀部变大，不过穿孕妇内衣还为时过早，所以最好穿比平时大一尺码的比基尼式内衣。

❋**眩晕症**：这是在妊娠初期经常出现的现象，所以无需太担心。不过饿的时候也会引起眩晕，所以最好要少食、多餐。

❋**孕吐症**：孕吐症会逐渐消失。

4 个月

韧带、乳房、头发、皮肤等身体部位变化较明显

❋**腹痛**：随着子宫愈来愈大，韧带会被拉长，所以腹部和胯部会感到剧痛。但这只是暂时现象，只要避免剧烈运动就能减轻痛症。

❋**鼻血**：怀孕以后会经常出现流鼻血的情况，尤其是在鼻黏膜干燥的冬天更容易出现。但是，也无需太担心。

❋**乳房**：乳头周围（乳晕）面积增大，颜色变深，而且乳头可能会分泌出少量黄色和浅白色液体（称为初乳）。但这都属于正常现象。

5 个月

肚子明显变大，阴道分泌物和肚脐的形状改变

❋**阴道分泌物**：带有异味的阴道分泌物会增加，但这是身体自身为了防止细菌感染而采取的防御手段，因此无需担心。

❋**腋臭**：激素的变化会引起脂肪分泌的增加，这样一来很容易产生腋臭。所以要常喝水，勤洗漱。

❋**皮肤瘙痒**：随着皮肤的干燥，会出现全身或腹部瘙痒的症状。

❋**肚脐凸出**：随着肚子增大，肚脐会向外凸出。但分娩以后又恢复到原来的状态。

❋**胎动**：孕妇能感觉到孩子的胎动。如果到这个时候胎儿还没有动静，就要到医院进行咨询。

6 个月

胎动频繁，体温上升并引起眩晕

✿**胎动**：腹中胎儿的拳打脚踢次数更频繁，尤其在晚上将要躺下入睡时经常出现。

✿**体温上升**：出汗比平时多，而且会很怕热。所以孕妇装最好选择吸汗作用强和宽松一点的衣服。

✿**眩晕**：怀孕期间由于血压变动较大，所以每次站立的时候会有些头晕目眩，但这都属于正常现象，因此不必太担心。但是，当感到眩晕的时候最好是坐下或躺下来休息。

✿**乳房**：乳房越发变大，乳腺功能发达，挤压乳房时会流出一些黏性很强的黄色稀薄乳汁，内衣因此容易被污染。

7 个月

会出现妊娠纹、浮肿、消化不良等症状

✿**妊娠纹**：在腹部皮肤与乳房、大腿上会出现妊娠纹。

✿**肋骨疼痛**：由于胎儿是头朝下，腿朝上，所以有时伸腿时会踢到肋骨，但这是表明胎位正常的好征兆。

✿**子宫收缩运动**：到了妊娠后期，子宫会开始进行生理性子宫收缩运动，而且随着妊娠的进展，子宫收缩的频率和强度都会增加。

✿**浮肿**：胳膊、腿、脸部、脚腕上都会出现浮肿现象，尤其在晚上或炎热的时候症状会加剧。这时需要摄取适当的水分。

✿**消化不良**：由于胎儿会压到肠胃，因此会导致消化不良。

8 个月

消化不良、静脉曲张和尿痛加剧，而且还会经常出现头痛、眩晕等症状

✿由于胎儿的头部压迫脊椎，导致腰部肌肉紧张，所以会出现腰痛的症状。若想减轻尿痛的症状，建议使用硬垫子。

✿**呼吸短促**：由于子宫增大压迫了下胸呼吸肌，因此会导致孕妇呼吸短促，但这并不会影响胎儿的氧量供给。

妊娠斑：一些孕妈咪脸上开始出现皮肤褐斑、雀斑等"妊娠斑"，多在颜面部位，如耳朵、口周、额头等处的皮肤。

✿**骨骼反应**：是受孕激素的影响，孕妈咪的骨盆、关节、韧带均出现松弛情况，若过分松弛可引起关节疼痛；耻骨联合呈轻度分离。

9 个月

胎儿进入骨盆后会引起尿频和痔疮，并开始出现假临产

✿**腹部**：胎儿的头部进到骨盆后会引起腹部的坠感。如果是初产，在阵痛开始的2~4周前就会有感觉。同时，挤压肺和胃的压迫感会消失，继而呼吸恢复顺畅，也可安心进食。而另一方面，由于孩子的头部下降到两腿之间，因此会带来行走的不便。

✿**尿频**：胎儿进入骨盆以后，会压迫膀胱引起尿频。

✿**痔疮**：胎儿进入骨盆后容易引起痔疮。在咨询医生以后，可以使用软膏等来缓解疼痛。

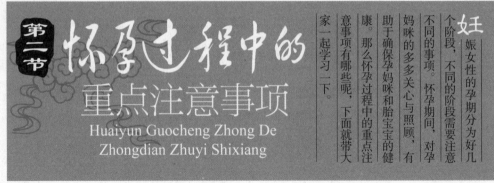

第二节 **怀孕过程中的重点注意事项**

Huaiyun Guocheng Zhong De
Zhongdian Zhuyi Shixiang

妊娠女性的孕期分为好几个阶段，不同的阶段需要注意不同的事项。怀孕期间，对孕妈咪的多多关心与照顾，有助于确保孕妈咪和胎宝宝的健康。那么怀孕过程中的重点注意事项有哪些呢，下面就带大家一起学习一下。

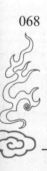

① 预防并发症的发生

近来，很多女性生孩子都会选择设施先进、卫生条件好的医院。但在以前，一般都是在家里生孩子，所以事故发生率也比较高。而如今，产妇的死亡率已明显降低。即使是早产，如果不出意外，新生儿也会安然无恙。例如，怀孕25～30周后就出生的新生儿由于身体的各个器官还尚未成熟，因此能存活下来的概率很低。但是，随着现代医疗技术的发展，只要体重超过1千克的婴儿就有希望存活。主要是通过彻底保护新生儿来预防并发症的发生，最低限度地减少了刚出生婴儿的死亡数量。不仅如此，现在还可以通过观察胎儿的状态来

预防早产，而且分娩技术的发展也大大减少了新生儿的死亡率。另外，通过风疹的预防接种来改善了Rh血型和先天性畸形给孩子带来的痛苦。

经过10年的努力，所获得的成就之一就是让人们意识到了怀孕的重要性和危险性。最近，很多夫妻都领悟到了有关怀孕方面的知识和产前准备的重要性，所以会主动去找专家进行咨询，这些都是非常好的现象。尤其是那些在妊娠期间携带能引发各种副作用因素的女性，最好是定期接受主治医生的诊断和检查，以确保孕妇自身和胎儿的安全。

② 吃药的事宜必须要先向医生进行咨询

根据研究结果显示，畸形儿的出生是由风疹、细菌性疾病，还有怀孕初期服用特定的药物引起的。虽然，有些药即使

长期服用也不会对胎儿造成任何影响，但是，用药之前最好先咨询一下医生。

3 正确的诊断有助于保护妊娠初期的胎儿

过去是用照X光线的方法来观查胎儿的发育情况，但是现在可以通过超声波检查，能更加仔细地了解胎儿的发育状况了。接受超声波诊断不仅可以更加细致地了解子宫的状态和妊娠初期胎儿的发育情况，而且不会对孕妇和胎儿造成任何不良影响。

一旦怀孕，就要尽量避免会影响到胎儿的运动。但是，在不会对孕妇造成过度疲劳的范畴内，以及在不会给胎儿造成不良影响的前提下，是可以进行适当的运动的。

其实，适当的运动、休息以及化妆都是有必要的。比如，经常清洗脂肪化的头发或清洁分泌物增多的阴道是非常有必要的。还有，在进行运动之前最好要穿舒适的孕妇装。

在这一章节中，将主要讲解怀孕过程中出现的各种身体上的变化和可以调节体重的一些简单的体操，还有在服用药物时的注意事项。

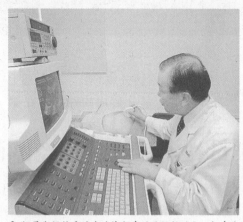

⬆ 怀孕期间接受的准确诊断有助于保护胎儿。超声波检查（B超检查）不仅能准确了解胎儿发育情况，而且不会对孕妇和胎儿造成任何伤害。

4 准爸爸要做好孕妈咪的心理保健工作

怀孕后，孕妈咪一方面会为宝宝的到来感到兴奋和愉快，另一方面又对妊娠分娩怀有紧张的心理。面对这一现实，丈夫要在感情上关心、体贴妻子，让孕妈咪始终保持一种平和、欢乐的心态。

首先，准爸爸要与孕妈咪一起做好妊娠分娩的心理准备。分娩前的心理准备重要性远远胜过了学习各种知识及参加各种练习，因为许多准父母没有意识到他们将会面对的问题，因此一旦面对这些问题时很无助。但是在医生的指导下，做好妊娠和分娩相关的心理准备后，他们便得到了更大范围的心理保护。

其次，准爸爸要给于孕妈咪充分的关怀与支持。妊娠是一个长期的过程，受子宫增大和孕激素等因素的影响，孕妈咪可能会出现各种不适。在长时间的怀孕过程中，准爸爸要充分包容和理解孕妈咪，让孕妈咪在怀孕过程中得到充分的生理和心理支持，减轻怀孕给孕妈咪带来的不良感受，融洽夫妻情感。

此外，要给予孕妈咪充分的产后心理支持。在婴儿出生后，准爸爸要全力支持妻子，并给她提供最好的条件，消除妻子抚养婴儿的压力。

孕产育全书　给您最贴心的关怀与照顾

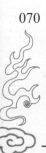

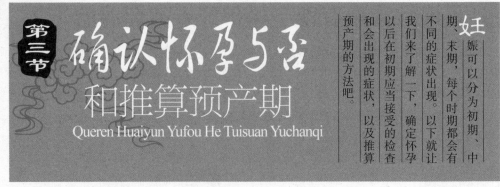

第三节 确认怀孕与否 和推算预产期
Queren Huaiyun Yufou He Tuisuan Yuchanqi

妊娠可以分为初期、中期、末期，每个时期都会有不同的症状出现。以下就让我们来了解一下，确定怀孕以后在初期应当接受的检查和会出现的症状，以及推算预产期的方法吧。

妊娠期通常被分成3期。第1期是胎儿身体的各个部分形成的时期。在第2～第3期里，胎儿的各个器官不断发育，因此身高和体重会不断增加。

1 初期症状是月经停止

怀孕的第一个症状是由月经停止开始的。这时，有些孕妇会去信进一步确认，而很多孕妇会误以为只是单纯的月经周期来迟，这样想的大部分是月经周期不规律的女性。随着受精卵形成，并在子宫内着床以后，月经周期就会停止。

此外，妊娠初期出现的症状还有干呕、尿频、乳房胀痛、乳头周围变柔软等。孕吐一般出现在早晨，但有时也会持续整整一天。有时一些孕妇会真的呕吐，这时就要找主治医师进行咨询。因孕吐而苦恼的孕妇们最好减少食量或者隔两个小时喝适量的牛奶。妊娠头3个月内出现的孕吐和眩晕都是正常现象，因此不用太担心。尿频是子宫增大后压迫膀胱引起的现象。还有，激素量的变化会使乳房变得异常柔软。

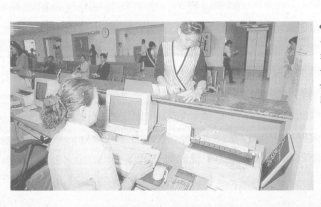

◀ 妊娠的第一个症状就是月经停止，所以一旦怀疑是妊娠，最好到医院进行咨询。

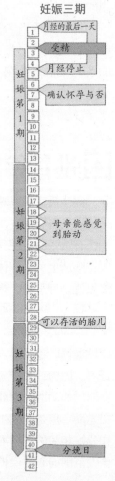

妊娠三期

妊娠第1期	1 月经的最后一天
	2
	3 受精
	4
	5 月经停止
	6
	7 确认怀孕与否
	8
	9
	10
	11
	12
	13
妊娠第2期	14
	15
	16
	17
	18
	19 母亲能感觉到胎动
	20
	21
	22
	23
	24
	25
	26
	27
	28 可以存活的胎儿
妊娠第3期	29
	30
	31
	32
	33
	34
	35
	36
	37
	38
	39
	40 分娩日
	41
	42

2 月经延迟两周后接受检测

一旦怀疑自己怀孕，就要及时到医院进行检验。如果是在家里作检查，就要使用专门的测孕试剂，而且选择月经周期延迟1~2周后最为恰当。若在此之前作尿液检查，鉴定结果可能会不够准确，因此选择恰当的时期是非常重要的。

随着妊娠的进行，由子宫内膜分泌的人绒毛膜促性腺激素会进入到尿液当中，测孕就是利用了这个原理。

3 去医院之前先用测孕试纸进行确认

先用洁净的试管收集尿液（晨尿最佳）以后，与化学药品即和人绒毛膜促性腺激素反应的药品进行混合，若检测结果全部呈现红色或者无色时，就表示已经怀孕；如果没有任何变化，就证明没有怀孕。

在进行检测以前，必须先详细阅读操作指南，理由是：第一，每个试剂的判定方法都不同。第二，如果操作不规范，就不能获得准确的检测结果。第三，有时就算操作无误，呈现的结果也未必是正确的。会出现这样的情况是因为人绒毛膜促性腺激素还没有上升到可以确认怀孕结果的水平。

虽然通过尿检可以知道受孕情况，但是为了确定阴道或子宫的健康状态和胎儿的健康发育，一旦确认怀孕以后就必须接受医生的诊察。还有，要确定定期检查的日期。

4 尿检要在早上做

比起家里，大部分女性更愿意去医院作检测。这时，最好事先在清晨准备好用于检测的尿液，然后去医院接受检查。

通常医生们用肉眼就能判断怀孕的状况，因为怀孕后的女性乳房组织会变得比平时更柔软，而且初次怀孕的女性的乳头会从红色变为褐色。

另外，若是到妇产科接受检查，还可以通过子宫、阴道、腹部的检查来确认怀孕。一旦怀孕，子宫不仅会变得又大又圆，而且会非常柔软。阴道的内侧也会因流向阴道的血液量增加而呈现青

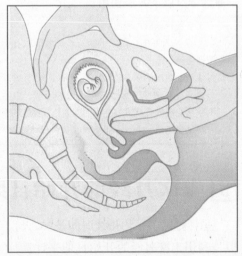

↑ 怀孕初期，子宫颈上部即子宫下部会变得十分柔软，从而使医生的手可以伸进子宫顶部。最近，可以通过无痛无危险的尿液化验来确认是否怀孕。

孕产育全书

给您最贴心的关怀与照顾

色。从最后的经期开始到往后的83天以内，孕妇能亲身体验到这样的症状。

子宫在妊娠第1期内会迅速成长，因此可以根据子宫的大小来推算受孕的时间。妊娠第1期比妊娠后期更能准确地反映子宫的变化。所以，建议孕妇最好是在妊娠初期向医生进行咨询。

妊娠期间子宫的大小会变化，尤其是在初孕的情况下，子宫会变得更大一些。倘若医生不能用肉眼判断怀孕状态，那么就可以通过尿检和血检进行检验，此外还可以利用X光或者超声波进行更为细致的检查。

是不是怀孕了?

在家就能做的超简便的测孕

下面将介绍一种即使不去妇产科也能快速确认怀孕的方法，那就是测孕试剂法。这是一种只需将测孕试剂浸入尿液，就能知道怀孕结果的既简捷又方便的方法。但是，如果是在月经来潮之前进行检测，以早晨的第一次尿液为最佳，而如果是在月经预期日之后，任何时间内的尿液均可用于检测。还有，检测在月经预期日的4～5天前就能进行。

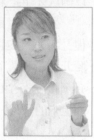

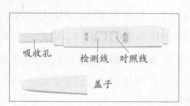

吸收孔　检测线　对照线　盖子

4.将吸收孔朝下或者把测孕棒放平以后观察3分钟。

●测试结果：

如果对照线和检测线都呈现紫红色，就表示已经怀孕（阳性）。

如果只出现一条对照线，就表示没有怀孕（阴性）。

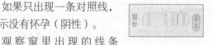

观察窗里出现的线条的粗细不会影响结果，但是如果两条线都不出现，就说明检测方法错误或测孕棒已坏，这时就要重新再作一次检测。

●请参照以下方法使用：

1.准备好以后，取出测孕棒。

2.把盖子盖在后面（手柄），然后吸尿孔朝下地捏住测孕棒。

3.对准流出的尿液将吸收孔完全浸湿3秒钟以上，或者先在洁净的容器内接适量的尿液，然后把测孕棒的吸收孔浸入其中3秒钟以上。但是在操作时一定要注意，千万不能让尿液滴到观察窗。

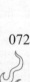

⑤ 末次月经的开始日期加上281天就是预产期

虽然妊娠的平均持续时间是267天，但是利用末次月经的开始日期来计算预产期的方法并没有得到普及。若正常的月经周期为28天，那么排卵日是第十四天，所以把在末次月经的开始日期加上281天后的日期或直接计算大约40周以后的日期定为预产期。如果月经周期较长，就要在已计算的预产期上再加上2至

3天。

虽然不能确定是否是正确的预产期，但是除此之外还有一种算法，那就是末次月经开始的日期加上7以后，从月份上减3的方法。举个例子，倘若末次月经的开始日期为7月23日，那么在日期上加7，月份上减3以后得出的预产期是4月30日。

由于每个月的日期都在变，因此会与281天的预期有所出入。不过，如果使用上述图表，就能准确地知道预产期。

但在孕妇不清楚最后的月经日期或者不记得是从何时开始服用了避孕药，那么就很难算出预产期。在这种情况下，最好到医院去检查胎儿有几个月大。

大部分初产的孕妇的分娩时间会比预产期晚。另外，偶尔会有由于算错了预产期，所以会出现在旅行的途中或其他意外的场所生孩子的情况。

预产期临近的孕妇随时有可能开始阵痛，所以要时刻注意。

✳ 预产期换算表 ✳

		1	2	3	4	5	6	7	8	9	10	11	12	13	14	15	16	17	18	19	20	21	22	23	24	25	26	27	28	29	30	31	
末次月经日	1月	1	2	3	4	5	6	7	8	9	10	11	12	13	14	15	16	17	18	19	20	21	22	23	24	25	26	27	28	29	30	31	1月
预产期	10月	8	9	10	11	12	13	14	15	16	17	18	19	20	21	22	23	24	25	26	27	28	29	30	31	1	2	3	4	5	6	7	11月
末次月经日	2月	1	2	3	4	5	6	7	8	9	10	11	12	13	14	15	16	17	18	19	20	21	22	23	24	25	26	27	28	-	-	-	2月
预产期	11月	8	9	10	11	12	13	14	15	16	17	18	19	20	21	22	23	24	25	26	27	28	29	30	1	2	3	4	5	-	-	-	12月
末次月经日	3月	1	2	3	4	5	6	7	8	9	10	11	12	13	14	15	16	17	18	19	20	21	22	23	24	25	26	27	28	29	30	31	3月
预产期	12月	6	7	8	9	10	11	12	13	14	15	16	17	18	19	20	21	22	23	24	25	26	27	28	29	30	31	1	2	3	4	5	1月
末次月经日	4月	1	2	3	4	5	6	7	8	9	10	11	12	13	14	15	16	17	18	19	20	21	22	23	24	25	26	27	28	29	30	-	4月
预产期	1月	6	7	8	9	10	11	12	13	14	15	16	17	18	19	20	21	22	23	24	25	26	27	28	29	30	31	1	2	3	4	-	2月
末次月经日	5月	1	2	3	4	5	6	7	8	9	10	11	12	13	14	15	16	17	18	19	20	21	22	23	24	25	26	27	28	29	30	31	5月
预产期	2月	5	6	7	8	9	10	11	12	13	14	15	16	17	18	19	20	21	22	23	24	25	26	27	28	1	2	3	4	5	6	7	3月
末次月经日	6月	1	2	3	4	5	6	7	8	9	10	11	12	13	14	15	16	17	18	19	20	21	22	23	24	25	26	27	28	29	30	-	6月
预产期	3月	8	9	10	11	12	13	14	15	16	17	18	19	20	21	22	23	24	25	26	27	28	29	30	31	1	2	3	4	5	6	-	4月
末次月经日	7月	1	2	3	4	5	6	7	8	9	10	11	12	13	14	15	16	17	18	19	20	21	22	23	24	25	26	27	28	29	30	31	7月
预产期	4月	7	8	9	10	11	12	13	14	15	16	17	18	19	20	21	22	23	24	25	26	27	28	29	30	1	2	3	4	5	6	7	5月
末次月经日	8月	1	2	3	4	5	6	7	8	9	10	11	12	13	14	15	16	17	18	19	20	21	22	23	24	25	26	27	28	29	30	31	8月
预产期	5月	8	9	10	11	12	13	14	15	16	17	18	19	20	21	22	23	24	25	26	27	28	29	30	31	1	2	3	4	5	6	7	6月
末次月经日	9月	1	2	3	4	5	6	7	8	9	10	11	12	13	14	15	16	17	18	19	20	21	22	23	24	25	26	27	28	29	30	-	9月
预产期	6月	8	9	10	11	12	13	14	15	16	17	18	19	20	21	22	23	24	25	26	27	28	29	30	1	2	3	4	5	6	7	-	7月
末次月经日	10月	1	2	3	4	5	6	7	8	9	10	11	12	13	14	15	16	17	18	19	20	21	22	23	24	25	26	27	28	29	30	31	10月
预产期	7月	8	9	10	11	12	13	14	15	16	17	18	19	20	21	22	23	24	25	26	27	28	29	30	31	1	2	3	4	5	6	7	8月
末次月经日	11月	1	2	3	4	5	6	7	8	9	10	11	12	13	14	15	16	17	18	19	20	21	22	23	24	25	26	27	28	29	30	-	11月
预产期	8月	8	9	10	11	12	13	14	15	16	17	18	19	20	21	22	23	24	25	26	27	28	29	30	31	1	2	3	4	5	6	-	9月
末次月经日	12月	1	2	3	4	5	6	7	8	9	10	11	12	13	14	15	16	17	18	19	20	21	22	23	24	25	26	27	28	29	30	31	12月
预产期	9月	7	8	9	10	11	12	13	14	15	16	17	18	19	20	21	22	23	24	25	26	27	28	29	30	1	2	3	4	5	6	7	10月

▲ 预产期换算表的用法

末次来月经的月份可以在左侧淡绿色的末次月经日栏里找到，末次月经开始的第一天可以在右侧淡绿色的日期栏里找到。与这个日期对应的下面黄色栏里的日期和月份就是胎儿出生的日子。

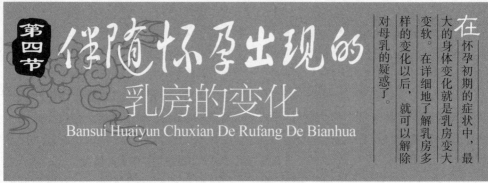

第四节

伴随怀孕出现的乳房的变化

Bansui Huaiyun Chuxian De Rufang De Bianhua

在怀孕初期的症状中，最大的身体变化就是乳房变大变软。在详细地了解乳房多样的变化以后，就可以解除对母乳的疑惑了。

① 乳房变大，乳头周边变色

怀孕以后，乳房会为了提供母乳而逐渐变大。其中，数30岁之前分娩的女性的乳房最大。不过，乳房的大小因人而异。事实上，乳房无论大与小都不会妨碍母乳的正常供给。

怀孕初期的症状之一就是乳房变大变软。在怀孕后的数周之内，母乳分泌组织周围会长出肥大而隆起的组织。与此同时，乳晕区域会扩大，而且颜色也会从原来的粉红色变成红褐色。这时，

乳头周围会出现第二次色素沉淀，我们称之为第二乳晕皮脂腺或蒙氏结节。在这里会分泌一种可以润滑和保护乳头的物质，所以过度地冲洗乳头会容易失去光泽，而且保护效果也会下降。

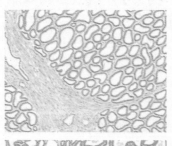

◀ 怀孕期乳房组织变化。

◀ 喂奶期乳房组织变化。

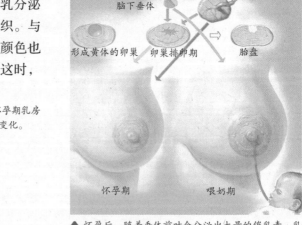

脑下垂体

形成黄体的卵巢　卵巢排卵期　胎盘

怀孕期　　喂奶期

↑ 怀孕后，随着垂体前叶会分泌出大量的催乳素，乳腺细胞和乳汁分泌细胞的数量也逐渐增多。同时，雌性激素和黄体激素会阻碍乳房的变化。

怀孕期中，孕妇的乳房主要受催乳素的影响，从而使乳腺发达，乳房变大，为产后喂乳做准备。但由于乳房还受黄体激素的影响，而黄体激素又能抑制乳汁的分泌，所以怀孕期的女性不会出现乳汁。直到分娩后，随着黄体激素的急剧减少和其他因素（乳汁分泌激素、婴儿吮奶的行为）的作用下，开始出现乳汁。

典藏精品版

最全面、系统的孕产育指导

2 乳房受刺激后会变大

乳房中有偏向腋窝的辅助部分，这个部分在哺乳期的前几天出现得比较明显。乳房组织在皮肤正下方的脂肪层上，处于胸部的肌肉上方。

母乳由名为乳哺的乳汁分泌组织突出部生产，并通过输乳管到达乳头。乳头由肌肉轮包围，勃起乳头表面有15～20个输乳孔，而这些输乳孔连接在分泌乳汁的乳腺上。乳腺由许多腺小叶组成，并以乳头为中心呈放射状排列，汇集于乳晕。乳汁由腺小叶分泌，并通过输乳管聚集在乳晕的正后方。输乳管的容量在怀孕期和喂奶期增大，婴儿吸奶时的压力能促进乳汁的分泌。

各个乳叶的分离不仅有利于乳腺组织的支撑，而且还能防止乳叶之间的传染，而孕妇乳叶的感染是由细菌通过乳头的小孔或从小孔附近的隙缝浸入而引发的。

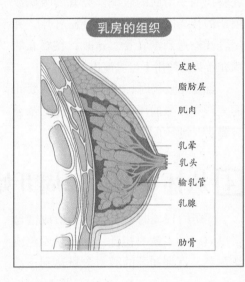

乳房的组织

- 皮肤
- 脂肪层
- 肌肉
- 乳晕
- 乳头
- 输乳管
- 乳腺
- 肋骨

孕产育全书　给您最贴心的关怀与照顾

孕妇定期检查的日程安排

0周	16周	28周	36周
感到疑惑时，就到妇科进行检查	**每四周进行一次定期检查**	**每两周进行一次定期检查**	**一周一次定期检查，而且要随时作好临产的准备**
●问诊（末次来月经的时间、月经周期、怀孕的经历、其他经历的症状等）。 ●尿液检查（检查妊娠反应） ●测量身高、体重以及血压 ●梅毒血清检查 ●HBs抗原检查 ●风疹、血常规检查 ●之后的定期检查为每四周一次 ●测量体重和血压 ●尿液检查 ●根据需要进行超声波和阴道内的细菌检查	●测量体重、血压 ●胎儿的呻吟 ●尿液检查 ●子宫颈以及腹部周围的检查 ●检查有无浮肿 ●中期进行一次贫血的检查	●测量体重、血压 ●尿液检查 ●胎儿的呻吟 ●子宫颈以及腹部周围的检查 ●检查有无浮肿 ●后期进行一次贫血的检查	●测量体重 ●测量血压 ●尿液检查 ●胎儿的呻吟 ●子宫颈以及腹部周围的检查 ●检查有无浮肿 ●内诊

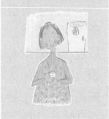

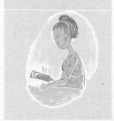

出生

③ 乳汁的分泌受催乳素的控制

分娩后，随着促卵泡激素的急剧减少，催乳素开始逐渐增多。同时，垂体分泌的另外一个激素，即催产素能促进乳管周围平滑肌的收缩。婴儿的吸奶或摸奶的行为能刺激腺小叶分泌乳汁，并把乳汁输送到输乳管。这时，在婴儿的嘴和舌头的作用下母乳流出。

当婴儿吸奶时，由于乳头受到婴儿的上颚和牙龈的压力，有一部分乳晕会被婴儿吸到嘴里。

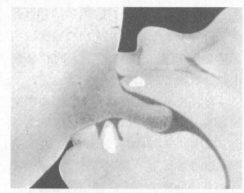

▲ 当婴儿吸奶时，乳头受到婴儿的嘴唇和牙龈的压力，从而使一部分乳晕进入到婴儿的嘴里。

④ 从怀孕的第12周开始形成初乳

怀孕约12周时，乳房开始形成富含蛋白质、钙、钠的初乳。初乳呈无色或淡黄色，直到初乳的激素含量达到正常值为止，仍会向新生儿提供营养。一般从产后的第3天左右开始，便能分泌正常的母乳。

⑤ 应提前想好喂母乳还是喂奶粉

怀孕时要想好喂母乳还是喂奶粉。这个问题涉及个人感情，有些人是迫不得已喂母乳，而又有些人怕在公共场合给婴儿喂母乳会引起周围人的注目，从而感到不便。

其实，给婴儿喂母乳是件开心的事情，而且有利于宝宝的健康。另外，如果喂母乳的话，还省去了泡奶粉和消毒奶瓶等很多麻烦。

是否能有效地喂奶，这主要取决于乳头的形状。如果乳头可以碰到婴儿的舌尖的话，那么喂奶的效率就会相对较高，反之亦然。虽然大部分乳头平时也都是突出的，但怀孕时它将更加突出。

有时乳头会贴在乳房组织上，从而变扁或突出不明显。这时可以尝试着在洗澡的时候用大拇指和指尖抚摸乳晕，并温柔地拉一下乳头，从而给予乳头弹力。

分娩后不久，可根据产妇的身体情况决定是否给婴儿喂母乳。给婴儿喂奶时，最好不要想着乳房会不会失去弹性或下垂之类问题。如果在产后的几周内，一直戴适合胸罩的话，乳房可以恢复原状。

生活中有很多产妇因担心喂母乳会使乳房失去弹性，从而避免喂母乳。但最近，随着对母乳富含的营养价值的认识，喂母乳的人也逐渐增多。在产前护理期间，为了护理乳头而给予抚摸时，有可能会引发它的勃起。

典藏精品版

最全面、系统的孕产育指导

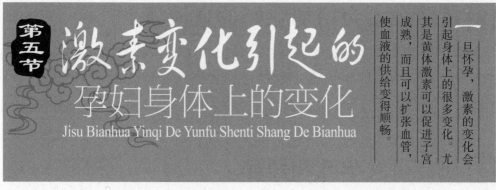

第五节　激素变化引起的孕妇身体上的变化

Jisu Bianhua Yinqi De Yunfu Shenti Shang De Bianhua

一旦怀孕，激素的变化会引起身体上的很多变化。尤其是黄体激素可以促进子宫成熟，而且可以扩张血管，使血液的供给变得顺畅。

妊娠中的女性身体上会有很多变化，仔细观察这些变化是非常重要的。妊娠是极其自然的自然现象，也是身体对应巨大变化的自动适应现象。在妊娠过程中，最重要的就是由各分泌腺分泌以后存在于血液中的激素的变化。

1 与怀孕有关的黄体激素由胎盘生产

第一周的时间由卵巢分泌的黄体生成激素到了后期就由胎盘生产。黄体生成激素对从子宫、胃和肠的管道、静脉等处发现的、名为不随意肌的整个肌纤维系统发挥松弛作用。子宫全部由不随意肌构成，黄体生成激素的松弛作用使子宫随着胎儿的发育而逐渐变大，因此减少了早产的危险。

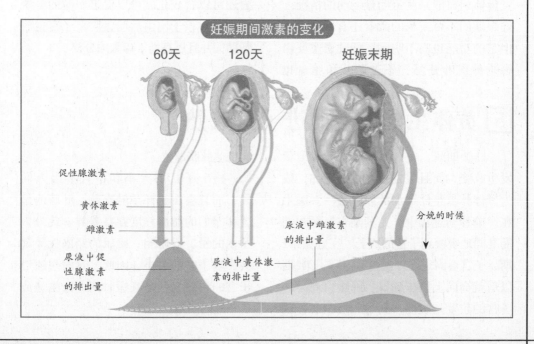

妊娠期间激素的变化

60天　120天　妊娠末期

促性腺激素

黄体激素

雌激素

尿液中促性腺激素的排出量

尿液中黄体激素的排出量

尿液中雌激素的排出量

分娩的时候

② 黄体激素会增加孕妇的血液量

黄体生成激素通过扩张血管来帮助孕妇增加身体各处的血液供给量。妊娠过程中血液量会增加40%。

但不幸的是，黄体生成激素有时也会作用于不必要的不随意肌上。从肾脏到膀胱的尿路扩张会增加肾脏的感染率，而且还会影响到血液的循环，成为导致静脉曲张的"罪魁祸首"。

③ 还会引发孕吐和便秘

此外，还会使从食道到胃脏的括约肌松弛，出现呕吐和胃灼烧的现象。不仅如此，还会阻碍食物的移动速度，因此是导致便秘的直接原因。

④ 有助于乳房的发达

促卵泡激素是非常重要的激素，而且与黄体生成激素关系密切。促卵泡激素对胎儿的发育和乳房的发达起着很重要的作用。

胎盘主要分泌胎盘催乳素，虽然此激素的功能还不够明确，但可以通过检查母体的血液来测定胎盘运动的情况。妊娠期间不可或缺的激素还有催乳素，但它的功能也尚不明确。催乳素主要由脑垂体前叶分泌，不过胎儿和胎盘也会分泌一些。它的含量会在妊娠时期增加，在分娩时达到最高峰，之后便会逐渐减少。而到了婴儿吸吮的时候又会再度增加。

此外，还有由脑垂体分泌的催产素，它在分娩时会刺激子宫收缩。催产素还可以合成化，可以促进中断的分娩活动，对孩子出生后胎盘脱离子宫也有帮助，并且还有助于母乳的分泌。

⑤ 黄体生成激素促进子宫成熟

妊娠期间，子宫不仅会增大、形状发生改变，而且重量也会逐渐增加，成为母体体重整体增加的原因之一。医生在产前诊断过程中，尤其是在妊娠初期能准确地观察到子宫的成长。在妊娠第1期，子宫会固定在骨盆内，但到了第2期以后就会向上挤压肠胃。妊娠14周时，子宫的位置是腹部，到了20周左右，就会抵达肚脐部位。

整个子宫的大小和位置会因人而异，而且会由于怀孕的次数、肚脐的位置和孕妇的肥胖程度存在差异。此外，羊水的量、双胞胎、腹肌的坚固性等都会影响子宫的大小。因此，这对想通过子宫的位置来判断妊娠时间的医生造成了一定的困难。

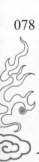

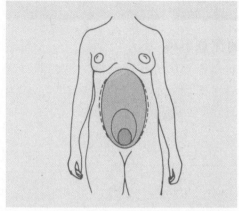

↑ 子宫的上面部分在怀孕的第12、第20、第36周所处的位置都各不相同。虚线表示在临近妊娠末期，当胎儿的头进入到骨盆以后子宫的位置。

　　子宫只有上半部分会扩张，下半部分是由肌肉组织形成的宫颈，所以为了能把胎儿保持在子宫内，宫颈呈勒紧状态。

　　妊娠28周以后，就可以确认胎儿身体的各个部分以及胎儿的位置。在这

个时期，胎儿的头部无论是朝上还是朝下都无大碍。因为胎儿通常要到怀孕32～34周的时候才会把头倒置。在妊娠36周的最后阶段，子宫会占据大部分的腹腔，而且为了拓展空间，会向前推开腹腔壁。这时，肠胃会被挤向腰部或背部，最后位于腹部的最上方即横隔膜正下方。于是，横膈膜受压迫以后会阻碍肺部扩张，导致孕妇呼吸短促。同时，由于胃的重心上升，受到挤压以后会把食物通过括约肌排出，所以会感到胃灼烧。这时，由于括约肌处于松弛状态，呕吐现象会加剧。

　　如果是初次生产，在妊娠的最后几个星期内胎儿的头部就比较容易下降到骨盆，这样一来横隔膜和肠胃所承受的压力就会减轻许多。此时孕妇能感觉到胎儿的下降，以及骨盆内的压力。

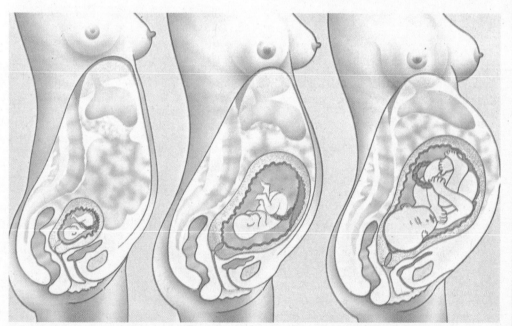

↑ 妊娠12周以后，子宫会增大到几乎占据整个骨盆的程度，到了20周就会增大至内脏器官变形的程度，而到了36周就会几乎占据整个下腹部。因此，内脏被挤压后会压迫横隔膜，而且还会压迫肠胃，跟着就会出现相应的症状。

孕产育全书　给您最贴心的关怀与照顾

必须掌握的知识

日常生活中的注意事项

●想吃的食物要开心地吃

当觉得饿的时候，孕吐也会加重。还有，要经常吃自己想吃的食物，而且最好是到气氛比较好的餐厅用餐。

●调节情绪

不要总是闷在家里，选择天气好的时候去公园等地漫步，这样心情就会变得开朗。

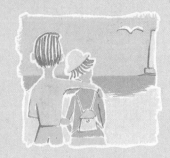

必须掌握的知识

未成年孕妇和高龄孕妇需要特别注意

●20岁以下的怀孕

十几岁的孕妇生育低体重婴儿的概率很高，其缘由大概是想隐瞒自己怀孕的事实，所以想通过减肥来减少体重，或者是明知道怀孕，却不注重吸取营养，也有可能是持续不断地吸烟和喝酒的缘故。低体重婴儿很容易生病，而且死亡率也很高，须十分谨慎。 即使是十几岁的孕妇，也有责任和义务照顾好腹中的胎儿，所以从怀孕初期开始就要定期去医院作检查，还要配合均衡饮食来给胎儿提供充分的营养物质，而且必须要戒掉烟和酒。

●35岁以上的高龄怀孕

并不是说进入高龄时怀孕，生育畸形儿的概率就一定很高，或者会在怀孕和分娩的过程中存在严重的问题，只是说在高龄受孕时无论在怀孕或者分娩过程中都要比年轻的女性倾注更多的关心和注意，因为这时无论是剖腹产手术还是流产之后，引发并发症的概率都要比年轻女性高。

但是最重要的并不是年龄，而是孕妇的健康状态和家族的遗传病例。尤其是当高龄孕妇患有高血压或者糖尿病时，在怀孕期间就倍需呵护。不仅如此，生育唐氏综合征等畸形儿的概率也很高，所以要接受是否是先天性畸形的羊水检查。先天性畸形儿检查、防止早产的药物、阵痛时观察腹中的胎儿等尖端的技术将对生育健康的宝宝有很大帮助。

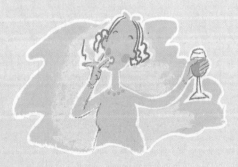

怀孕10个月的生活摘记

怀孕以后，就会有很多需要注意的事项和不能违反的事项，让我们按月记录每个需要注意的事项，以便时刻提醒自己。

第一个月	• 以充分的睡眠和有规律的生活来调整生物钟。 • 月经开始10天以后，尽量不要接受X光检查。
第二个月	• 选择医院。为了便于定期接受检查，最好选择离单位或者家比较近的医院。 • 要注意X光和药物的使用。从怀孕4周左右开始，胎儿的大脑和内脏会迅速成长，因此要特别注意。
第三个月	• 这个时期很容易引起流产，所以需要特别谨慎。 • 接受医生的定期检查。 • 注意X光和药物，小心感冒。 • 做血型、梅毒、贫血等检查。 • 不仅要戒烟，而且要远离烟气。
第四个月	• 孕吐现象消失以后，要注意均衡饮食。 • 不能过度疲劳，而且尽量不要去兜风等。 • 正确接受定期检查。 • 避免性生活过于频繁。 • 注意不能让身体太凉。
第五个月	• 记住胎动的时间，有助于预产期的推算。 • 带肚兜。 • 继续接受定期检查。 • 开始按摩乳房。
第六个月	• 留意身体的浮肿。 • 接受牙齿的治疗。 • 贫血严重者要努力造血。 • 夫妻一同掌握育婴常识。

第七个月	• 为了应对可能会出现早产的情况，要提前作好充分的准备。 • 注意便秘。 • 要注意身体的保暖。 • 由于胎动严重，因此需要镇定。
第八个月	• 肚子已经很大，要注意保持身体的平衡。还有，洗头、修剪指甲的事情需要丈夫的帮助。 • 定期检查延长为每两个月一次。 • 要注意观察体重增加的幅度和浮肿的现象，以免引起妊娠中毒症。 • 为了避免早产，要避免性生活。
第九个月	• 这是最受累和最寂寞的时期，尤其是心脏不好的人需要镇定。丈夫要帮忙做家务。 • 体重每周增加500克以上就是危险讯号。 • 注意早产。 • 禁止性生活。 • 准备好婴儿用品。 • 接受产前休假。
第十个月	• 要随时作好分娩的准备。 • 要注意个人卫生。 • 需要充分的休息和睡眠。 • 如果往下流大量的液体，说明是羊水破了，就要立即去医院。 • 如果出现大量出血或严重腹痛的现象时，就要立即到医院进行检查。 • 出现宫缩，一开始它是不规则的，如果宫缩发生得越来越频繁剧烈，且有规律，大约每5分钟左右发作一阵，且子宫一阵阵发硬，并感到疼痛或腰酸，就意味着分娩马上要开始了，应马上到医院待产。

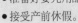

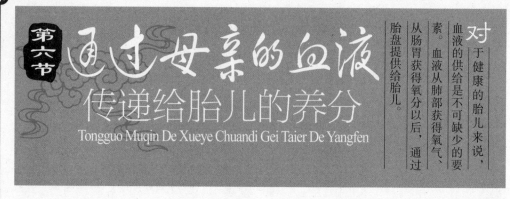

第六节 通过母亲的血液
传递给胎儿的养分
Tongguo Muqin De Xueye Chuandi Gei Taier De Yangfen

对于健康的胎儿来说，血液的供给是不可缺少的要素。血液从肺部获得氧气、从肠胃获得养分以后，通过胎盘提供给胎儿。

1 血液为胎儿提供氧气和养分

血液通过在母体内循环，会把肺部的氧气和肠胃里的养分传递到胎儿的各个细胞，并吸收由细胞释放的二氧化碳和废物。之后，二氧化碳会通过肺部被排出体外，而废物会通过肾脏以尿的形式被排出体外。

在妊娠期间，孕妇体内的血液会增加40％，这种现象从怀孕8周时出现，以后会一直持续到分娩结束。妊娠初期增加的血液量大部分会被输送到肾脏（每分钟500毫升）。

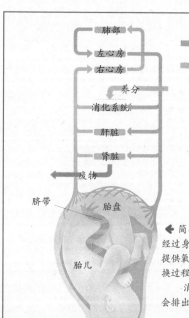

肺部
左心房
右心房
养分
消化系统
肝脏
肾脏
废物
脐带
胎盘
胎儿

■ 含有氧气的血液
■ 没有氧气的血液

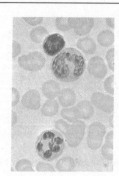

◀ 用显微镜观察的血液——可以看到白血球（黑色表示含有细胞核）和红血球。

◀ 简单介绍孕妇体内血液循环图——从左心房出来的含有氧气的新鲜血液经过身体的各个部分以后，会进入到胎盘。血液在胎儿体内循环时会为胎儿提供氧气和养分，并吸收胎儿释放的二氧化碳和其他废物。在这样一系列交换过程中，孕妇的肺、肾脏、肝脏以及消化系统发挥了很大的作用。

消耗完氧气的血液会通过右心房进入到肺部，而肺部在呼吸的时候就会排出二氧化碳，继而补充氧气。

[2] 随着胎儿的成长，子宫内的血液量会增加10倍

在怀孕以前，子宫内的血液量只有50毫升，而怀孕以后就会增加到500毫升。此外，肺部、乳房、末梢微血管等其他部位也会出现血液增加的现象。经过微血管的血液大量增加，会导致孕妇的体温上升。像这样，血液供给量的增加不仅可以为胎儿提供其所需的养分，而且还可以帮助孕妇的身体适应孕后的各种变化。

[3] 通过胎盘为胎儿提供养分

妊娠期间血液增加的最重要的意义在于可以尽可能多地为胎儿提供养分。受精卵的周边细胞形成了胎盘，而且到了12周以后就会发展成为一个独立的器官。在这期间，胎儿的血管会进入到母体的血液循环系统内。这两个循环系统即使没有混合，也可以完成彼此间的交换。

[4] 胎儿通过胎盘排出废物

胎儿既通过胎盘吸收所需的氧气和所有养分，也通过胎盘向外排出二氧化碳、氮气等。在这过程中，产妇的肺、肾脏、肝脏等发挥了很重要的作用。胎盘不仅可以有效地阻止有害物质伤害胎儿，而且还会分娩防止流产的激素。

[5] 孕妇贫血会给胎儿造成影响

人类的血液由红血球、白血球以及血小板构成，而且它们都存在于血浆内。红血球是含有血红素的小圆饼状物质，主要发挥运输氧气的作用。当血红素的量减少或者红血球的数量减少时，就会引起贫血。

怀孕的时候要防止贫血现象的发生，因为这样会阻碍向胎儿输送氧气，以及分娩时的血液损失会加重孕妇的贫血现象。在血红蛋白的形成过程中不可或缺的铁元素可以通过正常的饮食来充分地摄取。在妊娠期间，胎儿为了生产自身的血细胞，会从母体身上吸走大量的血液，而且会为了出生后的哺乳期而储存铁元素。由于上述原因，孕妇怀孕以后月经就会中断。虽然能因此而储备少量的铁元素，但在分娩时铁元素仍会不足。所以，在怀孕的时候最好服用含有铁元素的营养剂。治疗贫血的特效药叶酸对血红素的形成也很重要，而且含有铁元素的营养剂大多都包含叶酸。此外，胎儿的血细胞在形成时还需要少量的维生素C。

6 ABO型和Rh型给怀孕带来的影响

所有的孕妇在怀孕初期都需要确认血型，血型的分类主要有ABO型和Rh型两种。ABO型具体可以分为A、B、AB和O型，而且各个血型与红血球的抗体有关联。Rh类型有Rh加和Rh减，它们是用红血球的类型来区分的。

为了安全地输血，在输ABO型以及Rh型血的时候要避免血型之间的不协调。如果输血时输入不同的血型，就会引起母体形成抗体或者输血的副作用。

7 Rh减女性和Rh加男性的胎儿会很危险

Rh型有助于防止血液疾病给胎儿带来不良影响，所以对怀孕来说是非常重要的。所有的血型不是Rh加就是Rh减，但前者是显性遗传，后者是隐性遗传。当Rh减型女性怀有Rh加型男性的孩子时会很危险。因为如果胎儿是Rh加，那么就存在胎儿的血液进入Rh减的母体的血液循环的危险。

近来，Rh减的母体在分娩后会立即注射Rh免疫球蛋白或抗Rhγ球蛋白来预防此类危险的发生。

必须掌握的知识

夫妻中只要有一个人的血型是Rh加，那么胎儿就是Rh加

大部分人类的血细胞内都含有Rh基因，我们称其为Rh加，如果体内没有这个基因，就称为Rh减。但是，当Rh减的女性怀上Rh加的孩子时就会有危险，即在分娩的过程中胎儿的红血球有可能会进入到Rh加的孕妇的血液内。这样一来，母体内就会产生抗体，在下次怀孕时会对胎儿的红血球造成影响，继而会引发贫血或者黄疸。

由于Rh是显性遗传，所以只要夫妻中有一个人携带Rh加，那么胎儿就是Rh加。因此，所有的孕妇在怀孕初期都要进行Rh型检查。

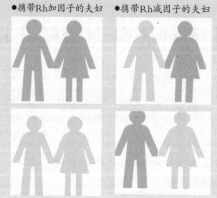

●携带Rh加因子的夫妇　●携带Rh减因子的夫妇

没有出现问题时　　　　出现问题时

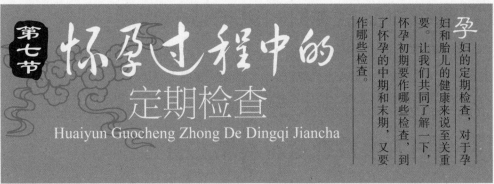

第七节 怀孕过程中的定期检查
Huaiyun Guocheng Zhong De Dingqi Jiancha

孕妇的定期检查，对于孕妇和胎儿的健康来说至关重要。让我们共同了解一下，怀孕初期要作哪些检查，到了怀孕的中期和末期，又要作哪些检查。

1 分娩之前最好按计划接受定期检查

怀孕后，要经常与医生商谈。具体的商谈次数是：怀孕的前28周是每月一谈，从29周到36周是两周一谈，从37周至分娩是每周一谈。如果出现阴道出血、血压突然上升和严重的肾脏炎等并发症的话，要及时和医生商谈。

如果选择在医院分娩，分娩前需要和老公一同去医院商谈。这时候医院会把分娩和产后的过程展示给夫妻看，使孕妇在分娩时有个放松的心态。

2 怀孕要经历3个阶段

与医生第一次交谈时，医生会介绍关于妇检的常规项目，并对肾脏、体重、血压等进行检查，甚至还会以小便检查来看葡萄糖与蛋白质的含量。这4种检查在每次商谈时都会重复，因为它们的检查结果可以仔细地观察到以肉眼无法看到的症状。

一般来说，第一次商谈时会检查小便是否被感染，有的医生还会采取阴道分泌物检查，看阴道是否有感染。另外，还会抽取血液来检查血型（Rh型或ABO型）或者贫血状况。

除上述检查之外，还会检查是否患上梅毒或是否对风疹有免疫力。以血液为标本来检查是为了看母体内的抗体会不会影响到孩子。

怀孕16周时，应该进行关于胎儿糖蛋白的阿尔法甲胎蛋白血液检查，这个检查有助于探明二分脊椎与畸形儿。同时，最好经常作贫血与抗体性血液检查，假如母亲是Rh减的情况，检查时要特别注意。

如果孕妇有异常的症状或担心某些症状时，可以先把这些记录下来，再与医生商谈。

③ 进行产前检查时可以携带的物品

初诊时，孕妈咪必须携带社保卡和现金。如果孕妈咪平时有记录基础体温，还应带上体温记录表。后面再进行检查时，则应带上病历表和母子健康手册、社保卡等等。

④ 孕期内诊检查是否对胎儿有害

很多孕妈咪都会担心内诊会对胎儿有影响。其实，这点孕妈咪大可放心。医生进行内诊前会先进行孕妇外阴部消毒和将自己的手消毒，还会带无菌手套，一般不会引起感染。有的孕妈咪担心这种检查会造成感染或流产，这种顾虑是没有必要的。

必须掌握的知识

畸形儿的鉴定

●**基本的检查**：定期检查中的体重、血压、小便、血液检查。

●**血糖筛查**：在怀孕期的第24～28周作检查；为了查看是否患上怀孕性糖尿病。

●**阿尔法胎儿蛋白质筛选试验**：检查类似于二分脊椎或先天性无脑的神经管畸形和类似于唐氏综合征等先天性畸形是在怀孕期的第16～18周。

●**超声波检查（俗称B超）**：怀孕期胎儿在肚子里的成长程度，是不是双胞胎，胎盘的位置，子宫内羊水的量，胎儿的全面健康状态，阴道出血的原因，至14周若听不到胎儿的心跳声，至22周听不到胎动等关于胎儿健康状况的检查，可确认是不是畸形。

●**羊水检查**：抽取微量的羊水来诊断各种先天性畸形。主要在怀孕期的第15～18周内检查，快则在怀孕期的第12周，慢则在怀孕期的第20周进行检查。

●**绒毛膜 绒毛（CVS）检查**：为了确认是否患上先天性畸形的诊断，快则在怀孕期的第9周。

●**胎儿健康状态（NST）检查**：检查胎儿的心跳数和胎动，怀孕后期随时可检查。

●**B菌链球菌（GBS）**：在母体的阴道或肛门附近检查是否有B菌或链球菌朴泰莉娅的诊断。需在怀孕期的第35～37周作检查。

●**脐带检查**：对胎儿血液检查与分析，在怀孕中后期作检查。

第八节 预防浮肿的方法——运动和休息

Yufang Fuzhong De Fangfa Yundong He Xiuxi

适当的运动和充分的休息对孕妇非常有益。适当的运动可以预防浮肿，使胎儿健康，而且可以培养分娩时所必需的力量和耐力。

怀孕期间孕妇出现两种姿势上的变化，其中一个是由黄体激素引起的变化。即没有怀孕的女性其韧带坚固且由非弹力性组织构成。怀孕后黄体激素会使韧带变软变长，致使关节从以前固定的结构变成流动性组织，特别是脊椎和骨盆的关节变为流动性组织。这时如果不维持正确的姿势或不注意背部肌肉会引起腰痛。

第二个是由于身体重心的变化。即没有怀孕的女性其身体重心在脊椎前的肾脏上面。而孕妇的子宫提升，身体的重心过于向前，使得孕妇难以保持平衡。

因此孕妇会把肩膀往后翻，而这个动作变成习惯，致使背部容易感到疲劳。保持身体平衡的有效做法是挺直腰板，特别是分娩前3个月的时间里不要长时间站立。

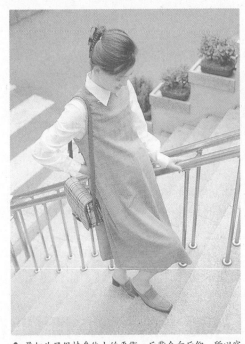

▲ 孕妇为了保持身体上的平衡，后背会向后仰，所以容易引起背部疲劳。高度适当的鞋跟对减轻疲劳很有效。

1 穿鞋跟高度为2~5厘米的高跟鞋

皮鞋有助于孕妇维持好的姿势。过高或过低的鞋跟对孕妇有害，稍有高度的鞋跟可以帮助孕妇挺直腰板，故2~5厘米高的鞋跟比较适中。孕妇最好备有2双左右、高度稍有差别的皮鞋。按照以上的做法可以矫正错误的姿势。

孕妇体重增加、肌肉松弛会使脚板变宽，因此怀孕后期穿过的鞋分娩后有可能不合脚。所以怀孕期暂时不要买新鞋。

087

② 步行会减轻浮肿

步行会促使腿部静脉的血液流动，有助于消除脚脖子的轻微浮肿和腿部下沉的感觉。孕妇腿部发肿时可以把两腿垫高休息，背部尽量放松。适当的步行对孕妇有益，但是应避免长时间站立。

孕妇可以汽车旅行或自行驾驶，但是硬硬的座位会压迫腿部的静脉，所以旅行或驾驶时应多加注意。孕妇长时间旅行后，会出现血液流动不流畅情况，故汽车旅行时应分次停车休息。 旅行时应随身携带能证明你是孕妇的医生诊断书。

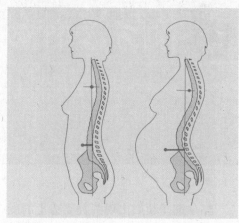

▲ 怀孕时重心从脊椎稍向前移，由此带来的连锁反应就是肩膀向后翻、驼背。这种姿势会引起腰部或背部疼痛，而且会使孕妇处于紧张状态。所以应伸直腰板，走路或站立时保持腹部肌肉的弹力，避免腹部凸起。

③ 以舒适的姿势休息

怀孕期间适当的休息非常重要。孕妇应规定休息时间，并按照规定休息。休息时最佳的姿势是躺着或直立双腿、背部使劲。

怀孕期间由于新的生活方式和与其相应的变化，很难躺着睡，而且也不易解除紧张感。所以在找到最佳的睡姿前，可以尝试各式各样的姿势。一般，怀孕最后3个月期间侧着躺会比较舒服。

通过散步、坐、躺解除紧张感也是很重要的，我们会在第五章详细介绍。

④ 适当的运动对胎儿有益

孕妇可以参加无接触性的运动，如不会过于劳累或带来并发症的乒乓球、高尔夫球、游泳等运动对孕妇、对胎儿都有益处。

⑤ 疲劳时应立即休息

上班的孕妇会工作一整天，甚至有些孕妇如果没有危险症状会工作到分娩。但是没有医生的嘱咐，孕妇也要自行判断并决定什么时候应停止工作。

继续工作时，特别是怀孕9个月以上的孕妇，应充分休息，避免劳累。工作结束后每天下午都应休息，并抽出一些闲暇时间。还有，当孕妇自己感觉到疲劳时，应立即停止工作，充分休息。

　　有过流产历史或怀孕时出血的孕妇

应停止工作，这类孕妇相对其他孕妇需要更多的休息时间。

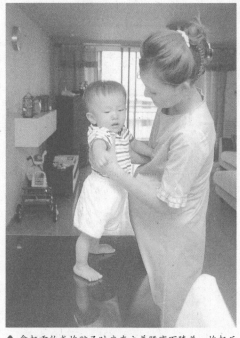

▲ 拿起重物或抱孩子时应直立着腰弯下膝盖，抱起后放在桌子等地方。

必须掌握的知识

对孕妇有害的运动和危险讯号

　　怀孕期间做适当的运动会促进血液循环，还可以培养忍受阵痛和分娩时所需的力量和耐力。但是，撞击腹部或使关节过于负重的运动对孕妇对胎儿都是有害的，应尽量避免。不适合孕妇做的运动有潜水、滑雪、骑马、激烈的跑步等。还有，运动中如果出血、眩晕、腰部或腹部疼痛等现象，严重时应立即停止运动，并去医院检查。

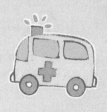

必须掌握的知识

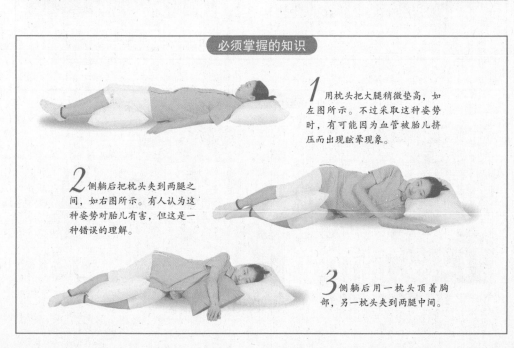

1 用枕头把大腿稍微垫高，如左图所示。不过采取这种姿势时，有可能因为血管被胎儿挤压而出现眩晕现象。

2 侧躺后把枕头夹到两腿之间，如右图所示。有人认为这种姿势对胎儿有害，但这是一种错误的理解。

3 侧躺后用一枕头顶着胸部，另一枕头夹到两腿中间。

典藏精品版

最全面、系统的孕产育指导

家中休息

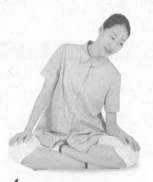
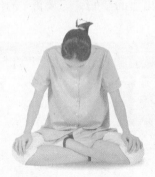
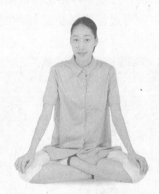

1 盘腿，两手放在膝盖上，伸直腰板，脸朝前方。然后脖子向左向右歪至45度，使其颈部和腰部有紧绷感。

2 以1为基本姿势，背部和头部向前倾，直至接触地板。

3 结束前面两个动作后，伸直腰板，双手不离膝盖。这时调整呼吸，反复地吸气、呼气。

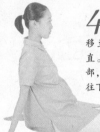

4 双手向后撑地，重心移至双手，两腿并拢伸直。这时伸直背部和颈部，脸朝前方，脚趾使劲往下压。

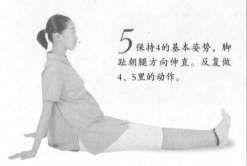

5 保持4的基本姿势，脚趾朝腿方向伸直。反复做4、5里的动作。

办公室休息

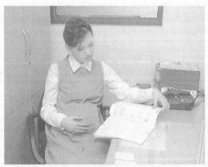
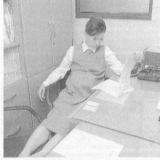
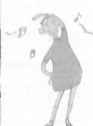

↑上班中感觉特别累的时候，应放松身心。

↑尽可能地把腿抬高。由于急速上升的体重，腿部会特别疲劳。

第九节 保证胎儿
健康的饮食
Baozheng Taier Jiankang De Yinshi

虽然在妊娠期间体重过度增加是个问题，然而体重几乎不变或者减轻却是更严重的问题。通过均衡吸收基础营养素来帮助胎儿发育吧。

1 要均衡吸收基础营养素

随着妊娠的进行，母体的体重会逐渐增加。这主要是由乳房和子宫的扩张、胎儿的体重、妊娠期间母体发生的变化等原因造成的。孕妇一天需要的热量约为2500卡里路，而这并不代表要吃两人份的食物。

2 孕妇的体重会增加13~15千克

妊娠期间增加的体重最多为13~15千克，而在前20周内增加的体重不会超过4.5千克。体重过度的增加对母体和胎儿都不利，而且分娩后会很难恢复到正常的体重。

当意识到体重在过度地增加时，就要找医生进行咨询，然后调节饮食。这时最重要的就是均衡饮食，要按照适当的比例吸收蛋白质、碳水化合物、脂肪、维生素、无机物、纤维等基础营养素。

3 在妊娠中期一定要摄取蛋白质

蛋白质对乳房组织的构成和胎儿、子宫、胎盘的成长及母体的红血球生产等是不可缺少的。因此，在妊娠中期需要摄取更多的蛋白质。虽然肉类和蔬菜类里都含有蛋白质，但是动物性蛋白质更佳。牛肉、海鲜、鸡蛋、牛奶、奶酪里都含有丰富的蛋白质，而且小麦、白米以及其他谷物、菜豆、豆奶、板栗当中也含有少量的蛋白质。

蛋白质的摄取方法之一就是通过豆腐或奶酪，还有早餐里的谷物类或者牛奶等来轻松摄取植物蛋白和动物蛋白。

另外，还可以通过吸收植物性蛋白的混合物来摄取一切所需的蛋白质，这时只要吃包括花生和各种蔬菜在内的含有植物性蛋白的食物即可。

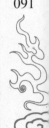

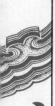
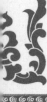

典藏精品版

最全面、系统的孕产育指导

092

④ 体重减轻不是好征兆

碳水化合物是提供能量的供给源。因此，如果摄取量过少的话就会分解体内的脂肪来提供能量。这就是为什么节食可以减轻体重的原因。如果妊娠期间发生体重减轻的现象，就需要引起特别的注意。面粉、土豆、其他谷物类等含有淀粉的食物和蔬菜里除了其他的养分以外，还含有丰富的碳水化合物。

脂肪是可以通过适当的调节饮食来摄取的浓缩的能量源，因此它可以储备能量。一切脂肪都可以提供能量，而且还含有维生素A和D。

维生素在保持身体的健康方面具有特殊的功能。比如，维生素A对于除了眼睛、骨骼以外的身体内部器官的组成是不可缺少的成分。

⑤ 维生素的摄取有助于胎儿的发育

维生素D和钙对骨骼的组成是不可或缺的成分，一旦缺乏，孩子会出现软骨病，而大人就会出现骨质疏松症。通常，可以通过日光浴来吸收大量的维生素D，但如果是在光照少的地方，就只有通过饮食来摄取维生素D。虽然，妊娠期间需要的维生素D比平时更多，但只要不是严格素食主义者，就无需再另外服用维生素D片剂。

维生素D：是身体组织成长时所必需的成分，大部分存在于肉类、面包、鸡蛋、牛奶、绿色蔬菜、豆类等食物中。

叶酸：B族维生素之一的叶酸对红血球的形成尤为重要。它存在于含有铁元素的食物中，但如果是在高温下食用，就很容易被破坏。妊娠期间最好服用包含叶酸的铁元素片剂。

维生素B12：它只存在于牛奶等动物性食物中，因此如果平时不吃肉类，那么最好每天喝1升牛奶。

维生素C：包含于柑橘类、新鲜水果、绿色蔬菜类、西红柿、土豆等食物

中，不过做料理时很容易被破坏。

维生素K：是从绿色蔬菜类中发现的，它是血液凝固时不可缺少的元素，而且还可以通过栖息在肠胃里的细菌在身体内部生成。

铁、钙：它们对身体能够发挥正常的功能起了很大的作用。铁是造血时所必需的元素，主要是血红素的成员。

铁：通常存在于肝、肾脏、肉类、蛋黄、干燥后的水果、绿色蔬菜类等食物中。怀孕的时候虽然需要额外服用铁元素，但是铁元素可能会引起便秘、腹泻以及腹痛等肠胃疾病。

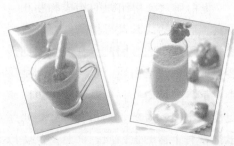

▲ 怀孕期间，在摄取蛋白质、钙、铁的同时也要摄取大量的维生素。新鲜的水果和绿色蔬菜类含有丰富的维生素A和C，所以最好生吃或者榨汁来饮用。

钙：是牙齿和骨骼发育所必需的元素，每天只要喝750毫升左右的牛奶就能摄取孕妇一天所需的钙量。不过，牛奶会释放高热量，所以最好每天只喝500毫升的牛奶，剩下的就用酸奶或脂肪较少的乳制品来补充。

6 摄取纤维质可以预防便秘

纤维质：它的重要性是近几年才得到认可的，缺乏纤维质会引起便秘、痔疮、结肠炎等。所有的蔬菜类和水果类、面包类、谷物类都含有纤维质，孕妇一天的饮食菜单中最好加入含有纤维质的食物。

肠胃在妊娠期间会受到很多影响。比如，由于黄体生成激素导致括约肌松弛，肠胃中少量的酸性物质会沿着食道进入，所以会出现胃酸的症状。这时，服用解酸的药物可以缓解症状，而且怀孕后期的胃酸可以通过睡眠来改善。

7 通过经常改变饮食的方法来减轻孕吐症状

从妊娠两个月开始，就会出现恶心、浑身无力、呕吐或者挑食的症状，而且还会一直处于烦躁的状态，这就是孕吐，但这个会因人而异。

如果因孕吐现象严重而不能进食时，比起按照一天三顿的习惯饮食，不如改为随时随地吃自己想吃的食物。比如，可以边散步边吃三明治，或者把便当分几次来吃等。空腹时孕吐现象会加重，所以要以经常改变饮食的方法来改善孕吐。

在孕吐的时期，水分、维生素和无机物等不足的现象会比较明显，所以要多吃些含水分多的水果等。但是，最重要的还是新鲜空气的摄取。

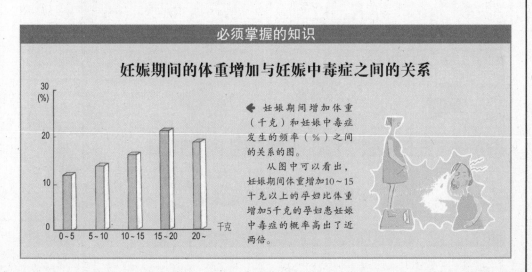

必须掌握的知识

妊娠期间的体重增加与妊娠中毒症之间的关系

← 妊娠期间增加体重（千克）和妊娠中毒症发生的频率（%）之间的关系的图。

从图中可以看出，妊娠期间体重增加10～15千克以上的孕妇比体重增加5千克的孕妇患妊娠中毒症的概率高出了近两倍。

典藏精品版

最全面、系统的孕产育指导

孕妇必需的各种营养素

　　以下是孕妇所必需的含有各种营养素的食品，怀孕期间要食用含有丰富维生素的各种水果和蔬菜，以及含有丰富蛋白质和钙的食物。

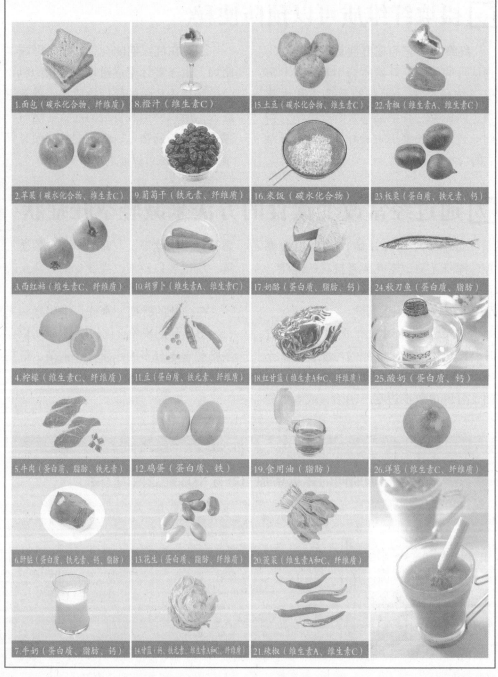

1.面包（碳水化合物、纤维质）　8.橙汁（维生素C）　15.土豆（碳水化合物、维生素C）　22.青椒（维生素A、维生素C）

2.苹果（碳水化合物、维生素C）　9.葡萄干（铁元素、纤维质）　16.米饭（碳水化合物）　23.板栗（蛋白质、铁元素、钙）

3.西红柿（维生素C、纤维质）　10.胡萝卜（维生素A、维生素C）　17.奶酪（蛋白质、脂肪、钙）　24.秋刀鱼（蛋白质、脂肪）

4.柠檬（维生素C、纤维质）　11.豆（蛋白质、铁元素、纤维质）　18.红甘蓝（维生素A和C、纤维质）　25.酸奶（蛋白质、钙）

5.牛肉（蛋白质、脂肪、铁元素）　12.鸡蛋（蛋白质、铁）　19.食用油（脂肪）　26.洋葱（维生素C、纤维质）

6.肝脏（蛋白质、铁元素、钙、脂肪）　13.花生（蛋白质、脂肪、纤维质）　20.菠菜（维生素A和C、纤维质）

7.牛奶（蛋白质、脂肪、钙）　14.甘蓝（钙、铁元素、维生素A和C、纤维质）　21.辣椒（维生素A、维生素C）

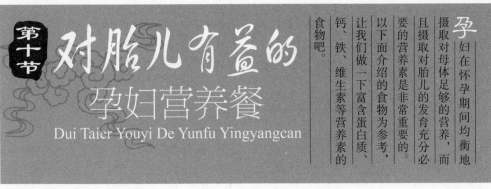

第十节 对胎儿有益的孕妇营养餐
Dui Taier Youyi De Yunfu Yingyangcan

孕妇在怀孕期间均衡地摄取对母体足够的营养，而且摄取对胎儿的发育充分必要的营养素是非常重要的。以下面介绍的食物为参考，让我们做一下富含蛋白质、钙、铁、维生素等营养素的食物吧。

① 怀孕初期

可以缓解孕吐的食物 怀孕初期会出现孕吐的现象，所以要吃爽口的食物来增加食欲。同时，为了胎儿的组织和骨骼的形成，要充分吸收蛋白质、钙等。

萝卜片卷蔬菜

材料（四人份）：

萝卜 1/2个，牛肉 200克，香菇 4个，胡萝卜 1/3个，红辣椒 2个，金针菇 1包，菊苣5~6叶。

腌泡萝卜的调料： 水 1/2杯，食用盐，白糖，少量食用醋。

其他调料： 剁好的蒜 1勺（小），食用盐，少量胡椒粉，清酒 1勺（小）。

柠檬沙司： 胡萝卜、洋葱、剁好的红辣椒各一勺（小），柠檬汁2勺（大），蛋黄酱2勺（大），少量芥末。

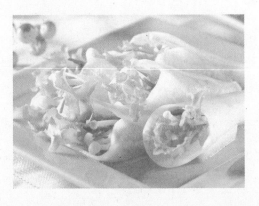

做法：

①把萝卜去皮，然后切成圆形的薄片。

②把切好的萝卜放入大盆里，再加入食用盐、食用醋、白糖、水等放置约30分钟。

③把瘦牛肉切成6厘米的长度，再把剁好的蒜、清酒、食用盐、胡椒粉放进锅里与牛肉一起炒。

④将香菇泡在水里，泡开后吸干水分切块，用食用油炒好。胡萝卜切成厚片，红辣椒去籽切成与厚片。金针菇与菊苣也做相同的处理。

⑤将腌好的萝卜捞上来沥干水分，然后在萝卜的中间放肉馅、香菇、胡萝卜、芥末、红辣椒以及蔬菜苗卷成扇状。

⑥做好的萝卜卷野菜可沾上放入少量芥末、洋葱、胡萝卜、剁好的红辣椒、柠檬汁、蛋黄酱等做成的柠檬沙司食用。

西红柿沙拉

材料（四人份）：

西红柿4个，苹果1个，核桃仁30克，蛋黄酱2勺（大）。

橙汁沙司： 橙汁80毫升，蜂蜜1勺（大），淀粉汁 1勺（大）。

做法：

①西红柿去蒂流净，切取上面部分的1/3，再把里面的果肉挖出来，将其切成块状。

②把削好的苹果切成1厘米的块状。

③把核桃泡在温水中，泡开后去皮切块。

④切成小块的西红柿果肉与苹果、核桃还有蛋

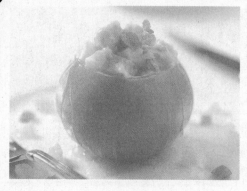

黄酱都混在一起拌匀，最后把这些放入掏出果肉的西红柿里面。

⑤把橙汁、蜂蜜和少量的水一起放入平锅里面煮一段时间，然后再放入淀粉汁做成稠沙司。

⑥将西红柿放入盘子里，上面加上橙汁沙司。

酱鸡肉蔬菜卷

材料（四人份）：

鸡胸肉300克，香菇7个，胡萝卜、黄瓜各1个，淀粉1/2杯，少量食用油。

鸡胸肉调料：清酒1勺（大），生姜汁1勺（小），食用盐，少量胡椒面。

酱汁：酱油1/2杯，海带汤1杯，清酒3勺（大），辣椒油2勺（大）。

做法：

①选出厚度均匀的鸡胸肉，以较宽的间隔切出一道道平行的花纹，但是注意不要下刀太狠，切到肉厚的四分之三处就可以了。

[2] 怀孕中期

补充蛋白质与钙的食物 进入怀孕中期以后，孕妇的孕吐会逐渐消失，并且食欲也会旺盛起来。这时可以尽情地吃自己想吃的食物，但不能吃得过于肥胖，而且要均衡吸收对胎儿成长所必需的营养素。

此外，为了预防便秘，还要摄取一定量的纤维。

②在收拾好的鸡胸肉里面放点清酒、生姜汁、食用盐、胡椒粉等调料，放置约10分钟。

③把香菇泡在温水中，等香菇泡开后沥干水分，然后把下面的根部切除后切成块状。

④把胡萝卜去皮，然后切成与香菇同样大小的块状。还有，在黄瓜上抹一些食用盐放置一段时间之后洗净，最后将黄瓜切成与胡萝卜同样大小的块状。

⑤在做好底料的鸡胸肉上均匀地撒上淀粉，再把切好的蔬菜各放上3块后卷起来，最后用棉线扎紧。

⑥煎锅里面放入食用油，等到锅开了之后用大火把鸡肉卷翻滚着烤熟。鸡肉卷表面变成黄色就表示已烤熟，然后把锅里的油渍擦净。

⑦平锅里面放入一定分量的酱油、海带汤、清酒和辣椒油做成酱汁。

⑧若鸡肉酱入味，而且颜色也变成稍微润滑的黑色时就可以熄火。等到鸡肉冷却后将棉线拆除并切成圆形放入盘子里。

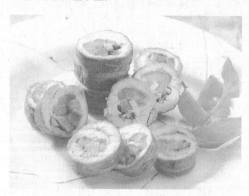

酱地瓜

材料（四人份）：

地瓜400克，栀子1个，酱油3勺（大），白糖1勺（大），香油1勺（大），米酒1勺（大），水3勺（大），黑芝麻2勺（小），少量白矾。

做法：

①把地瓜洗净，之后再切成直径4厘米、厚1.5厘米大小的圆块，再把边缘的皮去掉，最后把切好

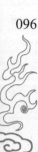

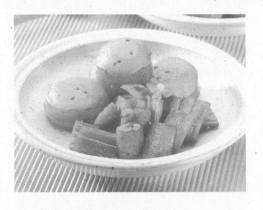

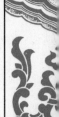

的地瓜块放入冷水中。

②把栀子打碎，放入冷水中。

③把白矾放在锡纸上烤。

④白矾化开以后，和地瓜一起放入开水中煮熟。

⑤把酱油、白糖、香油、米酒、泡出来的栀子水、水等放在一起煮，等到煮开后再放入地瓜。地瓜有可能会碎掉，因此尽量不要搅拌，把地瓜酱到表皮发出透明的光为止。

⑥最后撒上黑芝麻以后装盘。

鳗鱼炒野菜盖饭

材料（四人份）：

鳗鱼50克，干龙虾30克，牛蒡50克，细葱5棵，切成碎片的生姜1/2勺（小），酱油、芝麻、香油各适量，热饭2碗。

做法：

①先把鳗鱼收拾干净，然后在收拾好的鱼上浇上热水放置。

②把干龙虾收拾干净。

③把牛蒡的皮去掉，然后切成大约4厘米的长度，细葱收拾过后切成4～5厘米的长度，把生姜切成细条。

④平锅里面放入香油，等到锅开了之后先将切好的生姜与细葱炒起来。炒出香味后再把收拾好的鳗鱼与干龙虾、牛蒡放进去一起炒。

⑤材料与食用油调匀后再放入酱油，炒到鳗鱼、干龙虾、牛蒡入味，要边搅拌边炒。放入香油与芝麻调味以后熄火。

⑥碗里放入热饭以后，把炒好的材料盖在米饭上面拌着吃。

西红柿沙司蛋卷

材料（四人份）：

鸡蛋4个，洋葱1/2个，剁好的牛肉70克，牛油3勺（大），少量食用盐、胡椒粉。

意大利面沙司： 西红柿沙司100cc，香菇4个，牛油1勺（小），少量食用盐、胡椒粉。

做法：

①把洋葱剁好备用。

②在烤锅里面放入一大勺牛油，等烤锅热了以后再把剁好的洋葱放进去炒，之后再放入剁好的牛肉一起炒，加入食用盐与胡椒粉来调味以后放凉。

③把鸡蛋打入碗里充分搅匀，之后放入炒好的洋葱与牛肉一起搅拌。

④把牛油放进烤锅里面加热，在牛油化开之前把已经准备好的鸡蛋倒一半在烤锅里，把火调大用筷子搅拌着烤到半熟即可。

⑤把火调小，晃动着烤锅把鸡蛋弄成橄榄球状，然后趁热把卷好的鸡蛋从烤锅中拿出来放在食

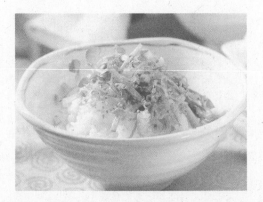

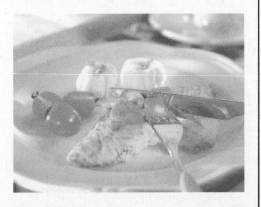

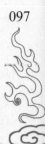

孕产育全书

给您最贴心的关怀与照顾

用布里面弄成团状。

⑥择掉香菇的根，再把上皮去掉，最后切成薄片。

⑦把切成薄片的香菇与西红柿沙司放进平锅里面煮。

⑧西红柿沙司煮开后在熄火之前放入牛油搅匀，之后再放入食用盐与胡椒粉来调味。

⑨将煎蛋饼放在碟子里，上面浇上沙司。

3 怀孕后期

富含维生素与铁的食物 怀孕后期的体重过度增加是导致妊娠中毒症的原因之一。这时要以高蛋白、低卡路里为主，限制食用含盐和水分的食物。尤其要充分补充身体容易缺乏的铁元素和维生素。

凉拌豆腐海带

材料（四人份）：

豆腐1块，洋生菜1/2个，黄瓜、西红柿各一个，海带30克。

芝麻酱沙司： 芝麻、水各2勺（大），芝麻盐、味噌各1勺（大），白糖 1/2勺（大），食醋1勺半（小），食用油 1勺（小），豆瓣酱 2/3勺（小）。

做法：

①挑选暗绿色且光泽均匀的海带。若是干海带，先要把干海带泡在凉水中放置10～15分钟，放到海带变软后切成4厘米的长度。

②把豆腐烫好，放进搅拌机里面沥干水分。

③把洋生菜洗净，沥干水分撕成小片。

④把黄瓜切成薄片后放入冷水中浸泡。

⑤一个西红柿切成8块，去皮也无妨。

⑥把芝麻用磨粉机捣到飘出香味为止。

⑦在碗中放进捣碎的芝麻、芝麻盐、味噌等制

成芝麻酱沙司后搅拌均匀。

⑧将豆腐、洋生菜、黄瓜、西红柿、海带和沙司一并放入后搅拌均匀。

煎香菇蔬菜

材料（四人份）：

生香菇5个，秀珍菇1块，木耳5个，地瓜2个，南瓜100克。

酱蒜头沙司： 酱油3勺（大），橄榄油2勺（大），米酒、柠檬汁、剁好的蒜头少量，剁好的红辣椒1勺（大），化开的蛋黄。

做法：

①把香菇、秀珍菇洗净切除根部，在香菇的帽子部分用小刀切出花纹。

②木耳去皮掉切成两半。

③把没有去皮的地瓜洗净，切成厚片。把掏完子的南瓜连皮带肉一起切成梳齿状待用。

④把红辣椒的籽掏净后与蒜头一并剁成碎片。把酱油、米酒、橄榄油、柠檬汁、剁好的辣椒与蒜头等一并放入碗里做成酱蒜头沙司。

⑤在加热的铁盘上放一层牛油，把地瓜与南瓜放进去烤一会儿，然后放入做好的沙司烤到焦黄。

⑥蘑菇只需稍微烤熟便可，因此在地瓜将要烤熟时再放入蘑菇。

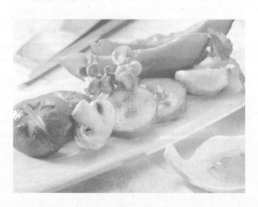

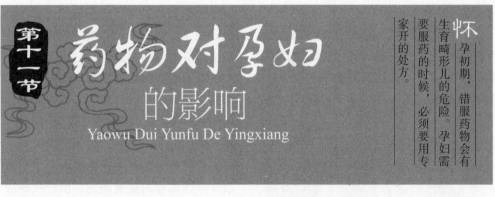

第十一节 药物对孕妇的影响
Yaowu Dui Yunfu De Yingxiang

怀孕初期，错服药物会有生育畸形儿的危险。孕妇需要服药的时候，必须要用专家开的处方。

1 服用药物时必须要用医生开的处方

母体的健康直接影响着胎儿的健康。虽然，均衡饮食对母体和胎儿都有益，但在服用药物时，很多情况下是对母体有益，而对胎儿有害。因为像养分和氧气一样，药物也可以通过胎盘渗透到胎儿的血液里。但并不是说所有的药物都有害，只是一定要按照医生的处方来服药。

大部分用于治疗产妇的药物对胎儿都是安全的，但是这些安全的药物也会对胎儿造成轻微的影响。在这种情况下，要先考虑停止治疗后对母体产生

的危险程度，然后再确认对胎儿的危险度。这个必须要由医生来决定。

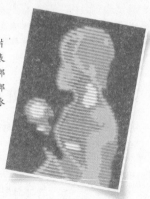

➤ 在热感旋光性图片的温度图中，红色表示身体比较暖和的部分，黄色是较凉的部分，绿色表示非常冰凉的部分。

2 想要怀孕，月经后一周内千万不要服用药物

想要孩子的女性在月经开始后一周至十天以内最好不要服用药物。如果是在进行药物治疗的途中被确诊为怀孕，就要立即到妇科向医生讲明药物治疗的过程，经咨询后再决定是否继续接受治疗。

如果在妊娠初期的数周内服用药物，有可能会生育严重的畸形儿。这是因为在妊娠初期，胎儿的各个身体器官

还没有完全成形。尤其在可能怀孕的情况下，是绝对不可以使用激素制剂的。妊娠后期服用其他药物或吸烟等虽然会对胎儿的健康有一定影响，但是并不会造成太大的伤害。

禁止使用的药物：有预防疟疾的氯喹。用错的话会造成眼球异常。还有，如果在妊娠期间使用海洛因，会造成孩

子出生后的呼吸障碍。

尤其是吸烟会对胎儿的发育造成很大的影响。即使在确认怀孕以后戒烟，但由于尼古丁的人体积累效果，也无法期待与非吸烟者一样的结果。所以，希

望怀孕的女性最好在长期戒烟以后再考虑要孩子，而且如果在吸烟的过程中被确认怀孕，则必须要戒烟。

链霉素、磺胺剂、四环素、香豆素等是要避免使用的药物，它们对胎儿造成的影响很大，可能会引发耳背、贫血、黄牙、骨骼异常、胎儿畸形等。

可以用于基本治疗的药物：主要有治疗静脉血病的抗凝固剂，治疗甲状腺异常的抗甲状腺剂，治疗癫痫的巴比土酸盐、皮质类固醇、胰岛素等。胰岛素用来治疗糖尿病时会给胎儿带来轻微的低血糖症。

抗癫痫的苯妥英和先兆流产时使用的孕激素诱导剂等在医生的指导下可以少量使用。但是必须按照医生的指示去操作才安全。

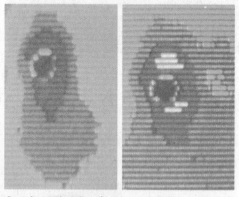

▲ 母亲吸烟会造成血管压缩、血液量减少，引起胎盘的养分和氧气的缺乏，最后导致胎盘的温度下降。尼古丁进入循环系统以后，胎儿的心跳就会加快。

〖妊娠期间能服用或禁止服用的药物〗

● 可以用于基本治疗的药物

药 物	用 途	对胎儿造成的影响	调整的方法
抗凝固剂	静脉血型	胎盘剥离、胎儿出血	适当地调节以后，定期进行观察
抗甲状腺剂	甲状腺中毒症	甲状腺肿	增加甲状腺剂
巴比土酸盐	癫痫、镇定	出生后上瘾	按具体的需要治疗
皮质类固醇	多样化	口盖裂（尚未证实）	出生以后动手术
胰岛素	糖尿病	低血糖症	正确地管理以及调节用量，胎儿血糖的早期检查
孕激素诱导剂	先兆流产	会存在女婴男性化的可能性	出生以后动手术
泻药	治疗腹泻	早产	最好用植物性浓缩制剂

● 禁止使用的药物

药物	用途	对胎儿造成的影响
氯喹	疟疾	眼球异常
海洛因	药物滥用	出生后呼吸低下以及上瘾
疫苗（风疹、麻疹等）	免疫	病毒感染有可能会导致畸形儿出生
吸烟（尼古丁）		胎儿的发育低下，对智力有影响
乙醇（酒）		胎儿畸形、低能儿、发育不良
三甲双酮	癫痫	胎儿畸形、低能儿、发育障碍
抗癌药物		胎儿畸形
丙戊酸钠		神经系统异常（脊柱裂）

● 避免使用的药物

药物	用途	对胎儿造成的影响
链霉素	细菌感染	耳背
磺胺剂	细菌感染	贫血、高胆红素血症
四环素	细菌感染	黄齿、骨骼异常
香豆素		胎儿畸形
B型肝炎预防针	免疫	慢性带菌者

③ 避免X光检查

　　还有，接近排卵期的时候千万不能进行X光照射，因为这样很容易导致畸形儿的出生。如果必须进行X光检查，就尽量选择怀孕4～5个月以后，可以用铅板挡住胎儿的时候做。

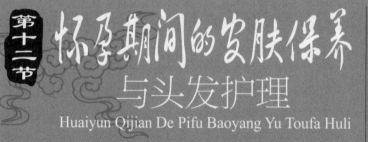

典藏精品版

最全面、系统的孕产育指导

第十二节 怀孕期间的皮肤保养与头发护理

Huaiyun Qijian De Pifu Baoyang Yu Toufa Huli

怀孕期间因为激素的影响，孕妇的皮肤会变得更好。同时，人体的脂肪含量和分泌物也会增多，因此怀孕期间孕妇要注意生理卫生。

1 皮肤变好

怀孕期间，孕妇不用化妆其皮肤也会变得非常好。因为孕妇在怀孕期间受到从身体组织分泌的激素的影响，不仅使得微血管膨胀，而且体温也会上升，随之皮肤的颜色也会变深。

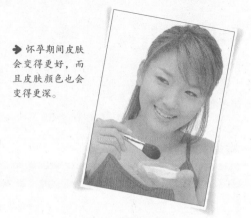

➤ 怀孕期间皮肤会变得更好，而且皮肤颜色也会变得更深。

2 脸形发生变化

身体组织会保留一定量的体液，以便日后用于别处，因此会改变脸的形状。将脸形变得相对圆滑，因此给人以健康的印象。这种体液和血液量的增加，是因为受到了激素的影响。

激素会刺激可制造密胺色素的色素细胞，使皮肤日益变成褐色。特别是乳头更加明显，若注意观察就会很容易地发现。

此外，身体其他的部位也会受到激素的影响。例如，从肚脐到阴毛的腹部中央下面的线条会变得更深，我们通常叫它为黑线或者是怀孕线。

3 会产生气味和铜色的线条

这种现象常见于白皮肤的孕妇，或者是黑发东方女性身上，这是由于阳光的照射而产生。脸部皮肤颜色的变化主要体现在额头与两腮，还有鼻子等部位，从而使脸孔显得更加苍白。皮肤颜色的变化会持续到分娩，分娩后将逐渐

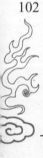

恢复。

皮脂产量的增加，体温的上升，过量的活动等这些因素不仅使孕妇更加劳累，而且还会使孕妇受到感染。因此，孕妇在洗澡的时候，要注意清洗乳房的下部。

4 会影响到青春痘、湿疹、干癣等皮肤疾病

怀孕期间激素有可能会治疗皮肤疾病，而且还有可能更加恶化皮肤疾病。容易起青春痘的女性，在怀孕期间尽量不要化浓艳的妆。

5 乳房与腹部下方会出现肥胖纹

这种肥胖纹不仅出现在怀孕女性身上，同样还会出现在因激素的不均衡而引起的肥胖症患者身上。有时还会伴随着月经的来临而产生。激素主要是对体重增加部位的皮肤产生影响，而且会使深层的皮肤产生弹性。因此，皮肤会出现分离现象，表层皮肤会变得更薄。

皮肤中日益扩张的肥胖纹在怀孕初期会泛红或者泛绿，但分娩之后，这种肥胖纹渐渐地会变得模糊，但也不会完全消失。

6 怀孕期间头发相对变粗

这是因为怀孕期间很容易掉发，因此也会比平时变得更薄。另外，怀孕期间头发的脂肪含量也会增多，所以孕妇要经常清洗。刚生完小孩子后，可能会出现少量的掉发现象，但分娩6个月左右以后会渐渐地恢复正常。自然鬈发的孕妇从分娩之前的3个月到分娩之后头发稍微变直。

必须掌握的知识

洗澡水的温度高于38.8℃会对婴儿有害

孕妇将身体泡于热水，这是一种缓解紧张感与疼痛感的良好方法。从医学的角度来说，怀孕期间绝对没有必要避免洗澡。但是，洗澡的时候要注意以下几点。

为了防止自己摔倒，需在浴室里面铺个垫子。

不进入过于热的水里，水的温度不得超过38℃。

不要让自己进入脱水症，把洗澡的时间尽量控制在10~15分钟以内。

热水对婴儿早期神经的发育非常不利，因此，怀孕期间尽量不要去桑拿房。

喜欢洗热水澡的人需要买个温度计，洗澡的时候要注意观察水温。孕妇要铭记，水温超过38.8℃会对宝宝有害。

7 分泌物增多

怀孕期间，阴道变得柔嫩的同时，阴道内的酸度也会下降。这会更深层地增加阴道的感染与分泌物。不过，就算排出比平时更多的分泌物，孕妇也不必过于担心，因为这不是感染。随着副分泌腺活动的活跃，其黏液还会增加。这时候应该清洗阴道的外部，时刻保持阴道的清洁是非常重要的。近几年，细菌性阴道炎处于增加的趋势，因此孕妇对此需引起足够的注意。

必须掌握的知识

只要是对活动没有太大影响的衣服，都可以当成孕妇装

并不能说怀孕就得穿孕妇装，只要对活动没有影响的衣服，都可以当孕妇装穿。

宽领，并带有皱纹的孕妇装，这不仅宽松而且穿起来也特别方便。孕妇装的优点就在于，可以遮盖臀部，从而也不会引别人的注目。有背带的宽松而高腰的裤子是孕妇们的首选。

怀孕期间，由于阴道易受感染，所以要穿些腿部透气性良好的衣服。不要穿贴身的合成纤维料子的裤子，内衣尽量要选择穿棉质的。需要支撑腹部肌肉的时候，可以穿一些塑身内衣。

戴胸罩时，要选用舒适而且较大的胸罩。因为，大罩杯的胸罩可以包裹住逐渐增大变重的乳房，而且还便于喂宝宝母乳。就算没有静脉瘤的现象，为了以防万一还是需要穿上长袜子。

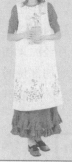

美丽孕妇变身记①

在家作的美容护理

怀孕期间因为激素的影响，身体的很多部分都会发生变化。因人而异，有些人的皮肤会变得非常好，但有些人的皮肤会产生斑纹。怀孕之后，随着孕妇头发中脂肪含量的增多，会出现掉发现象。越是这种时候，越应该勤奋。只要孕妇稍微费点心思，就可以变得更漂亮。

Skin care

每天需要作的基础护理

怀孕期间因为激素的影响，皮脂会增多，而且也会产生青春痘。预防青春痘始于清洁，早晚用洗面奶洗脸是不可缺少的。还有，为了防止皮肤干燥，应使用水分含量较高的化妆水。

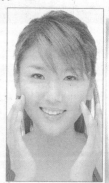

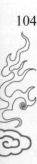

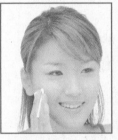
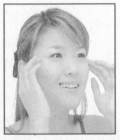

1 把清洁霜涂抹于整个脸部，再轻柔地按摩几分钟，最后用柔软的毛巾或者化妆棉擦净。

2 把洗面奶挤在手心里，磨出充分的泡沫，之后再涂抹于整个脸部。最后用温水清洗。

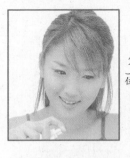

3 在容易长出斑纹的部位涂抹精华素。

容易跟着做的天然面膜

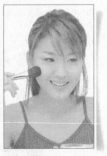

若想让皮肤变得更加细嫩，孕妇可以尝试用全天然的材料做面膜。全天然的面膜没有太大的限制，只要对皮肤没有刺激，无论是什么材料都可以。重要的一点是，所使用的面膜材料必须符合自己的皮肤。

黄瓜面膜

不分季节，不管任何肤质的女性，黄瓜是使用的最多的天然面膜之一。它含有非常多的水分，不仅有美白的作用，而且还可以帮助维持皮肤弹性。特别是对预防青春痘有着良好的效果，因此黄瓜对于孕妇而言是再好不过的面膜材料。

材料：黄瓜1/2个、苹果醋、面粉各一勺。

方法：1.用榨汁机把黄瓜榨成汁，之后再加点苹果醋和面粉，使面膜产生黏黏的感觉。2.面膜制作好以后，在眼部周围涂抹眼霜，再把弄湿的纱布贴在脸上，纱布上面再抹上面膜。

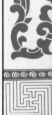

3.大约20分钟过后拿掉纱布，再用凉水洗净，最后再抹基础的化妆品。

Hair care

需要坚持做的头发护理法

因受怀孕期间激素变化的影响，毛发的脂肪含量会逐渐增多。因此，孕妇要比平时更应该经常洗头、梳头。

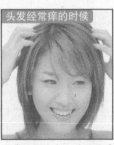
头发经常痒的时候

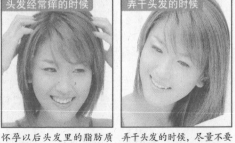
弄干头发的时候

怀孕以后头发里的脂肪质会增多，因此会经常感觉到头皮发痒。每天都洗头发但还是感觉头发痒，这时候让我们作以下简单的按摩。用手指头的力度温柔地按摩头皮，之后抹上洗发水揉搓，最后用清水干净地清洗多次。

弄干头发的时候，尽量不要使用吹风机，而是让头发自然干起来。怀孕期间头发里的脂肪含量确实是增多，但是营养物质却是非常缺乏的，因此头发看起来很蓬松，而且还比较容易掉发。这时候最好的方法就是先用毛巾吸收头发里的水分，然后让头发自然干起来。

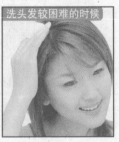
洗头发较困难的时候

怀孕后期因为肚子太大，弯腰洗头对于孕妇而言是非常大的挑战。这时候我们可以使用擦洗的方法，首先在化妆棉里点点化妆水擦洗头皮，之后再用浸泡在热水中的毛巾包裹头部。这样反复几次，相信你的心情也会变得很愉快。

孕产育全书

给您最贴心的关怀与照顾

典藏精品版

最全面、系统的孕产育指导

美丽孕妇变身记②

这些真的是孕妇装吗?

一旦怀孕,身体就会变得很重,因此这时的衣服越简单越好。加上由于日益发福的身材,穿什么衣服,要怎样穿等这样的问题常常会困扰着孕妇们。现在教你怀孕时期美丽变身的第二招!

怀孕时的穿着要更华丽

明亮而鲜艳的款式

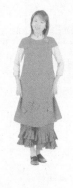

强烈的视觉冲击——红色
深红色会让你的肤色看上去更美。如果搭配羊毛套衫或开襟毛衣,产后还可以当家庭便服穿。

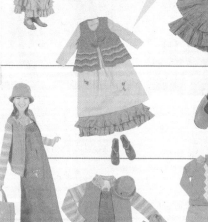

针织衫带来的不一样的感觉
淡黄色的连衣裙套上针织衫是非常可爱的,而且还可以和其他的连衣裙搭配,营造出不一样的风格。

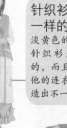

女性味十足
只要身着塑身内衣,穿什么都可以彰显女性魅力。产后可以搭配两件套或开襟毛衣当便服穿。

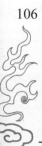

永不过时的牛仔裙
与流行无关,无论何时都可以穿的是牛仔连衣裙。不过牛仔裙很容易给人一种沉重感,这时搭配颜色鲜艳的开襟针织衫就可以更添亮彩。

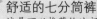

舒适的七分筒裤
这是可以推荐给比裙子更爱穿裤子的孕妇的款式。七分的长度加上宽松的裤形,穿后可以行动自如。如果搭配两件套穿的话就可以遮住突出的肚子。

形同便服的孕妇装
简单的基本款式

A字形的箱形裙
不仔细看就很难分辨是孕妇装还是箱形连衣裙，从胸部以下开始呈A字形，因此行动起来比较方便，而且给人一种清爽的感觉。

端正的便装
对于职业型孕妇而言，有气质的正装是十分必要的。休闲款式的夹克和直筒裤既舒适，又能满足工作上的需要。这套衣服的亮点在于方格纹。

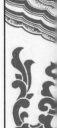

最合身的正装
适合上班的孕妇或有特殊的聚会时穿的款式，而且设计比较简单，产后可以再量身改造，加上披肩或围巾效果会更佳。

舒服的**孕妇鞋**
1旁边的花饰是亮点 2方格形鞋尖是亮点 3鞋上的绣花是亮点 4非常适合正装的简单样式 5粗根设计，穿上去更舒服。

1　　2　　3　　4　　5

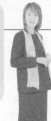

看似便服的孕妇装
手工制的七分裤和乳白色的毛衣给人一种舒适感。毛衣的下面呈A字形，因此不会给腹部带来压迫感，而且使用了和便服一样的材料，因此产后也可当便服穿。

卷起的牛仔裤和A字形衬衫
卷起的牛仔短裤和A字形衬衫会给人一种活泼、轻快的感觉。牛仔的腰部有松紧带，而且可以托住腹部，因此不会影响正常的活动。

孕产育全书

给您最贴心的关怀与照顾

典藏精品版

最全面、系统的孕产育指导

108

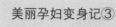

美丽孕妇变身记③

选择给腹中的胎儿带来安全感的内衣

随着妊娠的进行，肚子会变得愈来愈大，而且胸、腰、臀等也日益增大，所以内衣也要穿合身的才可以。但是，这时的内衣不只是为了适应体形的变化而穿，而且还与产后的体形恢复有很大的关系。

内裤 ·················

孕妈咪需依怀孕时期腹围、臀围大小的改变来选购内裤，也可购买能够调整腰围的活动腰带式内裤，以方便孕妈咪根据腹围的变化随时调整内裤的腰围大小。因为孕妈咪阴道分泌物会增多，所以孕妈咪内裤的材料以透气性好、吸水性强及触感柔和的纯棉质地为佳。纯棉材质对皮肤无刺激，不会引发皮疹。而孕妈咪内裤的款式多以高腰、中腰为主，高腰的设计可将整个腹部包裹，具有保护肚脐和保暖的作用。

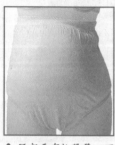
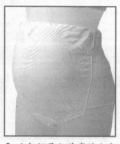

▲ 腰部要有松紧带，可以根据肚子的大小来进行调整。

▲ 比起怀孕之前穿的小内裤，这时最好穿可以完全盖住腹部的专为孕妇设计的内裤。

紧身褡 ·················

孕妇专用紧身褡在妊娠5个月后使用，目的是为了托住下垂的肚子。使用紧身褡不仅可以矫正身姿，而且保温效果非常好，所以很适合上班的孕妇。要选择以弹性好的材料设计的收腰效果好的产品。

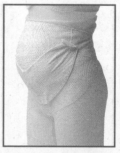
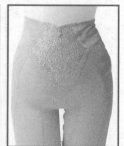

▲ 妊娠后期，为了能够支撑下腹，最好是选择腹部或下腹是双层的紧身褡。

▲ 长达大腿的紧身褡保温效果更好。

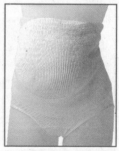

◀ 由于腹部是双层，所以无需再穿收腹带。

连体塑身内衣 ·················

连体塑身内衣是集胸罩、紧身褡、收腹带于一体的连衣裙型的紧身褡，不过在妊娠中期和后期穿起来会有些不便，所以最好是在初期穿过以后，产后用来矫正身姿。

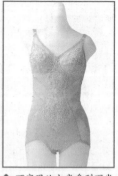

▲ 可实现从上半身到下半身的均衡塑身，所以在怀孕初期可以发挥很好的塑身效果。

胸罩

在怀孕初期的前3个月，孕妇的乳房会变得很大，所以胸罩是必备的内衣之一。胸部的肌肉一旦松弛，就很难再恢复如初，所以在初期就要作好防范。 最近，针对那些母乳喂养的孕妇推出了很多前扣型的附有义乳的产品。

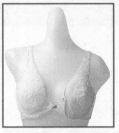
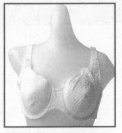

⬆ 为了便于哺乳，设计成了前扣型。

⬆ 肩带有子母扣，可以随意调整长度，这样一来，乳房变大后就便于调整。

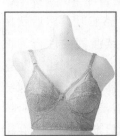

⬅ 比普通胸罩的下面部分更长，可以更有效地撑住乳房。

收腹带

怀孕初期还好，从中期开始肚子会明显变大，这时使用收腹带可以增添一种安全感。还有，还可以获得保温和保护胎儿的效果。

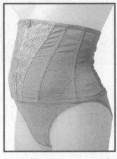
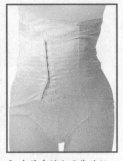

⬆ 塑身的同时，可以发挥保温的效果。

⬆ 在紧身裙上面戴的话，勒紧效果会更佳。

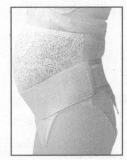

⬅ 到了妊娠后期，最好是和可以支撑下腹的辅助腰带一起使用。

必须掌握的知识

如何选购静脉曲张弹性袜

妇女怀孕之后，身体将发生很多变化，除了要挑选合适的内衣和孕妇装外，还有一样东西一定要备好，那就是静脉曲张弹性袜。怀孕后，由于子宫增大，后倾及腹腔内压增高，对腹腔静脉形成压迫，使静脉内压升高，阻碍下肢静脉回流。妊娠中晚期血量增加，活动减少，使得静脉壁变薄，易扩张，尤以下肢浅静脉变化为主。这些不利因素使孕妈咪成为下肢静脉曲张的好发对象，患病率明显高于普通妇女。

怀孕中期是静脉曲张现象出现的高发期，

这不仅会使孕妈咪有失美观，而且还会严重影响健康。医学专家认为穿静脉曲张弹性袜，可以改善下肢血液循环，使下肢水肿减轻，预防静脉曲张。所以，为了保持腿部的美丽，免除静脉曲张严重时动手术的痛苦，孕妈咪们一定要做事前的预防，在怀孕后选择适合的弹性袜穿着。此外，为预防和减轻孕期静脉曲张的问题，孕妈咪可适当增加妊娠期活动，避免过久站立、久坐少动，以改善下肢血液循环，预防及减轻静脉曲张。

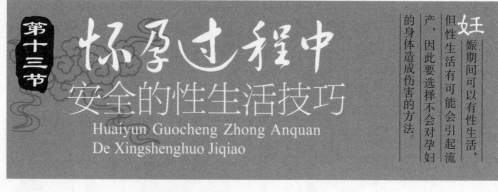

怀孕过程中
安全的性生活技巧
Huaiyun Guocheng Zhong Anquan De Xingshenghuo Jiqiao

妊娠期间可以有性生活，但性生活有可能会引起流产，因此要选择不会对孕妇的身体造成伤害的方法。

1 在怀孕初期和后期要避免

妊娠期间的性生活需要夫妻之间彼此沟通和理解，继而选择不会对孕妇的身体造成伤害的方法。尤其在之前有过流产或早产经验的孕妇更需要丈夫的体谅和关爱。

在胎盘成形之前的妊娠初期（3～4个月）和妊娠后期（8～9个月）时有可能会引发流产或早产，所以在这期间要尽量避免性生活。但并不是说怀孕期间就完全不能有性生活，虽然这时女性的性欲会因怀孕而减退，而且也会害怕伤害到胎儿，但是最重要的是彼此间的理解，所以在比较安全的时期，选择危险性低的体位进行性生活也未尝不可。

但在没有确认是否怀孕的前提下，认为只是单纯的月经来迟，然后就像平时一样长时间持续激烈的性行为很有可能会导致流产。此外，还需注意的是在妊娠期间性器官不宜过深地结合，而且要避免需要激烈运动的体位。还有，在妊娠后期要选择不会压迫孕妇腹部的姿势。

2 怀孕初期的前3个月

妊娠头3个月里，胚胎正处于发育阶段，胎盘和母体子宫壁的连接还不紧密，如果进行性生活，很可能由于动作不当或精神过度兴奋使子宫受到震动，这时很容易使胎盘脱落，造成流产。而且，孕早期过性生活还容易引起孕妈咪阴道炎症，不利于胎儿的健康发育。另外，孕早期过性生活还可能使孕妈咪腹部压力过大，增加流产的危险。

因此，在这段时期准爸妈应尽量避免性生活，最好采取边缘性接触，通过搂抱、抚摸、亲吻的方式达到性的满足。即使过性生活，也要把次数减少到1～2周内一次，而且要采取适宜的性交姿势。不能让孕妇感到疲劳。可能到5个月为止，还不会因为肚子而感到不适，但是从6个月起就会开始觉得很不自在。

怀孕3个月内

⭕ 可以采取的体位

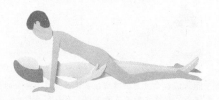

①正常位：由于腹部尚未变大，因此到怀孕初期可以采用正常位，这样既不会压迫腹部，也不会插入太深。

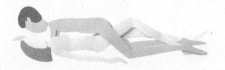

②交叉位：男性稍微侧身以后结合的交叉位也不会插入太深，因此比较适宜。

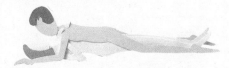

③伸长位：能体会情趣的伸长位是适合怀孕初期的体位，既不会造成腹部的压力，也不会插入太深。

❌ 应避免的体位

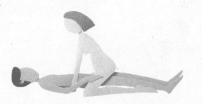

①骑马位：女性跨坐在男性上面的骑马位对阴道过短的女性或怀孕的女性来说是冲击过强的体位。

②背后位：需要女性用双臂支撑身体的背后位会使结合加深，而且会对腹部产生强烈的压迫，所以要尽量避免。

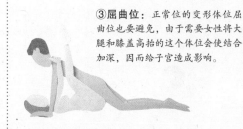

③屈曲位：正常位的变形体位屈曲位也要避免，由于需要女性将大腿和膝盖高抬的这个体位会使结合加深，因而给子宫造成影响。

③ 怀孕5～8个月

怀孕中期，胎盘已形成，妊娠较稳定，早孕反应也过去了，孕妈咪性欲也会相应地增强，这时可以适度地过性生活了。国内外的研究都表明，孕期夫妻感情和睦恩爱，性生活和谐，孕妈咪心情愉悦，能有效促进胎儿的生长和发育，生下来的孩子反应敏捷，而且身体健康。但性生活也不是多多益善，须合理安排，对性交姿势与频率也要加以注意，避免对胎儿产生不良影响。

要注意的是，孕中期性生活方式不要过于激烈甚至剧烈，要有节制，动作要轻柔，不要刺激乳头。孕妈咪也要注意自我调节，不要过度兴奋，以免诱发流产。

孕产育全书

给您最贴心的关怀与照顾

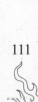

典藏精品版

最全面、系统的孕产育指导

怀孕5~8个月

⭕ 可以采取的体位

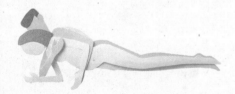

①**后侧位**：男由性和女性朝同一方向侧身躺着做的后侧位不会对胎儿带来压力，而且可以根据男性的意愿增减深度，所以是适合中期的体位。这个体位不会损伤阴道或子宫口，也不会引起过敏。还有，可以用其他的辅助动作来代替插入，如爱抚乳房等，这样可以提高满足感。

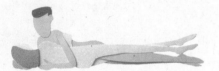

②**前侧位**：男性和女性面对面地侧身躺着结合的前侧位既不会压迫腹部，也不会结合过深，因此比较适合中期。

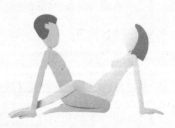

③**前坐位**：是女性和男性坐着进行的体位，因此不会对腹部产生压迫，也可以调整结合的深度，是较为安全的体位。

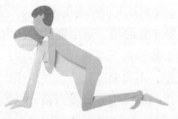

④**后背位**：男性从后方支撑女性上身的后背位不会对女性的身体施加重量，而且还可以随意调整深度。

❌ 应避免的体位

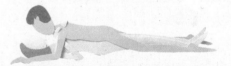

①**伸长位**：需要男女双方把身体伸直以后结合的伸长位会对女性施加过多的压力，因此和正常位一样要从中期开始避免。

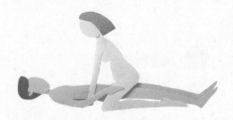

②**骑马位**：女性跨坐在男性身上的骑马位对阴道较短或怀孕中的女性产生过于强烈的冲击，因此要尽量避免。

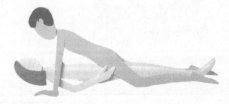

③**正常位**：在怀孕中期尤其需要避开的就是正常位，肚子鼓起来以后，会对腹部产生压迫，对胎儿带来压力，因此很危险。

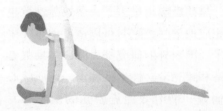

④**屈曲位**：是正常位的变形体位屈曲位要尽量避免，需要女性将大腿和膝盖高抬的这个体位会使结合加深，因而给子宫造成影响。

④ 怀孕8个月以后

进入孕晚期，孕妈咪的腹部突然膨胀起来，会感到腰痛，懒得动弹，性欲减退。此阶段胎儿生长迅速，子宫明显增大，对任何外来刺激都非常敏感。子宫在孕晚期容易收缩，因此要避免给予机械性的强刺激。

对于丈夫来说，从这个月到孕妈咪分娩前的时间是最应该忍耐和克制的时期，与妻子的接触只限于温柔地拥抱和亲吻，禁止具有强烈刺激的行为。为了不影响孕妈咪和胎儿的健康，夫妻间不但要学会克制情感，而且最好分睡，以免产生不必要的性刺激。若一定要有性生活，必须节制，并注意体位，还要控制性生活的频率及时间，动作不宜粗暴。在孕晚期，应尽量要把次数节制到1个月1~2次，而到了第9个月和预产期将至时就要彻底禁止。因为稍不注意就有可能会引发早产。这时要尽量避免性欲的产生，即使产生也只能以爱抚或性器官接触来达到满足。

怀孕后期的8个月

⭕ 可以采取的体位

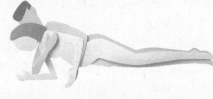

①后侧位：取男性从后面抱住女性的后侧位不会对腹部造成压迫。

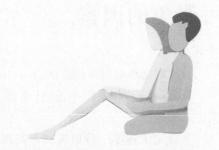

②后坐位：女性坐在男性前面，取背靠男性的体位，男性应该控制好深度和速度，此姿势不会造成较大的刺激。

❌ 应避免的体位

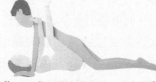

①屈曲位：正常位的变形体位，屈曲位要尽量避免，需要女性将大腿和膝盖高抬的这个体位会使结合加深，因而对子宫造成影响。

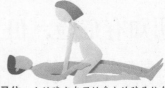

②骑马位：女性跨坐在男性身上的骑马位会对阴道较短或怀孕中的女性产生过于强烈的冲击，因此要尽量避免。

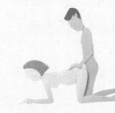

③后入位：需女性用两手撑住身体的后入位会对腹部造成强烈的压迫，所以应尽量避免，当女性的后面受到压迫时会对胎儿造成负担。

孕产育全书

给您最贴心的关怀与照顾

113

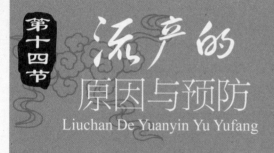

第十四节

流产的原因与预防

Liuchan De Yuanyin Yu Yufang

近几年，因各式各样的原因，流产的人数逐渐增加。绝大部分是因日益增大的生活压力和周围的环境的变化而导致流产。其中，职业女性占很大部分，因此要对职业型孕妇给予足够的重视。

1 职业女性占很大比重

近年来，职业女性的流产率呈上升趋势，已占流产人数的很大比重。

其原因有很多种。首先，每天通勤时的交通不便。特别是上下班高峰期，时常处于人满为患的状态。这对孕妇无论从肉体上还是精神上，都会造成较大的刺激，从而可能引发孕妇的流产。

其次，办公室或者商店的温度与家里的温度差也是引发流产的重要因素之一。再者，过量的冷气不易于调节体温，这会阻碍人体下半身的血液循环，特别是孕妇更容易受到这种环境的影响，因此孕妇吹冷气时应注意这一点。

此外，若办公室在高楼或家在楼房的情况都带来不少麻烦。上下楼梯时因为怀孕而松软的肌肉或者关节容易产生疼痛感，但是，若经常使用电梯则会容易产生眩晕症。

同时，工作中产生的高度紧张感和处理人际关系时的精神压力与上述因素相结合，从而引发较高的流产率。

2 明知有危险，但又不可避免的因素

对引起流产的因素进行预防的措施：

❋对于经管裂伤进行矫正缝合手术。

❋对于子宫后屈症进行位置矫正手术。

❋对于筋肿进行切除筋肿结节手术。

❋针对梅毒引用驱梅疗法。

❋针对子宫发育不全引用激素疗法。

不管是上述哪一种情况，首先都要得到了医生的缜密诊断后再接受治疗。

3 无形当中造成流产的因素

尽量不要让身体处于疲劳状态。

✲不抬重东西。

✲不要长时间坐公交车或是火车。

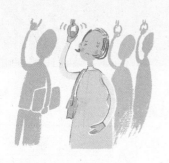

✲不要长时间站着做事。

✲不要长时间在裁缝机前面持续工作。

✲禁止震动肚子或者给肚子造成强烈影响的动作。

✲不可骑自行车或者游泳，此外的激烈运动也绝对禁止。

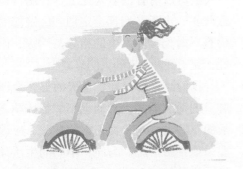

✲不可以做使肚子僵硬的事情（意味着子宫萎缩）。

✲夫妻之间的性生活会给子宫带来强烈的刺激，因此要注意（特别是在怀孕的前2～3个月）。

✲预防便秘，但不要使用便秘消炎

剂。每天早晨起来喝一杯凉开水或牛奶，对于缓解便秘有良好的效果。

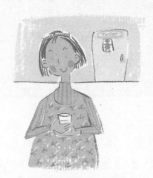

✲住在高楼经常需要上下楼梯的孕妇，尽量减少上下楼梯的次数，并尽量避免抬笨重的东西。

✲过于神经质可能会得到反效果，但是对自己的身体一定要细心。得到丈夫的协助并以坚强的毅力为生出优秀的宝宝而努力，这会使你在精神上产生强烈的紧张感，反而是一种优秀的预防措施。

✲避免身体着凉，一定要使身体处于适当的体温，而且还要注意保持身体的均衡（比平时多穿一件内衣）。

✲突然吓一跳对身体也不益。虽然自己是无法防止，但是怀孕期间还是要注意尽量不要去可能受较大刺激的地方。

✲避免弯腰。要绝对避免弯腰或是给身体带来较大刺激的动作。

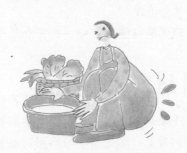

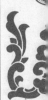

孕产育全书

给您最贴心的关怀与照顾

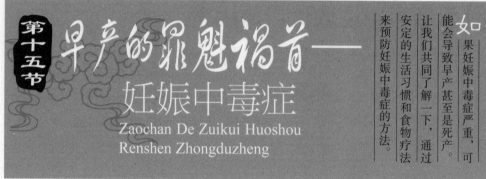

第十五节 早产的罪魁祸首——妊娠中毒症

Zaochan De Zuikui Huoshou
Renshen Zhongduzheng

如果妊娠中毒症严重，可能会导致早产甚至是死产。让我们共同了解一下，通过安定的生活习惯和食物疗法来预防妊娠中毒症的方法。

其实，预防早产，原则上与流产一样。只要尽量避免可能引起早产的因素，就能有效地预防早产。

1 注意妊娠中毒症

如有血压偏高（最高血压140以上）、浮肿现象（注意观察膝盖下方就容易看出）和小便带有蛋白质等症状中的任一症状，我们都称之为妊娠中毒症。大部分患有妊娠中毒症的孕妇，其血压都很高。妊娠中毒症有两种情况，一种是怀孕前期血压就相对高或者肾虚（混合型）等情况，另一种是怀孕以后出现妊娠中毒症状的情况（单一型）。

如果怀孕之前就有上述症状，那么一般在怀孕前期就会出现妊娠中毒症的临床表现。但如果是怀孕后患上妊娠中毒症的话，其临床表现一般在怀孕8个月以后才会出现。

轻微的妊娠中毒症一般不会给孕妇或是胎儿带来太大的影响，但是较为严重的情况下可能会引发早产，甚至胎儿可能会死在肚子里。更为严重时，还会危及孕妇与胎儿的生命，从而成为可怕的疾病。

虽然以前有很多人死于这种病，但近几年，由于孕妇都会定期到医院接受检查，时刻接受医生的指导与治疗，因此，死于妊娠中毒的人明显减少。

我们经常会听到"夏天的婴儿会浮肿"的话。但是，我们也不能把怀孕之后的浮肿当成是一种正常的症状，应该要采取预防措施。为此，孕妇的生活环境要处于安定状态，并注意饮食。

2 过安定的生活

妊娠中毒症常见于职业型孕妇和农村孕妇身上。职业型孕妇要面对很多不利因素，例如：通勤、工作压力、长时间站立等。总而言之，她能够支配的自

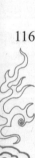

由时间少之又少。在这一方面，无论是农村的孕妇还是经产妇都是一样的。因此，为了胎儿和孕妇自身的健康，就算没有多余的时间，也应该睡一个小时左右的午觉。

我们可以从早晚的浮肿变化（早上浮肿较轻，而晚上浮肿较重）中看出，充分的休息对治疗浮肿有显著的效果。

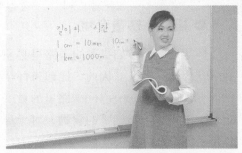

▲ 长时间站着的职业女性得妊娠中毒症的概率相对较高，应抽空多休息，从而预防妊娠中毒症。

3 有效的饮食习惯是非常必要的

为了预防妊娠中毒症，我们在平时就应该注意饮食习惯。特别是怀孕6个月以后要注意以下事项。

● 限制盐分

特别是怀孕后期，要养成吃清淡食物的习惯。等到患了妊娠中毒症以后，不仅为时已晚，就算突然吃很清淡的食物也得不到亡羊补牢的效果，而且食欲也会下降。

● 限制水分的摄取

怀孕后期，尽量要限制摄取包括饮料在内的所有含有较多水分的食物。不时按一下胫骨，若感觉下陷就表示摄取了过量的水分。

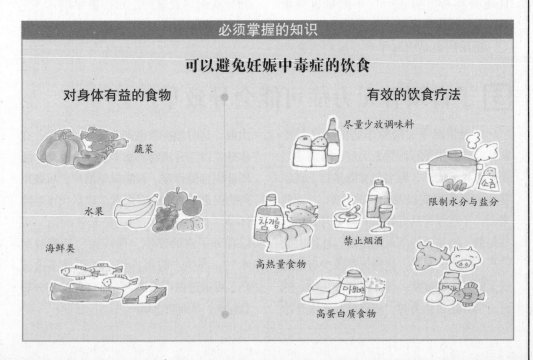

必须掌握的知识

可以避免妊娠中毒症的饮食

对身体有益的食物

蔬菜

水果

海鲜类

有效的饮食疗法

尽量少放调味料

限制水分与盐分

禁止烟酒

高热量食物

高蛋白质食物

● 摄取高热量食物

怀孕期间，孕妇摄取的卡路里必须要满足母体与胎儿。因此，比起未怀孕的时候要多摄取200～400卡路里的量。但是，若摄取过于油腻的食物，对于身体是有危害的。

● 多吃蛋白质含量高的食物

怀孕期间要特别注意多吃蛋白质含量高的食物。若孕妇摄取的蛋白质含量不足，可能对妊娠中毒症的预防有影响。

● 适当摄取调料

迄今为止，人们常认为辣的食物跟咸的食物一样对孕妇有害，从而限制孕妇吃辣的食物。其实没有必要限制辣的食物，适量地吃一些辣的食物，可以增加食欲。因此，孕妇应适量地吃一些辣的食物。

● 绝对禁止烟酒

虽然少量的酒不会立即给胎儿带来太大的影响，但是酒对于孕妇和胎儿都没有益处，因此禁止酒是一个比较正确的选择。烟对于胎儿的发育也会造成比较大的影响，统计数据显示，孕妇抽烟生出早产儿的概率也比较高，因此孕妇要禁止吸烟。

4 糖尿病能引发早产

若患了糖尿病经常会感觉口干，而且还会容易感到疲劳，小便量也会增多，就算吃得再多体重也会下降。

糖尿病也是引起早产、流产、死产的因素之一。有时，糖尿病还会引起巨胎，从而导致难产。对于糖尿病，一定要早发现早治疗。

5 子宫颈管无力症可能会导致早产

一般情况下，经验丰富的妇产科专家都能诊断出子宫颈管无力症。所谓"宫颈内口松弛症"，顾名思义就是指子宫颈管部的紧张度变松弛无力的状态。一般来说，子宫颈管从妊娠第4～5个月开始容易松弛，结果胎胞落入阴道内，往往因此破水而流产。只是，这种流产很少有出血或下腹膨胀的症状，却多白色分泌物。然而，当你这么认为时，或许已破水或开始出血，这时想挽救也来不及了。所以，在你感觉白色分泌物有增多现象的时期，就要赶快接受诊疗。若能提早治疗，可服用药物促进子宫管的紧张度，以后仍可继续怀孕。如果只服药剂还是无效的话，可以在外子宫的部位，用线做"颈管缝缩术"，等生产时再拆线。如果曾多次流产，可通过做手术把颈管有问题的部分缝合起来，从而防止早产。

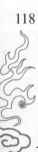

⑥ 怀多胎也有早产的危险

怀双胞胎的孕妇比普通的孕妇肚子更大，而且她的体重也会急剧增加。另外，怀双胞胎的孕妇在怀孕后期患妊娠中毒症的概率也较高。

每150名孕妇中，就有一名是怀双胞胎的孕妇，所以怀双胞胎并不是什么稀奇的事。要在以前，只有等到怀孕6个月以后，才能通过胎儿的心跳或X射线检查来确认是否是双胞胎。但近年来，随着科技的发达，通过B超检查就能提早确认是否是双胞胎。

一般怀双胞胎时很容易早产（80%为早产），而且也很容易引起妊娠中毒症。由于双胞胎的体重跟早产儿一样偏轻，所以怀双胞胎时要格外注意。应该提早作好准备，并按医生的指导进行分娩。

⑦ 子宫的畸形可能导致早产

如果子宫内部的形态只是稍微变形，与正常情况没有明显的差别，那么孕妇仍可以正常怀孕。但如果是子宫处于左右完全分离的状态，这不仅很难怀孕，就算怀孕了，也很可能会出现早产或者流产。同时，由于子宫畸形的孕妇分娩时常常难产，所以还要做剖腹产手术。

如果怀孕的话，不用过于担心，应该让自己平静下来。为了预防早产或流产，孕妇应尽量过安静的生活。

非正常的子宫状态

● 子宫肌瘤

● 后曲子宫
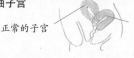
正常的子宫　　后曲子宫

● 子宫无力症

将涨大的子宫通过手术方法把子宫缝合

⬆ 非正常的子宫状态。就算发生这种情况，如果早发现早治疗的话，还是能防止流产。

必须掌握的知识

哪些人容易得妊娠中毒症？

妊娠中毒症是由于肾脏和肝脏等器官无法适应身体怀孕后的微妙变化而引起的症状。

妊娠中毒症的特点是，其发病率会随着孕龄的增大而增加，所以越是往后发病，其症状越严重。妊娠中毒症具体临床表现为：孕妇的体重突然增加，并伴随着浮肿，或血压偏高，或尿液的蛋白质含量过高等症状。如果孕妇出现上述症状中的任一症状，应引起足够的重视。

● 容易患妊娠中毒症的5种人

① 高龄初产的人
② 过去曾患过肾病或现在肾虚的人
③ 肥胖的人
④ 怀双胞胎的人
⑤ 职业女性

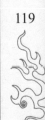

119

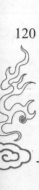

必须掌握的知识

梅毒的危险性

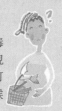

梅毒不是遗传病，而是由细菌的感染引起的疾病。孕妇患有梅毒时，病原体可以通过胎盘渗透到胎儿身上，因此是一种十分可怕的疾病。而且又是需要长期治疗的病，所以要做到早发现，早治疗。

只要接受早期治疗，那么患有先天性梅毒儿的出生率将会大大减少。现在的梅毒大部分都处于隐身状态，并不会出现自觉的症状。但是，通过检查血液可以准确地发现梅毒，因此怀孕的时候一定要接受这项检查。

最关心的问题

流产、早产的原因与症状

●如有早期痛症或出血现象，应及时查明是否是流产

所谓流产，就是婴儿在还没有充分成长之前从子宫流出来的情况。流产的概率随着孕龄的不同而有所差异，具体为：怀孕到怀孕4周为止占10％，怀孕4～8周占40％，怀孕8～12周占35％，怀孕12周以后占15％

造成流产的因素，主要有两点，即胎儿有问题的情况与母体有问题的情况。一般情况下，怀孕初期因为胎儿有问题而产生流产的原因较多。受精卵有异常或者有严重障碍的情况下，会以流产的形式被自然淘汰。

同时，形成胎盘后和怀孕稳定后的流产，大多是因为母体的原因。其主要原因有，子宫或者是胎盘的异常，孕妇的过于疲劳或者是精神上的打击，腹部受到严重的碰撞或者是压迫等等。

流产时，子宫的萎缩会引起腹部的疼痛，而胎盘脱落会伴随出血。稽留流产是指胎儿死亡而仍稽留于宫腔内者，且孕产物一般多在症状产生后1～2个月内排出。可通过胎儿是否有呼吸，判断是否是稽留流产。除了稽留流产以外的其他情况，若早发现早治疗的话，是可以预防的。

●预产期一个月前的痛症是早产的症状

与正常分娩（怀孕37～42周）不同，医学上把满28孕周至37孕周之间的分娩称为早产。早产儿与正常分娩的新生儿不同，他们的体重大概在2.5千克以下，身体的所有功能都未成熟。因此，早产儿一般都会在新生儿集中治疗室（早产儿保育器）中养育。

早产的原因也可以分为胎儿方的原因与母体方的原因。胎儿方的原因有双胞胎、三胞胎以上、臀围分娩等。母体方的原因有子宫颈管无力症、羊水过大症、前置胎盘等，无法支撑增大的婴儿，或者是患有妊娠中毒症等情况。

早产的临床表现为反复出现腹痛、腹胀，还有出血等等。在预产期还剩下一个多月的时候，如果出现上述症状，那么我们就要想到早产，并应该及时去医院住院检查。

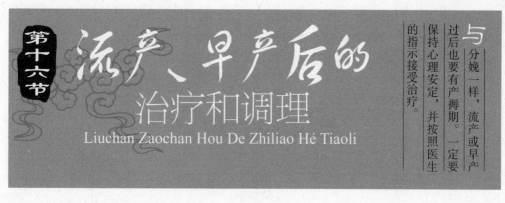

第十六节

流产、早产后的治疗和调理

Liuchan Zaochan Hou De Zhiliao Hé Tiaoli

与分娩一样，流产或早产过后也要有产褥期。一定要保持心理安定，并按照医生的指示接受治疗。

1 与产后一样休养

为了产妇的康复，流产或早产过后需要一段充分恢复的时间。特别是手术之后很容易被细菌感染，所以一定要注意。术后一段时间需要遵照医生的指示，并保持绝对的心理安定。

2 怀孕3个月以内流产的情况

✽遵照医生的指示，一定要接受流产后的门诊。

✽流产后接下来的几天会有出血或腹痛的现象。但如果是出血、腹痛或发烧等现象超过7天，那么可能是因为子宫收缩不好或由于细菌感染引起的子宫或附属器官的炎症，需立即到医院检查。如果不是很严重的话，只需服用1周左右的药就会痊愈。

✽流产后的3天需要绝对安定，而且接下来的2～3周尽量避免过激的运动或旅行。

✽出血的时候和经期一样，应注意卫生。

✽流产后，如再没有任何异常时，可在15天左右后同房。

✽流产一周后，如没有出血现象，得到医生的许可后，方可洗澡。最好是再过2～3天后洗澡。

✽身体恢复之前，应吃些比较容易消化的食物。

3 怀孕4～5个月后流产的情况

✽需要住院2～3天或1周左右。

✽怀孕的时间越长，子宫恢复正常所花的时间越长。流产、早产后，正常情况下，出血的现象会慢慢消失。但如果出血量增多或持续的时间比较长时，应及时到医院检查。

✿2～3周后可以洗澡，如果身体康复得比较好，也没有引起脑贫血，提前几天洗澡也无妨。还有，出血现象消失并可以洗澡时可以同房。

✿对出血现象的处理，与怀孕3个月以内流产的情况一样。

✿曾有过妊娠中毒症的孕妇需要注意饮食，并定期测血压。

流产、早产后的注意事项

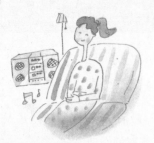

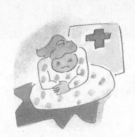

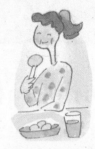

绝对平静
流产后，为了身体和心理上的安定，需要充分的休息。

异常现象的早期发现
出现异常的出血、贫血、腹痛等症状时去医院检查。

饮食调节
吃些易消化的食物，有过妊娠中毒症的孕妇，应少吃带有水分和盐分的食物，多吃些高蛋白质食品。

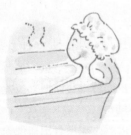

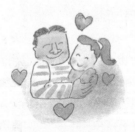

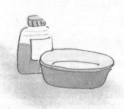

洗澡
怀孕不到3个月流产的可以1周后洗澡，3个月以后的需要2～3周后洗澡。

夫妻生活
如没有任何异常时，可在15天后同房。但是怀孕4个月后流产、早产的孕妇，需在出血现象消失之后才能同房。

清洗
与经期一样，应注意生理卫生。

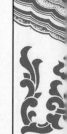

顺产的秘诀

妇产科专家朴仁书老师的聊天室

流产、早产可以预防和治疗吗?

自然流产和人工流产

1 0 1 问 1 0 1 答

Q 21 结婚4年后终于怀孕了，请问防止流产的注意事项有哪些?

自然流产的主要原因是孕卵异常，其他还有子宫或输卵管疾病、糖尿病、癌等慢性疾病或内分泌功能失调，严重营养不良或情绪急骤变化等。流产的症状一般是子宫出血后阵痛的同时羊膜破裂，随之胎儿产出。如果子宫出血时感觉不到阵痛或阵痛微弱时及时治疗，极有可能保住胎儿。因此，怀孕初期如出现类似的情况，应及时与医生联系，接受适当的治疗。自然流产连续发生3次以上时为习惯性流产，其主要原因是子宫内口松弛。

子宫内口松弛症状可以在怀孕的第14周前后手术治疗宫颈，或确认怀孕后通过定期检查观察有无以上症状。

Q 22 我已经怀孕3个月了，可下腹强烈地被撞了一下，会不会流产?

只要怀孕期间一切正常，是不会因为撞击到下腹而流产的。但是，即使没有出血也要提高警惕。因为下腹胀满和轻微的腹痛、少量的出血都也有可能引起流产。如果出现上述的情况，就应及时去医院检查。平时要多注意保护腹部。

Q 23 怀孕2个月的时候自然流产了，产后应该注意什么?再度怀孕的最佳时期是什么时候呢?

根据流产的发展程度，自然流产一般分为先兆性流产、难免中流产、不完全性流产、过期流产。先兆性流产虽然有流产的迹象，但仍可继续怀孕，怀孕初期有少量阴道出血、下腹痛。这种情况先确定胎儿的状况，然后做适当的安胎治疗并观察。难免中流产是流产过程中胎儿还在腹中的情况，需要立即采取流产处理。不完全性流产是胎盘组织无法随着胚胎完全排出的情况，应以手术处理。过期流产是指胎儿死亡后停留在子宫内2个月之久的状况。

自然流产一般由于受精卵或胎盘无法完全排出而出血不止。如果不及时救治，大量

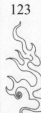

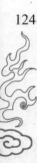

的出血有可能威胁到产妇的生命，所以应尽快到妇产科治疗。

自然流产后的治疗很顺利，并且月经正常，这说明你的生殖器官已经恢复正常，这时你再怀孕也无妨。如果上次流产时大量出血的孕妇，最好先去作一个贫血检查，确保孕妇的身体状况后再怀孕比较妥当。

第一次怀孕时做了人流手术，现在已怀孕3个月，能安全产子吗？

如果是这种情况的话，可能会因宫颈破裂而引起流产和早产。所以第一个孩子最好不要打掉。最容易引起流产的时间是怀孕2～4个月，其概率高达70%。3个月时最为危险，其次是2个月和4个月的时候。之后的几个月要是感觉到有什么不适，应立即到妇产科检查。

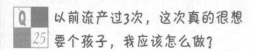

以前流产过3次，这次真的很想要个孩子，我应该怎么做？

有过一次流产的人，再度流产的概率是20%～30%，但如果是习惯性流产，其概率高达60%～70%。如果是因子宫畸形、子宫肌瘤而引起的流产，应及时治疗，否则会反复引起流产。子宫内口松弛的孕妇会引起胎膜早破而发生流产，应以手术治疗。特别是第一次怀孕时做过人流手术的孕妇，因扩大宫颈而带来了伤口（宫颈裂伤），引起流产的可能性很高。

如果不把引起流产的病因找出，可能还会引起流产，甚至以后会反复流产。产妇可以通过子宫输卵管造影、验血、梅毒血清反应等检查来查找病因，从而对症下药。同时，孕妇家属也要时常安慰和关怀孕妇，从而使孕妇的情绪平静下来。

怀孕已经2个月了，没有腹痛但有出血现象，是流产的征兆吗？

宫颈糜烂严重或带着避孕环怀孕时，怀孕初期会有无腹痛、出血现象。少量出血时应注意休息，稳定情绪，禁止同房2周以上，直到没有出血现象。如果出现大量的出血或贫血，需要采取流产处理。即使是少量的出血，只要有出血的现象，应去医院检查。

怀孕7个月的时候，有少量的出血现象，但下腹没有疼痛。请问，为什么会出现这种情况？

怀孕后期，如果出现出血的现象，这对孕妇和胎儿来说是一种很大的危险。出现这种情况的主要原因是前置胎盘和胎盘早期剥落。

前置胎盘是指胎盘附着于子宫下段，甚至胎盘下缘达到或覆盖宫颈内口，其位置低于胎先露部。其表现主要为无痛性阴道出血。有时怀孕6个月后会出现轻微的阵痛或无阵痛但有出血（警告出血）的现象，大部分孕妇是无阵痛出血。怀孕后期的分娩、妊娠时出血现象不但愈来愈严重，由于胎儿的出口被胎盘堵住，需做剖宫产手术。

胎盘早期剥落是分娩期，正常位置的胎盘从子宫壁脱落下来的情况。其症状主要出现在胎儿的脐带短小，或是突如其来的子宫压迫，或是有妊娠中毒症的孕妇。

这种症状与前置胎盘不同，不但会出现腹痛、子宫周围紧绷，还有出血现象。妊娠中毒症非常严重的患者容易出现这种现象，所以需要输血和作适当的治疗。

 怀孕3个月的时候大量出血。说这是葡萄胎，请问还能再度怀孕吗？

妊娠时，胎盘绒毛上的滋养细胞不正常地分裂和增殖，使胎盘绒毛形成大小不等的水泡，小的仅可看见，大的似手指头，水泡之间还有细蒂相连成串，形似葡萄，这就是葡萄胎，也称水泡状胎。

形成葡萄胎以后，虽然胎儿已不存在，但子宫仍将发育，并出现严重的呕吐现象。得过葡萄胎后的1～2年内，可能会出现恶性肿瘤。所以一经确诊为葡萄胎，应及时清除。清除葡萄胎的同时，也要将附属物清除掉，再用抗癌药进行治疗，从而预防恶性肿瘤。清除葡萄胎的1年内，如无异常，可再度怀孕。

 怀孕3个月的时候因休克而昏厥过。这是我第一次怀孕，请问这会不会流产？

一般来说，由精神上的打击而造成自然流产的可能性是很小的。自然流产的可能性是怀孕的10%，其原因有染色体异常、激素异常、产妇的疾病、子宫畸形、手术历史等。如果有上述的情况，先不要慌乱，应去医院检查。现在有一种超声波摄像机，只要怀孕满2个月就可以准确地知道胎儿的健康状态。

 阴道有疙瘩状的异物，这是否也是一种病？

有时由于分泌物或瘙痒、外伤或外阴的炎症，能感觉到外阴有疙瘩状的异物。这一异物大部分是静脉瘤，分娩过后会消失。如果是尖锐湿疣，可能扩散到外阴部、后庭周围、阴道内及宫颈。严重时会破坏产道使其难产，应及时治疗。治疗前需判断是否仅由霉菌引起的尖锐湿疣，所以准确的诊断和治疗尤为重要。

 催经药可以流产吗？

怀孕初期为了流产会使用催经药（使月经出来的药物），但是催经药流产目前还没有医学依据。迄今为止，没有一种药物能安全有效地进行流产。而且，如果使用催经药等药物，有可能引发各种副作用。

怀孕3个月的时候左侧卵巢有肿瘤，可以不治疗吗？

如果在怀孕期做卵巢肿瘤手术，最好把手术往后推3个月再做。因为手术过程中有可能引起流产。

如果放弃手术的话，可能会由肿瘤异常而引发严重的腹痛，从而做紧急手术。有时还会因卵巢内容物裂出而引发骨盆炎症。

怀孕时，有可能是因生理变化而引发卵巢囊肿。如果是卵巢囊肿，要周期性地观察卵巢囊肿的成长状况。如果不是卵巢囊肿，而是卵巢肿瘤的话，就要做手术。

孕产育全书　给您最贴心的关怀与照顾

Q33 我已怀孕3个月，但严重害喜，会不会影响到胎儿？

由胎儿本身的异常（葡萄胎）引起的害喜比一般的害喜更严重。当然，这时应及时就诊。但是大部分害喜症，可以通过稳定的心理和饮食疗法改善。比如，自己爱吃的食物可以少量地分次进食，或吃一些较凉的食物。药物治疗害喜远比害喜本身对胎儿带来的不良影响多，所以应尽量避免药物治疗。

Q34 怀孕后没有食欲，很是让我担心，应该怎样巧妙地克服？

如果因严重的害喜而没有食欲的话，会严重影响孕妇和胎儿的健康。这时可以尝试一下全新的料理。因为空腹时害喜更为严重，所以起床之后立刻吃些像饼干这样的清淡的食物。另外，通过少吃多餐，把一天3餐改为6餐。如果食物治疗法没有效果，可以按照医生的处方服用维生素（特别是维生素B）和少量的抗呕药。

Q35 怀孕后腰痛得马上要断掉似的，很担心是不是腰间盘突出。

随着孕期的增加，子宫逐渐增大，并向前突出，从而使身体重心向后移。因此，怀孕后的女性经常腰痛。这种情况下，紧身布对治疗腰痛有显著的功效。

严重的腰痛可能是由于关节韧带松弛，也可能是由于椎间盘突出，应与专家商量，并接受早期的治疗。腰痛时如果睡在暖炕或比较硬的床垫上，将有助于治疗腰痛。

Q36 怀孕时需要吃补品吗？

医学上没有记载鹿茸、人参等补品对孕妇有特别的效果或对胎儿有好处。当然，也不能说补品一定对胎儿有什么坏处。可是这些药材对胎儿到底有怎样的影响，到现在仍没有准确的说法。所以与其吃补品，还不如通过适当的饮食来摄取营养及矿物质。

Q37 我已怀孕8个月，但便秘有点严重。接受治疗会不会流产？

怀孕初期是膨大的子宫，而怀孕后期是胎儿的头部压迫直肠，使肠蠕动降低。为了预防便秘应养成每天大便的好习惯，并多吃水果、蔬菜和纤维质的食物。经常做些运动也有助于排便。

如果便秘严重应药物治疗。有些泻药促进肠运动的同时促进子宫的收缩，有可能引发流产或早产。所以便秘严重时应与专家商量，服用对胎儿没有影响的药物。

Q38 怀孕期间手癣比较严重，接受治疗会对胎儿有影响吗？

如果是一般的手癣，可以用抗真菌药物局部治疗。但如果是指甲白癣，需要长时间服用抗菌药物，所以还是产后治疗比较妥当。当然，即使已经怀孕，长在脚上的足部白癣、手上的手白癣、头上的头白癣可以用局部药物治疗，依据专家的指示接受治疗也无妨。因此，局部的治疗可以治愈白癣，即使是怀孕期间接受治疗，对胎儿也没有影响。

Q39 怀孕后蛀牙更严重了，不能看牙医吗？

怀孕后由于牙龈充血、变软，所以容易出血，有时可能引起脉管炎。但是大部分孕妇产后上述现象会消失。

牙齿不好的孕妇应在怀孕之前治好牙齿，但怀孕后治疗也无妨。

其实，怀孕不是造成孕妇蛀牙的原因。只是，怀孕时生活饮食习惯会改变，常习惯吃酸性食物，所以注意饮食也是防止蛀牙的有效措施之一。

Q40 我已怀孕4个月，住在14层。上下爬楼梯会流产吗？

与住在平房的孕妇相比，住在高楼的孕妇，其楼层越高流产、早产的概率愈大。还有，路桥或地下层等楼梯对孕妇也是不好的，应避免频繁地爬上爬下。

孕妇应尽可能地减少爬楼梯的次数，爬时最好养成中间休息或扶着栏杆上下楼梯的习惯。爬楼梯时，腰应尽可能地伸直，重心转移到上面阶梯的脚后，另一只脚再踩上去。但是，适当地走动有助于减轻浮肿。

Q41 怀孕会让白带异常吗？

怀孕期间，宫颈处的黏液迅速增加而导致白带增多，所以应经常清洗阴道口周围的阴唇。但是，如果白带异常地增多，可能是由盆腔炎或霉菌感染引起的。有严重的恶臭并带有泡沫的黄色白带大部分是由盆腔炎引起。

Q42 怀孕会导致出血症状或贫血吗？

怀孕期间抗凝固因子会增加，故不会因为怀孕而出现出血症状。经常流鼻血时，应先到耳鼻喉科查明病因。

患有高血压、各种出血性疾病的患者会流鼻血，所以应及时就诊和治疗。特别是，正常怀孕也会出现贫血情况，而流鼻血会恶化贫血，故及时接受适当的治疗非常重要。

Q43 怀孕期间拉肚子，进行治疗会不会对胎儿有害？

突然拉肚子通常都是因为细菌感染。一天左右避免吃坚硬的东西，吸收充分的水分，以防止脱水。保持镇定，肚子避免着凉。

肠伤寒或子午痧也会引起拉肚子，所以拉肚子时最好询问这一方面的专家。

Q44 怀孕5个月了，自己开车上下班会对胎儿有害吗？

自己开车的女性愈来愈多了。但是开车会使人处于紧张的状态，所以即使是开车能手也要避免自己开车。特别是怀孕7个月之后，子宫会增大至离肚脐6～7厘米的位置，肚子往前突起，所以长时间开车时必须慎重考虑。

Q45 怀孕8个月时，因妊娠中毒症而吃不下食盐，能安全生产吗？

妊娠中毒中最重要的治疗是镇定、饮食疗法。患有轻微妊娠中毒症的孕妇可以少

孕产育全书

给您最贴心的关怀与照顾

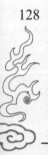

吃带有盐分的食物，多吃含蛋白质丰富的东西。患者能充分吸收维生素，病情就会好转。通过定期检查早点发现病症，可以预防和治疗。所以不要太担心，听从医生的指示治疗即可。

Q 46 怀孕8个月时医生说胎儿的位置不好，可以调整位置吗？

胎儿倒立（倒卧）或者侧着时（侧卧），我们称胎儿的位置不好。这时可以通过外回转术把胎儿归为正常的位置。

但是外回转术之后，胎儿重新倒卧或侧卧的情况居多。进行外回转术时，会有出血、早产、羊膜破损等危险。

如果比较外回转术和剖腹产手术的危险性，前者比后者相对安全。所以当胎儿的位置异常时，先做治疗，分娩时再做剖腹产手术。

Q 47 按时休息，但是怀孕8个月时患上了妊娠中毒症。为什么呢？

怀孕后半期出现浮肿、蛋白尿、高血压等异常的现象叫作妊娠中毒症。虽然还不知道其真正的原因，家庭中有过高血压患者的孕妇或患有羊水过多症、肾炎、肥胖、贫血、糖尿病等的孕妇容易出现这种情况。特别需要指出的是，妊娠中毒症在初次怀孕的孕妇中最常见。

最近，妊娠中毒症的预防和治疗愈来愈有效，减少了重度妊娠中毒症的发病率。但是，如果在最佳时期没有接受早期治疗，有可能引发可怕的全身抽筋惊厥症。

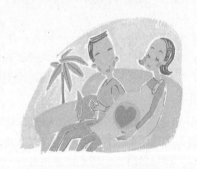

第三章

胎儿的成长过程

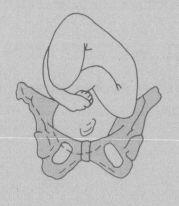

这一章包含了从受精到着床，及此后40周里胎儿每周变化的一切情况，如给胎儿提供营养的脐带和胎盘，保护胎儿的羊水等有关胎儿的全部信息。同时还介绍了预防胎儿的畸形及其检查的方法。

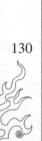

第一节 怀孕中胚胎的成长过程

Huaiyun Zhong Peitai
De Chengzhang Guocheng

每隔一周就观察一下妈妈肚子里的胎儿，观察一下胎儿在妈妈肚子里待的40周里，在第几周形成脑细胞，又在第几周形成内脏器官，骨骼和肌肉又是怎么形成的，视觉、听觉、味觉又是怎样发达的，提前画一下胎儿的成长图。

1~5周

脑细胞的生长和神经系统的形成

✳第1周：•现在还没有怀孕。
✳第2周：•现在仍没有怀孕。
✳第3周：•现在才是怀孕期（输卵管排出的卵子与精子相遇并受精）。
✳第4周：•受精卵开始着床
✳第5周：•从B超中可以确认怀孕的症状
•能容易辨认出大脑和腿部
•脑细胞开始生成
•神经系统开始形成
•血管系统开始形成

6周

大脑变大，开始形成内脏

✳第6周：•容易辨认大脑、胳膊、尾部形状看似尾巴
•眼胞和眼球（水晶体）开始形成
•胳膊和腿部的芽体开始形成
•肝脏、胰脏、肺、甲状腺、心脏已有了初步的形态
•开始血液循环，形成心脏
•大脑的左右半球开始变大
•胃部的初步脏器开始形成

7周

心脏完全形成并开始形成眼睛

✳第7周：•四个纤细的肢芽已发育
•脸部开始形成鼻孔，舌头也开始形成
•看似黑点的眼睛开始形成
•胃、食道、肾脏开始形成
•头部变大，眼皮开始形成
•胚胎中央开始形成盲肠和胰脏
•脑部中央开始形成脑垂体
•脾脏和肝脏开始形成
•内脏器官均已发育，可以看见大脑皮层

8周

上肢和下肢已形成，骨骼与软骨组织已发育

✳第8周：•从腿芽中开始长出腿、脚和脚趾
•从臂芽中开始长出腕、手指和臂部
•生殖腺和睾丸（卵巢）已发育
•软骨组织与骨骼已发育
•从臂芽中长出来的手可以触碰到心脏
•两只脚能在中心线触碰在一起
•眼皮能包住眼球
•头部微微抬起，颈部变长
•为嗅觉技能作准备
•能分辨出脑干

9 周

视网膜的神经细胞已生成，开始有胎动

❋第9周：
- 腹腔与胸腔出现分离
- 面部肌肉和嘴唇已成型并继续发育
- 通过B超首次看见胎动
- 视网膜的神经细胞已生成
- 耳朵里形成半球形导管
- 鼻孔向外露出
- 连接脑部和身体的颈部逐渐明显
- 手指和脚趾已完全成型
- 尿道与直肠完全分离
- 在胚胎期的小尾巴已经消失了
- 有膜覆盖着眼睛，而且闭得很严
- 腿在变长而且脚已经长到能在身体前部交叉的程度

10 周

味觉器官和生殖器官逐渐成形

❋第10周：
- 眼睛从脸部侧面逐渐向脸部中央位移
- 软骨组织逐渐被骨骼替代
- 上腭开始形成
- 味觉器官逐渐形成
- 颈部肌肉开始形成
- 当胎儿的性别为女性时会出现阴蒂并开始形成卵巢
- 左右两侧的肺叶开始以许多微小的导管扩大展开
- 横膈膜把心脏、肺、胃分离
- 当胎儿的性别为男性时，他的睾丸已经开始产生睾酮
- 手腕和脚跟发育完成，并清晰可见

11~12 周

皮肤上开始出现毛囊，肝脏也开始活动

❋第11周：
- 头部占胎儿身长的一半
- 外部生殖器官开始形成
- 皮肤上开始出现毛囊
- 耳朵在头的侧面较高的位置，仍没有完全成型
- 牙齿胚芽开始形成

❋第12周：
- 此时的骨骼都还是软骨
- 肝脏开始分泌胆汁
- 已形成完整的肺
- 甲状腺和胰腺已完全形成
- 头部感到不适时能够运动
- 肝脏开始制造血细胞
- 肾脏分泌尿液到膀胱
- 可以做出打哈欠的动作

13~15 周

男女生殖器有了明显的区分

❋第13周：
- 手指甲开始生长并开始形成指纹
- 20颗乳牙的根开始形成
- 声带开始形成
- 器官、肺、胃、肝脏、胰腺等内脏进入到能够发挥功能的状态

❋第14周：
- 耳朵从颈部逐渐向头部位移
- 男女生殖器有了明显的区别
- 消化腺和声带完全形成
- 味蕾伸长，开始形成唾液腺

❋第15周：
- 透过薄薄的皮肤可以看见血管
- 能看出腿比臂长
- 手的指甲完全形成
- 指部的关节开始运动

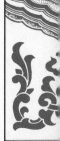

孕产育全书

给您最贴心的关怀与照顾

131

典藏精品版

最全面、系统的孕产育指导

16~17 周

听觉逐渐形成，内脏器官发挥各自的功能

✲第16周：•胎儿可以握紧拳头，张开嘴唇，咽东西
- 开始会吸吮自己的手指
- 头上开始长出绒毛
- 胃开始分泌消化液
- 肾脏开始分泌尿液

✲第17周：•开始形成褐色的皮下脂肪
- 生长速度开始放慢
- 白色的脂肪质包围脊椎的神经纤维
- 听觉开始发达
- 循环系统、尿道等开始工作
- 会在子宫中玩脐带

18~19 周

骨骼变得明显，胎动逐渐强烈

✲第18周：•通过CT可以明显看出骨骼
- 耳朵向头部上移
- 绒毛开始覆盖全身
- 当胎儿的性别为女性时，她的阴道、子宫、输卵管都已经各就各位
- 当胎儿的性别为男性时，他的生殖器已经清晰可见

✲第19周：•腿部与身体其他器官成比例增长
- 胎儿开始有明显的脚踢和手动
- 妈妈能感觉到胎儿的手指和脚趾的运动

20~24 周

胎儿的成长变化明显，血管开始发达

✲第20周：•为了保护皮开始形成胎质
- 长出纤细的眉毛

✲第21周：•胎儿身体的各个部位、组织、器官仍持续生长

✲第22周：•眼皮开始发达
- 手指甲开始发达

✲第23周：•睫毛开始形成
- 嘴唇越加明显
- 眼睛和眼皮完全形成
- 肢体外观变化明显

✲第24周：•肺部血管开始发达
- 头部还是占体积的很大部分
- 听力继续发展，呼吸系统也正在发育

25~27 周

胎儿的身体略显微胖，并开始呼吸

✲第25周：•胎儿的身体开始发胖
- 皮肤开始起褶
- 开始练习呼吸
- 味蕾已完全形成

✲第26周：•头部和身体从整体上与新生儿相差无几
- 肚子里虽然没有空气，但胎儿仍做呼吸的动作
- 当胎儿受到外界干扰时能够做出反应

✲第27周：•通向耳朵的神经网已完成
- 胎儿开始呼吸
- 仍没有形成视网膜

28~29 周

脑组织发达，并能感觉到子宫外的光线

❋第28周：
- 脑组织继续发达
- 胎儿开始做梦
- 开始眨眼睛
- 胎儿的睡眠开始有规律
- 虽然胎儿的肺部没有完全发达，但能够制造氧气维持生命
- 会把自己的大拇指或其他手指放到嘴里去吸吮
- 大脑皮层表面开始出现一些特有的沟回

❋第29周：
- 皮下脂肪已初步形成
- 会睁开眼睛并把头转向从妈妈子宫壁外透射进来的光源
- 手指甲已能看得很清楚了

30~31 周

肺与消化系统将要完全形成

❋第30周：
- 胎儿为男孩时，睾丸从肾脏附近移向阴囊
- 胎儿为女孩时，阴蒂变大，由于没有形成阴唇，阴蒂露出原貌

❋第31周：
- 肺与消化系统基本上已完全形成
- 胎儿在子宫内有微弱的视力（往孕妇的肚子实施照明时，胎儿移动头部，有时为了触摸光线而伸手）
- 眉毛和睫毛将完全形成
- 身长增长趋缓而体重迅速增加
- 能够把头从一侧转向另一侧

32~34 周

胎儿的体形逐渐匀称，头部骨骼变硬

❋第32周：
- 继续形成皮下脂肪
- 相对头部，四肢生长均匀。膀胱输出尿液
- 由于胎儿的活动空间逐渐变小，胎动也随之减少

❋第33周：
- 为了进行肺部运动，胎儿会吸入羊水并练习呼吸
- 头发可能完全生长，也可能尚未完全生长
- 胎儿为男孩时，睾丸移向阴囊

❋第34周：
- 头部骨骼逐渐变硬
- 皮肤的皱纹逐渐减少，皮肤为红褐色并加深
- 脚指甲开始形成，手指甲长到手指末端

35~40 周

胎儿的各个器官均已完全形成，并等待分娩

❋第35周：
- 肺部充分发达，假如早产也能治疗成功

❋第36~37周：
- 为了出生后调节体温，胎儿身上的绒毛和杂毛开始脱落
- 胎儿的各个器官均已准备好分娩
- 肺是最后成熟的器官

❋第38~40周：
- 是预计胎儿出生的时间
- 怀孕到42周仍属正常，但之后则属于晚产
- 还在继续长肉，增加脂肪储备

133

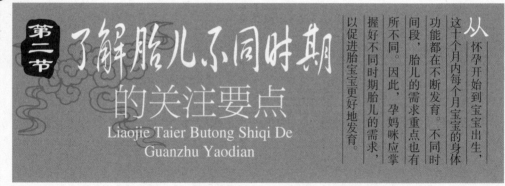

第二节 了解胎儿不同时期的关注要点

Liaojie Taier Butong Shiqi De Guanzhu Yaodian

从怀孕开始到宝宝出生，这十个月内每个月宝宝的身体功能都在不断发育。不同时间段，胎儿的需求重点也有所不同。因此，孕妈咪应掌握好不同时期胎儿的需求，以促进胎宝宝更好地发育。

1 受精后的前8周为危险期

当输卵管受损或输卵管通道变窄时会引起卵子的移动速度变慢，并最后导致卵子在输卵管着床。这种现象并不是正常的子宫内着床，而是子宫外着床。

当受精卵在子宫内着床后，受精卵将会迅速发育。通常把怀孕后即卵子受精后的8周内的受精卵称为"胚"。在这期间，细胞快速分裂，并形成软骨组织和血液等各种人体的重要结构。从此刻开始至以后的3个月期间，子宫已不能完全保护胎儿，所以孕妇要时刻保护好胎儿，从而避免流产。

2 怀孕的第29周起，胎儿能靠自己生存

怀孕后的两个月，胎儿的大部分重要器官已基本形成。在以后的日子里，已经形成的器官会更加明显和成熟。因此，所谓胎儿是指从怀孕的第8周到分娩之前的孩子。大部分胎儿都能从怀孕的第29周开始靠自己生存。

在这一章节，我们将从胎儿的形成到主要器官的形成与成熟作一个详细的说明。同时我们还将对有关胎儿的营养、保护、成长环境等作出具体说明。

3 怀孕初期，要每隔4周记录胎儿的成长情况

通过B超、CT、胎镜不仅能观察胎儿的成长过程，还能及时发现胎儿的异常，从而有效预防胎儿的早产、流产、死产。

由于胎儿在怀孕初期迅速成长，所以要每周记录一次胎儿的发育状况，之后最好是每隔4周记录一次。B型超声检查，即"B超"是怀孕过程中必要的检查，但不宜多做，在怀孕初期做一次，怀孕的第20周即怀孕5个月后再做一次，最后在怀孕末期做一次，总共做3次即可。

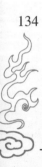

在怀孕的过程中，连接孕妇和胎儿的器官是胎盘，关于胎盘的功能，我们将在往后的章节中作详细说明。怀孕过程一般分为3期，每期的时间为3个月。

4 怀孕12～13周后，胎儿具备完整的身体结构

胎儿具备完整的身体结构后，以后的发育为单纯的成长与成熟。此时，胎儿一旦形成了正常的器官，就算以后母体和胎儿受到一定程度的负面影响，胎儿也不会转变为畸形。

因为诸如母体所服用的药等其他外界因素，只会影响处在器官形成阶段的胎儿，而不会影响器官已完全形成的胎儿。

5 怀孕的前16周里，要特别注意风疹的预防

除了遗传而引起的先天性畸形以外，绝大部分畸形是由于在怀孕的第一阶段受到严重的影响而引起的。因此，要想有效预防胎儿的畸形，就要在怀孕的前16周里避免任何感染，特别是要避免风疹的感染。

大部分胎儿都会在子宫里健康成长，并随着怀孕的天数的推移而持续成长。同时，胎儿成长过程的记录是产前诊断的重要依据。观察胎儿成长过程的方法从传统的测量孕妇肚子到现代的B超检测，有很多种方法。

出生前胎儿的体重受多种因素的影响。如母体摄取的营养、气候等环境因素、性别等遗传因素。同时吸烟、饮酒也会影响胎儿的体重。

很多孕妇生怕自己生畸形儿。畸形儿的形成由多种因素造成，其中既有通过遗传引起的先天性畸形，也有孕妇的年龄过大而造成的后天性畸形。如果怀疑胎儿为畸形儿时，可通过血检、羊水检查、B超检查进行诊断。

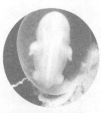

◄ 虽然怀孕6周的胎儿只有15毫米，但仍可以清晰地看到胎儿的脊椎。胎儿在羊膜和脐带的上面，包裹胎儿的卵黄囊看似气球一样飘在上面。

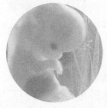

◄ 怀孕8周后的胎儿的形状。这时胎儿的大小虽然只有30毫米，但脸和身体已具人形，同时大部分器官已基本形成。

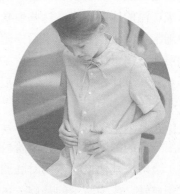

▲ 以后的发育为单纯的成长与成熟。

孕产育全书

给您最贴心的关怀与照顾

135

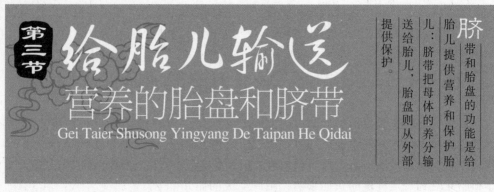

1 胎盘是连接母体和胎儿的生命线

着床时的受精卵是呈细胞球状的没有分化的胚胎细胞。着床后的细胞球继续成长为空心状，细胞球的中心部位有很多特殊的细胞群，而这些细胞群将成长为胎儿。

未分化的胚胎细胞的外部细胞被一群称为绒毛膜的像手指一样的突触包围着。这些绒毛侵入到子宫内层，并依附在子宫内的血管里，从而在母体的血管里摄取养分。此时绒毛将中断侵入，转而开始复制，并形成枝条。

形成胎盘基础的就是这些绒毛，而这些绒毛将继续生长到其表面与母体血管有大面积接触为止，并最后形成枝条。就这样，胎盘发挥了连接母体和胎儿的生命线的作用。

2 随着胎盘的成熟，绒毛将母体的养分传送给胎儿

随着胎盘的成熟，绒毛内会形成血管。周边的血管仍连接在一起，直到血管形成广泛的体系为止。这些血管被胚胎的细胞层所包围，而到了后一阶段，细胞层会分离母体血管和胎儿，并把氧气和养分从母体传送到胎儿，又把胎儿的毒素等传送到母体。

在绒毛内形成血管时，尚未分化的胚胎细胞内的细胞群（在这个阶段称之为胚）会形成其他血管。同时胚胎中形成三条血管，成为脐带的基础。虽然这时的胚胎还不到1毫米，但胚胎中开始分化出心脏，并从受精后的第5周开始有搏动。

随着时间的推移，胎盘无论是从形状还是从功能上都有显著的变化。这时，绒毛也将继续生长，并形成许多枝条，从而让胚胎更容易附着在子宫内膜上。分离胎儿血液与母体血液的细胞层将逐渐变薄，但在正常的状态下，就是因为有了这层细胞，胎儿的血液和母体的血液才没有混合在一起。

怀孕12周后，胎盘将成为一个独立的器官，并成为胎儿体外的一层膜，从

而把发育中的胎儿和羊水包裹在里面。 儿体重的1/6。
这时，胎盘的重量将达到500克，这是胎

胎盘的变化过程

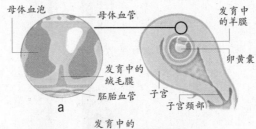

a. 当胚胎细胞的外层侵入到子宫壁内部后，胎盘才开始发育。含有血管的胚胎内层开始向外形成许多手指般的突触。

b. 母体中的有些血管被尚未分化的胚胎外层施加的外力所溶解，从而使母体血液流出并形成血泡。这时含有胎儿血管的突触向外部形成枝条，而这些枝条将形成更多的枝条。

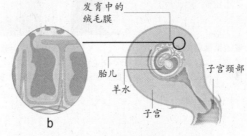

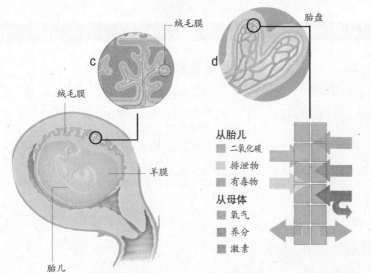

从胎儿
■ 二氧化碳
■ 排泄物
■ 有毒物
从母体
■ 氧气
■ 养分
■ 激素

c.尚未分化的胚胎细胞的突触（又称为绒毛膜，也可以称为只有在受精卵发育时期可以看见的胚被膜外层的囊膜）将形成枝条，从而形成更多更复杂的血管。就这样，胎盘成为了一个构造体，我们可以在怀孕过程中看见类似的现象。

d.子宫壁内的血管和胚胎绒毛膜内的血管之间形成了血液循环，而通过血液循环，胎盘具备了十分重要的交换功能。

如图所示，胎儿通过与母体的血液循环，将自身的二氧化碳、排泄物、有毒物质等输出给母体，又从母体里摄取氧气、养分、激素。某些药物可以通过母体输给胎儿。

137

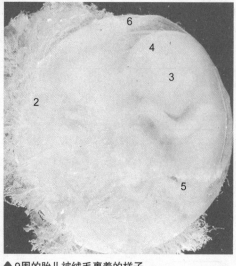

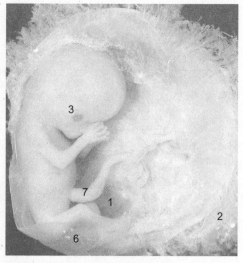

↑9周的胎儿被绒毛裹着的样子

胎盘在胚胎着床的附近形成。胎儿通过脐带接受母体的养分，并漂浮在羊膜内的羊水中，而羊膜被绒毛膜包裹着。

↑除去绒毛膜后只剩下羊膜的胎儿图

1羊膜，2绒毛，3眼睛，4大脑，5腿，6绒毛膜，7脐带。

最关心 的问题

引起怀孕错觉的泡状物

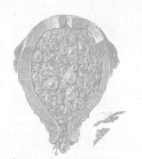

↑泡状物：子宫内的肿瘤。

有一位期盼着怀孕的妇人，过了经期仍没见月经到来，就断定自己怀孕。经过一段时间后她肚子有些变大，看似怀孕，这让妇人及其家人感到十分高兴。

几天后，妇人去医院作检查，然而检查结果却出乎所有人的意料。妇人的肚子变大并不是因为怀孕，而是子宫内长了个瘤。这种引起怀孕假象的泡状物，其实是长在子宫内的肿瘤。

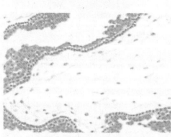

↑从显微镜中看到的泡状物的横断面。

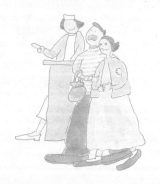

③ 胎盘通过脐带将母体的养分传送给胎儿

胎盘不仅把母体的养分传送给胎儿，同时还把胎儿体内的废物传送给母体，从而在母体和胎儿之间形成循环，而这种循环是在胎盘的绒毛上进行的。随着母体心脏的搏动，含有营养和氧气的母体血液会进入到循环中，同时含有二氧化碳和毒素的胎儿血液也会从胎盘进入到循环中。

随着胎儿心脏的搏动，含有二氧化碳和排泄物的胎儿血液会沿着脐带进入到胎盘中，并通过循环再把含有营养和氧气的母体血液传送给胎儿。

④ 胎盘从外部保护胎儿

当母体服用药物时，某些药物可能会进入到胎儿体内，从而给胎儿造成不良影响。而胎盘就发挥防止这些药物进入胎儿体内的作用。

怀孕期间，有些药物应该禁止服用。到底有多少药物成分能进入胎儿体内，这取决于药物分子的大小，一般来说，分子越小就越容易通过胎盘。

大部分药物的分子都很小，所以很容易通过胎盘。母体血液中的蛋白质和血细胞则比药物分子大一些，所以很难通过胎盘。

通过胎盘进入到胎儿体内的物质中也含有母体的抗体，而这些进入到胎儿体内的抗体能使胎儿对某些疾病具有免疫能力。这种免疫能力会持续到婴儿出生后的6个月，而此时的婴儿也能靠自身产生抗体。

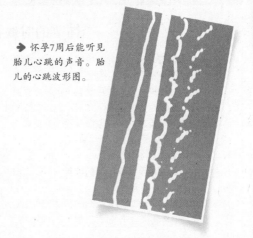

➤ 怀孕7周后能听见胎儿心跳的声音。胎儿的心跳波形图。

⑤ 胎儿和母体分泌的羊水

怀孕期间，胎儿一直待在羊膜内的羊水中。传统医学认为羊水在怀孕期间是没有变化的，但现代医学已证明羊水会不断地变化，而这种变化会持续到分娩之前。

除了母体分泌的一小部分羊水外，绝大部分羊水都是由胎儿分泌的。在怀孕初期，胎儿的皮肤上存在着气孔，羊水就是从气孔通过，并随着胎儿体重的增加而增加。

怀孕16周以后，胎儿皮肤上的气孔会自动消失，进而羊水无法通过气孔排到羊膜内，这时胎儿会排出积累在肾脏的尿液，而这种尿液会在怀孕中期成为

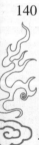

羊水的重要成分。到了怀孕的第3阶段，一小部分羊水是由胎儿的肺排出的。

怀孕的12～40周里，就算羊水增加10倍，也会通过很多方式吸收掉多余的羊水。如胎儿、脐带、囊膜等都能吸收多余的羊水。

羊水有多种功能。第一，能维持胎儿正常发育所需的体温，从而给胎儿提供舒适成长的环境。第二，胎儿可以把小便排到羊水中。第三，能抵挡一定程度的外界冲击。第四，羊水有助于器官的成长，能使胎儿进行呼吸运动。最后，羊水能抑制细菌的生长，从而防止胎儿受感染。

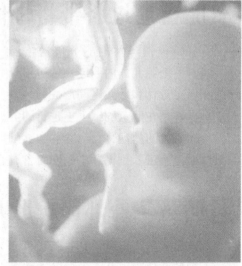

▲ 怀孕的40周里，胎儿一直在羊水中成长。

必须掌握的知识

怀孕的时候接受的基本检查

● **贫血检查**——检查血液中的血红素，如果有贫血的倾向，就一定要接受治疗。

● **血型检查**——分娩时可能会出现需要输血的情况，检查ABO型或Rh型。

● **梅毒血清反应**——抽取血液检查有没有梅毒。一旦怀孕，就要马上进行检查，如果感染了梅毒，就需要彻底的治疗。

● **胎儿心率以及子宫收缩的检查**——定期进行检查，预防流产或早产。

● **乳房检查**——如果乳头凹陷，就无法正常进行哺乳。出现乳头过小或凹陷的情况，最好从怀孕的时候开始着手解决。

● **血压、血尿、有无浮肿**——妊娠中毒症的重要的判断依据。

● **测量体重**——定期进行体重的测量，这有助于判断妊娠中毒症、双胞胎以及其他异常。

● **骨盆的大小**——测量从外部到骨盆腔的产道的大小，并以此来调查能否进行正常分娩。

● **胎儿的发育和位置、子宫的大小**——定期检查胎儿的发育和位置、子宫的大小等来判断妊娠过程顺利与否。

必须掌握的知识

怀孕一个月后的首次检查

● 按阴历计算，怀孕时间为10个月。

● 为了记录最基本的信息，要特别重视第一次检查。

● 怀孕的第一月，孕妇会出现乳房肿痛、尿频、疲劳等症状。

● 作完第一次检查后，要寻找一位值得信任的医生，如果对医生感到不满，要及时更换适合自己的医生。

● 分娩预期日只不过是通过简单的数学公式得到的数据。

● 怀孕后的6周内，胎儿将迅速成长。

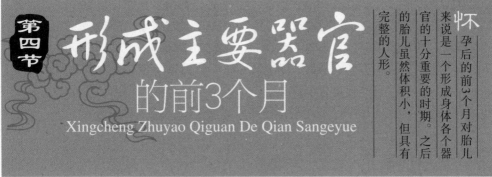

怀孕后的前3个月对胎儿来说是一个形成身体各个器官的十分重要的时期。之后的胎儿虽然体积小，但具有完整的人形。

怀孕的第1期是指怀孕的前13周，在这一期胎儿将发生重大变化，从肉眼无法看见的单细胞将成长为一个肾脏形、长度约75毫米的胚胎，有些器官也将在这一期形成，并一些器官已开始发挥功能。这时期的胎儿的成长过程大致如下。

1 3周时的胎儿

月经周期平均为28天，而受精发生在前3周的初期，受精的第7天，受精卵在子宫腔着床。一般着床时，阴道内会出2～3滴的血，这种现象称之为"着床出血"。

2 4周时的胎儿

怀孕4周以后，就能用肉眼确认怀孕。胚胎继续发育，而绒毛膜开始接触母体的血管，并最后发育为胎盘。怀孕初期的胎盘会分泌绒毛性腺激素（是一种中断月经、刺激怀孕的激素）。

3 5周时的胎儿

这时期，从胚的里面形成组织的突触，而这个初期神经组织的大部分组织将成长为大脑神经，少部分组织将成长为脊椎神经。同时，羊膜囊将含有几毫升的流动液体。这时的胚胎大小约为2毫米。

4 6周时的胎儿

胚胎成长为5毫米，形成身体器官。6周末期，将开始形成脊椎、大脑、眼睛、耳朵。最早形成的器官是：胃、肝脏、胰脏、肾脏，而最晚形成的器官是

孕产育全书

给您最贴心的关怀与照顾

肺，这时只形成肺的组织。同时，肢芽（以后成长为手臂和腿）也开始形成。

受精后的第28天开始，虽然心脏尚不具有完整形态，但开始有心跳。这时期的孕妇，可以在月经预定日的两周后通过利用小便测试的早孕试纸测出自己是否为怀孕，如果呈现阳性，就说明已怀孕。最近研发出一种新试纸，可把检测时间提前1~2周。

这时期的孕妇会出现乳房肿痛、尿频、呕吐或恶心等怀孕初期症状，并可以通过B超确认怀孕。

5 7周时的胎儿

胚胎的主要器官继续发育，特别是头部变化十分明显，胎儿初具人形。

虽然这时的眼睛被皮肤（以后发育成眼皮）所覆盖着，但实际上已形成。开始出现嘴和腭，鼻子尚未形成，鼻孔还是小黑点。头部向胸部靠近，胚胎从整体上呈C字形。

胚胎继续发育，形成手臂和腿，而手臂和腿的末端出现微弱的裂纹，在以后的时间里这些末端会发育成手指和脚趾。肌肉开始发达，软骨也开始形成。

血管组织更加复杂，肝脏和肾脏虽然已发达，但仍没有开始"工作"。甲状腺、胆囊、胰脏等器官已开始形成。这时期的肺小而坚固，并已形成胸部。

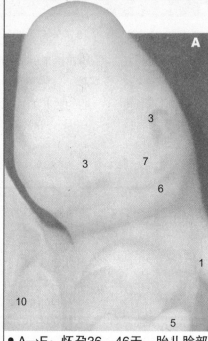

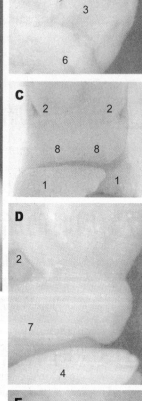

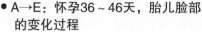

● A→E：怀孕36~46天，胎儿脸部的变化过程

怀孕期间，胎儿的形状不断变化。头部两侧出现眼睛；不仅鼻孔大，鼻孔之前的距离也较宽，鼻子较扁；耳朵长在颈部两侧。但随着时间的推移，这些器官的大小和位置将发生变化，眼睛和鼻子移向脸部中心，耳朵移向头部两侧。

★ A、B：怀孕36~38天的胎儿
★ C、D：怀孕39~40天的胎儿
★ E：怀孕41~46天的胎儿

1臂	2眼睛	3形成鼻尖的部位
4手	5腿	6上颚	7下颚
8形成鼻孔的部位	9鼻孔	10脐带

形成卵巢或睾丸的组织已开始发育，但仍然无法鉴别性别。7周末期可

通过B超检测出胚胎的心跳约为每分钟160次。

6 8周时的胎儿

胎儿的一切器官已基本形成，胆囊和胰脏是最晚形成的器官。心脏从2周前开始搏动，某些器官虽然未成熟，但已开始"工作"。中耳（控制听力和平衡）明显成长，外耳尚未形成。相对肾脏，头部明显变大。头部下面出现小浅窝，而这个小浅窝以后会成为颈。嘴和鼻孔也开始形成。由于头部的迅速成长，脸部比例相对之前明显减小。通过B超可发现胎儿开始有微弱的运动。

8周末期，胚胎的大小为17毫米，

体积占子宫的2/3。由于子宫的成长，医生能容易确诊出是否为怀孕。虽然身体的各个部分都已存在，但仍没有完全形成。从此刻到怀孕末期，胎儿将继续成长，与此同时身体的各个器官变得更加复杂更加成熟。

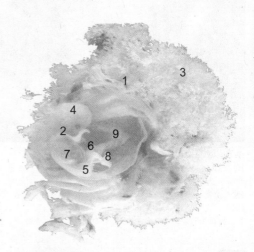

▲8周时的胎儿
胎儿的一切器官已基本形成，胆囊和胰脏是最晚形成的器官。10周后，胎儿拥有完整的人形，一切内部器官都各就各位。
1羊膜，2手臂，3绒毛膜，4头部，5腿，6流出脐带的肠（胎儿的肠），7肋骨，8脚趾，9脐带。

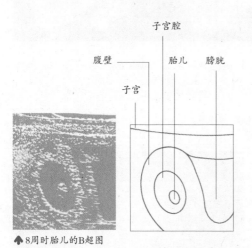

▲8周时胎儿的B超图

子宫腔

腹壁　胎儿　膀胱

子宫

7 9～12周时的胎儿

怀孕10周后，胎儿的耳朵内部已完全形成，并开始形成耳朵外部，直到12周末期才完全形成。肌肉继续形成，到了12周末期，手臂和腿能开始运动。

怀孕12周后，胎儿的头部占身体的很大部分，此时的身体仍然很小，但还是能用肉眼辨认。虽然手臂和腿容易识别，但手指间和脚趾间仍然连接在一起

孕产育全书 给您最贴心的关怀与照顾

143

呈鸭蹼状。由于胎儿的性别从受精时就已决定，所以卵巢或睾丸已完全形成，但胎儿的外阴尚未完全形成。

心脏已完全形成，开始向自身体内和脐带中的两个大动脉输出血液。

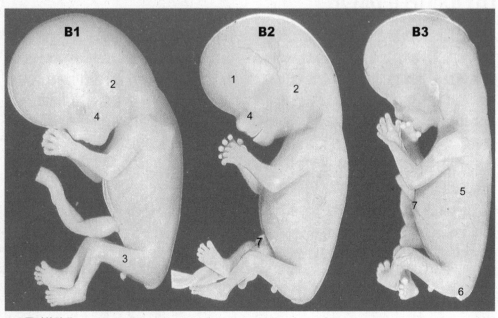

▲9周时的胎儿
B1：胎儿的身高为4.4厘米，头部约为身高的一半。随着头部的增大，靠近胸部的腭逐渐抬高，并形成颈。眼皮开始形成，但仍与皮肤连接在一起。
B2：身高4.6厘米，开始形成手指甲。
B3：身高5厘米，外阴逐渐明显。
1大脑，2耳朵，3尚未分化的外阴，4眼睛，5肋骨，6尾椎，7脐带。

8 12周时的胎儿

虽然头部仍然占身体的很大部分，但胎儿还是能做一些抬头、挺胸的动作。鸭蹼状的手指和脚趾开始各自分离，最后分离出形成手指甲和脚指甲的部位。这时期的羊水约为100毫升，而这些羊水将有助于胎儿的运动和成长。同时，母体的子宫将扩大到耻骨附近。

虽然胎儿在怀孕的第1期还很小，但已具备了人形，体重是30克，身高是7.5厘米。

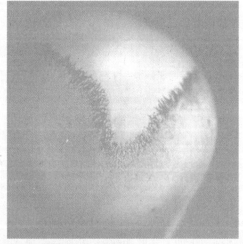

▲血管呈V字形聚集在头部。

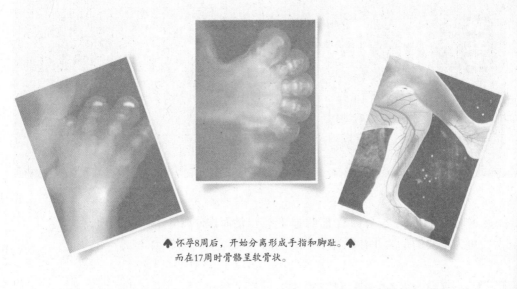

↑ 怀孕8周后，开始分离形成手指和脚趾。↑
而在17周时骨骼呈软骨状。

●**手的形态变化** 手指和脚趾在怀孕第1期迅速发育

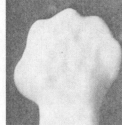

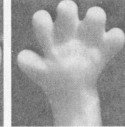

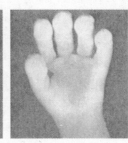

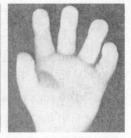

↑ 6周时的手　　　↑ 7周时手的鼓包　　　↑ 8周时开始看见手指　　　↑ 13周时类似成人的手指

●**脚的形态变化** 手指和脚趾在怀孕第1期迅速发育

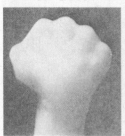

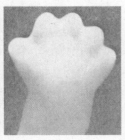

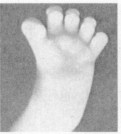

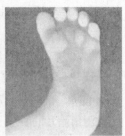

↑ 7周时的脚趾　　↑ 2天后可看见鼓包　　↑ 9周时可以看见脚踵和　　↑ 13周时类似成人的脚趾
　　　　　　　　　　　　　　　　　　　脚趾

孕产育全书

给您最贴心的关怀与照顾

145

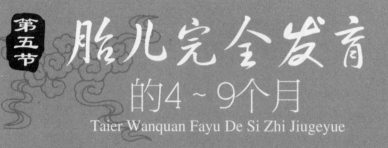

第五节 **胎儿完全发育**
的4～9个月

Taier Wanquan Fayu De Si Zhi Jiugeyue

怀孕3个月后，胎儿的各个器官都明显变大，并开始为了产后生活而作分离母体的准备。

这时期胎儿的各个器官都明显变大，更为重要的是胎儿开始为了产后生活而作分离母体的准备。

① 16周时的胎儿

这时期胎儿的身高为15厘米，体重为120克，透过胎儿半透明的淡红色皮肤可以看见血管。纤细的绒毛开始长满全身，并开始形成睫毛和眉毛。四肢的关节能开始运动，手指和脚趾开始各自分离，手指甲和脚指甲也开始出现，并形成完整的手和脚。外阴发育到可以辨认性别的程度。

虽然胎儿开始运动，但母体仍不会感觉到这种微弱的胎动。这时的羊水约为150毫升。胎儿偶尔还会运动一下肺，如同呼吸一样，而这种运动会逐渐频繁，并带有规律性。至于为什么会出现这种运动，医学上还无法解释。

怀孕18周后，可通过听诊器听见胎儿的心跳。在怀孕的7～8周，也可通过B超检测出胎儿的心跳。

如果是早产，则在怀孕的19～20周就可以感觉到胎动。如果是惊产，则比早产提前两周感觉到胎动。母体起初感

觉到的胎动会因人而异，但绝大部分孕妇都会感觉到胎儿有时会踢自己的腹部，同时这种感觉会随着时间的推移而变得更加明显。

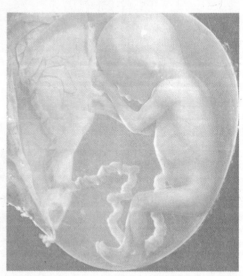

▲ 通过脐带中的两个大动脉，把二氧化碳和毒素等废物输送给胎盘，同时把母体的氧气和养分输送给胎儿（16周时的胎儿）。

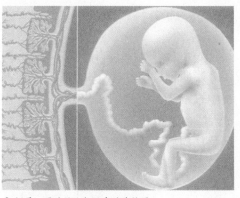

↑ 怀孕16周的胎儿与胎盘的连接图。

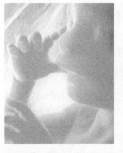

↑ 怀孕18周的胎儿图。这时的胎儿仅有18厘米。胎儿开始吸吮手指，这是为了生存产生的反射。

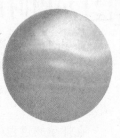

↑ 这是一个通过微管可视镜可直接观察到胎儿的一部分的时期。微管可视镜相当于一个微型口径的望远镜。

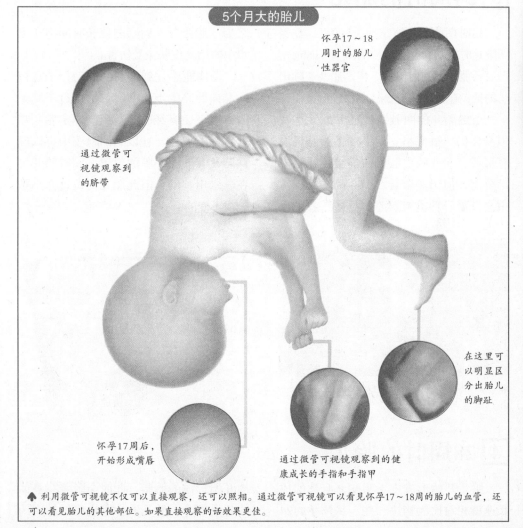

5个月大的胎儿

怀孕17～18周时的胎儿性器官

通过微管可视镜观察到的脐带

怀孕17周后，开始形成嘴唇

通过微管可视镜观察到的健康成长的手指和手指甲

在这里可以明显区分出胎儿的脚趾

↑ 利用微管可视镜不仅可以直接观察，还可以照相。通过微管可视镜可以看见怀孕17～18周的胎儿的血管，还可以看见胎儿的其他部位。如果直接观察的话效果更佳。

孕产育全书

给您最贴心的关怀与照顾

147

2 20周时的胎儿

怀孕的16～20周，羊水和体重呈2倍增长。胎儿偶尔会吸入羊水，同时肾脏会分泌大量的淡红色尿液，并开始长出头发。

在怀孕的过程中，头部、四肢等各种器官的比例将发生明显变化。这时期，胎儿的头部占身体的33％（怀孕的第1期为50％），腿部占身体的33％。到了分娩期，头部占身体的25％，腿部占身体的40％。

怀孕初期，胎盘要比胎儿大得多，怀孕16周后两者的体重基本相同，但胎儿的成长速度比胎盘快一些。

3 24周时的胎儿

这时期的胎儿体重约为500克，在美国把这时期的胎儿称作"活体"（liable，即有可能生存的肉体），但是胎儿实际出生的话，存活率是十分渺小的。

虽然胎儿的四肢肌肉已开始发达，但身体仍然很瘦小。由于皮下脂肪仍没有形成，胎儿的皮肤上布满皱纹。眼皮已分离，但仍然合着。胎儿的皮下腺体中会分泌一种类似奶酪的物质，我们称之为"胎脂"。胎脂能使长时间泡在羊水中的胎儿皮肤免受伤害。

母体能感觉到微弱的胎动，子宫稍微移向肚脐的上面。在母体不过于肥大的前提下，有经验的医生能确定胎儿在子宫内的位置。在以后的检查中可以确认胎儿和胎儿心脏的位置，同时胎儿可在羊水中移动，因此胎儿的位置并不是一成不变的。

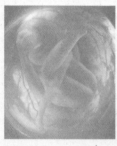
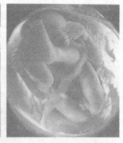

▲ 羊水中的胎儿全貌图。这时已怀孕5个月，胎儿的大小为25厘米。

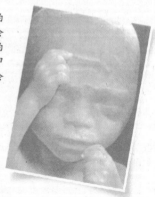

➧ 24周时，胎儿的大小为30厘米，会用手去挠皮肤上的胎脂，但由于指甲还很小，所以不会伤到皮肤。

4 28周时的胎儿

胎儿开始形成皮下脂肪，身体的成长速度相对比大脑快一些。从怀孕的24周开始形成的胎脂，此时会附着在身体的各个部分，胎儿的体重也将增加到约为1千克。如果胎儿这时出生的话，存活率仅为60%，因此新生儿需要十分细致的照顾。

母体的腹部偶尔会出现间隔为2～3秒的规律性轻微疼痛。这种轻微的疼痛是因胎儿打嗝引起的。疼痛的持续时间一般都很短，有时也长达30分钟，但这些都是正常的，因此不必担心。

5 32周时的胎儿

胎儿在怀孕的29～32这4周里迅速成长，就算早产，只要采取适当的措施，也能救活。头部和身体的比例与新生儿基本相同。肺逐渐成熟。胎儿的体重约为1.9千克，胎盘的重量约为450克，羊水的重量约为170克。

6 36周时的胎儿

头部与身体的比例与新生儿相同，并形成大量的皮下组织。肾脏充分成熟，肝脏开始处理体内的毒素。如果胎儿为男性，则睾丸移向阴囊里。头盖骨比较柔软，这有助于早产的胎儿通过产道。这时期的肺部已充分成熟，新生儿的存活率为95%。

胎儿将充满子宫腔，并采取最佳的姿势，96%的胎儿都把头朝下。早产儿的半数都将在这时期进入骨盆，而其余的都将在2周后进入骨盆。如果是惊产，只有出现阵痛后，胎儿才进入骨盆。

最关心 的问题

怀孕中的健忘症

孕妇经常会出现这些现象：时常感到坐立不安，头脑混乱，并忘记自己想做什么了，有时连一些重要的约会都忘得干干净净。这些都是因怀孕中的健忘症引起的。

像这样大脑迟钝的现象是因为孕妇把所有的精力都放在了胎儿身上的缘故。但这种现象都属于正常的生理反应，所以孕妇不必过分担心。

"怀孕"可能暂时阻碍孕妇思考，也可能永久性地改变孕妇的大脑，从而提高孕妇的思考能力。通过最新研究发现，怀孕期和喂乳期分泌的激素能改善大脑的有关学习和记忆的部位。因此平时要养成写备忘录的习惯，一次不要做太多的事情，并保证充足的睡眠。

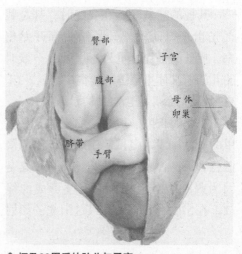

臀部　　　　子宫

腹部

母体卵巢

脐带　手臂

▲ 怀孕38周后的胎儿与子宫

胎儿呈椭圆形，腹部上的绒毛基本消失。皮肤基本被胎脂所包裹，脐带位于腹部的中央。与此同时，胎儿开始进入母体骨盆。

7 40周时的胎儿

随着胎儿的成长、羊水的减少，胎儿可以运动的空间也逐渐变小。胎儿身上的大部分绒毛开始消失，除了背和肩以外。在怀孕的期间，胎儿会形成一层新的皮肤，而胎脂会随着旧皮层一起脱落，但仍有少部分胎脂留在背、腋和胯上。尤其是在分娩的前几周，这种脱皮现象特别明显，而脱落的旧皮层和胎脂会使透明的羊水变得浑浊。

一般怀孕的平均时间为280天或40周，但由于胎儿的成长速度的差异，怀孕时间为38～42周。到底是身体的哪个组织在引导分娩，我们不得而知，但可以肯定的是，胎儿自身决定着分娩日期。只有当胎儿成熟到可以在子宫外生存时，胎儿才决定分娩。早熟儿的分娩是由胎儿对分娩期的判断错误引起的，但这种现象一般很少，只有7%的胎儿会出现早熟现象。

其他的哺乳动物在分娩时，都是腿部先出来，而人类却是从头部开始出来。胎儿的平均体重为3.4千克，分娩时胎儿的正常体重范围一般很广，从2.8千克到4千克都属于正常的体重。

毛发的长度一般为2～4毫米，手指甲的长度则没有范围。眼球的前房为淡蓝色，而晶体状的部分为纯白色。这是因为眼睛的色组仍没有完全形成的缘故，在出生的几周内，经过阳光的照射后，眼睛逐渐变色。

在怀孕的第3期，胎儿开始从母体吸取抗体，这种抗体对母体生过的病具有一定的免疫力，从而使胎儿对红疹、流行性腮腺炎、百日咳、风疹等具有一定的免疫能力。但这种免疫能力只是暂时的，在婴儿开始自己制造抗体的6个月内逐渐消失。

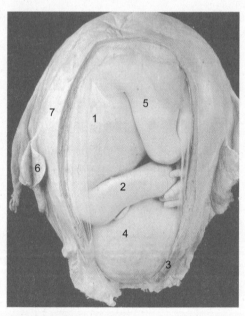

⬆ **怀孕末期的胎儿和子宫**
一般怀孕的平均时间为40周，但由于胎儿的成长速度的差异，怀孕时间为38～42周。随着阵痛的出现，母体的子宫门逐渐打开。

1.腹　　　2.臂　　　3.母体的子宫颈管
4.脑　　　5.腿　　　6.母体的卵巢
7.母体的子宫

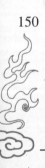

必须掌握的知识

临近分娩的前兆

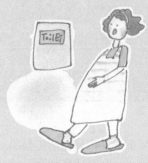

⬆ 随着分娩期的临近，胎儿开始向子宫口移动，从而刺激孕妇膀胱，使孕妇进洗手间的次数增多。

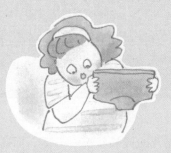

⬆ 阴道分泌物增多，出现掺有褐色血丝的黏物。

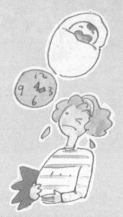

⬆ 出现间隔为10～15分钟的阵痛。

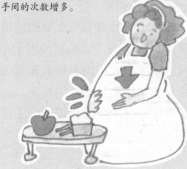

⬆ 由于胎儿的向下移动，孕妇已无法感觉到胎动，但总感觉到饿，从而食欲大增。

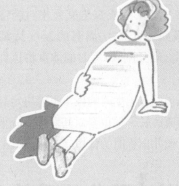

⬆ 随着胎儿的移动，孕妇的重心开始向下移，这时容易出现抽筋现象。

孕产育全书

给您最贴心的关怀与照顾

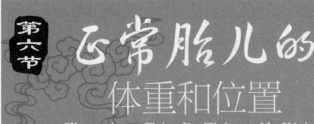

胎儿的体重不仅与遗传因子有关，同时也受母体体重的影响。让我们共同了解一下，怀孕时影响胎儿体重的各种因素与正常胎儿的位置。

胎儿体重的变化与胎儿的成长状况有着密切的联系。在怀孕初期，胎儿成长得十分迅速，但从分娩期的前几周到分娩后，幼儿的成长速度会相对缓慢下来。假如胎儿按34周时的速度持续成长，那么幼儿刚满1岁时的体重将达到88千克。

虽说胎儿出生时的体重不能决定其以后的健康成长，但也会对其发挥十分重要作用。胎儿出生时的体重受多种因素的影响，而这些因素都不是母体能所控制的。其中一个因素就是父母的遗传因子，遗传因子的载体即染色体决定胎儿的性别，而男婴一般要比女婴重一些。

40周时出生的男婴与女婴的体重平均相差150克，而每个人的遗传因子都各不相同。到现在人们仍不得而知遗传因子到底对胎儿体重起多大的影响。除此之外，母体的健康状况和周围的生活环境也是影响胎儿体重的重要因素。

1 影响胎儿体重的各种因素

俗话说胖女人能生胖小孩，这句话是有根据的，因为母体的身高与体重是影响胎儿体重的最重要的因素。只要在这基础上保证充足的营养和适当的睡眠，还有定期的检查，那么母体就能生一个健康的胎儿。

同时，经产妇所生的婴儿一般比初产妇所生的婴儿重一些；双胞胎婴儿一般比普通婴儿轻一些，双胞胎的体重加起来只有6千克。母体体重的变化量也能影响胎儿体重。孕妇的体重在怀孕过程中平均增加10～13千克，而体重基本不变的母体所生的婴儿相对比体重增加20千克以上的母体所生的婴儿平均轻300～400克。

现在还无法计算出怀孕期母体的饮食习惯到底对胎儿的体重起多大影响。因为，就算母体无法给胎儿提供充足的营养，胎儿也会向母体摄取自己成长所需的营养。

例如，就算母体因缺铁而出现贫血，胎儿也不会出现贫血。因为胎儿不惜影响母体的健康也要从母体摄取自己成长所需的铁元素。但是，母体的健康

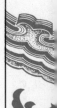

状况也会影响胎儿的成长。

如果母体过度吸烟，不仅将减少胎儿的体重，还会给胎儿带来精神上和肉体上的负面影响。

除此之外，如果母体患有某些疾病，也能影响胎儿的健康成长。例如，患有糖尿病的孕妇很可能生出膀胱很大的婴儿；高血压和肾脏炎会阻碍胎盘的功能，从而影响胎儿成长。

2 正常胎儿的姿势应该是头朝下

处于怀孕第3期的胎儿的脊椎与母体的脊椎成平行状态。这是因为，这时期母体子宫内允许胎儿活动的空间已所剩无几，和母体成平行的姿势对胎儿来说是最舒适的姿势。

在怀孕第3期，大多数胎儿的姿势都是头朝下。其中一个原因是重力，因为头部相对身体的其他部分更重一些。但更为重要的原因是胎儿的臀部和腿部需要更大的空间，而母体的子宫就像船一样下窄上宽。所以胎儿会把臀部和腿部移到空间更大的子宫上部，而把头部移到空间相对较小的子宫下部。

只要胎儿的头部进入到骨盆中，那么自然分娩将不会遇到较大的困难。我们把胎儿头部进入骨盆的这一过程称之为"胎儿头部的骨盆内进"。

在这种情况下，母体子宫整体下垂，从而减轻母体的痛苦及加在横膈膜和肺部上的压力，让母体呼吸起来更舒畅。如果是初产，那么在怀孕的36～38周时会出现上述情况；但如果是经产，那么会随着分娩期的阵痛一起出现。

但不是所有的胎儿都会采取头朝下的姿势。例如，胎盘的错位和腹水型妊娠会引起胎儿头朝上的不正常姿势。在分娩期中，有2%～3%的胎儿会出现这种不正常的姿势（在医学上称之为臀位）。

出现这种"臀位分娩"时，胎儿以头朝上臀朝下的姿势出生。这种臀位现象常见于早熟儿和双胞胎中后出生的婴

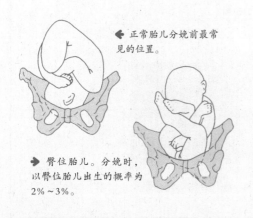

← 正常胎儿分娩前最常见的位置。

→ 臀位胎儿。分娩时，以臀位胎儿出生的概率为2%～3%。

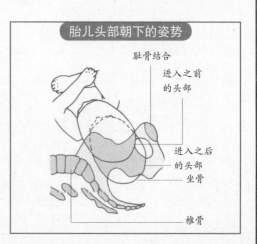

胎儿头部朝下的姿势

耻骨结合
进入之前的头部
进入之后的头部
坐骨
椎骨

153

儿身上。

　　这种臀位分娩会引发严重的问题。假如胎儿头部比母体的骨盆大出很多的话，在臀部分娩之后，头部则无法在骨盆内变化形态，从而造成难产，同时还会伴随缺氧和外伤。所以臀位分娩时，只有具备了良好的条件，才会选择自然分娩。如果是初产的话，不管条件多好，大多数妇产科大夫都会建议剖腹产。因此，臀位分娩的初产妇大都选择剖腹产。

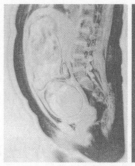
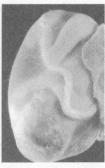

▲ 胎儿头部朝下的模样（右图为经过特殊处理后得到的照片）。

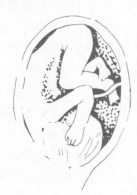

◀ 胎儿的头部通过盆骨后，开始进入产道。这时胎儿的头顶将抵达坐骨。

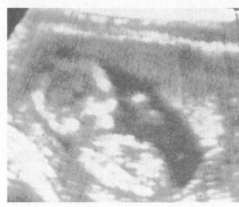

▲ B超图需要专人解读，但普通人也能辨认出头部和身体。

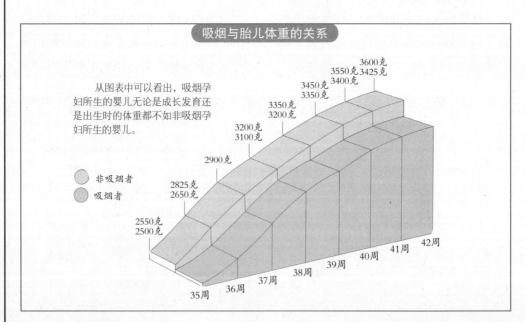

吸烟与胎儿体重的关系

从图表中可以看出，吸烟孕妇所生的婴儿无论是成长发育还是出生时的体重都不如非吸烟孕妇所生的婴儿。

非吸烟者
吸烟者

2550克
2500克

2825克
2650克

2900克

3200克
3100克

3350克
3200克

3450克
3350克

3550克 3425克
3400克

3600克

35周　36周　37周　38周　39周　40周　41周　42周

第七节 判断胎儿正常与否的各种检查

Panduan Taier Zhengchang
Yufou De Gezhong Jiancha

通过B超就能判断出胎儿正常与否。如果胎儿不正常，要及时与医生沟通并接受相关治疗，从而把问题扼杀在萌芽中。

患有高血压或有吸烟习惯的孕妇所生的婴儿在体重上无法达到其他婴儿的平均值。母体在怀孕第2期的阴道内出血会影响胎儿的健康成长。同时，怀孕期母体体重的减少（除了怀孕末的前两周）或增加量明显少于平均值时也会影响胎儿的健康成长。

1 胎儿的分娩期检查

分娩期的产妇在医院接受检查时经常测体重。这时应注意每次测体重时所穿的衣服重量要基本相同。经验丰富的医生会根据子宫大小来判断胎儿的成长状况。为了得到准确数据，会利用测径器和卷尺来进行测量。同时，还会用听诊器来测胎儿的心跳。

怀孕的准确时间是十分重要的。以最后一次月经为基准的计算仍不够精确，在无法确定怀孕的准确时间时，可通过B超诊断来确定。

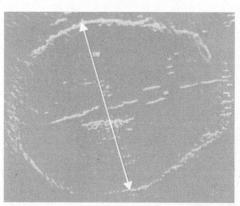

↑ 根据胎儿头部形状计算出头部直径。而这对计算胎儿怀孕的时间有很大的帮助。

2 B超检查

B超对胎儿没有任何副作用。做B超时，孕妇要躺到床上，操作员会在孕妇的肚子上抹一种油，这种油能使图像更加清晰。当把扫描仪放到母体的子宫上面时，可根据屏幕显示的图像确定胎儿的大小和位置。B超的优点在于孕妇能看到子宫内的胎儿。

孕产育全书

给您最贴心的关怀与照顾

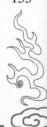

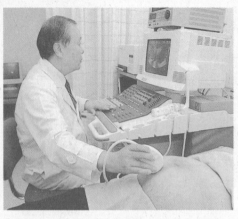

↑ 虽然B超器械的结构非常复杂，但操作起来非常容易。同时不会给胎儿和母体带来任何痛苦和副作用。操作时，首先在母体腹部抹一种婴儿用奶油，再让扫描仪在腹部上来回地扫描，这时屏幕上就会显示母体子宫内的景象。

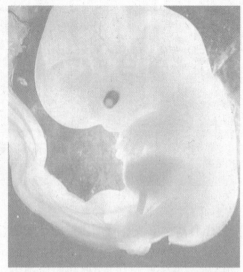

↑ 胎儿通过脐带连接母体，从而摄取养分。胎盘不是单纯地包裹着胎儿，同时还会向胎儿传送养分，并能承受一定程度的外来抗击，从而给胎儿提供保护。

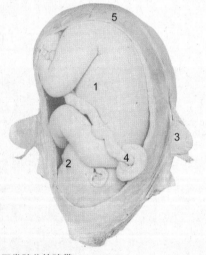

↑ 正常胎儿的脐带
脐带较长，在满足自己能自由活动的前提下，胎儿会把脐带打成结。这种结可能会有好几个，这时胎儿可能会死于窒息。

1.腹　2.眼　3.母体卵巢
4.打结的脐带　5.子宫

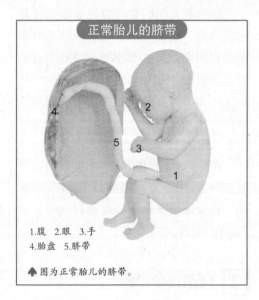

正常胎儿的脐带

1.腹　2.眼　3.手
4.胎盘　5.脐带

↑ 图为正常胎儿的脐带。

③ 血检与尿检

通过对母体血液和尿液的检查，可以了解胎儿的健康状况。还有一种办法是通过化验母体尿液中的某种特殊的激素。在怀孕的过程中母体内雌三醇含量

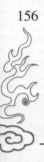

的减少或不增加都能说明胎儿或胎盘出现了异常。

但是母体的雌三醇含量也受多种因素的影响，所以仅凭雌三醇含量还无法确定胎儿的健康状况。同时，如果想检查胎盘的成长状况，要测出HPL等胎盘激素的值。

4 胎儿的心跳检查

通过心音检测器，观察胎儿的运动是否促进胎儿的心跳。如果没有出现促进心跳的情况，则需要观察母体对催产素的反映。催产素能促进母体子宫的伸缩，具体方法是：利用催产素让母体子宫在10分钟内伸缩3次，然后再观察胎儿的心跳。如果胎儿的心跳随着母体子宫的伸缩逐渐变弱的话，说明胎儿处于危险状况。

5 观察胎儿对音响的反应

通过给胎儿适当的音响刺激，观察胎儿对音响的反应。这种方法称为"音响刺激检查"。

作为最直接的检查方法，通过观察胎儿在一定时间内活动次数来实现。如果是健康的胎儿，那么活动会十分活跃。这种简便的方法被很多医生所应用和流传。

性能优越的超声波检查装置，可在怀孕的第2期、第3期检查出胎儿的呼吸和活动状况。从而确认胎儿的成长状况，并能提早发现胎儿的异常。

6 只有4%～5%的婴儿是不正常的

"我的小孩正常吗？"这是产妇问得最多的问题。虽说95%婴儿都是正常的，但仍有极少部分婴儿属于不正常。

由于每个婴儿的个性都各不相同，所以没有什么基准可以用来准确衡量婴儿是否正常。但可以肯定的是，有4%～5%的婴儿是属于不正常的。在这些不正常的婴儿中，约有一半的胎儿仍可以通过适当的治疗转为正常婴儿。属于上述可治疗范围内的疾病有皮肤上的痣和皱纹、脱肠症、手指和脚趾的畸形、兔唇、肠子和心脏的轻微阻碍等。据统计，大约2%的新生儿患有严重疾病，但危险程度因人而异。

7 担心基因有问题时要及时向医生请教

胎儿的异常大致可分为两类。其中一类是由遗传因子引起的，这类胎儿大约占异常胎儿的20%。这类胎儿的父母中的一人或两人都可能患有某些遗传疾

第
三
章

典藏精品版

最全面、系统的孕产育指导

病，从而还会遗传到第三代。

但是，孩子生下来就是先天性畸形时，原因可能不都在父母身上，也不会遗传给第三代。引起这种畸形的原因很可能是，母体在最容易受到影响的怀孕第1期里受到了某种因素的影响，从而阻碍了胎儿的健康成长。

如果父母双方家庭人员里出现过遗传疾病，那么最好在怀孕之前跟医生商量一下或者咨询遗传学者。但是，大多数畸形儿都不是由遗传引起的。其中已被发现的原因有感染（例如风疹）、药物（例如沙立度胺，镇静剂的一种）、X射线辐射这3种，但这3种只占极少数，还有很多未知因素。

如果孕妇能接受医生的建议，那么会把这些先天性缺陷降到最低。在治疗期间要根据医生的处方服药，切忌没通过医生的允许就自己乱吃药。同

时要注意预防传染病，特别是要避免和细菌引起的传染病（例如流行性感冒）患者接触。

对骨盆和腹部进行X射线检查时，要告诉医生自己怀孕的事实。最好不要在月经刚结束后接受X射线检查。

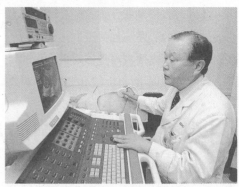

▲ 30岁以后的孕妇产下畸形儿的概率远远高于年龄相对较小的孕妇。大部分畸形儿都是因染色体异常引起的，可通过化验羊水来确认胎儿是否正常。但这种方法可能会对胎儿造成一定程度的危险，所以最好不要使用。最近都是通过B超来确认胎儿是否为正常。

必须掌握的知识

同样的怀孕周数，我的胎儿怎么这么轻?

胎儿体重相对怀孕时间较小的现象，医学上称为胎儿成长迟缓（IRGR）。由于小体重婴儿容易得各种并发症，所以处境十分危险。

如果通过定期的检查找出病因，并及早治疗的话，还是能健康成长的。

引起IRGR的原因有很多种，例如：营养不良、母体体重的不正常增大、吸烟、饮酒、药物中毒、糖尿病、高血压、贫血、心脏病等顽固症、连年生、双胞胎、胎盘异常、子宫畸形、胎儿畸形等。

只要诊断出IRGR，就应及时吸取营养，并改变以前的饮食习惯和生活习惯。最好在家里或医院里静养，同时还

要多吃一些富有蛋白质、热量和铁的食物，并接受相关治疗。如果是分娩期出现IRGR，那么就要进行剖腹产。

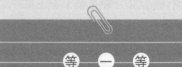

等 — 等

胎儿小并不一定就会是IRGR。从母体外表无法确认胎儿的体重，如果怀疑子宫大小相对怀孕时间较小，那么可通过B超进行检查，确认是否为IRGR。

8 母体年龄较大时容易引发唐氏综合征

35～45岁的高龄产妇产下畸形儿的概率远远高于年龄相对较小的产妇。虽然45岁的产妇也能产下健康的婴儿，但是产妇的年龄越大，唐氏综合征发病率也就越高。

唐氏综合征是由21号染色体个数比正常值多而引起的。具体症状为侏儒、畸形眼、弱智。据统计，随着产妇年龄的增大，怀有唐氏综合征胎儿的可能性也就越高，但与父亲的年龄和胎儿的异常没有直接联系。

虽然因染色体变动而引起的其他畸形也与母体年龄有一定的关系，但这种关系不像唐氏综合征那么密切。总之，高龄产妇产下畸形儿的概率相对较高，但这并不意味着高龄妇女就不能生正常的孩子，只要产妇按照医生的指示去做，就有可能生下健康的胎儿。

9 脊椎裂属于先天性畸形

这是一种神经系统的先天性畸形，称为"神经管缺陷"，到现在仍无法找出病因。

神经管的1/2有缺陷时，大脑和头盖骨的大部分都无法正常发育，婴儿不久就会死亡。

胎儿的脊椎部位有缺陷时，婴儿虽然有生存的希望，但腰部以下的部位都处于麻痹状态。患有这种缺陷的婴儿中也有正常的，但大部分都患有精神缺陷。这种畸形儿的出生是因国而异，因域而异。虽然我们国家还没有具体的统计，但曾经生过患有脊椎裂胎儿的孕妇再生下畸形儿的概率远高于正常的孕妇。

10 难以诊断的先天性遗传异常

大部分先天性遗传异常都很难在怀孕期诊断出来，直到分娩后仍难以诊断。就算在怀孕期诊断出病因，也不可能通过治疗把受损的部分恢复到原状态。

因此，患有先天性遗传异常的夫妇所能做的只有选择生或不生。

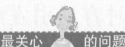

最关心 的问题

畸形儿检查方法

●羊水检查

诊断胎儿是否为正常的主要方法是羊水检查。这种方法是通过化验羊水来实现的，适合在怀孕的15～17周做。因为对这个时期的胎儿来说，被采样的20毫升羊水很容易补充。

羊水中含有从胎儿身上掉下来的细胞，在这些细胞中仍有一部分是活着的。从羊水中分离出这部分活着的细胞，并对其进行染色体异常检查。这是一种非常专业的检查，一般在3周以后才能知道结果。

●绒毛膜检查

最近，医学上十分流行绒毛膜检查，它的优点是检查后一周内就可以知道结果。分离出细胞的羊水也能用于先天性异常（例如脊椎裂、无脑儿）的检查，这种检查也可在一周内得出结果。

以往这些检查仅限于可能生下畸形儿的孕育，如今却广泛地应用在35岁以上的孕妇和以前生过脊椎裂婴儿的经产妇。

但羊水检查会提高1％的流产概率，所以孕妇做羊水检查之前要慎重考虑。

●检查脊椎裂的方法

阿尔法蛋白质检查

这是一种通过化验16周时的血样来确定其中的阿尔法蛋白质含量的检查方法，应用于脊椎裂等神经系统有缺陷的检查。虽然这种方法多少有点危险性，但被普遍使用。 由于这种检查能准确地检查出孕妇是否正常，所以非常实用。当孕妇被检查出异常时，要通过羊水检查来进一步确认胎儿是否为异常。一旦检查出胎儿为异常时，医生可能会建议流产，但决定权属于孕妇。

超声波检查（俗称B超）

B超可直接检查出胎儿是否患有脊椎裂。

胎儿镜检查

胎儿镜如同一个微型望远镜，可观察胎儿外部是否出现异常，还用于胎儿血样的采集。同时，借助B超也可直接采集到胎儿的血样（例如从脐带采集血样）。

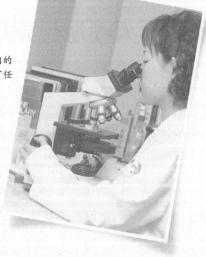

➡ 通过B超不仅能观察到子宫内的胎儿，同时对母体和胎儿没有任何危险。

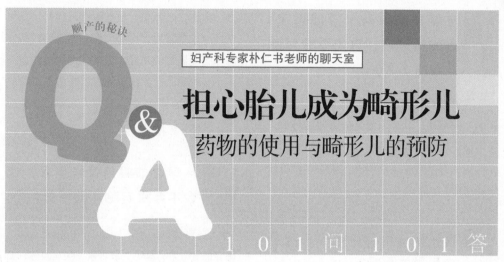

顺产的秘诀

妇产科专家朴仁书老师的聊天室

担心胎儿成为畸形儿
药物的使用与畸形儿的预防

1 0 1 问 1 0 1 答

Q48 吃了避孕药，但意外怀孕，胎儿会不会出现异常？

在服用避孕药的过程中，难免会出现不规则服用或忘了服用的现象。这些是意外怀孕的主要因素。有的时候虽然按时服用了避孕药，但还是意外怀孕了。在不知道怀孕的前提下，偶尔服用避孕药很少会造成胎儿的异常。但如果长期服用避孕药的话，可能就会对胎儿造成一定程度的负面影响。在服用避孕药的过程中，如有发现自己已怀孕，那么要及时停服避孕药，并向医生咨询相关知识。

Q49 是否能预防畸形儿？

首先要确认父母的基因是否为正常。调查怀孕前和怀孕中的病例，以确认是不是基因的原因。第二，形成胎儿脏器的怀孕第1期尤其重要，在这期间要充分考虑环境、药物、辐射、细菌等各种因素。如有发现身体异常，则及时告诉医生，并接受相关治疗。第三，有些病虽然对母体没有多大影响，但对胎儿来说可能是引起畸形的罪魁祸首（例如把风疹当做感冒）。因此，如有相关症状时，应及时接受医生的检查。第四，要特别注意怀孕初期的营养和生理卫生。饮食要均匀，避免暴饮暴食，平时多吃一些富有蛋白质（如豆、豆腐、牛奶、奶油等）和维生素的食物。

Q50 在怀孕的前两个月服用了3~4天的感冒药，这是否会引起胎儿的畸形？

怀孕初期是形成胎儿的眼睛、耳朵、嘴唇、心脏、大脑、四肢等器官的重要时期。如果在这时期服用抗癌药、感冒药、止呕药、抗生素等药物，可能会大大提高产下畸形儿的概率。虽然在怀孕期偶尔服用感冒药，是很少会引起胎儿的异常，但也要给予一定的重视。作为最常见的感冒药，阿司匹林在治疗感冒的同时也能阻碍胎儿的止血功能。总之，偶尔服用感冒药并不是什么大问题，但服用之前应经过医生的准许。

161

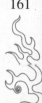

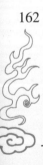

162

Q51 在怀孕的前两个月服用了3天的镇静剂，这是否会对胎儿造成伤害？

在怀孕初期服用的镇静剂中，有些镇静剂能引起兔唇。如果习惯性地服用镇静剂，很可能会引发胎儿的畸形。所以怀孕期间应多注意夫妻关系和生活氛围，从而克服身体上和精神上的障碍。

Q52 在怀孕三个月中吃过几次晕车药没关系吧？

有时在怀孕期间不得不进行长时间的旅行，或许在不知自己怀孕的情况下服用了晕车药，大部分的晕车药都含有抗组胺剂和咖啡因，还有大脑中枢刺激剂。因为药学上对抗组胺剂是否会对胎儿造成影响还有待验证，所以在怀孕期间应尽量避免，在怀孕时吃过几次晕车药并不会为胎儿带来不良的影响。

Q53 怀孕期有必要服用维生素吗？

怀孕期的维生素需要量相对怀孕之前有所提高，尤其是维生素A、B_1、C。除了叶酸（维生素B_{11}）以外的其他维生素都可从平时的饮食中摄取，所以没必要额外服用维生素药物。

Q54 怀孕期间吃过几次布洛芬，这也有害吗？

由于布洛芬含有咖啡因、非那西丁等药物成分，如果大量服用的话会引发胎儿的贫血、出血、小体重、成长迟缓等症状。如果在怀孕末期服用，可能会影响胎儿的成长发育和胎儿器官的功能。偶尔服用少量的布洛芬不会影响胎儿的成长发育。布洛芬是暂时解除疲劳的药物，所以对常人起不了多大作用，也没必要服用。

Q55 怀孕之前服用过抗生素，这会不会引起胎儿的畸形？

美国的FDA（Food and Drug Association）协会把氯霉素、氯喹、链霉素、呋喃西林、新生霉素、奎宁、链霉素、磺胺剂、四环素等抗生素确认为对胎儿有害的药物。因此，如果没有经过医生的同意，就不要服用抗生素。当然，怀孕期间也要服用药物，但药物一般都有副作用，所以要对服用的药物有充分的认识，在确认对胎儿无害之后才可以服用。

Q56 偶尔服用过安眠药，但后来才知道已怀孕两个月，胎儿是否会出现异常？

如果长期服用含有鸦片、催醒剂、安非他明等成分的药物，会对胎儿造成一定程度的伤害。例如引发子宫内发育不全，小体重婴儿，分娩后的各种并发症等。特别是怀孕的前3个月，这是形成胎儿各种重要器官的非常时期，如果在这时期长期服用安眠药，很可能会引发胎儿的畸形。通过动物实验发现，长期服用安眠药的兔子，其肺部发育不全，还有同样服用安眠药的小鼠，其脑部发育不全。总之，孕妇不宜长期服用安眠药。

由于在怀孕期严重便秘，所以吃了5~6回的便秘药，这会伤害胎儿吗？

受怀孕期子宫变大和激素的影响，肠的活动逐渐减少，从而使孕妇容易出现便秘。便秘药按功效分为两种，其中一种能促进肠的运动，而另一种能使大便变得柔软。前者在促进肠运动的同时也能促进子宫的运动，因此一度还当做流产的药物。而后者对孕妇没有任何副作用。总之，只要不是自然流产，可放心服用便秘药。

在怀孕期中服用过含有扑热息痛的药物，这对胎儿有害吗？

怀孕期中最好不要服用含有扑热息痛的药物。药物毒性不仅表现在畸形儿，同时还要考虑早期流产、胎儿的贫血和黄疸等。因此，在怀孕初期要尽可能避免服用新药，但也不能拒绝所有的药物。孕妇接受治疗时，难免要服用一些药物，但服用时要按医生的指示，这样才能确保孕妇和胎儿的安全。

我怀孕已有8个月了，但吃了驱虫药。请问这对胎儿有影响吗？

怀孕期间要尽可能避免服用驱虫药。但如果孕妇患蛔虫病的话，会造成母体营养流失，从而导致贫血，并严重影响母体和胎儿的健康，这时应合理服用驱虫药。如果可能的话，最好在分娩后服用。

在怀孕期间因煤气中毒而昏倒过，请问这会不会给胎儿带来伤害？

如果中毒的程度严重的话，很可能会导致胎儿的死亡。如果是慢性中毒的话，可能会造成小脑或胎儿体重的减少。这时最好接受专家的治疗。

由于怀孕初期出现严重呕吐和消化不良的现象所以服用了消化药，请问这会造成胎儿的异常吗？

怀孕期间子宫逐渐变大，这会促使胃部上移，并进一步压迫食道，让母体感觉肚子空荡荡的。同时，由于胃肠活动的减少，需要更多的时间来消化食物。如果长期服用含有铝和镁的消化药或制酸剂的话，会严重阻碍胎儿吸收铁，从而导致贫血、浮肿、中毒等病症。如果严重的话还会引起心脏和肝脏的疾病。但偶尔吃一点消化药，给胎儿造成伤害的概率是很小的。

怀孕期的服药，应注意哪几点？

除了某些特别的药以外，大部分药物都会通过胎盘进入到胎儿体内，从而影响胎儿的正常发育。例如，作为抗癫痫药的狄兰汀和巴比妥会抑制胎儿的畸形，从而引发新生儿的黄疸。安定作为镇静剂，可能会造成兔唇。

因此，在不可避免服用药物时，要按照医生的指示服用，从而把药物的副作用降到最低。如果无法咨询到医生时，要详细阅读药物说明书上的禁忌内容，并严格遵守。

孕产育全书

给您最贴心的关怀与照顾

163

怀孕已有3个月，但由于严重的害喜病而服用了镇静剂。请问这会引发胎儿的异常吗？

怀孕时服用药物要引起足够的重视，并不是所有药物都对胎儿有害，不得已服用药物时应与医生商议后再使用，同时也不能一律禁服。

有必要服用镇静剂时，首先要了解该镇静剂的药物成分，然后向妇产科专家咨询一下相关问题。害喜的药物治疗有：注射一定剂量的生理盐水或5%葡萄糖，严重时还可以输血，也可以通过服用或注射苯巴比妥、盐酸苯海拉明、头孢匹罗、钡来治疗害喜引起的呕吐。

使用子宫内装置（避孕环）时意外怀孕，我该怎么办？

避孕环有诸多优点，如只需插入一次就能长时间避孕，想要怀孕时只需取出避孕环。如果在不知道怀孕的前提下使用避孕环，可能会造成流产或子宫发炎，有时还也会引起输卵管怀孕。

如果在使用避孕环的过程中意外怀孕，要及时取出避孕环，从而防止流产、败血症和早产。如果无法从阴道直接观察到避孕环的话，在取出避孕环的操作过程中大都会导致流产。

在怀孕期的前两个月得了风疹，这会给胎儿造成多大影响？

如果怀孕之前得了风疹，这可能会当做是一件小事。但如果在怀孕期中得了风疹，那么婴儿很可能会在出生后的4周内死亡，或是产下畸形儿。随着怀孕时间的不同，产下畸形儿的概率也有所不同，具体如下：怀孕1个月时得了风疹，产下畸形儿的概率为50%；2个月时为25%，3个月时为15%。

畸形儿的具体症状为白内障、青光眼、视力障碍、心脏畸形、听力障碍、成长障碍等。因此，如果在怀孕期中间得了风疹，那么要跟有关专家商讨是否要生。

在不知道怀孕的情况下，接受了膀胱炎治疗。请问这会引发胎儿畸形吗？

孕妇在怀孕期间特别容易得尿道炎，而尿道炎的危险性相对较高。如果不加以治疗，很可能会引发膀胱炎和肾炎。但膀胱炎和肾炎的治疗一般离不开抗生素，而抗生素又对胎儿十分有害。例如：磺胺剂能引发黄疸；呋喃西林能引发溶血症和黄疸；四环素不仅能使牙齿变色，而且会阻碍骨成长；氯霉素会引发灰婴综合征；链霉素能导致先天性聋哑。因此，接受药物治疗之前，首先要与妇产科专家进行商议，然后再接受泌尿系统的药物治疗。

我是在患有肺结核的情况下怀孕的，并且怀孕已满3个月。请问这会引起胎儿的先天性结核吗？

就算母体患有肺结核，只要不是肺部功能严重受损，那么就能和普通孕妇一样正常分娩。同时，母体把结核传染给胎儿，从而使胎儿患上先天性结核的概率几乎很小。但如果是新生儿的话，那么胎儿被母体传染从而患上后天性结核的概率是相对较高的。

典藏精品版

最全面、系统的孕产育指导

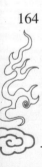

男方患有肺结核，怀孕期中应注意哪几点？

结核是一种慢性疾病，在怀孕期的传染率也很低。但如果频繁地与男方亲密接触，也可能会引起传染，为了预防传染，男方应接受治疗，同时多补充一些营养，避免劳累。

孕妇也要在怀孕的第4个月接受结核检查，如果发现患有结核，要及时治疗。幸好有几种治疗结核的药对胎儿没有副作用。

 我在怀孕的第5个月曾食物中毒，请问这会造成胎儿异常吗？

食物中毒是由于食用了被细菌感染的食物而引起的。中毒者在1～6小时后有剧烈的反应，具体症状为呕吐、头晕、腹痛、腹泻、痉挛。在这种情况下只要接受适当的治疗，就不会对胎儿成长造成影响。

 我在患有糖尿病的情况下怀孕了，请问我能生一个健康的孩子吗？

由于怀孕期的糖尿病会引发各种并发症，所以相对难治一些。在这些并发症中，怀孕中毒最具代表性。患有糖尿病的孕妇引起中毒的概率是正常孕妇的4倍，也容易受细菌感染，如果病情恶化还会造成难产，从而严重威胁孕妇和胎儿的健康。

同时，孕妇有可能把糖尿病传染给胎儿，因此怀孕期的糖尿病治疗要引起足够的重视。

 在怀孕的第7个月得了伤寒，这会影响胎儿健康吗？

如果在怀孕期得了伤寒，会造成60%～80%胎儿流产或早产，而胎儿的死亡率将达到75%，甚者会引起15%的孕妇死亡。但阿莫西林的出现有效降低了伤寒的危险性。同时，孕妇还可以通过注射伤寒疫苗来预防伤寒。

在怀孕的第3个月诊断出患有梅毒，这对胎儿有多大影响？

怀孕期的梅毒对胎儿的影响，在怀孕初期相对较小，但从怀孕的5个月以后会变得严重，从而引起流产或胎儿的子宫内死亡。分娩后也可能会出现先天性梅毒。如有发现，应及时使用适当的抗生素来治疗。

虽然淋病相对梅毒好治一些，但也不能大意，如有发现，应及时接受治疗，从而确保孕妇和胎儿的健康。怀孕之前担心自己患有梅毒的女性，可接受相关检查，从而达到早期预防因梅毒而引起的胎儿死亡和畸形儿的目的。

怀孕期间要禁止X射线检查吗？

如果母体在怀孕期间受到放射性物质的辐射，可能会引起胎儿的染色体突变和新生儿的癌变。为了检查除腹部以外的身体其他部分，只对患处进行射线检查的话，是不会引发母体和胎儿的异常。但怀孕期间受到辐射的胎儿患白血病的概率是普通胎儿的1.5

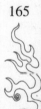

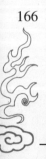

倍。因此，在怀孕期间，特别是怀孕初期，不到万不得已最好不要做X射线检查。与此同时，如果想确认骨盆是否发炎或分娩异常迟缓时，不可避免地要作X射线检查，这可能会对胎儿和母体造成伤害，但现在的超声波检查已十分发达，很多X射线检查都可以用超声波检查代替，从而有效降低了X射线带来的危险。

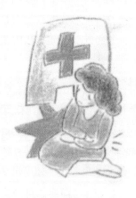

Q 74 怀孕期间要完全禁止吸烟、喝酒吗？

虽然不能肯定喝几杯酒，吸几支烟就会对胎儿有害，但对胎儿来说一点益处也没有。如果吸烟过度，很可能导致新生儿的异常，例如：小体重婴儿、畸形儿、低能儿，甚至死亡。如果过度饮酒的话，可能会引发新生儿的精神薄弱症、小脑发育滞后、成长发育受阻等症。因此，为了自己和胎儿的身心健康，最好不要吸烟喝酒。

Q 75 怀孕期容易感染的细菌有哪些？

怀孕期的生理变化会增加某些疾病的感染率。特别是尿道和肾脏部位的扩张会阻碍排尿系统，从而引发尿道感染，之前得过的尿道炎或肾脏炎也可能会复发。同时，阴道内可能会出现阴道滴虫或假丝酵母菌的感染。如果不加以治疗，会引发新生儿的鹅口疮。

Q 76 怀孕期是否能注射疫苗？

怀孕期是否能注射疫苗，这要看疫苗的种类，如果是流行性腮腺炎（例如肿疼腮）的疫苗或风疹的疫苗的话，绝对不能注射；但如果是伤寒、霍乱、肝炎的疫苗的话，可放心注射。所以并不是所有的疫苗都不能注射，而要看是什么疫苗。

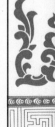

第四章

爸妈一起做的胎教

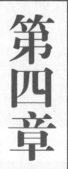

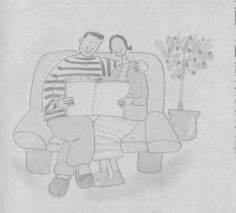

科学合理地对胎儿进行胎教，能帮助孩子的智力和人格的发展，从而打造出一个优质的宝宝。了解孕期每个阶段的特点，并随之做好胎教计划，对提升胎教功效有十分重要的意义。另外，胎教并不是孕妈咪一个人的事，准爸爸也要积极参与，以增进胎儿的舒适和安定感。

167

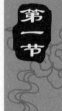

第一节 对应怀孕月数的胎教时间表

Duiying Huaiyun Yueshu
DeTaijiao Shijian Biao

一旦怀孕，就有很多需要注意的地方。这是把产前、产后，还有怀孕的10个月中要遵守的生活备忘录和各个时期的胎教法整理后的时间表。这有助于你了解正确的胎教法，由此让你得到一个聪明健康的孩子。

孕妇生活备忘录	怀孕前	1个月	2个月	3个月	4个月	5个月
	●避免无理的减肥 ●不要穿短裙、牛仔裤 ●戒掉烟和酒 ●检查心脏病、肝脏病、肾脏病 ●充分摄取充分的蛋白质 ●为了增加体力，做适当的运动 ●旅行有助于身心健康	●通过测量体温确认排卵期和最后月经日 ●确认为怀孕时，应以喜悦的心态准备胎教 ●避免服药和X射线检查	●寻找一个适合做定期检查的医院 ●注意预防流行性感冒和风疹 ●做一个胎教时间表 ●应对害喜 ●把宠物寄养在别处 ●禁止激烈运动和长期旅行 ●注意生理卫生，身体保持清洁 ●避免亲自驾车 ●少看电视	●不宜拿过重的东西 ●不要长时间站立 ●阴道出血或分泌物异常时及时去医院检查 ●通过B超确认分娩预定日 ●通过做体操来维持身体均衡 ●运动不仅能减轻孕妇压力，还能促进血液循环 ●试着穿一下老公的长袖 ●改型已有的衣服	●多补铁，并注意怀孕期的便秘、尿痛、贫血 ●费劲的事情要找老公帮忙 ●禁止暴饮暴食 ●小心感冒 ●通过体操和呼吸法促进胎儿脑部发育 ●每天用温水洗澡，从而促进血液循环 ●做空手体操 ●由于分泌物的增多，要勤洗澡	●轻松的旅行是允许的 ●做一些轻微的乳头按摩 ●在草木较多的公园里，多吸点清新空气。 ●发现有胎动时，多与胎儿说话 ●购买外出用的孕妇装

孕妇生活备忘录	6个月	7个月	8个月	9个月	10个月	产后
	●检查体重，注意肥胖 ●当天的疲劳要在当天释放 ●准备婴儿用品 ●向其他妈妈学习分娩的经验 ●穿稍大一点的内衣 ●尝试森林浴 ●可以合理安排旅行计划 ●在附近的公园里散步或者做体操 ●如果想烫发，可趁此时	●为了应对定期检查，注意身体清洁。尽量穿一些吸附性强的内衣 ●孕妇应注意，随着肚子变大、体重增加，可能会出现便秘、痔疮和腰酸脚痛等症状 ●生活要有规律 ●去一些博物馆和美术展览会等地方 ●心神合一，去除杂念 ●通过美容来转换心情 ●一次不要吃太多食物	●呼吸困难、紧张、难受、尿痛、浮肿等现象加重，可能会引发怀孕中毒 ●避免跌倒、碰撞 ●避免生活中的噪音 ●禁止性生活 ●走路时腰部不要往后弯曲 ●适当地运动，多休息 ●通过做体操来减轻手和脚的浮肿 ●为应对分娩，梳理头发，并做一些按摩	●准备早期分娩 ●脸部上的痣和雀斑明显增多，应注意皮肤护理 ●通过按摩来促进血液循环，从而防止腿抽筋 ●给新生儿准备房间 ●作好分娩和住院的准备 ●以适当的散步、体操、呼吸法应对分娩 ●做一些有助于顺产的体操 ●痣、雀斑增多，通过自然美容来护理	●了解分娩过程 ●不要单独外出 ●住院之前，简单地洗个澡，吃个饭 ●以10分钟为间隔，规律性的阵痛时应及时上医院	●如果在高温天气出现恶寒的话，很可能是月子病，应及时去医院检查 ●抵抗力下降，注意感染 ●产后的2～3天仍有分泌物流出 ●维持身心的安定 ●适当活动一下 ●多吃一些稀软但含有丰富营养的食物 ●多休息，以确保体力的恢复 ●尽早地给孩子哺乳 ●加强口腔护理和保健

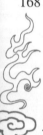

	怀孕前	1个月	2个月	3个月	4个月	5个月
爸爸的胎教	●为了成为爸爸而锻炼身体 ●戒掉烟和酒 ●掌握胎教的知识	●和妻子一起制订胎教计划	●对于妻子的怀孕，要给予足够的重视	●常往家里打电话，并尽量早点回家	●就算夫妻之间有矛盾，也要理解和包容对方	●就算夫妻之间有矛盾，也要理解和包容对方

	6个月	7个月	8个月	9个月	10个月	产后
爸爸的胎教		●以喜悦的心情，期待新生儿的降临 ●通过按摩来舒缓妻子的紧张感	●这时期的孕妇容易出现浮肿，因此要经常按摩妻子的腿部	●这时期的孕妇容易出现浮肿，因此要经常按摩妻子的腿部	●应对妻子突如其来的分娩，要时刻保持与妻子的联系	

	怀孕前	1个月	2个月	3个月	4个月	5个月
音乐胎教		●为了稳定情绪，听一些抒情的音乐	●为了稳定情绪，听一些抒情的音乐	●为了稳定情绪，听一些抒情的音乐	●抚摸妻子的腹部，并给胎儿唱摇篮曲 ●多听一些抒情的音乐	●给胎儿多讲一些童话故事 ●在散步的过程中，把所见所闻的事物讲给胎儿听

	6个月	7个月	8个月	9个月	10个月	产后
音乐胎教	●跟随音乐的节奏，尝试着轻歌曼舞	●听听音乐或浸在冥想之中 ●听一些孕妇和胎儿可能喜欢的音乐	●降低手机铃声，避免有可能惊吓到孕妇的噪音	●期盼新生儿的降临，以积极的心态面对现实		

	怀孕前	1个月	2个月	3个月	4个月	5个月
职业女性的胎教	应对怀孕，管理好身体	●双职工夫妇要制订详细的胎教计划和育婴计划	●把怀孕的事实告诉单位 ●搞好与同事或前辈的关系 ●注意由饮食引起的营养不足	●穿一些低跟鞋和舒适的衣服 ●在中午休息时间或空余时间休息时把腿抬高一点	●为了照顾胎儿，考虑是否放弃工作	●避免吸烟等引起的环境污染 ●以诚实勤奋的态度工作 ●致力于营养均衡

	6个月	7个月	8个月	9个月	10个月	产后
职业女性的胎教	●只有职业生活完满，才能保证正常的胎教 ●调查周边环境 ●避免直接对准空调 ●避免下半身着凉	●避免长时间站立 ●出现尿痛或疲劳时，可通过轻松的体操来舒缓 ●避免在人群高峰期上下班	●准备分娩期的休假 ●接受定期检查 ●避免疲劳的累积 ●注意日常生活	●准备分娩期的休假 ●接受定期检查 ●避免疲劳的累积 ●注意日常生活		

	怀孕前	1个月	2个月	3个月	4个月	5个月
饮食胎教		●制定以天然食品为主的食谱 ●充分摄取铁和维生素E，避免快餐	●多吃一些富有高蛋白和卵磷脂的食物 ●碳水化合物有助于解除疲劳 ●出现呕吐时，要少吃多餐	●用饮食法治疗便秘或腹泻 ●多食用一些富含脂肪酸、DHA、牛磺酸等有助于胎儿脑部发育的食物	●避免偏食的同时，也注意重食物的"质"而不是"量" ●避免咸的食物和调味品的使用	●多食用一些富含DHA、EPA的河鲜。

	6个月	7个月	8个月	9个月	10个月	产后
饮食胎教	●饮食要均衡，避免肥胖 ●少吃点零食	●1周内增加的体重不能超过500克 ●增加植物油的摄入量	●不要吃咸的食物 ●控制盐分和水分的摄入量	●富含维生素B₁、维生素E、维生素K的食物有助于分娩	●住院之前不宜吃得太饱 ●通过有规律的饮食增加体重	

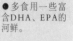

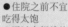
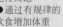

孕产育全书

给您最贴心的关怀与照顾

169

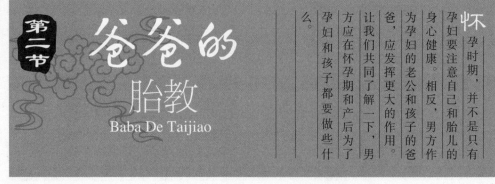

第二节

爸爸的胎教
Baba De Taijiao

怀孕时期，并不是只有孕妇要注意自己和胎儿的身心健康。相反，男方作为孕妇的老公和孩子的爸爸，应发挥更大的作用。让我们共同了解一下，男方应在怀孕期和产后为了孕妇和孩子都要做些什么。

① 确认为怀孕后，爸爸要做的胎教

（1）怀孕后，妻子的情绪会变得不稳定，这时丈夫要用爱去包容

就算妻子有时很任性，但作为丈夫要懂得包容。有时妻子会有一些过激的话语和行为，但这是由妻子体内的激素变化所引起的，连本人也不会意识到自己说了什么，所以男方要理解。随着生殖激素突然增加，一种称为羟色胺的神经递质会减少，从而使孕妇容易兴奋、紧张、流泪。因此，男方要知道，孕妇的任性行为是生理变化，而不是心理变化。

丈夫平时要多帮助怀孕的妻子，而且一天至少吻妻子3次以上，让妻子感到你的爱陪伴在她左右。

（2）乳房变大，开始出现害喜

妻子的乳房变大，有好处也有坏处。因为乳房变大，看起来美观，但又不能乱摸。

怀孕初期的乳房和乳头变得异常敏感，如果丈夫乱摸的话，妻子会觉得疼痛。

不要听信周围的人说的"害喜症是由于压力太重而引起的"之类的话。虽然压力也是引起呕吐的原因，但怀孕时期出现的呕吐现象大致是物理现象。

（3）主动帮助妻子做家务活

当妻子说今天没有力气干活时，男方千万不能误认为她是在借怀孕之名而假装没力气，因为这时的妻子别说是笨重的清洁工具，很可能连站着的力气都没有了。如果这时你能主动出来帮忙，那么妻子将感到十分高兴。当你把妻子手里的吸尘器抢过来，并对她说

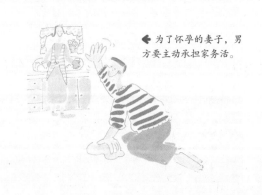

◀ 为了怀孕的妻子，男方要主动承担家务活。

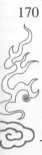

"你进屋休息吧，我来收拾就行了"时，她将流出感动的眼泪。

（4）就算妻子怀了双胞胎，也不要感到惊讶

不要因为妻子怀了双胞胎儿而感到担心。当检查出妻子怀有双胞胎时，夫妇的第一反应大都是担心。其实这种担心是可以理解的，越是这种时候，男方越是要有耐心，把心里的想法告诉对方，作好养育两个孩子的准备。

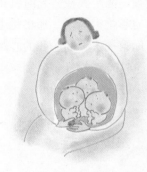

◀ 如果妻子怀了双胞胎，要感到更加高兴。

（5）不要把妻子肿胀的手和脚误认为是肥胖

提前掌握关于怀孕期肿胀的常识。很多准爸爸都把妻子的浮肿现象误认为是肥胖，其实这是直到产后才能消失的浮肿。

由于受浮肿的影响，手指上的戒指会使妻子感到不适，这时不要硬拔出来，要等到第二天早上。因为早上的浮肿是最轻的。一旦拿下戒指，就不要再戴上。

（6）当妻子出现便秘或痔疮时，要做果汁给妻子喝

当妻子出现便秘或痔疮时，可能会不愿意告诉丈夫。准爸爸要注意妻子可能会出现的这种情况，从而让妻子少吃点富含糖分的食物，因为这会加重便秘和痔疮，应偶尔给妻子喝一些冰水或果汁。

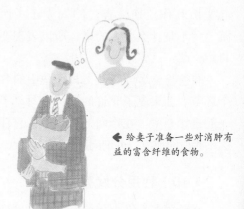

◀ 给妻子准备一些对消肿有益的富含纤维的食物。

（7）腹部疼痛和阴道出血时的对策

当妻子因腹部疼痛或阴道出血而感到恐慌时，男方首先要安定妻子的心，解释引起腹部疼痛的原因有好几个，一般不会影响胎儿的健康。等妻子的心安定下来后，及时与医生联系，并采取相应措施。

（8）通过羊水检查来确认胎儿是否畸形

是否作羊水检查，很大程度上取决于双方家庭是否有遗传病。

当妻子的体内形成胎儿时，丈夫的遗传因子与妻子遗传因子起着相同的作用。在无法确定家庭成员中是否有过先天性畸形或遗传病时，要询问家族中的其他成员，并把事实告诉有关医生。

171

2 怀孕初期爸爸要做的胎教

（9）陪同妻子作定期检查

如果情况允许的话，尽量陪妻子一起去医院作定期检查。陪同妻子去医院，并不是什么丢人的事，所以表现要自然一点。

准爸爸要尽可能地参与怀孕中的各个环节。如果妻子允许的话，可与妻子一起进诊断室。在诊断的过程中，有什么不明白的地方，可询问医生。

（10）利用分娩教室

分娩教室不仅为孕妇而准备，也为准爸爸而准备。通过分娩教室，准爸爸可提前了解将来发生在妻子身上的事。其中最重要的是，丈夫要帮助妻子一起度过煎熬的分娩。生孩子并不是妻子一个人的事情，所以不能让妻子一个人承担分娩时的恐惧。

（11）怀孕期间花在洗手间的时间将逐渐增多

怀孕期间花在洗手间的时间将逐渐增多。因为怀孕期的女人容易便秘，而便秘要花大量的时间。当妻子用洗手间时，不应该敲门告急，因为这会引起妻子的焦躁。同时，每一天给妻子倒几杯凉水，从而缓解便秘。

（12）当你第一次听到胎儿的心跳声时，要给妻子送一束花

这是一个表现你真正关心妻子的机会。在怀孕的前3个月，丈夫要陪妻子一起去作定期检查。两个人在一起时，第一次听到胎儿的心跳声的话，那将是十分感动的。当你第一次听到胎儿的心跳声时，为了纪念这特殊的日子，别忘了在回家的路上买束花送给妻子。

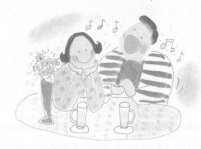

▲ 为容易被感动的妻子准备一束花。

3 怀孕中期爸爸要做的胎教

（13）如果妻子作羊水检查，要陪她一起去

妻子体内的小生命中也有你的遗传因子。要向父母仔细寻问家族的遗传病例，因为这决定着是否有必要作羊水检查。

如果妻子作羊水检查，丈夫要尽可能陪她一起去。因为一个人露着肚子，等待注射器长长的针头插进体内的那种感觉是十分恐惧的。丈夫精神上的安慰，能有效缓解妻子的紧张。

（14）不要因妻子身体的变化而感到惊讶

妻子在怀孕期的身体变化不仅表现

最全面、系统的孕产育指导

典藏精品版

在脸部、乳头和阴唇的颜色会变黑，而阴唇还会出现充血现象。但这种变化不会引起妻子的疼痛和不适，产后将恢复正常，所以丈夫不必担心。

（15）给肚子里的孩子讲童话故事

由于肚子里的孩子能听到你说的话，所以要注意平时的话语。对肚子里的孩子说话时，不要觉得难为情，多讲一些童话故事或唱歌给孩子听。如果实

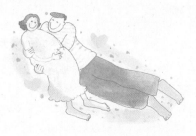

⬆要让肚子里的孩子常听到爸爸的声音。

在觉得难为情，那讲讲天气情况也是可以的。总之要跟孩子多说些话，从而使肚子里的孩子熟悉爸爸的声音。当孩子出生后不久，听出爸爸的声音时，你将感到无比的幸福。

（16）只要姿势恰当，可以继续性生活

怀孕期间与妻子的性生活是很多男性共同担心的事情。很多准爸爸都担心怀孕期间的性生活会影响妻子和胎儿的健康，从而减少或不进行性行为。

其实，妻子在怀孕期间的性欲是更加强烈的。只要没有流产和早产的危险，夫妻之间可以继续性生活。

但有些性姿势是随着怀孕期的各个阶段而被禁止。丈夫要提前理解这一点。

4 怀孕末期爸爸要做的胎教

（17）常给妻子作奶油按摩，以防止妻子的肚子起皮

当怀孕的妻子为了减少妊娠纹而要求作奶油按摩时，丈夫要以喜悦的心情精心按摩妻子的肚子。如果产后仍留有大量的妊娠纹，可接受相关治疗。通过研究发现，维生素A对消除妊娠纹有一定的帮助，它可以减少妊娠纹14%的长度和8%的深度。最近，也有通过镭射治疗来消除妊娠纹的例子。

（18）怀孕期的性欲有可能发生变化

女性对怀孕期性行为的反应是因人而异的，有些人反应强烈，有些人反

应平淡。有些孕妇在怀孕的最后两个月里，因受生理变化的影响，会出现暂时的性疲劳。这时，丈夫如果被妻子拒绝，也不要感到扫兴或沮丧。因为很多孕妇都会出现这种反应，这都是正常的

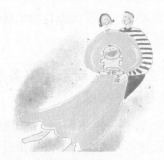

⬆怀孕期的性欲会发生变化。

生理反应。

相反，如果丈夫出现性疲劳，也不必自责。因为这也是正常。如果是因为担心性行为会伤害妻子和胎儿，就要把原因告诉妻子。就算夫妻之间没有性生活，也要经常爱抚和亲吻妻子，让妻子感受到你真挚的爱。

（19）和妻子一起作预产期的准备

到了怀孕期的最后一个月，要开始准备住院。所谓预产期，说到底也只不过是一种预测，至于哪天分娩，那是个未知数。所以要和妻子一起准备好住院后妻子要用的物品和出院时婴儿所用的物品。同时，丈夫还要提前了解通向医院的最快捷、最安全的路径。

（20）参与妻子的分娩过程

当你出生时，你的父亲可能无法进入分娩室。但社会发展到今天，丈夫不仅可以进入分娩室，还可以参与妻子的分娩过程。也有很多丈夫是主动要求进入分娩室，并参与妻子的分娩过程。同时，在怀孕期间丈夫要尽可能与妻子一起进入分娩教室，从而熟悉分娩室，以便妻子分娩时可以在旁边协助。

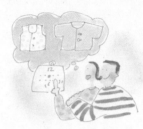

◀ 为了迎接新生儿的降临，爸爸要亲自准备产后用品。

典藏精品版

最全面、系统的孕产育指导

174

5 日常生活中爸爸要做的胎教

（21）陪同妻子做运动

当妻子为了胎儿的健康做运动时，丈夫要给予足够的关心和支持，最好是能陪妻子一起做运动。和妻子一起做运动，不仅能培养妻子对运动的乐趣，自己也能锻炼身体。

怀孕期的降压运动不仅适用于孕妇，对一些工作压力高的男士也适用。因此，和妻子一起运动也有助于自己的身心健康。

（22）要主动承担家务活，并常给妻子作按摩

如果妻子在怀孕期间仍想继续工作，那么离不开丈夫的支持和帮助。要在以前，妻子下班后回家做饭，打扫卫

生这些都是正常的。但怀孕后别说是打扫卫生，就连早上起床都是一件困难的事情。因此，丈夫要理解妻子的处境，主动承担家务活，并时常给妻子作按摩。丈夫的理解与支持是妻子实现家庭和事业双赢的最有力的后盾。

（23）帮助妻子照顾好长子

当妻子处于绝对静养时，处理家里的一切大小事物和照顾长子的重任会落在丈夫一个人身上。有时妻子可能在你做事时"指手画脚"，但即便如此，也不能闹情绪或发牢骚。你要理解，妻子为了保护胎儿只能那样躺着。

（24）帮助妻子睡个安稳觉

当妻子整夜翻来复去时，你也可能无法入睡。这时最好的方法是你一个人在床边打地铺。如果妻子一个人睡在床上，她可以自由伸展，从而以最舒适的姿势睡觉。如果妻子因腰疼而要求硬一点的床垫时，你要尽可能地满足她。因为怀孕期的妻子最需要充足的睡眠和充分的休息。

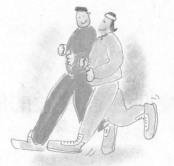

◀ 为了胎儿的健康，丈夫要陪妻子一起运动。

6 关于服药和饮食的爸爸胎教

（25）为了迎合妻子，丈夫要改变饮食习惯

当妻子想吃一些对胎儿有益的食物时，丈夫要积极地配合。当两个人一起看电视的时候，如果妻子想吃个苹果，那么你就陪妻子一起吃苹果。在支持妻子的同时，自己的身体也受益。别妻子吃苹果，你却在旁边吃薯片。

（26）为了肚子里的孩子，丈夫也要戒酒

如果妻子为了孩子而戒酒，那么丈夫又该为孩子做些什么？对了，你也要戒酒。如果你在戒酒的妻子面前喝酒，这不仅会动摇妻子的决心，还会给妻子留下自私的印象。最起码要在妻子面前禁酒，以此让妻子的决心更加坚定。

（27）二手烟对妻子和胎儿同样有害

你没有选择的余地。作为准爸爸，你必须要戒烟。因为二手烟会严重伤害

妻子和胎儿的健康。如果孩子出生后，家里仍有烟气，同样会影响孩子的健康。如果你无法把烟彻底戒掉，那么抽烟时要尽可能远离怀孕的妻子。

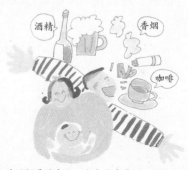

酒精　香烟　咖啡

▲为了怀孕的妻子，丈夫要戒掉烟、酒和咖啡。

（28）保护好妻子的健康

怀孕期的妻子容易得传染病，所以丈夫要以提醒和帮助的形式保护妻子，让妻子远离传染病。

①不要让妻子疲劳，要给妻子多吃一些富含营养的食物，并让妻子充分休息。

②拜访感冒的亲戚或朋友时，要

自己一个人去，让妻子留在家里充分休息。

③当妻子一起外出回家后，要提醒妻子洗手。

④当你生病的时候要勤洗手，打喷嚏或咳嗽时要用手捂住，要减少与妻子的接触，不要和妻子共同使用一个餐具和水杯。

7 分娩期爸爸要做的胎教

（29）了解分娩时所用的药物和器械

提前对分娩时有可能用的药物进行了解。以便分娩时的妻子因疼痛难忍而要求镇痛剂时，你可以及时介入。

如果妻子做了剖腹产，你要体谅和安慰妻子。很多孕妇做了剖腹产以后，觉得自己愧对孩子，甚至没有资格做一个好妈妈。其实，这时的妻子最需要丈夫的理解和安慰。当妻子出院后，如果有条件的话，可以找一个能够帮助你一起护理妻子的人。

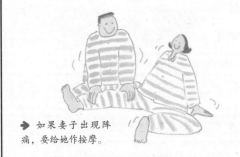

➤ 如果妻子出现阵痛，要给她作按摩。

（30）为了帮助阵痛中的妻子，给她作一些消除紧张的按摩

当妻子进入阵痛的第一阶段时，首先要稳定妻子紧张的心情。可以尝试有助于缓解紧张的运动和按摩，或是通过游戏和散步来吸引妻子的注意力，从而消除妻子的紧张感。为了让妻子有足够的力气去面对分娩，丈夫要让妻子充分休息。阵痛的第一阶段有可能持续好几天，所以丈夫要经常陪伴在妻子身边。如果有时不能陪伴在妻子身边，那也要经常打电话给妻子，与妻子时刻保持联系。

（31）如果妻子怀孕失败，你要控制好自己的情绪，并安慰妻子

如果妻子死产，你也会感到十分痛心。但胎儿是在妻子的肚子里孕育近10个月的，因此她才是最痛心、最需要安慰的人。为了度过这种不幸，你要给妻子和自己多一点的时间。

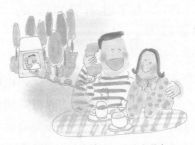

▲ 当胎儿发生意外时，你要安慰妻子。

（32）当妻子的疼痛达到极致时，要提醒她按呼吸法呼吸

无论在分娩教室练习过多少次呼吸法，当阵痛真的出现时，妻子不可能按练习时那样呼吸。当一向文静而沉着的

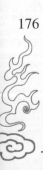

妻子突然间变得浮躁，甚至对你大喊大叫时，你可能会把之前练习的忘得一干二净。但无论发生什么样的情况，你也要全力支持妻子，她说什么你就做什么，她需要什么你就尽量满足她。总之你要全力以赴，让她有勇气面对这一切。

8 产后爸爸要做的亲子教育

（33）产后不要对妻子开玩笑说你的肚子还这么大呀

如果你是一个细心体贴的丈夫，就不应该对分娩不久的妻子说你的肚子还这么大呀。产后，妻子的身体如果想恢复到怀孕之前，至少需要6周的时间。所以你要经常逗她说："咦！肚子变小了。"

（34）拥有与孩子独处的时间

如果你想成为一个好丈夫的同时，又想尽到一个好爸爸的义务，你可以尝试给孩子喂奶。如果你们给孩子喂的是母乳，你要提前让妻子挤点奶放入奶瓶，并保存在冰箱里。到了晚上该给孩子喂奶的时候，你就把奶瓶拿出来给孩子喂奶，这时你和孩子之间的纽带感自然形成。

（35）产后不要急于和妻子发生性关系

与产后妻子发生性关系之前，丈夫要有足够的耐心。因为妻子的身体刚经历了一场"磨难"，需要很长的时间才能恢复到以前的状态。

所以这种事不能操之过急，更不能强迫妻子发生性关系，要做一个浪漫而绅士的丈夫。

（36）下定决心要做个好爸爸

如果你想做个好丈夫、好爸爸，那么你就要在妻子需要你时，能够陪伴在她身边，而且常听孩子说话，了解孩子的内心世界，并一如既往地认可和支持孩子。同时，通过话语和身体接触来传达你对孩子温暖的父爱，并以积极期待的心情教育和引导孩子。

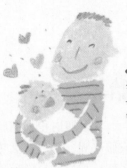

◀ 如果想和孩子形成纽带感，就要拥有两人独处的时间。

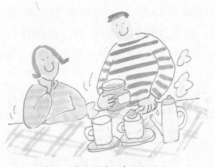

▲ 产后，要时刻关心妻子和孩子。

孕产育全书

给您最贴心的关怀与照顾

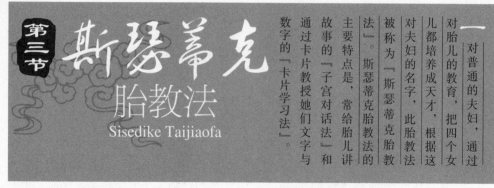

一对普通的夫妇，通过对胎儿的教育，把四个女儿都培养成天才，根据这对夫妇的名字，此胎教法被称为『斯瑟蒂克胎教法』。斯瑟蒂克胎教法的主要特点是，常给胎儿讲故事的『子宫对话法』和通过卡片教授她们文字与数字的『卡片学习法』。

典藏精品版

最全面、系统的孕产育指导

1 第1阶段——怀孕之前要作的准备

做好成为妈妈爸爸的准备

如果想做好胎教，就要从怀孕之前作好心理准备。其主要内容有，夫妻之间要彼此深爱着对方，为了让健康的精子和卵子相遇，夫妻的身体和精神都要健康。如果心情不稳定，血液和体液会呈酸性，从而间接影响胎儿的健康。

开始为胎教作准备

制订好妊娠计划后，准备好一些胎教中要使用的教材。首先就是找一些像《灰姑娘》、《邦比小鹿》等色彩丰富、内容愉快、富于幻想、情节独特、能唤起人幻想、幸福和希望的幼儿画册。幼儿画册准备好以后，要制作写有A、B等字母的文字卡片和写有1、2等的数字卡片。卡片最好使用纯白色硬纸制作，并在写有文字或数字的周围搭配各种颜色，一目了然。

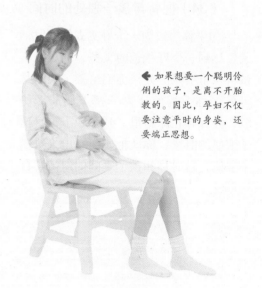

◀ 如果想要一个聪明伶俐的孩子，是离不开胎教的。因此，孕妇不仅要注意平时的身姿，还要端正思想。

2 第2阶段——怀孕初期要做的胎教

经常对胎儿说话

从早上起床到晚上睡觉之前，你想到些什么，感觉到什么，做过些什么或多或少对胎儿讲讲。早上起来后对胎儿说一句"早安"，穿衣服时也问问胎儿"今天穿什么衣服好呢？天气这么热，穿开襟绒衫好了"。把这些日常生活中的事情告诉胎儿。

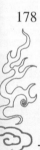

给胎儿听听音乐，或是唱歌给胎儿听

众所周知，音乐能影响人的情绪，培养人丰富的感受性。因此，在厨房做事，或是打扫房间的时候，要常放点音乐给胎儿听。这样的话，不仅使妻子的心情变得平静，还可以培养胎儿的感受性。

选择音乐的时候，不应只给孩子听母亲自己喜欢的音乐，而是要选择感觉明快、曲调平稳、柔和的音乐。

当你上街的时候，要把你的所见所闻讲给胎儿听

把天空中的云彩，街上的小狗，货柜上的漂亮衣服，还有受季节影响而变化的树木等这些你所看到的事物讲给胎儿听。这样的行为不仅能刺激胎儿的感性能力和思考能力，还能丰富胎儿的间接经验。

让胎儿熟悉爸爸的声音

爸爸怎样才能参与到育儿中去呢？胎儿一天24小时接触的都是母亲的声音，对低沉的男性声音是很不熟悉的。如果想让胎儿熟悉爸爸的声音，首先是要养成对胎儿讲话的习惯。胎儿对常常听到的声音有着特别敏感的反应，如果经常对胎儿讲话，那么胎儿就会通过对爸爸声音的感受来习惯爸爸的声音。由于讲话的对象是妻子和胎儿两个人，所以不能离得很远，但离妻子的腹部太近，妻子就看不到丈夫的脸了，所以最好是50厘米左右的距离。

充满感情地给胎儿讲童话故事

培养孩子的想象力、独创性，最好的教材莫过于幼儿画册。将画册每一页的幻想世界，用我们富于想象力的大脑放大后传递给胎儿，从而很好地促使胎儿的心灵健康成长。无论讲什么，都要尽可能带着感情，并用温和的语气。

③ 第3阶段——怀孕后期的胎教

用数字卡片教胎儿数字和算术

把怀孕初期制作的数字卡片拿出来。在学习的过程中，要时刻保持平静的心情和集中注意力，并把要教的内容在头脑中描绘出来。例如学习数字"1"时，通过深刻的视觉印象，将卡片上描绘的数字"1"，以及你的声音一起传递给胎儿。同时，由"1"联想起来的各种事物，如"竖起来的铅笔"等一同讲给胎儿，从而使胎儿有形象的认识。

用卡片教胎儿文字、单词、语句

文字卡片的使用方法与数字卡片差不多。当你教胎儿学习英文字母时，字母数量是每天2～5个，大写教完了，再教小写。方法也与学习数字差不多。例如，在教"A"时，一边联想着一顶尖尖的帽子，一边从上往下努力勾画其形象，然后选择一个以A开头的单词进行学习。像学习"Apron"时，你就讲："围裙就是妈妈做饭时围的布，今天妈

妈用的是一条带有大花的围裙。"在反复正确地发音、练习字母时，像这样选择容易形象化和好发音的单词是非常必要的，通过这样的学习，孩子自然就把"A"这个字母记住了。

通过散步给胎儿介绍社会

散步不仅有利于孕妇的身体健康，也可以为进行胎教的母亲提供了解社会的场所，散步中能教的内容也是多种多样的。还有，这种学习不同于幻想或书本内容，它们均是能用五官来感受的生动的教材。在将这些内容讲给胎儿听时，应将你用五官捕捉到的事物，再依靠你的语言和感觉传递给胎儿。例如，在散步时看到有人在卖米糕条，你就把米糕的味道和制作方法讲给胎儿听。

用爸爸的声音刺激胎儿的脑部发育

在怀孕后期，可通过爸爸的声音刺激胎儿的脑部发育。对话时，应以平静的、亲切的、柔和的语调开始，随着对话内容的展开再逐渐提高，尽量使胎儿对这个声音产生安全感和信赖感。至于谈话内容，要尽量讲一些胎儿和孕妇都可能感兴趣的事物。例如，你在公司发生的事情，或谈谈你的理想。那么，胎儿就会通过对你的声音的感受，激发探求欲，丰富感情，成长为聪明伶俐的孩子。

通过幼儿画册让胎儿知道什么是勇气、正义、友谊

把照片或图画中出现的各种动植物、风景、陆地和天空的交通工具等用自己的话讲给胎儿听。或是把彼得·潘所展开的梦幻世界和堂吉诃德的勇气充分美化后传达给胎儿。

把生活中的场面讲给胎儿听

如果把"僵硬"，"柔软"等生活中的感受讲给胎儿听，不仅有助于胎儿智力的发育，还能促进胎儿感官的发达。

必须掌握的知识

什么叫声音胎教？

所谓声音胎教是指孕妈妈从怀孕开始就让胎儿分别听一些妈妈的声音、音乐、大自然的声音、日常生活中的声音的胎教方法。声音是人和自然发出的各种音的总括，当然也包括音乐。

胎儿喜欢大自然的声音。例如：鸟叫声，小溪流淌的声音，树叶迎风飘摆的声音等都是胎儿爱听的自然之音。这种自然之音也能使孕妇感到愉快，从而让胎儿和孕妇一起都沉浸在幸福之中。

相反，胎儿对喇叭声、闹钟声、铃声、摩托车声、狗叫声、摔盘子声、使劲关门声、爸爸和妈妈吵架声、电视噪音等非常敏感，严重时还会受到惊吓。这种现象反复出现的话，会造成胎儿情绪不稳定，易于敏感，严重时还会引发胎儿性格缺陷。

因此，如果外界的噪音过大的话，可以用双层的窗帘，或用能吸收噪音的原料来装饰屋子，效果会更好。而且，在怀孕期中要避免夫妇吵架。要时刻记住，胎儿最喜欢妈妈温柔的声音和稳定的心跳声，还有爸爸慈祥的声音。

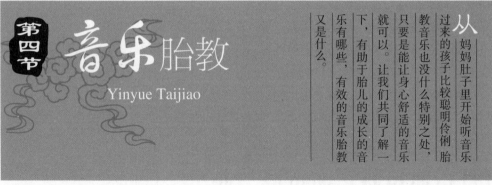

第四节 音乐胎教
Yinyue Taijiao

从妈妈肚子里开始听音乐过来的孩子比较聪明伶俐，胎教音乐也没什么特别之处，只要是能让身心舒适的音乐就可以。让我们共同了解一下，有助于胎儿的成长的音乐有哪些，有效的音乐胎教又是什么。

1 情绪上的稳定有利于胎儿智力的发达

孩子健康聪明是妈妈的愿望。养育成情绪稳定，能正确判断事理，和他人和睦相处的孩子，是所有妈妈的共同的愿望。

因此，孩子还在妈妈肚子里时，妈妈就要开始重视和关心孩子。随着孕龄的增加，孕妇的情绪和身体状况会出现不稳定的现象。但直到分娩期，妈妈们仍会担心胎儿的健康。

如果孕妇让自己的身心舒适的话，同样能使胎儿的身心变得舒适。像这样，孕妇稳定的情绪能促进胎儿智慧的发达的理论是很多的。从很早以前人们就一直关注一种能通过孕妇的身体直接传达到胎儿的胎教方法。其中，胎教音乐欣赏法就受到了很多妈妈的青睐。

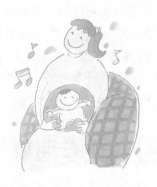

➥ 只有孕妇的心情平静了，才能使胎儿的心情平静。

2 孕6～12周的胎儿能通过振动知道节奏，孕4～5个月的胎儿能区分音质

自古以来，音乐就能让人身心舒适，是比说话更有效的交流手段。而且，通过研究发现，有名的音乐家有很多是头脑聪明的人。听各种声音，区分各种声音的过程中，智力也随之发达。把这样的音乐给胎儿听的话，胎儿在听音乐的过程当中，会产生各式各样的经验和情绪。因此，近年来总能听到关于"胎儿音乐"或"幼儿音乐"的介绍。

胎儿在6～12周的时候，虽然听不到声音，但是通过孕妇的身体而传达到的声音振动能区分节奏。在4～5个月的

第四章

典藏精品版

最全面、系统的孕产育指导

时候，胎儿能通过区分音质来对妈妈的声音产生活泼的反应。如果适当地给胎儿听音乐的话，也有助于缓解妈妈的紧张感。如果从怀孕到分娩这段时间里，总是给胎儿听音乐的话，效果将倍增。因此，妈妈们最好是好好计划一下音乐胎教。

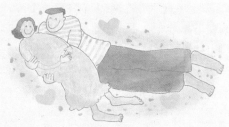

▲ 优雅的音乐能使胎儿从精神上感到安定，从而有助于胎儿脑部的发育。

③ 短曲相对长曲更好一些

虽然有专门为胎儿准备的曲子，但给胎儿听的曲子，一般都是古典音乐。古典音乐一直就受到人们的喜爱。因为它的旋律、节奏和乐器编制等能让人的心情平静下来，所以对胎儿和妈妈都是很适合的音乐。

通过实验证明，短曲相对长曲更能使胎儿感到喜悦。就算是妈妈喜欢长一点的古典音乐，也要尽量选择一些短曲，从而在怀孕的各个阶段里多听一些不同的曲子。

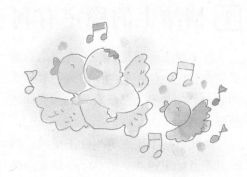

▲ 不要偏爱某一种乐器，应尝试由多种乐器演奏出的音乐。

④ 怀孕末期要给胎儿听一些愉快的音乐

研究胎儿音乐的专家们建议，怀孕初期，应给胎儿听一些节奏慢一点的幽雅音乐，让由于怀孕而感到兴奋的妈妈们平静下来；怀孕中期，应给迅速成长的胎儿听一些愉快的音乐，从而诱导出胎动；怀孕末期，在诱导胎动的同时，也要为分娩作准备，因此要给胎儿听一些明朗的音乐。

选择古典音乐的时候，要优先选择妈妈以前喜欢的音乐，同时不要局限于我们在前面介绍的那些音乐，要选择适合自己和胎儿的音乐。

由于每种乐器都是各有所长，因此

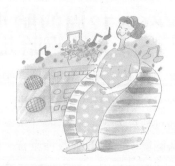

▲ 怀孕晚期，孕妈咪应多听一些明朗的音乐，以诱导胎儿为分娩做好准备。

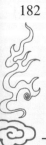

不要偏爱某一种乐器，尽量尝试不同的乐器所奏出的音乐，从而丰富胎儿的情绪。我们可以参考以下有关专家们所推荐的乐器，如钢琴、吉他、琵琶等弦乐器和键盘乐器等。

与此对应，管乐器有较刺激和豁达的气氛。电子乐器虽然能使妈妈兴奋，但对胎儿来说反而是一种负担。因此，选择音乐时要注意这一点。特别是像重金属音乐和重摇滚音乐等，这种音乐从音质上和节奏上，对胎儿有太大的刺激作用。

但并不是说所有的流行音乐都对胎儿不好。不管是古典音乐，还是流行音乐，只要是结构简单，旋律优美，能使妈妈感到心情平静而舒畅的音乐，就适合给胎儿听。

5 身体状况不好时听莫扎特的音乐，心情复杂时听贝多芬的《月光曲》

虽然音乐对孕妇的胎儿有诸多好处，但如果义务性地听的话，反而会给孕妇造成负担，从而影响到胎儿。

如果孕妇强制性地让自己听音乐，反而会给孕妇心理造成负担和不安。同时，由于母体和胎儿又是连体，母体的这种负担和不安，会影响胎儿的情绪。因此，听音乐要以情愿为前提，不能强迫自己听。

最好是营造一种能舒适地听音乐的环境。一般饭后休息时间和晚上睡觉之前都适合听音乐。

要想让胎儿跟妈妈一起舒适地听音乐，首先孕妇的坐姿要舒服，音乐声最好不要太大。如果在回声大的空间里听音乐的话，为了听清晰的原声，最好利用像地毯、窗帘儿、垫子等能回收声音的东西消除回音。

同时，要尽量避免在能听到汽车噪音的房间里听音乐。在能听到汽车的喇叭声音、汽车加速的声音的地方听音乐的话，会使胎儿和妈妈感到疲劳。

如果没有这种条件，也可以在孕妇做饭的时候，或打扫房间和散步的时候听音乐。

听音乐时，要把声音调到适中，从而让胎儿认识到，原来妈妈的世界里有这种叫"音乐"的东西。

妈妈的身体状况不好时，可尝试听一听模扎特的音乐，从而让心情舒畅。另外，心情复杂难以平静时，可听一听约翰·施特劳斯的《华尔兹舞曲》或贝多芬的《月光曲》。不管在什么地方听音乐，只要能充分享受音乐的魅力，无论在洗碗时，还是在写日记时，都可以放

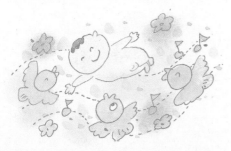

🔺 听音乐时，要营造从时间和空间上都要舒适的环境。

点音乐来愉悦自己和胎儿。

妈妈唱的催眠曲也是一种有效的胎教音乐。

由于胎儿与妈妈连为一体，所以胎儿可以听到妈妈体内的各种声音。比如，妈妈身体器官发出的声音，爸爸、妈妈的声音，爷爷、奶奶等家族成员的声音等，总之，胎儿能听到生活当中的一切声音。胎儿通过这些声音来了解声音，了解音乐。因此，妈妈唱的歌，也能发挥教育胎儿的作用。不要因为自己是音痴或因为害羞而躲避，用妈妈那慈祥而温柔的声音给胎儿唱一首催眠曲，也能使胎儿心情舒畅。

如果妈妈轻轻地抚摩肚子，给胎儿唱首催眠曲或童谣的话，胎儿能从妈妈亲切的声音当中熟悉节奏，熟悉音乐。

无论在散步的时候，还是坐在椅子上休息的时候，只要有闲余时间，就可以通过手机上的音乐播放器来听音乐。

胎儿的感受性完全取决于妈妈。妈妈心中的音乐旋律，也能传达给胎儿。

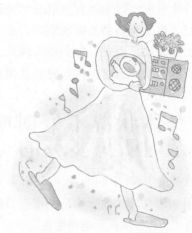

▲ 妈妈轻轻地抚摸肚子，给胎儿唱首催眠曲或童谣，也是很有效的胎教。

音乐胎教的体验

世界级歌剧演员——赵秀美母亲的音乐胎教体验

我从小就喜欢听古典音乐和歌剧，结婚以后也经常听一些我们自己的歌剧和《蝴蝶夫人》中的歌曲。直到怀了我们家秀美以后，我们这一习惯仍没有改变。歌剧唱段和肖邦的钢琴协奏曲等一直陪伴在我的身边。

1962年1月结婚时，我是一名在韩国先驱报工作的职业女姓。直到秀美和她的两个弟弟出生后，我也没有放弃工作。这种情况下，我不得不勤奋，同时我又要合理安排花在工作、家庭、胎教上的时间。

现在回想起来，虽然当时很辛苦，但我仍没有怠慢对胎儿的教育，再加上秀美她自己的毅力，所以才能成为一个世界级的歌剧演员。

记得有一次，秀美对我说过："我的音乐才能的30％是来自努力。"我想她要说的是，她出生时就拥有音乐天赋吧。我想她的这种天赋就是秀美还是胎儿时，我就常给她听音乐，即胎教这颗种子发育成长后所结的果实。

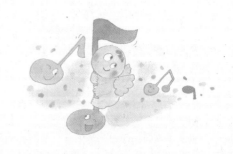

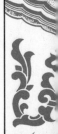

第五节　因时择曲的胎教音乐表

Yinshi Zequ De Taijiao yinyue Biao

为了不知道选择什么样的音乐而烦恼的孕妇，我们准备了162首可用于胎教的歌曲。这些是经过统计而得出的孕妇们选择最多的歌曲，但由于每个人的爱好不同，不要局限于这些，可选择其他适合自己的音乐。

孕产育全书

给您最贴心的关怀与照顾

● 早上起床后要听的音乐

作者	曲目
柴科夫斯基	《睡美人》中的《波兰舞》、《如歌的行板》、《进行曲》
德严·伊万诺维奇	《多瑙河之波》
格里格	《培尔·金特组曲》中的《早晨》、《索尔维格之歌》、《阿拉伯之舞》、《安妮特拉之舞》
贝多芬	交响曲第9号《合唱》中的《魔术师和兔子》
交响曲第6号	《田园》1乐章
约翰·塞巴斯蒂安·巴哈	《G在线的唱段》
乔治·比才	《阿莱城的姑娘》中的小柔板
沃尔夫·费拉里	《圣母的珠宝》中的插曲
吉亚卡摩·普契尼	《蝴蝶夫人》中的《保重——留恋的家》
奥芬巴哈	《船之歌》
舒伯特	《罗莎蒙德》中的第2幕末选段《牧羊人的合唱》

● 饮食时听的音乐

作者	曲目
费里兹·克赖斯勒	《爱的欢乐》、《美丽的罗丝玛琳》、《简单的轮旋曲》
肖邦	《波兰舞曲》、《离别之歌》、《雨滴前奏曲》、《即兴幻想曲》
柴科夫斯基	《胡桃夹子》中的《华尔兹舞曲》、《天鹅湖组曲》
安东宁·德沃夏克	《斯拉夫舞曲》
约翰·施特劳斯	《波尔卡舞曲》
乔治·腓特烈·韩德尔	《弥赛亚》中的《哈利路亚》
约翰·塞巴斯蒂安·巴赫	《托卡塔和帕蒂塔塔英国组曲》，法国组曲第6号中的《波兰舞曲》，管弦乐组曲第1号D长调中的加伏特舞1和2
雅姆	《爱的罗曼史》
莫扎特	《G大调弦乐小夜曲》中的快速回旋曲
路易吉·波契里尼	小步舞曲弦乐5重奏
舒伯特	《普罗米修斯》中的《猎人的合唱》

● 培养活动性的音乐

作者	曲目
安东宁·德沃夏克	《卡门幻想曲》
勃拉姆斯	《匈牙利舞曲》第5号急速的乐章、《华尔兹舞曲》
曼努埃尔·德·法拉	《西班牙舞曲》
肖邦	《华尔兹舞曲》第7号
斯特拉文斯基	《彼得鲁什卡》中的俄罗斯舞曲
阿尔韦尼斯	《探戈》
约翰·施特劳斯	《春天的声音》
贝多芬	《交响曲》第1号
莫扎特	《轻松的多乐章乐曲》第17号中的小步舞曲，《G大调弦乐小夜曲》中的快速回旋曲，快板小步舞曲

● 休息时听的音乐

作者	曲目
费里兹·克赖斯勒	《啊！牧童啊》，《小夜曲》，《罗累史》，《爱的悲伤》，《幻想曲》
柴科夫斯基	《旋律》
塞戈维亚	《西班牙小夜曲》
托赛里	《小夜曲》
弗朗兹·德尔德拉	《小夜曲》，《纪念品》
莫扎特	《小夜曲》
古诺	《小夜曲》
图斯特	《小夜曲》
斯特拉文斯基	《普尔钦奈拉》中的小夜曲
威尔第	《弄臣》中的《女人心》
老约翰·施特劳斯	《圆舞曲》，《拉德茨基进行曲》
约翰·塞巴斯蒂安·巴哈	《无伴奏大提琴奏鸣曲与组曲》第5号，《无伴奏小提琴奏鸣曲与组曲》第5号，管弦乐协奏曲第3号中的《地球》
阿尔韦尼斯	《马拉加舞曲》
亨里克·维尼亚夫斯基	《马祖卡舞曲》中的第一号作品19，《波兰舞曲》中的作品7

185

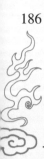

作者	曲目
海登	《小夜曲》
亨利·曼西尼	电影《第凡内早餐》中的主题曲《月亮河》
舒伯特	《普罗米修斯》中的《罗曼史》
贝多芬	《悲怆》奏鸣曲中第2乐章《Cantabile》
乔瑟夫·莫里斯·拉威尔	电影《日瓦戈医生》中的《我的爱在哪里》

● 入睡时听的音乐

作者	曲目
舒伯特	《摇篮曲》、《圣母颂》、《野玫瑰》、《罗莎蒙德》中的《牧羊人之歌》
舒曼	《童年情景》之梦幻曲、《幻想曲集》之梦幻曲
莫扎特	《摇篮曲》
勃拉姆斯	《摇篮曲》
格鲁柏	《安静而神圣的夜晚》
贝多芬	《给艾丽丝》、《月光曲》
毕夏普	《甜蜜的家庭》
戈达	《乔丝琳》中的摇篮曲
勃克斯特胡德	《异邦人的救世主来临》
马斯奈	《泰伊思冥想曲》
李云迪	《爱之梦》第三曲
克赖斯勒	《摇篮曲》
德布西	《月光》
安德森	《号手的摇篮曲》
维拉西尼	《Largo》
巴达捷芙斯卡	《少女的祈祷》
布拉加	《天使的小夜曲》
班德瑞	《爱尔兰摇篮曲》
格什温	《夏日时光》
柴科夫斯基	《睡美人》中的全景图
龙堡	《学生王子》之小夜曲
所罗门	《以色列摇篮曲》
普契尼	《蝴蝶夫人》之《哼鸣合唱 Humming chorus》
合唱曲	《诗人与农夫》、《霍夫曼船歌》、《小步舞曲爱之梦》

● 培养社会性的音乐

作者	曲目
比才	《卡门》第一幕的前奏曲、《卡门》第四幕的插曲之《哈巴内拉》、《儿童游戏》小组曲之喇叭与小鼓、布娃娃、陀螺小爸爸小妈妈、舞会
柴科夫斯基	《胡桃夹子》中巧克力、咖啡、茶、托烈帕克、小牧羊人的舞蹈、小丑的舞蹈
弗兰克·米切姆	《美国的巡逻兵》
皮尔纳	《士兵进行曲》

作者	曲目
舒伯特	《军队进行曲》
托赛里	《小夜曲》
勃拉姆斯	《第5号匈牙利舞曲》
贝多芬	《土耳其进行曲》
耶塞尔	《玩具兵进行曲》
阿诺德	《桂河桥进行曲》
威尔第	《阿伊达》之凯旋进行曲
克赖斯勒	《维也纳小进行曲》、《玩具兵行曲》
门德尔松	伯辽兹康塔塔《浮士德的惩罚》
安德森	《打字小姐》
普罗科菲耶夫	《蒸汽机》
圣桑	《阿尔及利亚组曲》中的《法国军队进行曲》
罗西尼	《赛哥维亚的理发师》序曲
科特比	《波斯市场》
奈克	《库斯克邮车》
奥尔特	《时钟店》
库特	《哈里·亚诺什组曲》中的《维也纳音乐时钟》
帕格尼尼	D大调第二小提琴协奏曲中的较行板稍快的部分

● 与大自然相关的音乐

作者	曲目
小约翰·施特劳斯	《维也纳森林的故事》、《蓝色多瑙河》、《雷鸣与闪电》
柴科夫斯基	《睡美人》中的华尔兹、《四季》中的《船歌》、无言歌F大调2～3
麦克里斯	《森林里的铁匠》
艾伦贝尔格	《森林里的水车》
维瓦尔第	《四季》中冬季第二小提琴协奏曲
亨德尔	《快乐的铁匠》、《水上音乐》之《Air》
德彪西	《小舟》
拉威尔	《哈巴涅拉舞曲》
斯美塔那	a小调波尔卡
辛丁	《春之声》
格鲁克	《旋律》
帕格尼尼	D大调第二小提琴协奏曲中的柔板
德沃夏克	《印第安悲歌》

● 培养理想的音乐

作者	曲目
莫扎特	C大调第四十一交响曲《朱庇特》
柴科夫斯基	D大调小提琴协奏曲
海顿	D大调第101交响曲《时钟》
德沃夏克	第九号交响曲《新世界》
贝多芬	F大调浪漫曲

金寿勇教授由《胎教新记》剖析传统胎教

您想生一个聪明的孩子吧？

通过教高才生，明白了比学校教育更重要的是在妈妈肚子里的胎教。

传统胎教和现代科学相结合成为话题的主人翁是脑科专家、物理学者、在美国哥伦比亚大学获得博士学位回到韩国、教高才生的金寿勇教授。他说在教高才生的过程中明白了比学校教育更重要的是胎教。之后他又对东方哲学和中医学产生了浓厚兴趣，并钻研胎教。他用通俗的语言重新解释了韩国古典胎教《胎教新记》，并发挥了"传教士"的作用。

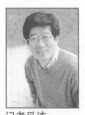

记者采访

金教授对传统胎教的看法

> **提问** 是什么让您对传统胎教产生如此浓厚的兴趣？

我知道东方已有很好的胎教方法，但其脉络已断。

看了《胎教新记》后，产生了兴趣。

由于职业的关系，我一直对东方医学和中医学有浓厚的兴趣，在学习这些的过程中想到了传统胎教。

明白了对于创造优秀的人，胎教比任何方法都重要的事实。

> **提问** 您所主张的传统胎教，具体是什么样的胎教？

是心理修炼、心理研究。

强调胎儿、孕妇、父亲等家族成员的纽带关系。

心性修炼，分娩可减少痛苦。

强调阅读《胎教新记》与脑神经科学的关联。

> **提问** 被人们认为是非科学、迷信的传统胎教，您能提供的科学根据是什么？

对于胎儿来讲，唯一最发达的感觉器官是耳朵，科学已经阐明了传统胎教中所提到的音乐刺激耳朵所产生的效果。

> **提问** 我看您说"胎教不只是孕妇，而是全家一起做才有效果"的报道。这是什么原因？

孕妇的心情如同一面镜子，当受到外部刺激时，会把信息直接投影到胎儿的大脑中。

孕产育全书

给您最贴心的关怀与照顾

187

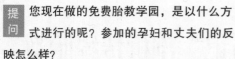

提问 您现在做的免费胎教学园，是以什么方式进行的呢？参加的孕妇和丈夫们的反映怎么样？

精读关于胎教的古典书籍《胎教新记》（中文教材）。

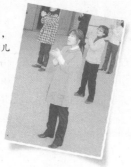

➡ 讲课结束后，要跟腹中的胎儿舒服地呼吸。

立足于现代脑科学理论的《胎教新记》解析。

正在作短期训练。

所有参加者都很满意。

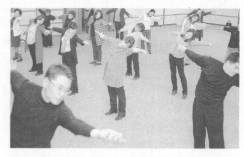

⬆ 正在跟大脑体操教师做胎教体操的妻子和丈夫们。

传统胎教的意义

我们祖先的传统胎教立足于哲学思想

据史料记载，从胎教发祥国的古代中国、印度、希腊，到文艺复兴的欧洲，人们认为胎儿是有自身精神世界的独立个体，而精神是从天堂经过妈妈的身体传到胎儿的身体。

很早以前，韩国也强调了胎教的重要性，收集胎儿身体健康和精神健康的资料，

整理出来的《胎教新记》（1801年）也随之传开。如此立足于哲学思想的胎教，现在人们意识到了有相当多的科学根据。

最初试行胎教的人是周文王的母亲

据史料记载，最初试行胎教的人是周文王的母亲太任。

史书上说，周文王的母亲怀文王时，目

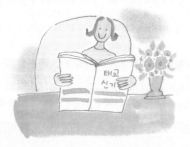

⬆ 《胎教新记》中讲到幼儿的资质、性格以及能力是会受胎儿所成长的腹中环境的影响。

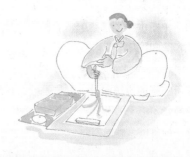

⬆ 据史料记载，东方第一位实施胎教的人是周文王的母亲——太任。她无论从身体上还是从心理上都做到了清静。

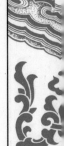

不视恶色，耳不听淫声，口不出赘言，从而对身体上和精神都十分注意。

那之后的《大戴礼记》、《贾谊新书》、《烈女传》、《颜氏家训》、《小学》等中国文献中也有记载重视强调胎教的内容。

这些事实说明东方人是从古时一直注重胎教，并进行了实践。

郑梦周母亲的《胎中训女》是韩国最早记载关于胎教的古籍

根据目前为止发现的资料，韩国最早的记录是郑梦周母亲的《胎中训女》。在那之后，李言渝、退溪李恍、栗古李珥、尤庵宋时烈等学者也提倡胎教，并指出了胎教的重要性。他们是从生理学的角度理解、说明胎教的。

《中医宝鉴》当中，徐俊从中医学的角度科学地叙述了胎教

徐俊在《中医宝鉴》中，从中医学的角度详细地叙述了孕妇应该禁忌的药物和饮食，以及胎儿在腹中成长发育过程等。这些事实可证明我们的祖先不仅领悟到胎教的重要性，并亲自实践了胎教。

朝鲜时代后期，游熙的母亲——师朱堂写了韩国最早的胎教书籍

对于这些胎教的议论，在朝鲜时代后期由师朱堂最早记述。师朱堂李氏是游熙的母亲，是朝鲜顺朝21年（1821年）83岁去世的德高望重的名人。

师朱堂出生于全州李氏家门，据说从小聪明伶俐，精通四书五经，士大夫们也望尘莫及。

师朱堂很早就认识到了胎教的重要性。

她通过吸取前人的经验，学习到了有关胎教的知识，并把它实践到了自己的4个子女身上，结果她的子女无论从品性上还是从身体上都很出色。

在这基础上，师朱堂总结出了孕妇在心态、日常生活、饮食等方面应该注意的地方，并广为传播。之后，师朱堂的儿子，即游熙老师又在母亲总结出的经验的基础上，加以编辑和改进后，著作了《胎教新记》。

重视父亲的胎教

师朱堂李氏写的《胎教新记》中收录了珍贵而惊人的内容。

由于是师朱堂本人的亲身经历，所以我们几乎看不到不符合现实或科学的内容。

在这本书中，印象最为深刻的一句话是"老师的10年教育，不如母亲10月怀胎时的教育；而母亲10月怀胎时的教育，不如爸爸某一天授胎"。其实这句话最早出于古代中国（这句话同样记录在徐俊的《中医宝鉴》。由此推测，师朱堂是引用了《中医宝鉴》的内容）。

中国古代也有关于胎教的书籍。如《女论语》、《妇德》、《妇言》、《妇容》、《妇公》的《女诫》和《女范》、《女四书》等书籍。但这些相对《胎教新记》而言，无论从体系上，还是内容上，都无法媲美。

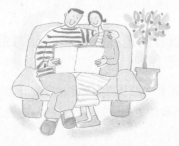

▲《胎教新记》中说道"老师的10年教育，不如母亲10月怀胎时的教育；母亲10月怀胎时的教育，不如爸爸某一天授胎。"由此强调了爸爸对胎教的作用。

孕产育全书

给您最贴心的关怀与照顾

189

《胎教新记》中记载的实践胎教

性格偏激的话，会改变天性

育儿老师说，孩子的性格和疾病会受母亲的影响，从而阐明了胎教的道理。

天性在于天，性格在于父母。如果父母性格偏激的话，会改变孩子的天性，所以父母在生儿育女时要注意这一点。

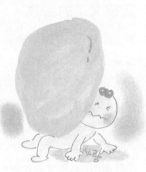

➤ 根据育儿老师的说法，孩子的性格和疾病会受母亲的影响。

教育孩子，要从胎儿抓起

腹中教育是根本，而老师的教育是加工。

由此可见，爸爸的授胎、妈妈的胎教和老师的加工是同样重要的。

懂医的人会提前预防疾病，而懂教育的人会从胎儿抓起。所以产生了"老师的10年教育不如母亲10月怀胎时的教育，而母亲10月怀胎时的教育不如爸爸某一天授胎"的说法。

胎教的道在于爸爸，胎教的责任在于妈妈

胎教的道从男女居住的家里开始，所以说胎教的道在于爸爸，而胎教的责任在于妈妈。

因为孩子是跟爸爸的姓，所以要把孩子健康地还给爸爸。孕妇要尽可能做到不看、

不听、不说、不动、不想，从而保持身体上和精神上的绝对平静。

有其母，必有其子

《烈女传》写道：妇人妊子寝不侧，坐不边，立不跛，不食邪味，割不正不食，席不正不坐，目不视于邪色，耳不听于淫声，夜则令瞽诵诗书，道正色。如此则生子形容端正，才德必过人。

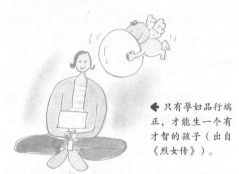

◀ 只有孕妇品行端正，才能生一个有才智的孩子（出自《烈女传》）。

孩子成长后要遇到一个德才兼备的老师

孩子成长到8岁的时候，就要为孩子选择一位德才兼备的老师。老师不仅要用嘴教育，而且还要用心去感动孩子，从而引导孩子既要扩大知识领域，又要培养高尚的道德情操和良好的生活习惯。

《学记》中写道：擅长教育的人，会让别人继承他的意思。

了解孩子的才能和智慧后，再选择老师

孩子因没有力气和血液循环不畅而引起

的知觉迟钝，是爸爸的罪过，而因容貌和资质差而没有智慧和才能，是母亲的罪过。言外之意，就是不要因孩子知觉迟钝或没有智慧和才能而埋怨老师。孩子没教好，不仅仅是老师的过错，父母应负主要责任。

古代周成王严守胎教法

周成王育子时，3个月没在寝宫睡并独居，而且不视奸邪之物，不闻胡涂之语，不贪美食。

如果孩子生出来以后不像爷爷，那么就是对父母不孝。因此，君子育子时，就像诗里所说的要生一个孝子，并把这种思想代代相传。

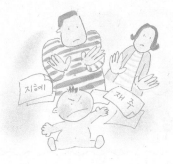

↑ 孩子知觉迟钝是爸爸的罪过，而容貌和资质差是妈妈的罪过。

忽视胎教就无法生一个优秀的孩子

如果一个人在怀孕期间为了嘴上的满足而吃一些有怪味的食物，为了身体上的舒服而待在冷气房，为了开玩笑说一些出格的话，为了达到目的而欺骗他人，一直躺着或睡觉，那么这严重违背了胎教法宗旨。这不仅对胎儿有害，同时也伤害了自己。因为由此引发的血气不畅会进一步导致自己无法充分吸收营养，更容易患病，最后导致难产。最终的结果是生出了丑陋的孩子，从而败坏家门，此时才后悔不已。

禽兽也做"胎教"

其实禽兽也做"胎教"，如野兽怀孕时会远离配偶，由此保护孩子，而鸟孵蛋时会限制进食。由此生出的幼崽长大后，也会像其父母一样抚育下一代。所以我们人类怎么能不如禽兽？据说，圣人因起了怜悯之心而创造了胎教法。

孕产育全书

给您最贴心的关怀与照顾

金寿勇老师的金玉良言

自然分娩能使孩子更聪明

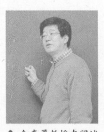

↑ 金寿勇教授在阐述自然分娩的重要性。

如果不是胎儿倒立或孕妇健康有问题，而仅仅是为了逃避疼痛而作剖腹产的话，我是持反对意见的。因为剖腹产所生的孩子和自然分娩所生的孩子，在大脑结构上有很大的差距。自然分娩所生的孩子，其脑部结构相对剖腹产所生的孩子更复杂，更发达。

自然分娩时，胎儿首先碰到妈妈的子宫和阴道的部位是头部。虽然此时妈妈会处于持续疼痛的状态，但胎儿的大脑就是在这时受到激发的，所以这是非常重要的时刻。如果拿计算机比喻这一时刻的话，就如同开机的瞬间。在这一瞬间，孩子的大脑会迅速发达。如果使用麻醉剂，并把孩子直接从妈妈的腹中取出的话，确实免去了妈妈的疼痛，但同时也错过了激发孩子大脑的最佳时机。

第四章

Yunchanyu Quanshu
孕产育全书

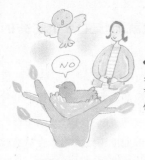

← 鸟类和野兽有了身孕时，也会通过节制食物、远离配偶来做胎教。

适度的喜怒哀乐

跟朋友相处久了，都会在不知不觉当中跟他像起来，何况是胎儿和孕妇是连体的。孩子会理所当然地传承孕妇的七情。因此，孕妇要适当地控制自己的喜怒哀乐。

孕妇要常和善良的人接触，既能使自己的心情愉悦，又能让自己的耳朵常听一些善良的话语和孕妇该遵守的原则，从而心中不产生奸邪的想法。

胎教要由家人一起做

胎教并不是孕妇一个人的事情，更需要全家人的共同努力。怀孕期间，家人要特别注意孕妇的情绪，尤其不要让孕妇感到愤怒。

另外，家人跟孕妇说话时要多注意由此产生的后果。如不能说凶恶、难为情的、让人恐慌的事情，因为这会让孕妇害怕、担心和受惊吓。如果引起了孕妇的愤怒、恐惧、担心、惊吓的话，那么会进一步引发胎儿的血液疾病、精神疾病、体力不支、羊角疯。

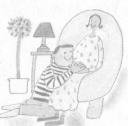

➡ 胎教需要全家人共同的努力，不要引起孕妇的愤怒和担心。

胎教音乐与胎教

音乐会深刻影响孩子的精神世界

音乐对生活在不同国家，有着不同的文化背景的人们产生了重要影响。这种影响不仅体现在人的精神世界，而且同样能体现在人的身体上。1998年11月9日，美国《时代》周刊报导了关于音乐对精神的重要作用，并在文章中大胆预测，音乐对21世纪医学的重要作用。

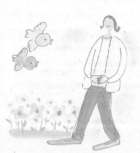

← 音乐对大脑的左脑和右脑都有激励作用，从而使两者均衡地发达。

怀孕6个月后，胎儿能跟随妈妈的声音而活动

贝特朗·塔瓦尼埃说，孩子们对胎儿时期第一次听到的故事、音乐、诗等格外偏爱。如果妈妈讲故事的时候，用稍大一点的声音讲的话，声音会通过骨骼传达给胎儿。

美国迈阿密大学的图鲁菲教授发现，已满6孕月的胎儿能跟随妈妈的声音而活动，而已满28周的新生儿的第一次哭声跟妈妈的声音很相似。

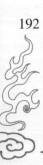

音乐能促使耳朵、身体、大脑听见言语和声音，并有助于收集信息和学会说话。音乐还能刺激人的身体，发展情绪、知性、感觉体系。音乐是一种维持我们心中不能用语言表达或不能用别的手段表现的正常世界，一种让人警醒，比语言低一级别的非语言形式的语言手段。

给胎儿唱催眠曲，胎儿会感觉到平和

根据鲍凯里尼的研究，如果给胎儿唱催眠曲的话，更能使胎儿感到平和。

英国著名的小提琴演奏家梅纽因（Menuhin）也承认，自己能有今天的才能和性格，是因为他还是妈妈肚子里的孩子时，其父母就经常给他唱歌或演奏乐曲，从而给他营造了一个充满音乐的成长环境。

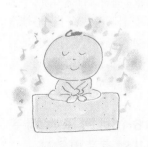

◀ 科学已经证明，音乐能促进胎儿脑功能的改善和记忆力的形成。

子宫内的声音多样而复杂

子宫内各种声音的大小都不同，如噪音的值为36～39分贝，小声私语时的值为30分贝，正常对话声的值为60分贝，火车声的值为110分贝左右。

最近的研究表明，子宫内的声音环境是非常安静的。我们可以把子宫看成是把孕妇的声音以某种特别的形式表达出来，从而使胎儿记住这种声音的声音袋。这声音袋是形成母体与胎儿之间的情报互换和纽带关系的

唯一手段，因此显得尤其重要。

其实，如果给新生儿听一些子宫内的声音的话，那么这有助于平和孩子的心境。

到了16孕周时，胎儿能在子宫内听到外面的声音

到了3孕周时，胎儿开始形成耳朵。到了16孕周时，从视点上看，耳朵会做一些动作，到了24孕周时，这种动作更加频繁。

根据B超检查可以确认，胎儿到了16孕周时不仅对音乐有反应，而且还会"欣赏"音乐。到了20孕周时已完全形成了与听觉有关的突出的耳蜗，从而在子宫内控制身体，并聆听生活的周边环境中发出的声音。

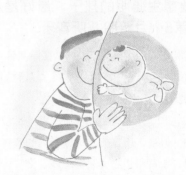

▲ 通过B超检查可以观察到，约16孕周时的胎儿，其听觉已比较发达，从而使胎儿不仅能听到音乐声，而且能听到外面发出的一切声音。

师朱堂李氏的《胎教新记》中也记载了给胎儿听音乐的例子

1800年师朱堂李氏写作了一本著作《胎教新记》。和中医说法类似，朝鲜半岛的胎教也是侧重孕妇及其丈夫在孕妇怀孕期间的心中勿生邪念。其中，《胎教新记》记载了师朱堂在怀孕的时候，给胎儿作了许多音乐胎教，以促进胎儿智力发展。

由此可见，有很多科学的证据能证明，音乐能促进胎儿的脑功能的发达和记忆的形成。

音乐能激发胎儿的运动能力

胎儿听音乐时，会出现明显的胎动现象。因此，胎儿通过音乐来激发自己的运动能力，从而觉得自己是被人爱着的，同时也拥有了积极的心态。

大脑中的左脑和右脑的分工有所不同，右脑主要负责感情、思考等活动，左脑主要负责计算、分析等活动。只有两者均衡发达，才能完整地发挥出大脑的功能。

虽然左脑和右脑都有各自所负责的活动，但两者是连在一起的整体，而音乐的刺激发挥了连接两者的作用。

要想生聪明的孩子，最好是从怀孕第5个月给胎儿听音乐

想生聪明的小孩儿，最好是在怀孕第5个月以后给胎儿听音乐。因为，5个月以后的胎儿大脑发达，且耳朵的功能也发达。

语言和音乐在大脑功能上所管的部位有点不同。但是，语言的旋律即音高的变化和节奏跟音乐有密切的关联。所以，常听音乐的胎儿在出生以后情绪较为稳定，并有超强的集中力，而且能较快地学会语言。

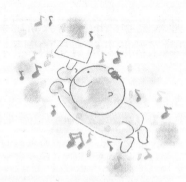

🔺 如果从怀孕第5个月开始给胎儿听音乐的话，有助于新生儿的情绪稳定和注意力集中。

只要是孕妇听起来心情舒畅的音乐，就是好的胎教音乐

虽然大部分胎教音乐都是古典音乐，但也不能说只有古典音乐才能当胎教音乐。只要是孕妇听起来心情舒畅的曲子都可以当做胎教音乐。但是，要尽量避免极其忧伤和狂躁的曲子。

我国古典音乐的国乐、清唱等可以作为胎教音乐。当孕妇的心情郁闷、伤心的时候，先听一下短调的忧伤的曲子，然后再听长调而快乐的曲子。

莫札特和安东尼奥·维瓦尔的音乐能让胎儿心情舒畅，而贝多芬的音乐能引起胎动。因此，编辑不同的几种音乐给胎儿听，效果会更佳。

同时，听音乐的时候要尽量放松。偶尔也可以尝试着去乐器学习班进行学习。

怀孕初期，最好是听一些让孕妇心情舒畅的音乐；怀孕中期，最好是听一些美妙的音乐；怀孕后期，最好是听一些振动强的音乐，从而激发胎儿大脑的功能。

由于怀孕6个月时子宫墙变薄，从而使胎儿对声音更敏感

当怀孕6个月时，传导声音的耳蜗和控制均衡的耳庭腔已完全形成，再加上连接胎儿神经回路的子宫墙变薄，从而使胎儿不仅能通过妈妈的皮肤清晰地听到外界的声音，而且对声音产生敏感的反应。例如，听到碟子摔碎的声音和像警笛声似的又吵又突然的声音时，胎儿会受到惊吓，从而有剧烈的反应。

像这样，对耳朵的刺激可以传达到大脑后，以记忆的形式留在大脑里，从而使胎儿的大脑拥有了记忆能力。 怀孕后8~9个月

时，画册、爸爸和妈妈的声音尤其重要

怀孕后8～9个月时，由于胎儿大脑皮质的迅速发达，胎儿拥有思考能力、感受能力和记忆能力。这时应把父母的声音和幼儿画册与音乐结合起来进行胎教，这样效果更加明显。爸爸的声音与妈妈的声音有所不同，爸爸的声音比较厚重而又让婴儿有信任感。因此，爸爸要常和胎儿说话。同时，这不仅能引发胎儿的探求欲和好奇心，还能让胎儿成长为一个情绪丰富的孩子，这也是《胎教新记》所提倡的爸爸胎教领域的一部分。

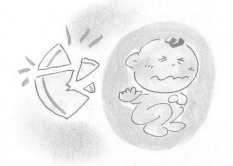

↑ 当怀孕6个月的时候，胎儿对外界声音有敏感的反应。

胎儿发育与营养

一个新生命从受精卵开始，每一个阶段都有其独特的健康与智力价值，而营养又是胎儿整体价值及质量的基础和保障。可以说，科学的营养胎教甚至影响到宝宝一生的健康状况，因为它可以培养起宝宝健康的饮食习惯，让宝宝从小就拥有强健的体魄。

如果孩子在脑部发育的胎儿期和婴儿期营养不足的话，很可能对孩子的智力造成严重的影响。这也是很多专家反复强调的问题。

充足的营养是开展胎教的物质基础

在日常生活中，由于工作繁忙，很多人对饮食不讲究，但孕产妇食物则应精挑细选。科学地选择食物不仅有利于准妈咪的身体健康，更有益于胎儿生长发育，准爸妈一定要提高对饮食的管制，加强对食物的认知。营养胎教主要包括两方面的内容，一方面是根据孕期的特点与胎儿发育的进程，合理安排蛋白质、

脂肪、碳水化合物、矿物质、维生素、水六大营养素，以保证母胎双方对营养的需求；另一方面，胎儿出生后的生活与饮食习惯往往带有孕期母亲饮食习惯的影子。由此可见，营养胎教不等于以往单纯的营养补给，局限于母胎双方吃好、长好就行了，而是涉及食物的选择与组合、进食模式与习惯的更新等方方面面，展示出整个家庭累积的饮食科学与文明的程度，将优生的概念从胎儿期延伸到孩子出生以后。

营养不良会导致智商低下

要保证胎儿营养均衡，就需要孕妈咪养成良好的饮食习惯，全面补充所需的营养物质，包括蛋白质、脂肪、碳水化合物、水、各种维生素、矿物质和必需的微量元素，以及膳食纤维等40多种营养素。

如果在脑部发育活跃的怀孕初期和怀孕中期出现营养不良的话，会影响胎儿脑细胞的分裂。通过对非洲营养不良胎儿的孩子和

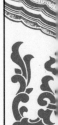

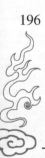

正常孩子进行测试和比较后得出了这样的结论：正常孩子的平均智商指数为110，而营养不良的孩子却只有80。

怀孕7个月时脑细胞已完全形成

人的大脑里大约有140亿个神经细胞。神经细胞不会随着人的成长而增加，其绝大部分都是在胎儿期形成的。

从怀孕后期到分娩之前，胎儿的大脑里只有胶质细胞仍在增长。这种细胞所起的作用是，通过大脑里的营养物质和代谢物质的交换来协助神经细胞。所以，怀孕7个月期间的营养很重要。

胶质细胞不足会严重影响智力

这是胶质细胞与一般的体细胞和脑细胞的不同之处。如果从出生到6岁之前出现营养不良，不仅会影响神经细胞的发达，而且还会阻碍胶质细胞的增殖，最终影响智力。因此，只要一次阻碍脑的发育，就算补充再多的营养，也是于事无补的。

为了脑细胞的发达，要充分摄取蛋白质

把怀孕的白鼠分为两组，给其中一组喂蛋白质含量适中的食物，而另一组喂蛋白质含量是前者1/2的食物，并观察它们的成长状况。实验结果发现，食蛋白质含量较少食物的白鼠，生下的幼鼠不仅体型小，而且行动异常。通过这个试验，我们不难发现，如果摄取的蛋白质含量不足的话，不仅会影响身体的发育，而且还会影响中枢神经。

这次给怀孕的白鼠提供少量的碳水化合物和脂肪，但提供了充足的蛋白质。结果发现，这只白鼠生下的小白鼠体型较小，但行动没有异常。

同时，我们还发现，摄取充足的热量和少量蛋白质的白鼠所生的幼崽一般体型较大，但行动异常。

而摄取的蛋白质含量是正常值的1/20的白鼠所生的幼崽，其脑细胞含量比正常白鼠少了20%～30%。通过以上几个试验，我们不难总结出蛋白质对脑发育的重要性。如果母鼠摄取的蛋白质含量不足，会严重阻碍小鼠脑细胞的分裂速度，从而使小鼠的脑细胞数量远不如正常的小鼠。

就算出生后改善营养，也无法恢复正常

直到在非洲黄金海岸发现了蛋白质失调症以后，人们才认识到，原来蛋白质的不足会引发这种病。患上这种病症的6～10岁的儿童，其智商远不如同龄的正常孩子。更为可怕的是，只要患上这种病症，就算出生后改善营养，也无法恢复正常。

胎儿的大脑，即成长期的大脑所需的营养中，最为宝贵的是蛋白质，因而绝不能在胎儿发育期间缺乏营养。

还原型谷胱甘肽能激发脑细胞的活动

蛋白质由氨基酸构成，而氨基酸是由谷胺酸、胱胺酸、甘胺酸等组成。同时，谷胺酸、胱胺酸、甘胺酸这三个构成了原型谷胱甘肽。原型谷胱甘肽常见于大脑中，对身体内的很多物质都有调控和促进作用。

原型谷胱甘肽能防止细胞的酸化，从而能激发脑细胞的活动。同时原型谷胱甘肽还与其他氨基酸的活动有密切联系。原型谷胱甘肽能启动体内SH酶等，促进碳水化合物、

脂肪及蛋白质的代谢，以调节细胞膜的代谢过程。因此，原型谷胱甘肽对氨基酸的输送有重要作用。鉴于此，孕妇应多吃一些富含原型谷胱甘肽的海产和鸡肝料理。

初乳含有大量的牛磺酸，而牛磺酸能促进胎儿脑神经的发育

在氨基酸中，同样要引起重视的还有牛磺酸。牛磺酸存在于牛的胆汁，通过神经传递来抑制网膜的兴奋。

产后的初乳含有大量的牛磺酸。在这期间，如果白鼠缺乏牛磺酸的话，很可能会导致死亡。但这种现象在人类身上几乎不会出现。

如果缺乏维生素B$_6$，可能会引发痉挛

维生素B$_6$是维生素中尤其不可缺少的重要物质。维生素B$_6$在氨基酸的分解中起辅酶的作用。人摄取营养后，要想进一步吸收的话，就需要酶的作用，而起辅酶作用的物质里就有维生素B$_6$。而且，维生素B$_6$对很多氨基酸都发挥了辅酶作用，其中就有一种由大脑里的氨基酸形成的GABA。GABA是一种能抑制神经细胞之间兴奋的抑制性神经递质。如果新生儿缺乏GABA的话，可能会因异常兴奋而患上神经痉挛。

维生素B$_6$的缺乏，会引发脑细胞中的GABA不足，从而使孩子患上痉挛。同时，如果孩子患上因维生素B$_6$缺乏而引起的疾病，那么这个孩子的智力也会受到严重的影响。

维生素B$_1$能维持神经细胞的正常功能

胎儿的脑营养离不开孕妇良好的饮食习惯。大脑需要的营养主要有葡萄糖、构成脑细胞的氨基酸和脂肪及激素、维生素、钙等无机物。

例如，如果钙不足的话，会引起胎儿脑部活动的不稳定。相反，如果充分摄取的话，能带来精神上的安定。因此，维生素B$_1$是维持神经细胞的正常功能不可缺少的因素之一。

如果营养摄取有缺陷，很可能会造成畸形儿

妇女的不良饮食习惯与畸形儿的形成有密切的联系。怀孕后的第18～26孕周里，胎儿的脑细胞开始形成，而脑细胞的形成受神经管的控制。神经管的形成又跟维生素B$_1$含有的叶酸有密切的联系。如果孕妇神经管的上部出现异常，可能会产下无脑儿；如果孕妇神经管的下部出现异常，可能会产下脊椎异常的畸形儿，而他们的一生都要靠轮椅来行动。

因此，如果孕妇在怀孕初期没有好好进食，其所生的孩子很容易患上各类疾病。

有报告说，如果孕妇在怀孕初期没有好好进食，那么会影响到孩子出生后的食欲调节功能和成长，从而引发孩子的肥胖。其实，如果孕妇不好好进食，那么很可能会直接引起孩子的糖尿病，甚至会引发精神分裂症。

与小体重婴儿有直接关系的营养缺乏症，还会诱发孩子大脑的营养缺乏症。

在我们的日常生活中，自由流通着含有大量雌激素的化学物质，从而严重影响性的发育。由此激素过多或过少而引起的遗传因子异常，会给胎儿造成各种综合征。

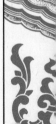

孕产育全书

给您最贴心的关怀与照顾

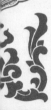

典藏精品版

最全面、系统的孕产育指导

胎儿最初的学校是妈妈的子宫

西方也开始认可胎教

在西方，父母的教育一般从胎儿出生后才开始进行。但是将胎儿定义成物理性实体的科学家们认为这样的观点是错误的。因此他们开始对这种观点提出指责，认为子宫内胎儿的生命现象与实际父母的教育之间有着紧密的联系。因此，西方文化也开始承认最初期的教育不应该从孩子出生后才开始。

胎儿的天赋和能力在子宫里形成

如今，胎儿在出生之前就被判定为生命的实体，所以教育的原点也不断地提前。胎教强调了子宫内环境和父母的教育的重要作用。父母是胎儿的创造者，幼儿的天赋和能力实际上受到了胎儿生长环境的巨大影响。

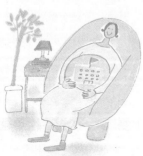

➡ 母亲的子宫是孩子最初的学校，所以妈妈要用各式各样的胎教来教育胎儿。

父母吸烟会引起幼儿的死亡综合征

最近的研究调查报告显示，对于烟瘾很重的父亲而言，会破坏精子或引发幼儿得癌症。幼儿患癌症概率的15%是由于父亲吸烟导致的，即婴儿患癌症的危险程度跟父亲一天所抽的烟的个数成正例。因此，父母吸烟既可能引起幼儿的死亡综合征，又可能生一个身材弱小的小体重婴儿。

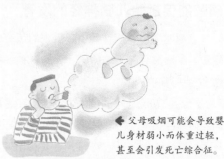

➡ 父母吸烟可能会导致婴儿身材弱小而体重过轻，甚至会引发死亡综合征。

培养胎儿应建立在胎教的基础上

对孩子身体的培养，大脑的培养，对人生感悟的培养，胎儿与父母之间纽带关系的培养等，都是通过胎教来完成的。

父母提供适合孩子生存的物理环境。在这种物理环境中，无论怎样塑造胎儿的大脑，首先都要重视可塑性的基础环境。

师朱堂李氏在几百年前就强调了父母对胎教的作用

几百年前开始传下来的这种胎教法，使得年轻的男女维持着纯洁和健全的精子环境及子宫环境。这也是不对子女犯罪的唯一手段，所以师朱堂李氏在几百年前就强调了父母对胎教的作用，现在的年轻人应该深思这一点。

人的喜怒哀乐是由大脑支配的

人的喜怒哀乐及看、听、说等活动都是由大脑支配的。人之所以能区分美与丑、乐与悲、善与恶，是因为有了大脑。不仅如

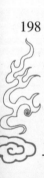

此，大脑还可让人流口水或流泪，更是支配全身的运动。

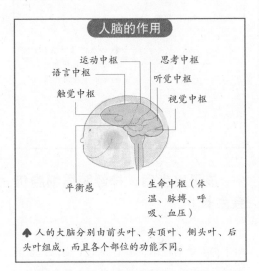

人脑的作用

运动中枢
思考中枢
语言中枢
听觉中枢
触觉中枢
视觉中枢
平衡感
生命中枢（体温、脉搏、呼吸、血压）

⬆ 人的大脑分别由前头叶、头顶叶、侧头叶、后头叶组成，而且各个部位的功能不同。

头盖骨里的脑是精神与身体的最高司令官

头盖骨中的脑可分为大脑、小脑和脑干。其中大脑占绝大部分，就像核桃一样有很多皱纹。大脑后方是小脑，小脑下方的间脑、中脑、脑桥、延髓等称为脑干。

大脑分为右脑和左脑

俯视大脑时，大脑就像把大小和形状相近的两个拳头贴在一起的一样，其中右边的是右脑，左边的是左脑，它们由一种称为脑梁的神经纤维连接在一起。

脑梁起着连接左右脑的桥梁作用。把大脑切开的话，外面一层像核桃一样有很多皱纹，其厚度为2.5毫米左右，呈灰白色，称之为大脑皮层。把大脑皮层平面展开的话，其表面积大约有2.5平方米。大脑皮层里密集分布着很多脑细胞，是维持生命的最基本物质，因此可以说是脑中最重要的部位。

新皮层调节人性的情感，旧皮层调节本能的情感

大脑皮层的内侧聚集着很多白色的神经纤维白质。

白质与大脑皮层相连在一起，大脑皮层通过白质向身体的各个部位发出命令，又通过白质来接受身体所发出的信息。因此，白质在大脑皮层和身体各个部位之间发挥了承上启下的作用。

新皮层左右人性的情感或起着高级的精神作用，而旧皮层具有食欲等维持生命的本能、性欲等保存种族的本能和成群结队的集团本能等，从而主要作用于本能的东西。

大脑每个部位负责的功能不同

一方面，大脑的皱纹看起来没有规律，其实是维持着一定的形态，而且每个部位的作用都不一样。额头部位叫前头叶，它占据着大脑皮层的1/3，负责人的情感、运动、知性。太阳穴周围的侧头叶则负责语言功能，头顶部位的头顶叶负责感觉功能，后脑勺部位的后头叶负责视觉功能。

小脑维持身体的平衡

小脑的大小是大脑的1/8，位于脑结构后下方凸出来的部分。小脑的表面是很深的斑马纹，它的作用是调节身体平衡。

由于连接在大脑下方的脑干的功能主要是维持个体生命，如心跳、呼吸、消化、体温、睡眠等重要生理功能，所以又叫作生命中枢。

间脑包含丘脑和丘脑下部，不仅调节能体温、脉搏、血管等，还具有统治内脏器官运动的自律神经中枢。此外，间脑还与具有

孕产育全书

给您最贴心的关怀与照顾

调节姿势功能的中脑相连接，并与脑桥、延髓共同连接在脊椎上。

脑表面充满着无色透明的血管和液体

被血管和液体填充的部分叫脑室，这些液体是血管与脑组织间进行物质交换的中介。由于脑与头盖骨之间的空白部分也充满了这种液体，所以脑受到撞击时会得以缓冲。

脑由神经细胞构成

神经细胞是高等动物神经系统的结构单位和功能单位，又被称为神经元。神经系统中含有大量的神经元，仅大脑皮层中就约有140亿。

神经元由细胞体、树突、轴突三个部分组成。细胞中长出去的像短树枝的就是树突，它会从一个神经元中接收信息，这个信息通过轴突又传达给另一个神经元。

脑中有4～5亿个神经元

神经元的树突、轴突连接着其他的神经元，神经元之间的结合点叫突触，相当于计算机中的半导体。

一个神经元中有几百到几千个突触，而人脑中有4亿～5亿个神经元，所以脑中约有几千亿个突触。另外，轴突中有种叫作树梢的神经胶质细胞，这种细胞会渐渐长大产生重叠的绝缘层。

神经胶质细胞是神经纤维（像树枝一样的长枝条）的保护装置

神经胶质细胞如同保护神经纤维的衣服。如果神经纤维没有神经胶质细胞保护的话，脑会处于混乱状态，起不到任何作用。

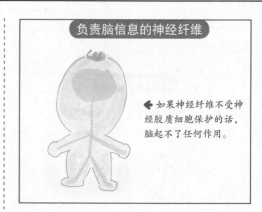

负责脑信息的神经纤维

← 如果神经纤维不受神经胶质细胞保护的话，脑起不了任何作用。

孩子出生后，神经胶质细胞仍会生长

虽然新生儿的神经元数量比大人多，但由于神经胶质细胞仍没有完全生长，不能把神经元发出的信息传送到身体的各个部位，从而产生混乱。这也解释了新生儿的行为能力比不上大人的原因。因此，幼儿心里想的是闭一只眼，但动作却表现为闭双眼。

神经胶质细胞与神经元不同，出生后仍会继续生长，这叫树梢化，而且不同脑部位的树梢化速度不同。由于人刚出生的时候是没有树梢的，所以此时是一个未成熟的神经组织。人到3岁时将形成70％～80％，到8岁时形成90％，而男性在20岁时将基本完全形成，女性是18～19岁基本完全形成。

不同脑部位的树梢化速度是不同的。有关运动或感觉的树梢化速度较快，而负责意

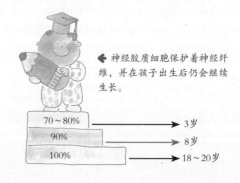

← 神经胶质细胞保护着神经纤维，并在孩子出生后仍会继续生长。

70～80％	→ 3岁
90％	→ 8岁
100％	→ 18～20岁

欲、创作、记忆、判断等高级精神功能的树梢化需要一生的时间来进行生长。

使脑发达，磨得像宝石的是树梢

由于树梢能保护神经，所以除了发挥提供营养的作用外，对突触的形成也至关重要。由于树梢化的形成能左右智力的发育，就算有优秀的神经纤维，如果不促进树梢化的话，就如同一颗没有经过打磨抛光的宝石。

只有努力锻炼大脑，才能提高脑功能。所以妈妈要通过声音和音乐等手段，把自己的意思传达给胎儿的脑部，从而锻炼胎儿的大脑。

大脑的结构

人类的大脑由左右两个半球组成，前面讲过，这左右脑通过脑梁来交换信息。脑半球的表面被皱纹和新皮层覆盖着，而新皮层表面凹进去的部分叫"球"，而凸出来的部分叫"回转"。

脑中央有中心球，侧面有左侧球，以这两个球为准，左右脑分成四个领域，分别叫前头叶、头顶叶、侧头叶、后头叶。

前头叶的功能是调节有意的行动及行动

人脑的前头叶要比其他动物大得多。人脑最明显的特征就是其前头叶占据整个大脑

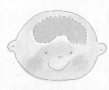

额头部位的前头叶

← 大脑的每个部位所分担的功能是不同的，其中额头部位叫前头叶。它主要负责人的情感、运动和知性功能。

皮质的40％。

前头叶不仅调节运动领域，也有认知和预测功能。如果把这一部分切除的话，就会出现认知障碍，同时也会减少对未来的预测能力和不安感。

前头叶有认知功能和预测功能

前头叶的前半部分主要负责认知、意志、情绪及高等精神功能。而前头叶最半部分负责运动领域。

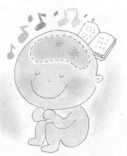

➡ 人脑中最大的部位是前头叶，这部分主要负责认知和预测的功能。

头顶叶负责交换脑与感官之间的信息

头顶叶负责跟空间性的感官与其他感官之间的信息交换。如果这个部分受伤，不仅会引发难读症，还会很难识别已经被大脑记忆的单词。

侧头叶连接着视觉和听觉

侧头叶有连接视觉和听觉的能力，如果侧头叶受损伤的话，会导致失语症（aphasia）。侧头叶受损的患者甚至还会引发连家人都认不出来的知觉障碍。

如果右侧的侧头叶受损，会对非语言性数据的识别感到困难，如果是左侧的侧头叶受损的话，会影响语言性记忆。

视觉信息会通过眼睛传达到后头叶。如果这部分受损的话会引起视觉障碍，严重的

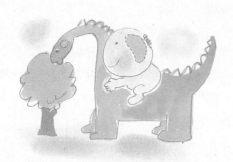

↑ 后头叶有连接视觉与听觉的能力，如果后头叶受损，会导致语言能力下降或丧失。

话还会产生知觉异常。

因此，根据"部位论"的说法，脑的各个部分所负责的读、写、认知文字和数字等功能是随着其在大脑皮层的区域而划分的。

此外也有与"部位论"对立的"统一论"，其观点是，脑只是作为一个整体来发挥功能，而不是以各自为单位，分别负责特别的动作。

视觉、触觉、听觉有协同合作的能力

根据"大脑统一论"的观点，虽然大脑皮层是按功能区分，但信息是以超越各个感官形态（modality）的统一形式来处理的。如视觉、触觉、听觉能与其他感官同时进行空间上和时间上的协同，听觉形式的刺激也能以同时性协同来处理。同时性协同的特征是，总体上组织互相分开着的构成要素，不管一个要素在整体中处于哪个位置，都是一次性掌握整体。

刺激通过眼、耳或者其他感觉器官被接受

刺激可表示为同时形态（simultaneous method）或连续形态（successive method）

中的某一种形态。这样所接受的刺激会传达到感觉登记器，刺激在传达过程中会有两种形态，即同时形态和连续形态中的某一个形态。之后，刺激会转移到中央处理器，从感觉登记器到中央处理器的传达方式有两种。一种是中央处理器先观察感觉登记器中有没有收到刺激并邀请而传达刺激，另外一种是感觉登记器命令中央处理器接受刺激而传达的方式。但是因为不能推迟，所以后者被使用的情况更多。

传达到胎儿神经细胞的讯号，通过信息处理阶段，使胎儿的脑功能发达

传达到中央处理器的信息不会受感觉形态的影响。即，视觉信息可持续地被处理，听觉信息也可同时被处理。以这样的方式通过中央处理器的信息会由产出器反映出来，而反映的形态是同时形态或连续形态中的一种。

通过母亲的身心，传达给胎儿耳朵和皮肤中的神经细胞的讯号，通过复杂的信息处理过程，能提高胎儿的脑功能。

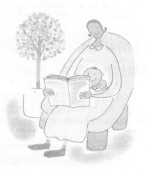

➡ 母亲的胎教是通过分散在胎儿的耳朵和皮肤上的神经细胞传达给胎儿，这要经过复杂的信息处理过程，因此能提高胎儿的脑功能。

如果放弃胎教，就会推迟孩子受教育的时间

胎儿的脑中也会形成对讯号的处理过程，所以想等到孩子出生以后再受教育的父

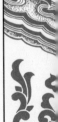

母要知道，这样就推迟了孩子接受教育的时间这一事实。因为怀孕10个月的过程中，胎儿的基本脑结构已经形成。

但是从20世纪后期开始，由于各种文明产物，我们在培养胎儿的过程中要面临着很多危险。

由细菌或病毒等引起的疾病，营养不足

而引起的健康问题，多种毒性的化学物质、尼古丁、咖啡因和酒精等嗜好性食物、刺激性物体、毒品、医生开的处方药、妇产科滥用的超声波、电毯中的电磁波等都是孕妇要面临的潜在危险。

由于环境破坏而导致的子宫内环境破坏，仍是一个很严峻的问题。

金寿勇老师的金玉良言

错误的胎教会导致问题小孩的出生

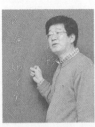

▲ 金寿勇教授在讲授有关错误胎教所产生问题的知识。

1993年，在芝加哥附近发生了一起由暴力而导致一名14岁小孩死亡的事件。芝加哥公民权利保护者对此调查了整整一年。

与这次暴力事件有关的61个孩子中，大部分都是由19岁以下的未婚妈妈所生的，而且家中也无父亲。这些孩子不仅常常受到虐待，而且生活在周围全是坏邻居的环境中。虽然事故死亡事件是由这些孩子引起的，但他们同时也是受害者。

但生活在同样环境和条件下的孩子中，也有一些是好孩子。

同样是生活在同一个环境中的孩子，为什么有些孩子会犯罪或成为受害者，而有些孩子却是安分守己的好孩子。

为寻找其中的原因，最近有很多各界的学者，如分子生物学家、生理学家、遗传学家、物理学家都聚集在一起，在指出脑功能是怎样形成的同时，力图在人脑中寻找知性活动与情绪活动的痕迹。

我们的社会也存在青少年的暴力、孤立、心灵脆弱等社会问题。最近还兴起了追溯到胎教查找其原因的研究。

子宫内的环境

怀孕的第10周，胎儿就已想要表现自己

还有一种对子宫内环境的重要影响因素是情绪环境。怀孕10周后，胎儿就想要表现自己，其中包含自我调节、对不稳定刺激的自主防御、兴趣的表现等。

实际上通过B超可知道，15孕周的胎儿会随着母亲的咳嗽或笑声做运动的事实。所以

孕妇最好从胎儿时期开始关心孩子的性格或品德，致力于培养好苗子。

相对遗传因子，胎儿在子宫环境中得到的经验更能决定胎儿的性格

胎儿的性格很大程度上受妈妈情绪的影响。

孕产育全书

给您最贴心的关怀与照顾

怀孕4个月时，负责情绪的大脑开始形成。从这个时候开始，孕妇就要注意情绪。尽量给胎儿愉快的感觉。而孕妇周围的人，特别是丈夫或家人要配合，不能给孕妇精神上的压力。

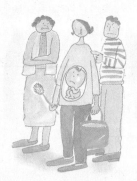

◀ 怀孕4个月的时候，负责情绪的大脑开始形成，所以周围的人要注意，这时不能给孕妇精神上的压力。

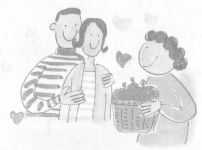

▲ 只有充满爱与和睦的家庭，才能使孩子的品格端正。

只有充满爱与和睦的家庭，才能使孩子的品格端正

只有全家的综合胎教，才能作为教育2代人性的方案。制造和气和愉快的家庭氛围使胎儿安心，是培养胎儿好人品的前提条件。

如果家庭中充满紧张、不满、不愉快、混乱等氛围的话，不仅会妨碍胎儿的生长，还会在胎儿心中埋下一颗阴暗、叛逆的种子。

一旦怀孕，孕妇就要把最好的一面体现出来

怀孕后，孕妇要尽量避免暴力、恐怖、刺激、兴奋、愤怒、斥责、凶恶、着急、悲伤、猜忌、嫉妒、怨恨、淫乱等对胎儿不利的因素。

孕妇要以合理的想法，平和的心态去发掘别人的优点，从而看到对方阳光的一面。遇到困难时，也要以积极乐观的态度去面对，尽量把心态往好的一面调整。

金寿勇老师的金玉良言

21世纪最重要的资源就是人才

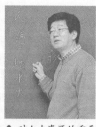

▲ 对人力资源的重要性进行讲课的金寿勇教授。

改变世界的人与普通人总是有区别的。我个人认为，这种区别来自母亲的辛勤胎教。无论是对于我们国家也好，还是对于其他国家也好，21世纪最为重要的资源莫过于人才。人出生后会发展成什么样，这是未知数，但如果我们假设，人生下来时就已经决定了是伟人还是平凡人，那么没有什么比怀孕中的胎教更为重要。孩子出生后学习语言时，会产生极其复杂的脑活动。如果怀孕中的妈妈给胎儿读书和听音乐的话，孩子出生后也会对此产生亲切感，就如同一直陪伴过来的一样。

因此，我们要记住，怀孕中的妈妈的心态和行为，能改变孩子的品性。另外，在妻子怀孕的期间，丈夫的语言和行为能对胎儿产生重大影响。

要使孕妇子宫的环境更加舒适，就需要夫妻俩的共同努力

最近，通过试验发现，正常的新生儿听到妈妈的声音时，会表现出高兴的情绪。

因此，胎儿成长的子宫是充满刺激和教育的最初学校。

我们要像关心子女学校环境一样，去关心胎儿的成长环境，即胎儿的最初学校——妈妈子宫的环境。因此，妈妈和家人要共同创造适合胎儿成长和学习的环境，起码不能给胎儿最初的学校制造有害环境。

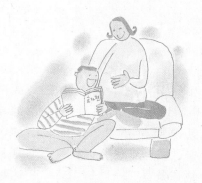

▲ 幼儿的智力、知性和能力主要受胎儿成长环境的影响，即妈妈的子宫内的环境。

胎教十戒

把《胎教新记》中的内容综合整理后，得出怀孕期要遵守的十戒。

1

老师的十年教育，不如妈妈十月怀胎时的教育；而妈妈十月怀胎时的教育，不如爸爸授予胎儿生命的某一天。

2

心中不怀虚欲，身上不染邪气，这就是爸爸胎教之道。

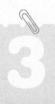

3

要尽量做到不视、不闻、不思，从而使心志和身体端正，这就是妈妈胎教之道。

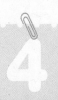

4

胎教不仅仅是孕妇一个人的事情，家人要尊重理解孕妇，不应对孕妇说凶恶、令人着急的事情。

孕产育全书

给您最贴心的关怀与照顾

5 由于人的心灵能感悟听到的声音，所以孕妇不应听淫音、噪音、醉话，应该多背一些诗，多读一些书，多听一些好歌，从而纯化心灵。

6 要时刻保持心灵的纯洁、安静、平和，同时端正头与身、嘴与眼，从而达到精神的统一。

7 愤怒时不要说凶狠的话；生气时不要说恶毒的话；不要说戏弄的话；不要说欺骗或害人的话。

8 不要趴着睡；不要侧着睡；不要吃饱后睡；不要不盖被子睡；不在炎热或寒冷的天气睡午觉。

9 胎教首先要端正身心，因此要注意平时的看、听、坐、站、睡、吃等行为。

10 如果父母忽视胎教，不仅使孩子没有才能，甚至会导致孩子形体的不完整或引发胎儿的疾病和难产。就算生下来，也可能夭折。

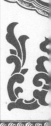

最忌讳的12种胎教方式

怀孕时为了更好地实行胎教，需要注意很多细节上的问题。您会因微不足道的事情而受到压力，偏食或有不好的生活习惯吗？通过分析以下的项目来矫正自己的胎教方法吧。

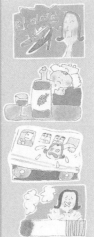

整天待在家里睡大觉

以肚子饱为借口不出去走动，只在家待着是不可取的。一天最少也要出去一次，就算散步也好，逛饰品店也好。发现不错的散步教程时，可以在胎教日记里记录下来。

减肥

怀孕期不允许减肥。因为减肥会影响营养的充分摄取和破坏激素的均衡分配。

常吃快餐

快餐里不仅添加了防腐剂和化学调味品，而且还有很多的盐分。因此孕妇要尽量避免吃快餐。如果是外出就餐的话，不仅很难考虑到营养均衡，而且有时还会摄取过多的盐分，所以选择菜品时要特别慎重。

因疲劳而睡懒觉

如果以害喜或其他各种原因为借口，早上睡懒觉的话，会形成晚上睡不着，早上又要睡懒觉的恶性循环。因此，到了晚上孕妇要以平和的心境安然入睡，从而避免因睡懒觉而造成的失眠。

习惯性地喝一两杯酒

习惯性地喝一两杯酒，这在怀孕期是被禁止的。因为少量的酒精也会影响胎儿的健康。

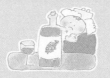

生活环境缺乏绿化

没有花草树木的环境称不上理想的胎教环境。就算不是树叶茂盛的公园也无妨，只要有清新的空气即可。倘若连这种地方也没有的话，可以在家里养盆栽。

孕产育全书

给您最贴心的关怀与照顾

207

常去混杂的商场购物

在空气混浊的商场购物是不可取的。很急的东西最好选择人少的时间买回来。如果要买的东西很多的话，可以和家人一同去。

抽烟

若单纯地认为自己吸烟对胎儿"不好"是不对的。怀孕之日起就要把烟戒掉，同时也要避免吸二手烟。

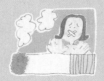

让老公和婆婆承担一切家务活

你是不是把家务都丢给家人了呢？当然，这样能让自己多休息，但如果能做一些力所能及的事情来增加活动的话，反而对胎儿更有利。

从不与朋友见面聊天

如果经常一个人独自在家的话，就算出现了什么意外或烦闷的事情，也找不到倾诉的对象。安定固然好，但如果多去听听孕妇教育讲座或与邻居母亲们聊聊关于怀孕、分娩的话题，可以收获到很多有用的知识，从而对你的胎教有很大的帮助。

坐满员公交车上班

如果上下班时坐满员公交车或地铁的话，不仅从肉体上受到压力，而且精神上也会受到压力。最好早点出门，避开上班高峰期。

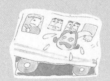

夫妻常吵架

肚子里的胎儿对妈妈的神经质特别敏感，尤其是大声怒吼会吓到肚子里的胎儿，从而影响胎儿的健康成长。因此，孕妇要与丈夫充分沟通，讲话时也要心平气和，从而减少夫妻之间的分歧，营造幸福美满的家庭。

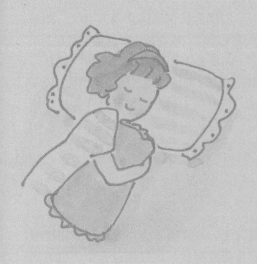

第五章

怀孕过程中常见的症状

如果怀孕，就能体验到未曾经历的各种症状，如呕吐、食欲不振、抑郁症、便秘、腰痛，有时还会出现皮肤发疹、瘙痒等症状，必须正确应对怀孕过程中常见的各种症状。

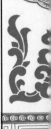

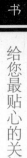

怀孕过程中常见的大部分症状会给孕妇带来诸多不便，但是大部分症状不会严重地危害产妇或胎儿。

在怀孕期，平时经常服用的药物也可能带来危害，因此不能盲目地用药。

妇产科医生或护士比较了解怀孕过程中常见的疾病，因此有众多的忧虑。阅读本书的孕妇也可能因此产生不必要的忧虑，但是不用过于担心。其实，所有孕妇不一定都出现异常症状。如果实在放心不下，可以向顺利分娩的孕妇咨询。

即使是患有疾病的孕妇，只要及时地接受治疗，完全可以防止疾病的恶化。目前医学界已找出对曾经被认为是不治之症的有效治疗方法。

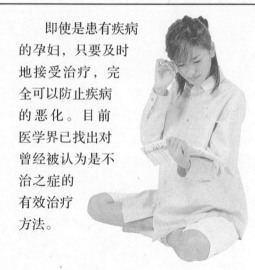

1 瘙痒症

一般情况下，在妊娠后期容易出现皮肤瘙痒症。皮肤瘙痒症不仅带来诸多不便，严重时还会影响睡眠。由于激素的变化，还会伴随发疹症状。在热天，瘙痒症会更严重，因此最好穿薄衣服。尼龙或毛织内衣会加重瘙痒症，因此最好穿棉料衣服。

皮肤霜或清爽的护肤油能缓解瘙痒症，但是很难根治。瘙痒症容易变化，而且一直伴随到分娩为止。如果症状严重，经医生同意后可服用抗胺剂。

2 胀气与打嗝

在日常生活中，经常看到为胀气烦恼的孕妇。有时胃内充满气体，有时大肠内充满气体，因此经常导致打嗝。另外，腹部周围充满气体时，会导致痉挛等痛症。

大部分气体由吸入的空气产生。一般情况下，进食时无意中吸入大量的空气，所以无法彻底防止吸入空气。如果慢慢地进食，就能减少吸入的空气量。

大部分人用制酸剂治疗胀气症状，但是效果不明显。胀气时，如果出现便秘，就会加重痛症，因此要注意防止便秘。在妊娠过程中，胀气只是暂时性问题，只要时间一长，就会自然好转。

3 胃酸与消化不良

在妊娠过程中，经常出现胃酸症状，但是很少出现消化不良症状。一般情况下，在食道下方产生的少量胃酸液导致胃酸症状。在妊娠过程中，食道到

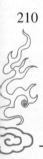

胃部的通道角度变大，因此容易出现胃液或胃酸逆流到食道的情况。有时，少量的胃液会逆流到口腔内，因此产生苦涩辛酸的感觉。

在妊娠过程中，子宫逐渐变大，并压迫胃部，而且防止胃液逆流的肌肉有所松弛，因此容易导致胃酸、胸痛等症状。

要想减轻这些症状，必须消除胃部的负担。在日常生活中，尽量避免紧身衣服或弯腰的行为。夜间出现胸痛的情况时，垫高枕头能缓解痛症。

一般情况下，可用制酸剂中和胃液。如果经常使用这种制酸剂，容易导致便秘，甚至恶化症状，因此要慎用制酸剂。另外，用温水稀释1/4小勺中碳酸苏打，并慢慢地饮用，这样也能中和胃液。该治疗方法能消除痛症，但是容易生成大量的气体。

消化不良是在腹部上方产生的病症。如果胃部内积压大量的食物，或者十二指肠内含有过多的胃液，就容易导致消化不良症。一般情况下，可用制酸剂治疗，有时牛奶也能发挥很好的治疗效果。如果对牛奶敏感，就应该服用制酸剂。

4 肋骨部位的痛症

如果临近妊娠后期，胎儿的头部或下身挤压肋骨，或者胎儿的活动向下推动肋骨，因此容易出现肋骨部位的痛症。有时，胎儿会拉动子宫上方的肋骨肌肉或韧带，因此导致严重的痛症。

怀有双胞胎的情况下，这些症状会更加严重。虽然孕妇很痛苦，但是不会影响胎儿及母体的健康。目前还没有特别有效的治疗方法，但是只要改变身体姿势，就能缓解痛症。

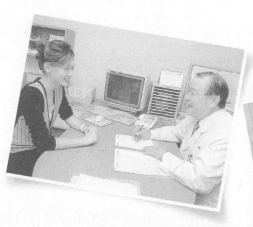
有些孕妇几乎没有害喜反应，而有些孕妇吃点食物就呕吐。如果害喜反应严重，就应该到医院接受治疗。

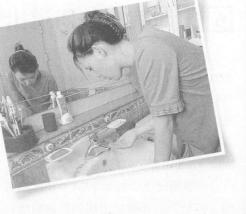
在怀孕过程中，将体验从未经历的症状。如果有疑问，就应该跟医生商量解决。

211

⑤ 情绪的变化

妊娠期是情绪变化严重的时期，孕妇情绪跟平时截然不同，而且喜怒无常。另外，健忘症愈来愈严重，而且对平时喜欢的事情不感兴趣。有时盲目地相信书中的内容或别人的话，因此出现不必要的抑郁症状。在妊娠过程中，导致情绪变化的原因如下：即将成为妈妈的事实和照看婴儿的压力将成为初产妇情绪变化的主要原因，一想到将来要长期养育孩子，生活方式也将发生变化，因此在不知不觉中形成不安感。

在妊娠过程中，激素的变化也能导致情绪的变化，因此孕妇会无缘无故地开心或忧虑。在妊娠期，情绪的低落或不安是很正常的现象。

有少数孕妇的抑郁症或不安感持续很长时间，因此要及时地到医院接受治疗。在这种情况下，用不影响孕妇健康的镇定剂能稳定情绪。在用药之前，必须告诉医生妊娠的事实。

在妊娠过程中，曾经患过"神经症"的孕妇很容易复发。如果情绪状态不稳定，就应该马上到医院接受治疗。如果及早治疗，就能取得满意的效果。

在妊娠过程中，必须放宽心态，不要总是独自承受妊娠的痛苦。

在丈夫这方面，由于对婴儿的经济负担和望子成龙的竞争心理，也承受着沉重的压力，因此夫妻之间要理解对方的紧张心理，并合理地解决问题。

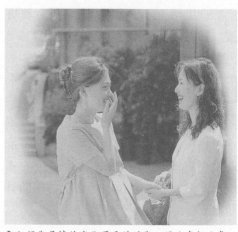

▲ 妊娠期是情绪变化严重的时期，因此喜怒无常。妊娠过程中的情绪变化是很自然的现象，因此不要惊慌。如果经常跟朋友交流，或者换不同的衣服，就能转换情绪。

⑥ 突如其来的阴道出血症状

由于胎盘的早期剥离，突然出现阴道出血症状。在分娩之前，部分胎盘脱离子宫壁，因此导致产前出血症状。这种症状比较少见，而且至今还未找到主要原因。这种症状会让母体中断给胎儿提供氧气，因此会给胎儿带来致命的打击。

一般情况下，妊娠29周至预产期之间，孕妇下腹部持续出现剧烈的痛症，出现阴道出血症状。阴道的出血量因人而异，但是大部分超过月经量。这种症状严重地危害孕妇和胎儿，因此要马上到医院接受治疗。

有时，少量的血积存在子宫内的胎盘后面，或者慢慢地流出体外，因此孕妇会流失少量的血液。

即使部分胎盘提前脱离子宫壁，只

要孕妇及时地接受治疗，虽然会让胎儿因氧气不足受到痛苦，但是不会影响其生命安全。

在这种情况下，如果马上实施剖腹产手术，就能生出健康的宝宝。大部分情况下，胎盘严重受损，因此胎儿生还的可能性很小。此时，最好通过诱导分娩尽量提前分娩。

在分娩过程中，也可能出现大量的出血现象，但是可以通过输血方式应付，因此不用过于担心。如果阴道出现出血的情况，即使出血量很少，也应该马上到医院接受检查。

7 痉挛

在妊娠后期，腿部经常出现痉挛症状，尤其在夏天或夜间更容易出现痉挛症状。很多人认为，在妊娠过程中，腿部肌肉的钙含量变化了，所以导致了腿部痉挛症状。

为了防止痉挛症状，可尝试增加食盐摄取量的治疗方法，但是食盐方法不利于患有浮肿症状的孕妇。频繁地出现严重的痉挛症状时，松弛肌肉的神经稳定剂也有一定的效果，但是考虑到对胎儿的影响，在妊娠过程中最好避免此类药物。

如果痉挛不严重，且偶尔出现，就不要用药，最好通过运动的方法消除痉挛症状，可柔和地伸直腿部。

8 高血压

每次上医院时，孕妇都会量血压，这是非常重要的产前管理。妊娠初期的血压类似于妊娠前的正常血压。在妊娠中期，血压有所下降，但是不会导致特别明显的异常症状。在妊娠后期，血压会恢复正常。

在妊娠期间，有些孕妇的血压逐渐升高，甚至超过正常界线，这种症状称为高血压。轻微的高血压症状会稍微推迟胎儿的成长发育，但是不用过于担心。

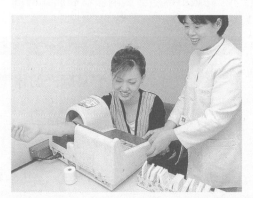

⬆ 量血压和体重，并检测胎儿的呼吸状态是非常重要的产前管理。

213

9 子痫前症（妊娠中毒症）

患有高血压的情况下，尿液中的蛋白质量增多，或者身体浮肿，这种症状称为子痫前症，即所谓的妊娠中毒症。即使血压稍微升高，尿液内的蛋白质稍微增多，

典藏精品版

最全面、系统的孕产育指导

也不用过于担心。如果患有严重的妊娠中毒症，血压会迅速地升高，而且脸部、手部和嘴唇明显地浮肿。

在症状严重时，如果不及时地接受治疗，在分娩过程中会导致全身痉挛、休克、癫痫等症状。正因为这样，平时要定期检查血压或尿液。

如果患有轻微的高血压，就应该充分地休息，而且经常检查血压或尿液。有些医生建议住院治疗，而有些医生建议在家疗养，但是每天都要检查尿液。只要注意管理，血压很快就会恢复正常。

如果孕妇的血压继续上升，或者蛋白尿不断增加，就应该马上住院治疗。

在住院过程中，除了上洗手间外，都要躺在病床上。为了充分地休息，可以服用镇定剂。另外，为了消肿要吃少含盐分的食物。有时，还会服用降低血压的降血压剂。

妊娠中毒症会影响胎盘和胎儿的健康，严重时还会妨碍胎儿的成长发育。用24小时以内的尿液测量胎儿激素，或者从血液中测量激素浓度，就能检查胎盘的状态。

为了正确地判断胎儿的成长程度，普遍使用超声波诊断法。如果孕妇的血压严重地影响孕妇或胎儿，最好通过诱导分娩提前分娩婴儿。

一般情况下，分娩几小时或几天后血压就能恢复正常。在哺母乳之前，最好用牛奶补充婴儿所需的营养。

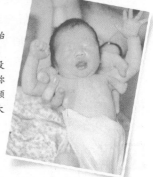

➡从妊娠40周开始，胎儿就作好出生的准备。如果妊娠40周以后还没有出现阵痛，就容易称为过熟儿，但是只要顺利分娩，就不会有太大问题的。

必须掌握的知识

容易顺产的体型VS容易难产的体型

随着腹部的膨胀，由于各种原因，孕妇会愈来愈不安。比如，能否生下健康的婴儿？能否顺产呢？传言有些体型容易顺产，因此孕妇的忧虑愈来愈多。那么，哪些体型容易顺产，哪些体型容易难产呢？

● 如果臀部小，就容易难产？

骨盆大的人容易顺产，这是有科学依据的。如果骨盆小，胎儿就很难经过产道，因此难产的可能性较大，但是臀部的大小和骨盆的大小并不成正比例。有些人认为，只要臀部大骨盆就大，但是有很多大臀部小骨盆的孕妇。

● 如果过于肥胖，就容易难产？

如果孕妇过于肥胖，就容易分娩巨大儿或未熟儿，而且分娩时间比较长，因此容易难产。在妊娠过程中，应该注意控制孕妇的体重。

● 如果个子矮，就容易难产？

一般情况下，如果个子矮，骨盆的发育会较差，因此身高低于145厘米的孕妇比较容易难产。但即使个子矮，只要不肥胖，而且妊娠过程中的体重增加正常，也能顺利分娩。

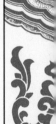

10 过熟儿

大部分情况下，妊娠40周的胎儿基本成熟，而且随着阵痛作好出生的准备。在分娩过程中，胎盘不受阵痛的影响，继续给胎儿提供营养和氧气。妊娠42周后，胎儿继续成长，但是胎盘无法提供胎儿所需的营养，因此导致胎盘不全症状。

在正常妊娠的情况下，妊娠42周之前，胎盘能充分地活动，但是患有高血压等综合征时，只要超过妊娠40周，胎盘就处于胎盘不全状态。在这种情况下，如果不及时分娩，就会影响胎儿。

一般情况下，妊娠40周以上的胎儿称为过熟儿。只有正确地计算预产期，才能诊断过熟儿。如果胎儿受到影响，就应该通过诱导提前分娩。一般情况下，过熟儿具有比正常婴儿更干燥的皮肤和更长的指甲，但是只要顺利分娩，婴儿的健康不会有太大问题的。

11 蛋白尿症

被称为albuminuria的蛋白尿是含有蛋白质的尿液。在产前检查中，经常检查尿液。在正常妊娠中，也可能出现少量的蛋白尿。如果阴道分泌物进入尿液，或者尿道感染，或者患有妊娠中毒症，就容易导致蛋白尿。

一般情况下，很容易区分以上三种情况。如果在排尿过程中采集尿液试样，就能避免尿液中进入阴道分泌物。另外，如果患有尿道感染，在尿液试样中能检查出细菌。

对于阴道分泌物、尿道感染、妊娠中毒症引起的蛋白尿，将采取不同的治疗方法。

12 糖尿

在产前检查中，还会检查糖尿。只要出现糖尿，大部分孕妇都会很紧张，但糖尿是很常见的症状，因此不用过于担心。在妊娠过程中，防止尿液中进入糖分的功

最关心 的问题

在怀孕过程中，为什么经常放屁或打嗝？

在妊娠过程中，会不由自主地放屁或打嗝。放屁是由于大肠内充满气体产生的现象，而打嗝是胃部的气体逆流而产生的现象。如果在大庭广众之下出现这种现象，孕妇就恨不得钻进老鼠洞。

一般情况下，如果患有便秘，就容易导致放屁或打嗝的症状，因此要注意防止便秘。在日常生活中，最好避免花椰菜、洋葱、大白菜、大豆等容易产生气体的食品。

孕产育全书

给您最贴心的关怀与照顾

第五章

必须掌握的知识

怀孕的糖尿病患者

腹中的胎儿会吸收糖尿病患者的高血糖，因此糖尿病患者的胎儿会快速成长，严重时很难自然分娩。在妊娠过程中，必须彻底地检查糖尿病患者的血糖值。另外，必须告诉主治医生糖尿病的事实，并接受相应的治疗。目前，糖尿病患者也能分娩健康的婴儿，但是成功与否取决于孕妇的合作态度。患有糖尿病的孕妇应该注意以下事项。

●**饮食疗法**——尽量限制糖分和脂肪的摄取量，多摄取富含纤维质的食品。

●**体重**——坚持营养平衡的饮食习惯，而且在医生规定的范围内保持体重。

●**运动**——为了保持身体健康，在分娩之前应该坚持运动。糖尿病患者为了调节血糖，必须坚持运动。一般情况下，跟医生商议后再决定具体的运动项目。

●**药品**——如果无法用饮食疗法控制血糖，就应该服用胰岛素。如果从妊娠之前开始服用胰岛素，就应该适当地调节服用量。

●**血糖值**——每天检测一次血糖。一般情况下，可根据每天检测的血糖值来调节饮食疗法、运动项目和药物的服用量。

能减弱，因此容易出现糖尿症状。

一般情况下，妊娠32周容易出现糖尿症状。此时，糖尿量很少，因此发现一两次糖尿，也不用担心。如果每次检查中都能检测到糖尿，就应该引起注意。

为了进一步诊断糖尿，先服用葡萄糖，然后实施血糖的糖负荷检查。如果在糖负荷检查中一切正常，就可以放心。

在糖负荷检查中，如果出现较高的血糖值，就应该接受治疗。一般情况下采用饮食疗法治疗，有时还会打针。如果在妊娠中出现高血糖，就会加快胎儿的成长速度，因此容易导致难产。分娩后，如果进行血糖和尿液检查，大部分都能恢复正常。在妊娠过程中，经常出现糖尿症状，但是不要混淆糖尿和糖尿病。如果患有糖尿病，就应该按照医生的指示降低血糖。

13 头痛

有些人经常出现头痛或偏头痛症状。在妊娠以后，有些人的头痛症状会好转，而有些人的头痛症状会恶化。在妊娠过程中，平时没有头痛症状的孕妇也会出现头痛症状。一般情况下，妊娠3个月内容易出现头痛症状，只要顺利地度过这个时期，头痛症状就会消失。有时还会出现妊娠后期头痛症状的情况。如果在妊娠后期出现严重的头痛症状，就容易导致高血压，因此要马上接受治疗。

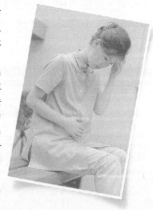

➤ 目前还没有发现治疗头痛症的有效方法，但是痛症严重时，可以服用镇痛剂。在妊娠过程中，含有麦角胺（Ergotamine）的偏头痛药或头痛药会导致不必要的子宫收缩，因此跟医生商议后才能用药。

14 便秘

在妊娠过程中，经常出现便秘症状。每天不一定都要排便，排便时也不能过于用力。

由于黄体激素的作用，肠的张弛变慢，因此导致便秘症状。另外，在妊娠初期，子宫与骨盆之间的直肠受到压迫，或者在妊娠后期，胎儿与骨盆之间的直肠受到挤压，因此导致便秘症状。

一般情况下使用缓和剂治疗便秘，但是最好调节饮食习惯。在日常生活中，应该充分地摄取富含纤维素的食品，比如水果和蔬菜。有时，治疗贫血症的药中的铁粉也会加剧便秘，因此要使用其他铁粉剂。

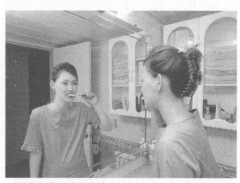

↑ 如果饮食习惯的调节失败，只好使用缓和剂。尤其是长期使用缓和剂的孕妇只能继续服用。但是所有缓和剂都不利于妊娠，因此要按照医生的处方用药。

15 味觉及嗅觉的变化

在妊娠初期嗅觉比较敏感，因此能闻到从未闻到过的气味，而且有些气味特别难闻。既能闻到平时喜欢的气味，也可能闻到平时讨厌的气味。在妊娠过程中，嗅觉的变化可能持续很长时间，但是妊娠前半期后，就会自然地好转。味觉与嗅觉有密切的关系，因此孕妇在怀孕期味觉也会有较大变化。由于嗅觉的变化，有可能感受到奇怪味道。在这种情况下，最好到牙科接受治疗。在没有虫牙的情况下，如果依然感觉到奇怪的味道，只好经常漱口或喝茶。跟嗅觉的变化一样，在妊娠后半期，味觉也能恢复正常。

16 腹痛

腹痛跟妊娠无关。在日常生活中，导致腹痛的原因很多。即消化不良等症状也会导致腹痛。在什么时候应该到医院接受治疗呢？

①就像月经一样，出现轻微的腹痛，或者间隔15分钟周期性地疼痛时，应该到医院接受治疗。尤其是阴道出血或流出黏液时，必须马上到医院就诊。在妊娠中期，随时都有可能出现这种症状。此时，应该正确地区分假阵痛和腹痛。

②持续出血或流出黏液，并伴随痛症的情况。

③发烧、呕吐、腹泻的同时，出现

腹部或后背疼痛的情况。

④出现严重的腹痛症状。

⑤痛症持续一小时以上。

⑥腹痛的同时胸口疼痛的情况。

有时腹痛比较轻微，因此能忍受到诊察为止。比如，患有膀胱炎、消化不

良和胃酸的情况。

在任何情况下，都不能服用未经医生许可的镇痛药。通过医生的诊断，大部分都能找出腹痛的原因。特殊情况下，还需要住院治疗，因此，正确地诊断后才能确定治疗方法。

17 原发性高血压

有些孕妇在妊娠初期出现高血压症状，但是症状并不明显，因此大部分孕妇不知道自己的血压超过平均值，这种状态称为原发性高血压。

如果患有原发性高血压的人怀孕，在妊娠中期血压会有所下降，但是在妊娠后期会重新升高。如果不认真测量妊

娠初期的血压，就容易把原发性高血压当成因妊娠导致的高血压。在分娩后，患有原发性高血压的孕妇不能恢复正常的血压，只能回到妊娠前的血压状态。一般情况下，原发性高血压和妊娠中高血压的治疗方法大同小异。

18 浮肿

如果体内的体液过多，就容易导致浮肿症状。一般情况下，脚部或脚踝等部位容易浮肿。在妊娠后期或天气酷热时，更容易出现浮肿症状。

如果体重增加，经常会伴随着浮肿。在患有静脉瘤的情况下，脚踝比正常人更容易浮肿。指压腿部下方20秒，如果留下按压痕迹，就说明患有浮肿症状。由于重力的作用，大量的体液聚集到腿部，因此脚部容易浮肿，但是脸部、手部和上身也会出现浮肿症状。

在妊娠过程中，经常出现轻微的浮肿症状。拥有舒适的睡眠，就很少出现浮肿，但是经常走动或活动，就会出现轻微的浮肿症状。如果手脚浮肿，最好到医院接受检查。

浮肿是大部分孕妇都出现的轻微症状，但是偶尔伴随高血压或妊娠中毒症，因此需要特殊的治疗。

治疗浮肿的方法很简单。尽量抬高浮肿的腿部，或者平躺在床上，这样就能缓解浮肿。即使是上班族孕妇，也应该抽空

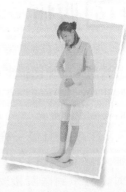

➡ 随着体重的增加，经常伴随着浮肿症状。在患有静脉瘤的情况下，由于重力的作用，大量的体液聚集到腿部，因此孕妇的脚踝比正常人更容易浮肿。如果出现浮肿症状，最好抬高腿部，或者躺卧。定期检查体重也是非常重要的妊娠管理。

充分地休息。在夜间，如果抬高腿部，就能消除浮肿症状。

另外，尽量避免含有大量盐分的食品。食盐具有保留体液的特性，因此少吃含盐的食品有助于消除浮肿。如果出现浮肿症状，食品中应该少放食盐，而且尽量少吃富含盐分的食品。

如果这些治疗方法无效，而且伴随着手脚发麻的症状，就应该到医院接受治疗。浮肿是由于体内积存大量的水分引起的现象，为了减少体内的水分，可使用利尿剂。但最近的研究结果表明，利尿剂不利于孕妇，因此最好不要使用利尿剂。

19 不安症

对于怀孕，大部分孕妇都会非常高兴，但是很快会遇到各种异常症状，因此容易感到不安。

● 对育儿的恐惧心理

大部分孕妇情愿怀孕，但是如果经济条件不允许，有些孕妇就对育儿产生恐惧心理，因此会考虑流产。

● 对流产的恐惧心理

在多年盼望妊娠的情况下，在妊娠初期自然会欣喜若狂，但是很快会为流

消除紧张的肩部按摩

如果怀孕了，大部分孕妇会欣喜若狂，但是很快就遇到各种异常的症状或变化，因此感到不安。如果不及时消除不安感，身体就容易疲倦。在这种情况下，如果做轻微的按摩，就能消除不安的心理。

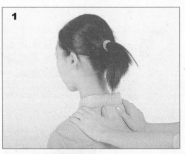

1.丈夫把双手轻轻地放在妻子的肩膀上面。

2.用大拇指轻轻地按压后背脊椎，同时向下推拿。

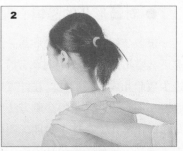

3.寻找能让妻子轻快的穴位，然后轻轻地指压。

4.在妊娠过程中，出现头痛症状的孕妇较多。在这种情况下，沿着后背脊椎按摩到头部，就能缓解头痛症状。

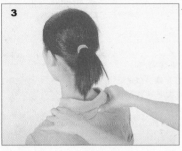

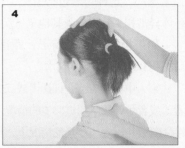

产感到不安。

在妊娠初期，几乎所有的孕妇都会担心流产，但是在妊娠中期，流产的可能性很小，因此可以放心。从妊娠中期开始，孕妇的妊娠反应会好转，而且能熟睡，因此情绪也会好转。

一般情况下，从妊娠中期开始就能感受到胎动。这些胎动表明一切都很顺利，因此孕妇会更加高兴。从妊娠9个月开始，胎儿就比较安全，但是不能长时间做劳累的工作。这个阶段是大部分孕妇陪即将出生的宝宝度过的时间。

● 对分娩时阵痛的恐惧心理

在妊娠过程中，大部分孕妇会担心分娩时的阵痛，怕自己不能独自承受阵痛。在这种情况下，最好向医生咨询能缓解阵痛的方法。在日常生活中，练习有助于分娩的精神预防法，这样对减轻阵痛会有所帮助。

● 对畸形儿的恐惧心理

很多孕妇担心怀有畸形儿。如果怀有非正常婴儿，妊娠3个月时就会流产，只有极少数胎儿成为畸形儿。在妊娠中期，即妊娠16周时，通过羊膜穿刺方法判断正常儿和非正常儿。在这个时期，还可以进行人工流产。这种畸形包括唐氏综合征等染色体异常和二分脊椎及其他罕见疾病。

如果担心特定的畸形，跟医生商议后，可以实施羊膜穿刺术。

家人中有唐氏综合征患者或二分脊椎患者，或者孕妇年龄超过35岁的情况下，最好接受畸形儿检查。在其他情况下，虽也可能出现畸形儿，但是大部分胎儿都很正常。

● 对死产的恐惧心理

有死产经历的情况下，孕妇特别担心死产。在美国，一千个婴儿中有15个死产，韩国则为30～40名死产。一般情况下，一切正常的健康孕妇很难出现死产现象，但是妊娠综合征会提高胎儿的死亡率。如果具有死产经历，必须找出相应的原因，以免下次再出现同样的事故。

● 对死亡的恐惧心理

在分娩过程中，有些孕妇还会担心自己会不会死亡，但是在现代分娩管理下，只要孕妇定期接受检查，服从医生的安排，就不用担心自己的生命安全。

不接受产前检查，或者不及时治疗妊娠综合征，或者在患有心脏病等严重疾病的情况下，才容易导致产妇的死亡。

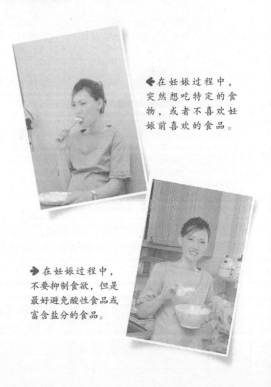

◀在妊娠过程中，突然想吃特定的食物，或者不喜欢妊娠前喜欢的食品。

➡在妊娠过程中，不要抑制食欲，但是最好避免酸性食品或富含盐分的食品。

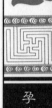

必须掌握的知识

必须正确地计算预产期

孕妇出现异常症状时，如果知道正确的预产期，就容易采取相应的分娩方法。在妊娠过程中，应该正确地计算预产期。

●从最后月经日期开始，280天是平均妊娠期

长期以来，人们以为妊娠期是9个月。正确地讲，从最后月经日期开始，280天是平均妊娠期，即平均妊娠期为40周。这仅仅是平均妊娠期，有时比平均妊娠期短，有时比平均妊娠期长。预产期的前后1周为正常范围，而且可以等到预产期后2周。在计算预产期时，必须提供正确的月经日期。

一般情况下，正常预产期加上一周为最后预产期，或者从最后月经第一天开始往前推3个月为最后预产期。

●必须正确地掌握妊娠时间和预产期

孕妇必须了解自己的妊娠进行过程，因此要正确地掌握妊娠时间和预产期。

胎儿是否正常成长，胎儿是否过大或过小？在判断胎儿的成长状态时，妊娠时间将提供重要的依据。一般情况下，以周为单位计算时间。

●只有掌握胎儿的妊娠月数，才能保护好胎儿

只有正确地掌握胎儿的妊娠月数，才能决定分娩方法。比如，在患有高血压、胎盘功能不足症的情况下，如果推迟分娩或提前分娩，都可能影响胎儿。正因为这样，必须正确地记录最后月经日期。

●如果最后月经日期不准确，预产期就不可靠

有些孕妇不知道最后月经日期，即使知道最后月经日期，也无法正确地计算预产期。有时是忘记最后月经日期，有时是生完第一胎后马上妊娠，因此没有月经。

如果月经不规律，或者由于使用避孕药几个月都没有月经，就很难计算最后月经日期。在这种情况下，如果使用普通的计算方法，预产期就不可靠。

●通过内诊或第一次胎动计算预产期

如果月经日期不准确，为了正确地计算胎儿的成长和预产期，应该使用其他方法。在妊娠3个月之前，可以通过内诊计算预产期。另外，通过妊娠18周出现的第一次胎动计算预产期。

还可以通过超声波检查计算妊娠月数。一般情况下，在妊娠第15～30周，实施一两次超声波检查，这样就能测量胎儿的大小和成长状态。

●通过羊水检查计算预产期

在妊娠后期，通过羊水检查判断胎儿的肺部成熟情况，并计算预产期。由于妊娠中毒症或Rh血液不适应等症状，而不得不停止妊娠的情况下，才能使用羊水检查方法。随着胎儿的成长，肺部内的物质量不断提高。在羊水检查中，通过对这些物质量的检测，判断胎儿的成熟程度。

至少有1/3的孕妇不知道正确的预产期，因此要经常到医院接受检查。

只有正确地掌握预产期，才能确认胎儿的成长和孕妇的健康状态。

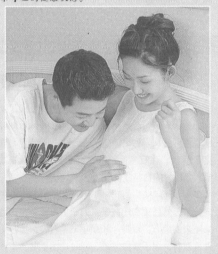

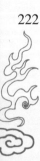

最全面、系统的孕产育指导

如果患有疾病，就应该向医生咨询危险性。只要决定要孩子，在妊娠初期必须接受产前检查，并根据病症住院治疗。

通过合理的产前管理，很多患有疾病的孕妇都能安全地分娩。

● 对育儿的负担心理

在妊娠过程中，很多孕妇担心将来的育儿问题。有些孕妇担心自己能否顺利地育儿，有些孕妇担心责任感或生活条件，有些孕妇还担心跟丈夫的关系。

在现实生活中，很多孕妇不知道该如何养育宝宝，因此对育儿有着沉重的负担。

其实，就目前来说很容易收集到各种育儿信息。在育儿过程中，还可以得到父母、亲戚、朋友的帮助，也可以向儿科医生咨询。

20 贫血

任何孕妇都会出现轻微的贫血症状。如果服用铁粉或叶酸制剂，就能预防贫血，但是最好在妊娠反应消失后服用这些药物。服用贫血药后，有些孕妇会出现便秘症状。在这种情况下，应该更换适合自己的药物。

妊娠前患有贫血症的孕妇或妊娠中出过血的孕妇很容易出现贫血症状。在贫血症状严重的情况下，可用肌肉针或静脉针倒入铁粉。静脉注射后，可能出现副作用，因此要在医院观察一段时间。

21 尿失禁

在妊娠后期，由于膀胱入口的位置变化，或者子宫受到压力，因此严重地咳嗽或紧张时，容易出现尿失禁现象。在妊娠过程中，必须把尿失禁跟早期破

最关心 的问题

怀孕中后期经常出现的小腿痉挛

在夜间，如果突然出现小腿痉挛症状，就非常痛苦。一般情况下，在妊娠中期和妊娠后期经常出现这种症状。如果缺乏钙和镁成分，就容易导致痉挛症状。在日常生活中，应该积极地摄取富含钙、镁成分的食品或营养品。

肌肉痉挛时，首先向后弯曲脚踝，使脚尖朝向脸部，然后柔和地按摩肌肉。另外，在距离墙壁30厘米的地方，双脚分开30厘米左右的距离，然后伸直双臂，用手掌撑墙壁，同时弯曲手臂，把脸部贴近墙壁，最后慢慢地伸直手臂。用同样的方法，反复运动5～10次。

如果经常出现小腿痉挛症状，就应该抬高腿部，而且利用孕妇专用高弹力内裤长袜促进血液循环，然后旋转脚踝和腿部，尽量活动小腿肌肉。

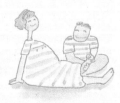

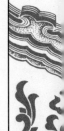

水区分开来。为了区分羊水和尿液，必须到医院接受检查。

如果尿失禁的症状严重，就应该经常排尿，以免膀胱内充满尿液。从卫生角度考虑，最好用生理带防止异味，并保持清洁。在分娩后，这种症状会消失。如果分娩后做健美操或运动，就能加快恢复速度。

22 视力障碍

在妊娠过程中，大部分孕妇会出现视觉模糊的症状。平时视力正常的孕妇也可能出现视力障碍，甚至要戴上眼镜。有时，视力障碍伴随着浮肿症状。

患有高血压和妊娠中毒症的情况下，视力障碍会更加严重。有时看到两个重影，有时很难聚焦，有时只看到部分事物。由于高血压的影响，这种视力障碍还会导致严重的头痛症状。在这种情况下，应该尽快治疗高血压。如果血压下降，视力就能恢复正常。分娩后，妊娠中发生的高血压就会自然地消失。

23 恶心与呕吐

一般情况下，清晨容易出现呕吐症状，但是在其他任何时刻也都可能出现。在妊娠过程中，胎盘组织生成的女性激素不断增多，因此导致这种现象。

有些孕妇几乎没有恶心症状，而有些孕妇比较严重，甚至要呕吐。在这个时期，孕妇的嗅觉非常敏感，因此很难承受平常的气味，进而加剧呕吐症状。

如果肚子饿，就容易加剧恶心症状，因此早上起床后，最好马上吃饼干或喝茶。在白天，可以用零食缓解恶心症状，但是呕吐症状严重时，最好暂时躺卧，或者服用抑制剂。此时，必须按照医生的处方用药。在这个时期，胎儿很容易受到药物的影响。另外，如果服用呕吐抑制剂，就容易发困，因此最好在睡觉前服用。

一般情况下，妊娠12周后恶心症状会逐渐好转，但是有些人会持续到妊娠中期或妊娠后期。

妊娠中的呕吐症状比恶心症状更为严重。如果每周呕吐两三次，就可以跟恶心症状一样，用食物、休息、药物来进行治疗。一般情况下，很少出现每天呕吐或一天呕吐几次的情况。此时，如果食物的摄取不充分，就会降低体重，

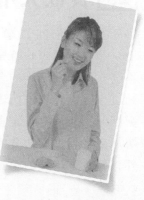

➤ 一般情况下，早晨睡醒后，在空腹下容易感到恶心。在这种情况下，如果吃清淡的饼干或饮用茶、牛奶，就能缓解妊娠反应。

孕产育全书　给您最贴心的关怀与照顾

容易口渴，而且全身状态恶化。

如果频繁地呕吐，就应该到医院接受治疗。如果处于饥饿状态，在尿液检查中能发现酮症酸，这就意味着症状非常严重，必须马上到医院接受治疗。

出现呕吐症状时，必须充分地休息，这样就能缓解呕吐症状。有时还要打营养针1～2日。目前，只要适当地治疗，即使出现严重的呕吐症状，也能预防对胎儿的影响。

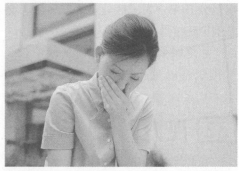

➡ 在妊娠初期，随着妊娠反应，出现味觉和嗅觉的变化。虽然没有特别的治疗方法，但是妊娠初期后，就能逐渐好转。

24 产前出血

一般情况下，妊娠28周或分娩之前，容易出现子宫出血现象。有时出血很少，有时像月经一样大量地出血。虽然很少见，但是在比较严重的情况下，还需要输血。在妊娠过程中，如果出现出血现象，最好到医院接受检查。

导致产前出血的原因很多。在妊娠过程中，子宫颈部的供血量增多，因此性交后容易出现出血现象。另外，前置胎盘或胎盘早期剥离也会导致产前出血症状。

有时，还会无缘无故地出血。大部分产前出血来自母体，很少由胎儿引起。如果出现产前出血症状，就应该马上到医院接受检查。

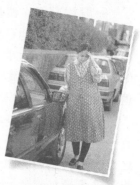

➡ 一般情况下，在妊娠24周之前，有些孕妇就无缘无故地流产。调查结果表明，10%～20%的孕妇曾经流产过。

25 食欲大增

在妊娠期间，孕妇的食欲会大增。孕妇突然想吃特定的食物，或者不喜欢妊娠前喜欢的食品。目前还不知道导致这种现象的确切理由。在妊娠期间，人体对特定食品的需求量会增加。比如，对盐分的需求提高。另外，妊娠中出现的嗅觉变化也会刺激食欲。

酸性食品或富含盐分的食品容易刺激食欲，但是富含

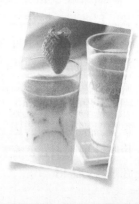

➡ 如果经常喝各种蔬菜汁，不仅能补充维生素，而且能缓解呕吐症状。

脂肪的食品容易导致肥胖症，因此要注意控制。

有些孕妇还想吃粉笔、煤炭、纸糊、黏土等古怪事物。

26 羊水过少症、羊水过多症

羊水过少症是指羊水少于正常值的症状，而羊水过多症是指羊水多于正常值的症状。如果羊水超过2000毫升，就称为羊水过多症。

如果子宫远远大于或小于预想值，就说明羊水值不正常。目前，还不能直接测量羊水量，但是能粗略地计算。

如果在子宫壁周围感受到胎儿，就可能患有羊水过少症。如果子宫绷紧，或者无法用手摸到子宫内的胎儿，或者胎儿在漂浮，就可能患有羊水过多症。另外，通过超声波诊断法能正确地判断羊水的量。

在正常怀孕的最后2～3周内，容易出现羊水过少症。如果患有羊水过少症，羊水会逐渐减少，因此孕妇的体重也逐渐减少。这种羊水减少症状容易导致低体重儿或胎盘功能不足症。

另外，由于早期破水，部分羊水流出体外，因此导致羊水过少症。虽然很少见，但是胎儿的肾脏不能正常地生成尿液时，也会导致羊水过少症。

在妊娠中期，有可能出现羊水过多症。从表面上看来，羊水量类似于正常妊娠，因此没有特别症状。

一般情况下，胎儿或母体的各种异常症状导致羊水过多症。比如，第一个胎儿畸形的情况，尤其是脑髓系统异常时容易出现羊水过多症。另外，患有半胎儿、无脑症、脊椎二分症时，也容易导致羊水过多症。如果孕妇患有心脏病、肾病、梅毒和糖尿病，或者Rh不合适，就容易导致羊水过多症。此外，如果胎儿吸收的羊水量过少，也容易导致羊水过多症。

一般情况下，羊水过多症算不上严重的疾病，但是给孕妇带来诸多不便。由于严重的羊水过多症会导致子宫剧烈地疼痛，而且严重地膨胀，如果呼吸困难，应该到医院接受治疗。

通过超声波诊断、尿液检查、血液检查、X光检查，可以诊断羊水过多症。如果双胞胎的血液循环在胎盘的某一部分聚集，或者形成畸形儿，就容易导致严重的羊水过多症。

随着病因的不同，所采用的治疗方法也不同。如果胎儿正常，孕妇就不要活动身体，尽量保持稳定。如果由于羊

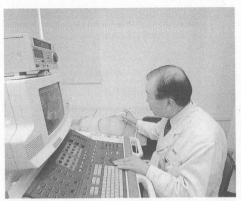

↑羊水少于正常值的症状称为羊水过少症，羊水多于正常值的症状称为羊水过多症。一般情况下，羊水超过2000毫升的情况称为羊水过多症。

孕产育全书

给您最贴心的关怀与照顾

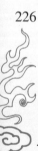

典藏精品版

最全面、系统的孕产育指导

水过多，孕妇出现呼吸困难、腹部膨胀等症状时，可通过羊水穿刺术抽出部分羊水。

如果胎儿完全成熟，就应该马上分娩。如果子宫严重地膨胀，就应该提前实施诱导分娩。如果胎儿异常，就应该尽快实施诱导分娩。

27 腰痛

腰痛是在妊娠过程中常见的症状。妊娠之前患有腰痛症时，会加重痛症。在妊娠或分娩后，原先正常的孕妇也会出现腰痛症状。

在妊娠过程中，后背和骨盆的关节变软，因此容易活动。为了顺利分娩，作好扩大骨盆腔的准备。在妊娠过程中，孕妇的腹部逐渐变大。为了保持身体平衡，必须向后倾斜上身，因此容易导致腰痛症状。

在日常生活中，尽量少穿给腰部增加负担的高跟鞋。

在妊娠过程中，有很多缓解腰痛的方法。即穿平跟鞋，做强化腰部关节肌肉的运动。

大部分人睡眠的时间为8小时左右，而睡眠是保护腰部的重要时间。如果使用过于松软的床垫，身体中间就容易下沉，因此导致腰痛症状。在妊娠期间，最好在火炕或稍微硬的床垫上睡觉，必要时还可以在床垫下面铺一层大木板，使孕妇在8小时睡眠过程中，腰部一直都能保持正确的姿势。

如果患过腰间盘突出症，就会产生严重的腰痛症状。在这种情况下，最好实施内科治疗。脊椎X光不利于胎儿，因此在妊娠初期，不要拍X光照片。

最关心 的问题

如何预防静脉瘤

在妊娠过程中，如果过于肥胖，或者长时间站立或稳坐，就容易导致静脉瘤。静脉瘤受遗传的影响。如果血管壁过度膨胀，就不能正常地关闭血管，因此血液聚集在一起形成静脉瘤。

在妊娠期间，血液会增多，而且子宫的重量影响血液循环，因此腿部的静脉容易鼓起。除了腿部外，外阴部也会出现这种症状。

在日常生活中，应该避免跷二郎腿，而且防止椅子挤压大腿。另外，不能长时间站立或稳坐。

在早上，如果浮肿消失，最好穿高弹力内裤长袜，这样就能预防静脉瘤。

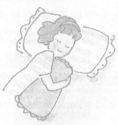

 稍等

向左侧侧卧的姿势是最有利于血液循环的姿势，因此能缓解浮肿、腰痛等症状。

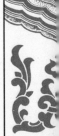

患有严重的腰痛症状时，直到腰痛彻底消失或开始阵痛为止，在硬床垫下面铺硬木板。如果这些方法无效，而且胎儿已成熟，就应该实施诱导分娩。

28 流产

● 自然流产

流产是在妊娠20周之前失去胎儿的现象。一般情况下，妊娠3个月内会出现自然流产症状。自然流产是在没有外部要因的情况下流产的现象。调查结果表明，10%～20%的孕妇有过流产的经验。初产妇流产的概率为30%。流产往往给期盼宝宝的人带来巨大的失望。有些孕妇还反复流产，因此又称为习惯性流产。如果出现习惯性流产，就应该接受精密的检查。

早期流产的大部分胎儿处于非正常状态，因此流产是防止非正常儿出生的自然行为。流产的痛苦固然很大，但是分娩正常儿更为重要，因此要努力怀上正常儿。如果流产，阴道内会出血，这种情况又称为切迫流产。

● 切迫流产

如果在妊娠20周之前阴道出血，必须接受精密的检查。阴道出血有可能是

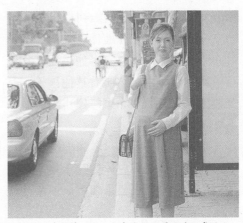

↑ 自然流产的情况下，大部分胎儿属于非正常胎儿。各种公害、精神压力是导致流产的主要原因。有流产经历的孕妇更应该注意防范。

必须掌握的知识

由于遗传原因导致流产的情况

重复地自然流产三次以上的情况称为习惯性流产。反复流产的原因很多，下面了解一下由于遗传导致的习惯性流产。

●染色体异常时，必须向专家咨询遗传问题

在父母双方中，只要有一方的染色体异常，而且遗传给胎儿，胎儿就会携带非正常染色体，因此容易导致流产。如果父母的染色体数量异常，父母本身就很难怀孕。在异常状态下，可能分娩

正常的婴儿，也可能分娩畸形儿，因此在妊娠之前，必须向专家咨询遗传问题。

●由于遗传原因导致流产的概率为4%～12%

由于遗传原因导致习惯性流产的概率为4%～12%。一般情况下，要对父母双方的血液分别进行染色体分析。只有在专业门诊或综合医院才能进行染色体分析。如果在私家医院就诊，可采集血液后，送到专门机构进行分析。

孕产育全书

给您最贴心的关怀与照顾

流产的征兆，也可能很正常。大部分情况下，出血量少于月经量，但是也有出现大量流出血块的情况。出血量越大，流产的可能性越高。

正常月经后，由于月经延迟，几周或几天内一直出现少量的出血现象。一般情况下，很难区分妊娠初期的出血症状和由于月经的延迟导致的出血症状。由于不规则的出血症状，很难正确地判断妊娠时间。

大部分医生建议妊娠初期出血的孕妇充分地休息。充分地休息是指尽量长时间躺在床上休息。家里如果还有其他孩子，最好雇用保姆照看其他孩子。充分地休息几天后，如果能停止出血，那么会逐渐恢复正常。

如果出血严重，或者痛症持续很长时间，经过检查后应该住院治疗。有流产经历的孕妇，只要出现出血现象，就应该住院治疗。

● 妊娠中期的流产

妊娠3个月（妊娠13周至28周）时，流产的概率较低。一般情况下，由于子宫颈管开启，腹中物体（胎儿、卵膜、羊水、脐带等胎儿生存所需的所有附属品）无法停留在子宫内，因此导致流产。这种现象又称为子宫颈管无力症。人工流产过的孕妇或子宫颈管受伤的孕妇容易出现这种症状。如果患有子宫颈管无力症，在出血之前会先流出羊水。

如果有过妊娠中期流产的经历，或者在诊察过程中子宫颈管开启，就应该在子宫周围实施缝合手术。如果子宫颈管正常地关闭，就可以继续妊娠。一般

情况下，在妊娠14周以后，可通过全身麻醉实施子宫颈管缝合手术（在妊娠初期的流产中，这种方法无效）。

在如下的特殊情况下，不能实施子宫颈管缝合手术。即，曾经实施过这种手术，但失败过一次以上；由于子宫颈管疾病，实施过妇产科手术；由于子宫颈部的损伤过于严重，无法实施这种手术。

对于以上患者，在妊娠过程中，可以实施从腹中缝合子宫颈部的"腹式子宫颈部圆周缝合术"。这种手术的成功率很高，但是需要很高的专业性，因此必须找专家做手术。

如果临近预产期，或者出现阵痛，就可以拆除缝合线。

● 反复流产

胎儿出现意外情况，或者胎盘生成的激素不足，就容易造成反复流产，但是也可能出现不知原因的流产。

为了防止习惯性流产，必须充分地休息，或者服用激素，但是不能保证确切的效果。在妊娠12周之前，有些医生建议孕妇停止性生活，但是这种方法也未得到验证，因此还不清楚具体的防流产效果。

如果没有流产经验，就不一定要服用激素，也不用停止性生活或者成天休息。统计资料表明，在曾经流产的情况下，只要没有特别症状，80%～90%的孕妇都能正常地分娩健康的宝宝。

● 不可避免的流产

这种流产的第一种症状是出血，第二种症状是间歇性痛症。这种间歇性痛症非

常类似于周期性痛症。这是因子宫颈管开启引起的现象，因此无法避免流产。

一般情况下，通过内诊能知道子宫颈部的开启情况，但是很多孕妇对内诊有所误解。即，内诊会导致流产。当然，最好找可靠的医生进行内诊，但是柔和的内诊不会导致流产。

内诊后，积存在子宫内部和阴道上部的不必要的血液会流出体外，因此出现出血症状，但是不用过于担心。

如果不得不流产，就应该在最短时间内清除子宫内的胎儿。通过清宫手术预防严重的出血现象，而且彻底地清除死胎及附属品。

在没有出血或痛症的情况下，也能导致流产。在这种情况下，应该马上给医生看分泌物，并确认流产与否。此时，应该彻底地清除子宫内的物体。如果附属品残留在子宫内，就容易导致不规律的子宫出血、败血症或其他妇科疾病。

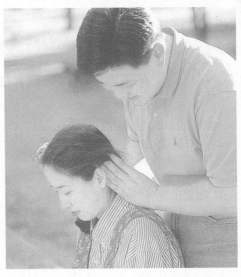

● 稽留流产

由于阴道出血，胎儿已经死亡，但是没有流产的情况称为稽留流产。一般情况下，在妊娠反应检查中呈阴性，而且通过超声波诊断能确认胎儿已经停止成长。

不完全流产包括稽留流产和流产后不彻底清除分泌物的情况。在这种情况下，必须通过"子宫内分泌物的清除"手术，彻底地清除子宫内残留的胎盘等附属品。如果不清除残留物，就容易导致大出血，严重地影响了母体的健康。

孕产育全书

给您最贴心的关怀与照顾

最关心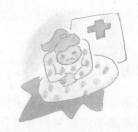的问题

确认妊娠后，如果依然出血，应该怎么办?

在妊娠初期，导致阴道出血的原因很多。在着床过程中出现轻微的出血症状，或者因激素的变化出现暂时性出血症状时，可以不用担心，但是要注意防止子宫外妊娠。

腹痛的同时伴随严重的出血症状，或者阴道内流出灰色或粉红色物质时，有可能导致流产。在这种情况下，必须马上到医院接受检查。

子宫外妊娠的情况下，容易出现腹痛症状或褐色阴道分泌物，或者轻微的出血症状。子宫外妊娠中，受精卵在子宫外着床，而且无法继续成长，因此必须进行手术。

最关心 的问题

在妊娠中期和后期，如果阴道出血，应该怎么办？

在妊娠中期和后期，内诊或暂时性现象是导致轻微阴道出血的主要原因，因此不用过于担心，但是也可能是胎盘出现问题，也可能导致流产或出现阵痛，因此要谨慎处理。

● 胎盘出现异常的情况

如果胎盘错位，或者提前脱离子宫壁，就会导致出血现象。随着出血量和痛症不同，问题的严重性也不同。

● 流产的情况

间歇性地流出少量的褐色分泌物时，可以迅速地采取措施，但是同时出现腹痛和出血症状时，无法避免流产。

● 阵痛的情况

腹痛、腰痛的同时，出现严重的出血症状，这是开始阵痛的讯号。如果在妊娠中期出现这些症状，就应该马上到医院采取相应的措施。

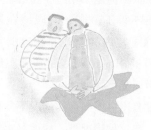

29 子宫残留物的排出及清宫手术

这是清除子宫内残留物的简单手术。一般情况下，在稽留流产或不完全流产中实施清宫手术。全身麻醉后，通过阴道向子宫内插入小吸管，然后吸出子宫内的残留物。通过清宫手术，能清除子宫内的残留物，而且能缓解因流产导致的出血症状。

30 子宫外妊娠

子宫外妊娠是常见的妇科疾病。如果受精卵在子宫外输卵管上着床，就导致子宫外妊娠。子宫外妊娠容易导致输卵管破裂。在子宫外妊娠的情况下，停经1～2周后下腹部会出现剧烈的痛症，而且阴道出现少量的出血现象。如果腹中积存大量的血液，就容易休克或昏迷不醒。在这种情况下，必须马上到医院输血，而且要实施应急手术。最近不需要剖腹，利用骨盆内视镜也能完成应急手术。

31 前置胎盘

前置胎盘是指胎盘位于子宫颈部附近，或者覆盖子宫颈部的情况。一般情况下，100～200名孕妇中会出现一名前置胎盘孕妇。

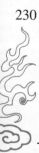

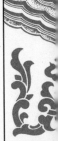

胎盘位于下方时，大部分的孕妇在妊娠8个月后容易出现出血症状。出血时没有痛症，这是前置胎盘的主要特征。一般情况下，只要休息几个小时就会停止流血。严重时，必须到医院输血。如果有因前置胎盘出血的经历，就容易复发，因此在分娩之前，应该在医院保持稳定。

在医院，通过超声波诊断法拍摄胎盘，然后判断前置胎盘。

前置胎盘会妨碍胎儿的头部下移到骨盆内，因此很难正常分娩。在这种情况下，必须实施剖腹产手术。一般情况下，妊娠38周时实施剖腹产手术。如果拖到预产期，就容易导致大量的阴道出血。

怀疑自己是前置胎盘这种情况，但无法确定的情况下，在妊娠38周时，通过内诊进行诊断。如果胎盘覆盖子宫颈管，就应该实施剖腹产手术。在妊娠38周之前，内诊容易导致出血，因此不轻易实施内诊。

有时会出现胎盘的边缘位于子宫颈管周围的情况。此时，如果出现阵痛，胎盘就上移，因此能正常分娩。在阵痛过程中，如果大量地出血，就应该实施剖腹产手术。

32 早期分娩

早期分娩是指从妊娠20周开始到预产期，在胎儿正常成熟之前分娩的情况。妊娠37周之前出生的婴儿属于早产儿，因此需要特殊的看护。

即使是正常妊娠，如果子宫的收缩不规律，就会导致轻微的痛症，这种现象称为假阵痛。随着妊娠过程的进行，经常出现强烈的子宫收缩现象，但是跟子宫颈部的开启或切迫流产无关。早期分娩的收缩比假阵痛有规律、更强烈、更频繁，而且开启子宫颈部。在妊娠后期，如果出现强烈的规律性收缩，就应该马上到医院检查。

一般情况下，子宫颈管无力症导致早期分娩。如果有早期分娩的经验，在下一次妊娠初期，实施缝合子宫颈管的手术，这样就能顺利地妊娠。

偶尔出现早期分娩的收缩现象，但是几个小时后停止收缩，因此妊娠恢复正常。如果阵痛持续很长时间，就容易分娩早产儿。早产儿可在孵化器等新生儿集中治疗器内正常成长，因此不用过于担心。

在现实生活中，很多早产儿都能正

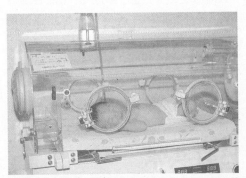

⬆ 在妊娠37周之前出生的婴儿称为早产儿，必须特别看护。一般情况下，子宫颈管的无力症导致早期分娩。有时无缘无故地提前开始阵痛，有时羊膜破裂后才出现阵痛。在孵化器内，早产儿能像在母体内一样正常生活，因此不用过于担心。

常地成长。也有会极少数的早产儿出现呼吸困难、哺乳困难、黄疸、低体温等症状。如果事先发现早期分娩的征兆，为了预防早期分娩，医生会采取措施，使胎儿在子宫内继续成长。在早期分娩中，通过给孕妇静脉注射或服用药物的方法抑制子宫收缩。如果这种治疗有效，就能避免早期分娩，或者推迟分娩时间，因此能顺利地产下婴儿。

对刚出生的婴儿来说，最重要的变化就是呼吸。为了呼吸，必须拥有成熟的肺部。一般情况下，肺部是在妊娠后期发育成熟的，因此早产儿的最大问题是呼吸困难。早产儿的肝脏、肠胃等器官发育也不充分。

目前，医学界已经研究出了能减少呼吸困难的各种方法。如果给孕妇提供特定的激素，就能提高早产儿的肺部功能。在给孕妇注入激素以后，只要推迟分娩时间48小时，等激素在胎儿的肺部起了作用，就能减轻胎儿呼吸困难。

出生后，有些早产儿必须在孵化器内适应外部环境。

33 早期破膜

在正常情况下，出现阵痛之前，由羊膜保护子宫内的胎儿，但是偶尔会无缘无故地提前破裂。早期破膜的唯一症状是向下流出羊水。在这种情况下，即使流出少量的羊水，也应该马上到医院接受检查。

在妊娠过程中，偶尔出现尿失禁症状，因此要注意区分尿液和羊水。羊水与尿液的气味完全不同，因此很容易区分。在妊娠期间，阴道内分泌物逐渐增多，因此也要区分清楚。

经过住院治疗，羊膜会自然地恢复正常，而且由胎儿和羊膜快速补充流失的羊水。在妊娠后期，破水症状有可能复发，但是大多数能维持到预产期。

如果羊膜破裂，就容易导致两种综合征，那就是流产（或早产）和感染。如果有早产的征兆，只要没有感染症状，就应该尽量抑制阵痛。早产时，为了防止胎儿呼吸困难，可给孕妇注入激素。如果羊水被感染，孕妇的体温会上升。在这种情况下，如果有早产征兆，就应该马上分娩，然后给婴儿注入抗生剂。

另外，子宫颈管无力症也是导致早期破膜的主要原因。在这种情况下，为了防止再次出现早产症状，最好实施缝合子宫颈管的手术。

34 头晕

在妊娠初期，由于血管内血液浓度的变化和体内的血液分布变化，因此血液循环的量会增加。如果出现这种变化，头部的血液量会暂时减少，因此孕妇就容易出现头晕症状。

在混杂的房间内，或者在不通风的

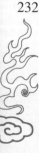

房间内长时间站立时，或者受惊、疲劳时，更容易出现头晕症状。

出现头晕症状时，最好打开窗户换气，然后躺在舒适的地方充分地休息。在日常生活中，最好避免容易导致头晕症状的环境。

在妊娠后期，如果仰卧几分钟，就容易出现头晕或恶心等症状，这种状态又称为体位性低血压。由于下方的大静脉和膨胀的子宫妨碍血液流动，因此导致头晕症状。另外，心脏无力、血压降低也会导致头晕症状。其实，治疗头晕症状的方法很简单，只要改变躺卧姿势或坐姿，在1～2分钟内就能见效。

在妊娠过程中，如果经常出现头晕等症状，就应该到医院接受检查。

35 初乳

在妊娠后期，会分泌出被称为初乳的不透明液体。早上起床时，偶尔发现内衣上沾有白色液体。这是非常正常的现象，表明母体在积极地作产乳的准备。

即使看到白色分泌物，也不用大惊小怪，但是必须清洗乳头，而且经常换洗被初乳弄脏的内衣，以免损伤乳头。

36 痔疮

痔疮是指直肠的静脉变宽的状态。一般情况下，在妊娠初期容易出现痔疮。如果在妊娠之前患过痔疮，在妊娠中会加重病症。如果患有痔疮，肛门周围会痒痛。如果肛门膨胀，偶尔会出现少量的出血症状。只要注意防止便秘，用坐药或膏药治疗痒痛症，就能局部预防这些症状。如果出血，就应该记录，然后区分阴道出血和肛门出血。

37 牙齿与牙龈问题

常言道，生一个孩子掉一颗牙。这就表明，在妊娠和哺乳的过程中，经常出现蛀牙和牙龈疾病。如果牙龈浮肿或经常出血，口腔内残留的细菌就会使蛀牙的情况加剧，因此要注意预防虫牙。

在妊娠过程中，大部分治疗都很安全，但是最好在妊娠3个月后拍摄X光照片。有些抗生剂会影响胎儿的牙

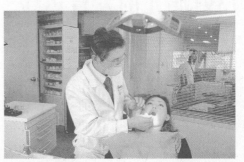

↑ 妊娠中的牙科治疗很安全，但是妊娠3个月后才能拍摄X光照片。在妊娠过程中，应该注意预防虫牙。睡觉前不能吃甜食，而且要按时刷牙。

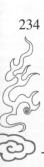

齿，因此禁止服用（比如金霉素）。跟妊娠中的其他治疗一样，治疗牙齿

时，也应该告诉医生怀孕的事实。

最关心 的问题

妊娠中的牙齿管理

● 在妊娠中期可以治牙

为了形成骨骼和牙齿，腹中的胎儿会消耗大量的钙。如果缺乏营养，胎儿就从母体补充不足的钙。正因为这样，在妊娠、分娩后，很多孕妇出现蛀牙或牙龈炎症。

在日常生活中，牙齿管理非常重要。尤其在妊娠过程中，更应该注意牙齿管理。进食后，如果口腔内留有糖分，在几分钟内就能产生酸，因此导致蛀牙。在食用甜食后，必须用牙膏刷牙。

对蛀牙和牙龈疾病来说，预防比治疗更重要。如果在牙龈炎或牙周炎的状态下怀孕，会加重牙龈浮肿或炎症症状。平时刷牙时，如果牙龈出血，就应该到医院治疗。

治疗牙齿时，只要不需要麻醉，在妊娠过程中随时都能治疗。在妊娠初期，妊娠反应和流产的可能性较大，因此最好在身心稳定的妊娠中期进行治疗。

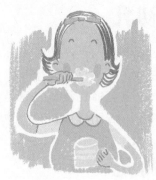

38 大量分泌的唾液

有些孕妇大量地分泌唾液，因此不停地吞咽唾液，或者吐出唾液。这种症状容易导致恶心症状。唾液的分泌增多时，最好不要用药，如果症状严重，可以服用减轻恶心的药物。

39 胎儿的发育迟缓

及时地发现胎儿的发育缓缓是件非常重要的事情，也是很难的事情。如果妊娠时间准确，就比较容易。一般情况下，通过有规律的产前管理测量子宫大小，然后推测胎儿的发育情况。如果胎儿的发育缓慢，产妇的体重增加速度会变慢，甚至体重下降。生育过发育缓慢的婴儿，或者死产，

或者35岁后生第一胎，或者患有妊娠中毒症的孕妇，较容易产下发育缓慢的婴儿。

如果患有胎盘功能不足症，就不能充分地提供胎儿所需的营养，因此刚开始胎儿的成长很正常，但是在妊娠后期，胎儿的成长明显变慢。

如果担心胎儿的发育缓慢，就应

该进行胎盘功能检查。只要胎盘功能正常，即使胎儿的发育缓慢，也不会影响胎儿的健康。如果检查结果异常，就应该以舒适的姿势充分地休息，这样就能提高胎盘功能，促进胎儿的成长。根据胎盘功能不足症的严重程度不同，孕妇的休息也应有所不同。严重时，还需要住院治疗。

如果症状不严重，在胎盘功能检查中很难检查出胎盘功能不足症。在这种情况下，胎儿肝脏内储存的营养很少，因此出生后食欲旺盛。

最关心　　的问题

臀位分娩很危险吗？

● 何谓臀位分娩？

胎儿的前进部位是指位于子宫颈部上方的部分，也是分娩时最先离开母体的部分。在子宫内，胎儿的臀部朝下，头部朝上的姿势称为臀位。大部分情况下，胎儿的头部朝下，这种姿势称为头位。一般情况下，用超声波可诊断臀位或头位。在妊娠初期，胎儿会自然地恢复正常姿势，因此不用担心。

● 如果骨盆小，最好实施剖腹产手术

如果骨盆过小，或者胎儿的头部过大，最好实施剖腹产手术。只要胎儿的头部能顺利地经过骨盆，也可以正常进行臀位分娩。

如果孕妇患有高血压等综合征，或者怀有低体重儿（相对于妊娠时间，胎儿的体重偏低的情况），臀位分娩的危险性比较高。在这种情况下，医生会建议实施比较安全的剖腹产手术。随着麻醉技术和输血技术的发展，剖腹产手术是比较安全的分娩方法之一。

● 在妊娠中期之前，胎儿经常改变位置

在妊娠过程中，只要子宫内有多余空间，胎儿就经常改变位置。在妊娠中期之前，大部分胎儿都处于臀位状态，但是在几周后，大部分胎儿会采取头部朝下的头位姿势。一般情况下，早产儿处于臀位状态，但是正常婴儿处于头位状态。

● 早产儿处于臀位的可能性较大，因此容易导致综合征

臀位分娩比头位分娩难，而且伴随着各种综合征。很多早产儿处于臀位状态，但是早产儿比较小，因此比较容易分娩。另外，早产儿容易导致各种综合征。

臀位分娩中，最后分娩出直径最大的头部，因此骨盆容易卡住胎儿的头部，有时会导致分娩延长很长时间。

● 臀位的情况下，必须测量孕妇的骨盆大小

为了避免危险的延迟分娩，应该事先了解孕妇的骨盆大小。胎儿处于臀位状态时，在出现阵痛之前拍摄骨盆X光照片，并测定骨盆的大小。另外，用超声波诊断法测量胎儿的头部大小。

● 在妊娠后期，还可以进行外回转术

臀位分娩比较危险，因此在妊娠后期可以实施改变胎儿姿势的外回转术。在实施外回转术的过程中，可能出现缠绕脐带、胎盘提前脱离等现象。在妊娠32周之前，容易改变胎儿的位置，因此不需要实施外回转术。

从妊娠32周到出现阵痛之前，也有不少胎儿独自改变姿势，但是事先很难知道哪些胎儿能独自改变姿势。

孕产育全书

给您最贴心的关怀与照顾

235

最关心 的问题

妊娠32周后，该不该对所有臀位胎儿都实施外回转术呢？关于这个问题，目前有很多不同意见。只要胎儿周围有很多羊水，而且孕妇的腹部肌肉充分地松弛，就容易实施外回转术。

首先把双手放在孕妇的腹部上面，然后轻轻地按压腹部，同时用一只手推动腹部，并慢慢地向

上抬起臀部，然后用另一只手，向骨盆方向推动胎儿的头部。

如果外回转术比较困难，或者孕妇感到疼痛，就应该马上停止回转。如果盲目地实施外回转术，就容易损伤胎盘，因此影响胎儿的健康。

臀位的分类

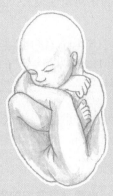

◀完全臀位
胎儿的头部和大腿部完全弯曲，而且脊椎和手臂也适当弯曲。

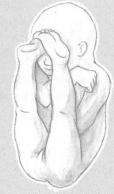

◀单臀位
胎儿的大腿部完全弯曲，但是伸直膝盖，并伸向胸前。

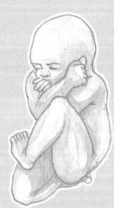

◀不完全臀位
（膝盖位）
胎儿弯曲一侧膝盖，并伸直大腿部，因此先娩出膝盖部分。

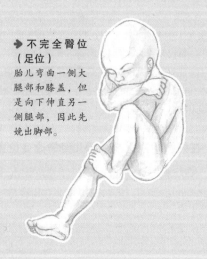

▶不完全臀位
（足位）
胎儿弯曲一侧大腿部和膝盖，但是向下伸直另一侧腿部，因此先娩出脚部。

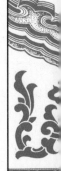
第六章

人作分娩 全家人一起好准备

所有孕妇最恐惧的就是分娩阵痛。本章中将介绍缓解分娩阵痛的呼吸法、体操、按摩等方法。另外，详细地介绍分娩前子宫的变化情况，而且按照分娩一期、分娩二期、分娩三期介绍胎儿的出生过程。

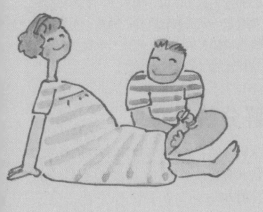

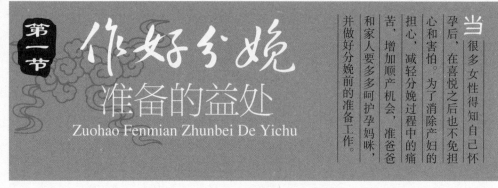

当很多女性得知自己怀孕后，在喜悦之后也不免担心和害怕。为了消除产妇的担心，减轻分娩过程中的痛苦，增加顺产机会，准爸爸和家人要多多呵护孕妈咪，并做好分娩前的准备工作。

典藏精品版

最全面、系统的孕产育指导

1 有分娩经验时，分娩阵痛会比较轻

分娩阵痛是为开启子宫颈部而进行的子宫收缩运动。在收缩间隙不会出现阵痛，但是在收缩过程中，会伴随不同程度的阵痛症状。

在开启子宫颈管的时间比较短（比如4～6小时）的情况下，虽然分娩阵痛比较强烈，但是大部分孕妇都能忍受。在实际分娩过程中，还无法预测阵痛的持续时间。

一般情况下，跟子宫的收缩强度相比，由子宫的收缩时间决定阵痛程度。

2 对胎儿的母爱能减轻分娩的痛苦

在分娩第一期（阵痛正常开始到子宫颈部开启10厘米以上的时期）能感受到阵痛，第二次分娩时的阵痛时间会比第一次缩短一些，而且痛症也会减轻很多。

对分娩痛症来说，孕妇的心态非常重要。在子宫收缩时，只要孕妇不在乎痛症，只是把阵痛当成为宝宝作出的一点付出，就能发挥很好的抑制阵痛的效果。

长期从事研究分娩阵痛的Dick Reed博士认为，阵痛是由恐惧、紧张、痛苦等综合征引起的症状。一般情况下，对阵痛的恐惧通过病理紧张等媒介给孕妇传递真正的痛苦。换句话说，如果孕妇能减轻恐惧或紧张，就能减轻阵痛。因此，不要把分娩当成痛苦的事情，应该当成自然行为，这样就能缓解分娩阵痛。

3 通过呼吸方法可以缓解分娩阵痛

在俄罗斯，比较流行基于身体状态反应的精神预防方法。法国医生拉美兹（Lamaze）和Belei向欧洲和美国传播了这种方法，这是孕妇利用特殊的呼吸方法和各种技术主动、积极地应对分娩阵痛的方法。

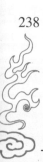

有些人认为，分娩阵痛会给孕妇带来不安感，因此经常隐瞒分娩过程中的痛苦，但是应该正确地告诉孕妇或家人分娩阵痛的程度，并使孕妇事先学习克服阵痛的方法。

4 分娩阵痛是分娩的一个过程

只要用积极的态度接受分娩时的痛苦，孕妇就能承受分娩阵痛。孕妇应该充分地了解分娩过程中发生的变化，也应该了解在痛苦和休息交替的分娩过程中的休息方法。有时麻醉效果并不理想，有时还会出现麻醉效果突然消失的情况。在这种情况下，应该应用呼吸休息方法。

只要子宫颈管开启，孕妇就会向子宫下方用力，想方设法向体外挤出胎儿。只要努力向外挤出胎儿，就感觉不到阵痛，因此能轻松地分娩出爱情的结晶（当然，有些人还会伴随腹痛症状）。

5 全家人一起作好孕妇的分娩准备

本章节中，将重点介绍全家人一起作的孕妇的分娩准备，而且将详细地介绍分娩前的子宫变化和通过基本呼吸方法缓解阵痛的方法。另外，还要介绍爸爸或其他家人一起做的分娩辅助动作。希望本章节的内容能帮助孕妇顺利地克服分娩时产生的阵痛。

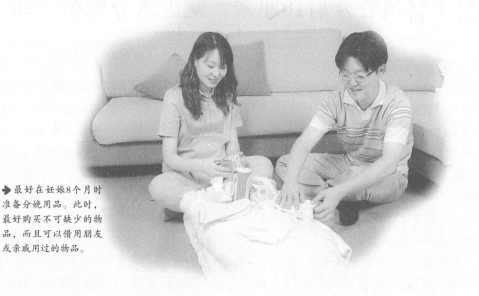

➡ 最好在妊娠8个月时准备分娩用品。此时，最好购买不可缺少的物品，而且可以借用朋友或亲戚用过的物品。

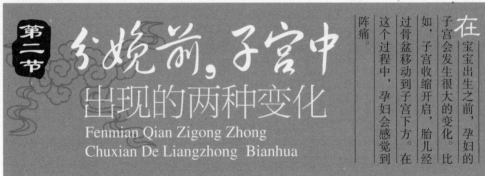

第二节 分娩前，子宫中出现的两种变化

Fenmian Qian Zigong Zhong
Chuxian De Liangzhong Bianhua

在宝宝出生之前，孕妇的子宫会发生很大的变化。比如，子宫收缩开启，胎儿经过骨盆移动到子宫下方。在这个过程中，孕妇会感觉到阵痛。

在宝宝出生之前，孕妇的子宫会发生两种重要的变化。第一，子宫颈部（子宫颈管）逐渐变薄，而且颈管缩短，同时完全开启子宫。第二，胎儿经过骨盆和肌肉底部移动到子宫下方。一般情况下，会同时完成这两种过程。子宫颈管由形状可变化的物质组成。在子宫颈部变薄之前，子宫颈部位于胎儿的头部下方，因此能分离胎儿和阴道。一般情况下，子宫颈部的长度为2.5厘米，直径为2～3毫米，而且由较厚的黏膜层堵住子宫颈部入口。在子宫颈部变薄的同时，子宫颈管逐渐变柔软，同时完全开启子宫。

大部分孕妇，尤其是初产妇，在妊娠最后一个月，胎儿的头部将进入骨盆内。除此之外，在分娩初期也会出现这种过程。

1 子宫颈管开启10厘米，就进入分娩第一期

分娩第一期是指从出现正常的阵痛开始，到子宫颈管完全开启的时期。子宫颈管完全开启的程度有所差异，但是子宫颈管开启10厘米左右就认为子宫颈管已经完全开启。在这个时期，帮助孕妇分娩的医生或护士将通过内诊测量孕妇的子宫颈管开启的状态。此时，通过开启的子宫颈管能感受到胎儿的头部。刚开始，子宫颈管的开启速度非常缓慢，但是第一期即将结束时会快速开启。

初产妇完全开启子宫需要8小时左右，经产妇完全开启子宫的时间会短些，一般需要5小时左右。

子宫肌肉的收缩会开启子宫颈部，这也是女性的身体中最强劲的肌肉。子宫肌肉从子宫的上部开始扩散收缩，但是到达下部时，子宫的收缩力量会比较弱。随着子宫收缩，子宫就会变短，而且紧张、柔和的子宫颈部和下部会逐渐变宽。子宫上部和下部（子宫颈管部）会出现完全相反的现象。即，即使子宫肌肉结束收缩也不会恢复原来的长度，因此上部保持收缩的状态，而下部保持松弛的状态。随着子宫的持续收缩，子宫上部逐渐变窄，子宫颈管逐渐开启。

随着以上过程的持续进行，胎儿的

头部逐渐下移到子宫下方，而且子宫颈管逐渐开启，因此结束第一期，这时子宫颈管已完全开启。大部分羊水膜在此时破裂，而且少量的清洁液体流出阴道外。为了频繁地诱发强烈的子宫收缩，加快分娩过程，有些医生还会在分娩第一期人为地弄破羊水膜。

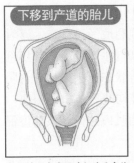

下移到产道的胎儿

⬆ 经过两个阶段进行的子宫收缩将把胎儿送到子宫下方。在第一期，子宫颈部逐渐变薄，并完全开启，在第二期，胎儿就会下移到产道。

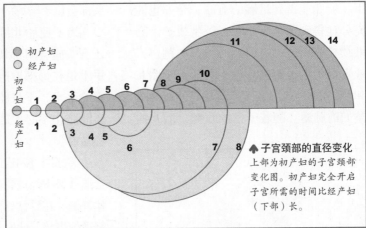

○ 初产妇
○ 经产妇

初产妇
经产妇

⬆ 子宫颈部的直径变化
上部为初产妇的子宫颈部变化图。初产妇完全开启子宫所需的时间比经产妇（下部）长。

2 子宫收缩因人而异

一般情况下，子宫收缩有一定的规律性。在收缩过程中，间隔逐渐频繁，持续时间增长，而且愈来愈强烈。刚开始间隔15～20分钟收缩一次，但是分娩第一期结束时，收缩间隔缩短为2～2.5分钟，但是子宫的收缩因人而异。对孕妇来说，子宫收缩就像阵痛的波浪一样绵绵不绝。在收缩的开始阶段和结束阶段，基本上感觉不到阵痛，而且阵痛本身就像痉挛一样缓慢地开始。阵痛的程度和感觉阵痛的时机取决于孕妇对阵痛的反应程度。一般情况下，在收缩中间会有一定的休息时间。对胎儿或孕妇来说，下一次收缩来临之前的放松状态非常重要。在子宫收缩过程中，进入胎儿与孕妇体内的血液被子宫肌切断，因此孕妇和胎儿就利用放松时机补充氧气和营养。

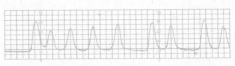

⬆ 在分娩初期，子宫收缩会伴随像波浪一样的阵痛。

3 胎儿下移到产道的分娩第二期

分娩第二期是指，在子宫颈管开启10厘米以上的状态下，胎儿离开母体的过程。初产妇这个过程平均需要50分钟时间，而经产妇平均需要20分钟时间。

孕产育全书

给您最贴心的关怀与照顾

只要孕妇合理地用力，就能缩短分娩第二期的时间。

在这一过程中，孕妇会本能地向下方用力，因此子宫的收缩强度逐渐强烈，收缩次数逐渐减少。在这种情况下，胎儿能得到足够的血液，孕妇也能充分地得到休息。此时，医生或护士会继续检测子宫收缩前后的胎儿心跳声，或者利用电子监测装置不断地记录胎儿和孕妇的状态。当然，也要记录和检查孕妇的脉搏。随着子宫的收缩，胎儿的

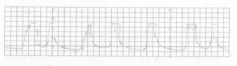

▲从分娩第一期到第二期之间的子宫收缩变化情况。子宫的收缩间隔时间为2～3分钟，而且持续收缩2分钟左右。

头部会位于孕妇的子宫后方。

为了使胎儿顺利地经过产道，有时还会实施会阴部切剖手术。会阴部切剖手术是在局部麻醉状态下稍微切开会阴部的手术，不仅能防止阴道口的裂伤，还能防止不必要的肌肉拉伸。该部位很容易愈合。

头部经过阴道的过程中，胎儿的肩部会继续努力经过骨盆，最后顺利地经过骨盆外侧。在骨盆外侧，胎儿的肩部就采取舒适的姿势。此时（即肩部旋转时），头部也向外侧旋转一次。随着持续的子宫收缩，胎儿的一只肩膀会离开母体，紧接着出来另一只肩膀。之后胎儿的其他身体部位就会比较容易经过产道。

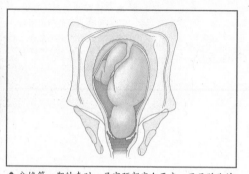

▲分娩第一期结束时，子宫颈部完全开启，而且胎儿的头部下移并同时旋转。

头部将下移到骨盆里面。

由于女性的骨盆形状，胎儿的头部向下移动的同时慢慢地旋转。骨盆下部呈钻石形状，因此胎儿的头部进入骨盆时会旋转90°。大部分情况下，胎儿的

除在正常分娩中常见的头位分娩外，臀位分娩中先出来胎儿的脚。大部分情况下，妊娠后期会把胎儿的位置调整到正常位置。如果胎儿的身体先离开产道，胎儿的头部就容易被卡在产道里面，因此臀位分娩比头位分娩危险。

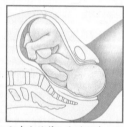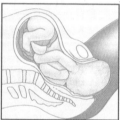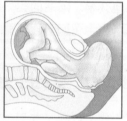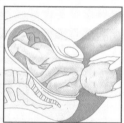

▲在分娩第二期过程中，胎儿的身体不断地旋转。头部离开产道后，身体就旋转90°左右，因此从外侧来看，呈侧卧状态。

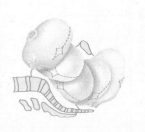

头部的旋转形状

胎儿的头部纵长横短，因此刚开始经过产道时（产道入口横长，而出口纵长），头部的长轴与横径（骨盆入口）一致，而在出口与纵径一致。另外，天灵骨的内侧柔和凹陷，因此在下移过程中，胎儿的头部就不断地旋转。一般情况下，胎儿的脸部朝向产妇的后背方向。如果胎儿的头部到达产妇的阴门，胎儿就停止旋转。头部离开产道后，肩部和头部的轴垂直，因此头部很快转向侧方，使身体顺利地经过产道。

④ 分娩出胎盘的分娩第三期

分娩第三期是指分娩胎儿后，分娩出胎盘、脐带等附属品的过程。不管是初产妇还是经产妇，分娩第三期需要5分钟左右的时间。如果20分钟后还没有分娩胎盘，就应该采取相应的措施。分娩胎儿后，子宫会继续收缩。胎盘并没有肌肉，因此不会跟子宫一起收缩，因此会随着子宫的收缩被排出体外。

胎盘由两个膜组成，即内侧的羊膜（包裹胎儿的膜）和外侧的绒毛膜。一般情况下，胎盘会经过阴道自然地排出体外。当然，还会伴随少量的出血现象。如果胎盘黏接在阴道内部，就应该小心翼翼地拉出。此时，不会有特别的痛症。

这时医生会仔细地检查胎盘状态。胎盘剥离后，为了切断血流，子宫内的血管周围的肌肉纤维就快速收缩。当肌肉纤维完全收缩时，下腹部能感受到像葡萄一样的球体。

分娩出胎盘后，为了减少出血现象，医生会采取几种措施。但是这种措施会诱发子宫的收缩，因此产妇就会感到更强烈的间歇性痛症。当无法自然地娩出胎盘时，为了防止大量的出血，必须用人工的方法剥离胎盘。在人工剥离胎盘时，为了减少出血，需服用药物或者麻醉身体。

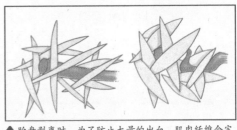

↑ 胎盘剥离时，为了防止大量的出血，肌肉纤维会完全收缩，因此发挥止血作用。

分娩后胎盘分离的状态

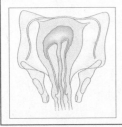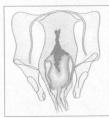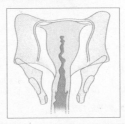

← 分娩胎儿后，子宫再次收缩，因此胎盘就从子宫壁脱落。如果胎盘和羊膜未经过阴道排出体外，就可以小心翼翼地拉出胎盘。

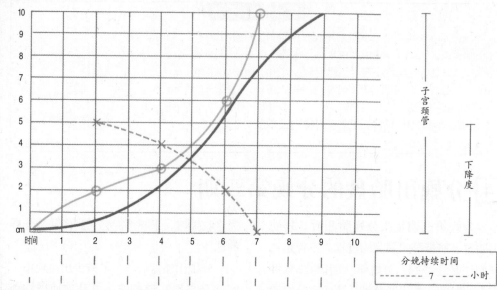

分娩持续时间
------- 7 ---- 小时

⬆记录分娩过程的曲线。黑线表示子宫颈部的开启情况，蓝线表示初诊时开启2厘米的子宫颈管在最后诊察时开启10厘米所需的时间，虚线表示经过骨盆的胎儿的头部下降的程度。

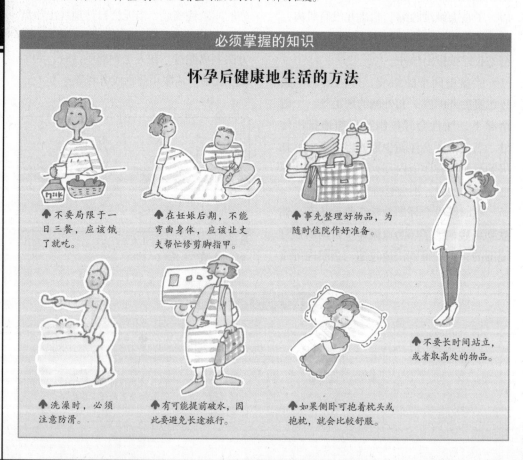

必须掌握的知识

怀孕后健康地生活的方法

⬆不要局限于一日三餐，应该饿了就吃。

⬆在妊娠后期，不能弯曲身体，应该让丈夫帮忙修剪脚指甲。

⬆事先整理好物品，为随时住院作好准备。

⬆不要长时间站立，或者取高处的物品。

⬆洗澡时，必须注意防滑。

⬆有可能提前破水，因此要避免长途旅行。

⬆如果侧卧可抱着枕头或抱枕，就会比较舒服。

第三节 缓解阵痛的休息方法和休息姿势

Huanjie Zhentong De Xiuxi Fangfa He Xiuxi Zishi

在分娩时，休息能减轻孕妇的阵痛。目前，有很多种休息方法，但是必须选择适合孕妇的精神状态和身体状态的休息方法。

　　妊娠中利用休息和呼吸的方法能缓解痛症，这是克服阵痛的有效的方法之一。休息不仅仅能促进分娩，而且能减缓阵痛的节奏。另外，休息有利于分娩，而且有助于精神、身体稳定。

　　如果用力，自然会消耗体力。如果精神紧张，身体也容易紧张。紧张感容易使肌肉僵硬，因此大量地消耗体力，同时产生疲倦感。通过休息，人体能积存力量，而精神稳定有助于减轻由于各种精神压力导致的痛苦。一般情况下，只有在躺卧时才能完全休息，但是采取舒适的姿势也能节省大量的能量。

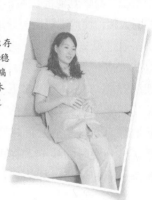

➤ 通过休息能积存能量，而且精神稳定有助于缓解痛苦。为了充分地休息，应该采取舒适的坐姿。

1 合理地利用体力

　　所有活动都需要能量。休息的秘诀就在于合理地利用体力。此时，可以采用舒适的姿势，也可以采用紧张的姿势。为了便于理解这一点，请大家伸直双腿，然后肩部、颈部和手腕用力。另外，放松膝盖和肩部，同时放松颈部和手腕。此时，如果能感受到特殊肌肉的紧张或松弛状态，就能容易把握消除紧张的方法。疲倦和紧张只能加重分娩中的痛苦，而且严重地降低孕妇的控制能力。精神和肉体有密切的关系，因此身体越放松，精神就越能得到更多的休息。

2 休息的效果取决于个人的决心

　　关于休息，很多人提出了各种方法，但最重要的是自己的精神状态。

　　不能把休息当成懒惰或浪费时间的行为，休息是为了能顺利分娩。躺卧时，有些

245

典藏精品版

最全面、系统的孕产育指导

人喜欢用枕头垫后腰，或在腰痛时，有些人认为应该向没有痛症的方向侧卧，然后利用枕头，其实这些休息方法都是不对的。

下面介绍便于休息的一种方法。以特殊肌肉为例，使二头肌一定程度地紧张起来，然后观察肌肉和跟腱随紧张度的变化情况。另外，放松肌肉，然后观察肌肉的松弛程度和拉伸情况。在其他部位肌肉中，也可以使用这种方法。

③ 肌肉的紧张或松弛活动能减轻分娩时的痛症

分离是指使部分肌肉紧张，而小心翼翼地放松其他肌肉，并使这些肌肉得到休息的过程。一般情况下，如果收缩一个肌肉，其他肌肉也会跟着收缩。当孕妇休息未紧张的身体其他部位时，丈夫就掐住孕妇的大腿，使局部肌肉充分地紧张。

通过反复的练习，就能自然地形成这些反应。下面介绍孕妇能独自进行的训练方法。在站立状态下全身用力，然后反复地紧张或松弛身体肌肉。只要反复地练习紧张和放松的过程，就能有效地缓解分娩时的痛症。在训练时，必须保持正确的姿势。如果姿势错误，反而会导致身体疲劳。

放松身体和精神的状态能缓解阵痛，而且休息和呼吸方法能给孕妇带来克服阵痛的智慧，因此必须熟练地掌握合理地利用体力、自然的收缩或松弛肌肉的休息方法。另外，家人也应该帮助孕妇营造出利于休息的环境。

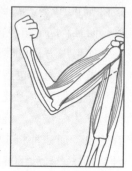

➥ 最好通过肌肉的收缩或松弛活动，熟练地掌握休息方法。

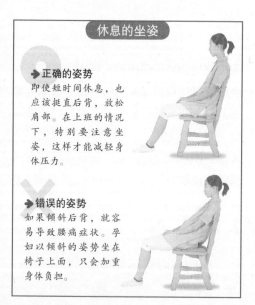

休息的坐姿

➥ **正确的姿势**
即使短时间休息，也应该挺直后背，放松肩部。在上班的情况下，特别要注意坐姿，这样才能减轻身体压力。

➥ **错误的姿势**
如果倾斜后背，就容易导致腰痛症状。孕妇以倾斜的姿势坐在椅子上面，只会加重身体负担。

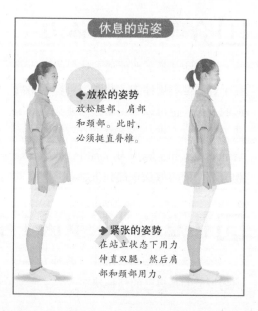

休息的站姿

← **放松的姿势**
放松腿部、肩部和颈部。此时，必须挺直脊椎。

➥ **紧张的姿势**
在站立状态下用力伸直双腿，然后肩部和颈部用力。

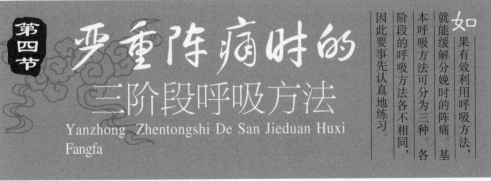

减轻分娩阵痛的方法很多，而且非常复杂，但是呼吸方法便于掌握，而且在子宫收缩时能集中精神，因此可以轻松地摆脱剧烈的阵痛。为了成功地掌握这种技巧，必须把阵痛当成诞生宝宝的重要过程。当然，呼吸方法不一定能彻底消除分娩时的痛症，只是提高忍痛的承受力，使孕妇顺利地克服分娩时的痛苦而已。另外，正确的呼吸方法能减轻孕妇的紧张感。

只要消除紧张情绪，静静地呼吸，在强烈的刺激下，孕妇也能作出非常沉着的反应。如果孕妇过于紧张，就不能正常地发挥功能，因此会影响子宫的收缩。

1 基本呼吸方法有三种

在实施呼吸法时，有些孕妇喜欢闭上眼睛全神贯注，或者慢慢地数数。在这种情况下，如果把注意力转移到屋内的物品，有助于呼吸法的练习。

下面分三个阶段详细地介绍基本呼吸方法，而这些呼吸方法与阵痛的程度有密切关系。阵痛程度具有一定的主观性，因此要选择适合自己的呼吸程度和时间。

如果初期的子宫收缩没有严重的痛症，就只需要第一阶段的呼吸方法。随着分娩第一期的结束，逐渐进入第二阶段和第三阶段的呼吸方法。

● 第一阶段呼吸方法

在分娩初期，如果子宫收缩频繁，而且收缩间隔特别长，或者收缩程度较弱，大部分孕妇只需要第一阶段的呼吸方法。

稍微张开嘴，然后通过嘴和鼻子呼吸（不能张大嘴，只用嘴呼吸，也不能合嘴只用鼻子呼吸）。这种呼吸方法不需要大量的呼吸量，因此容易持续呼吸。在吸气时，应该稍微加大力量，这样空气就能自然地进入肺部。如果吸气过强，吸入的空气就会很强。另外，如果呼哧呼哧地呼吸，就容易给子宫收缩造成紧张感。

孕妇最好利用腹部上方，即下肋骨周围有规律地、柔和地呼吸。

●缓解阵痛的三阶段呼吸方法

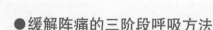

● 第一阶段呼吸方法

非常柔和地呼气，并勉强地吹动羽毛。请不要有意识地吸羽毛，应该自然地吸气。吸气时，羽毛不能偏向脸部。

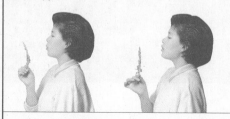

● 第二阶段呼吸方法

短暂地呼气，使羽毛稍微弯曲。吸气时，应该使羽毛自然地回到原位，但是不能弯向脸部。

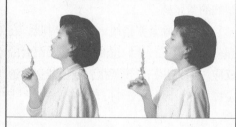

● 第三阶段呼吸方法

更强烈、短暂地呼气。呼哧呼哧的方式呼吸两次（左图），然后把嘴形变成"O"字形，并深呼吸两次。

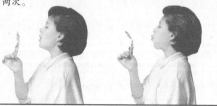

● 第二阶段呼吸方法

子宫的收缩逐渐强烈时，适合使用第二阶段呼吸方法。此时，必须按照收缩节奏控制呼吸速度。随着收缩节奏的加快，应该适当地加快呼吸速度，并逐渐摆脱第一阶段呼吸方法。如果子宫收缩消失，就应该慢慢地、深深地呼吸。第二阶段呼吸方法能帮助孕妇顺利地度过不同的收缩期。

● 第三阶段呼吸方法

第三阶段呼吸方法是强烈、短暂地呼吸。在这个阶段，子宫的收缩很强烈，收缩时间较长，而且非常痛苦，因此最好使用第三阶段呼吸方法。该呼吸方法是第二阶段呼吸方法的改进型，适当地提高了呼吸强度。首先轻轻地呼吸两次，然后快速、强烈地呼吸两次，这样空气就能柔和地进入肺部。换句话说，轻轻地呼吸两次后，再快速地呼吸两次。

② 分娩第一期——如果是初产妇，会伴随更强烈的阵痛

即使子宫开始收缩，也应该保持正常的活动。一般情况下，分娩第一期比较长，尤其是初产妇的分娩第一期很长。另外，子宫刚开始收缩时，不要总躺在床上，最好多走动。

如果采取站立姿势，由于重力的作用，胎儿就容易下移到子宫颈管下方。

在阵痛初期，有时还要到医院接受治疗。比如，提前破水时，必须马上到医院接受治疗。

如果阵痛波浪一样地加剧，就应该采用第一阶段呼吸方法

第一次出现轻微收缩时，不一定需要呼吸方法，但是收缩程度强烈时，最

好使用第一阶段呼吸方法。随着子宫的
收缩，伴随像波浪一样的阵痛。即痛症
逐渐地达到极点，然后缓慢地消失。

随着胎儿位置的不同，由于子宫收
缩产生的痛苦也就因人而异。有些人的
阵痛出现在下腹部，有些人的阵痛出现
在下腹部和下腰的连接部位，有些人的
阵痛只出现在腰部或腿部。

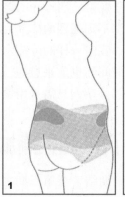
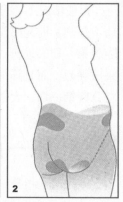
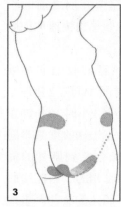

1.在分娩第一期感受阵痛
的身体部位。
2.从分娩第一期转换成第
二期时感受阵痛的身体
部位。
3.在分娩第二期和分娩时
感受阵痛的部位。

注：颜色越深，感受到的
痛症越强烈。

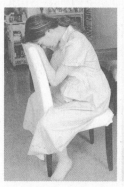
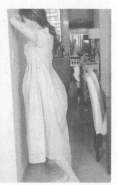

↑如果子宫开始收缩，就应该马上休息。比如，分腿
坐在椅子上，并把头放在双臂上面，或者在站立状态
下靠墙休息。

●胎儿心音图（正常情况下）

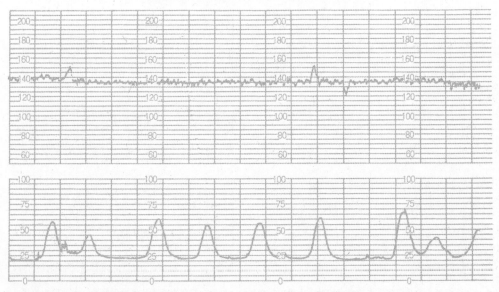

↑上图表示心跳曲线，下图表示子宫收缩情况。在正常情况下，子宫收缩时，胎儿的心跳比较稳定。

孕产育全书

给您最贴心的关怀与照顾

一般情况下，分娩第一期阵痛的波动不强烈，因此感觉不到强烈的阵痛。随着第一期的进行，波浪一样的阵痛愈来愈强烈，而且阵痛间隔也愈来愈短。在分娩第一期，大部分孕妇只需采用第一阶段呼吸方法。

但是分娩的类型千差万别，而且每个孕妇承受的痛症极限也各不相同，因此在分娩第一期也可以使用第二阶段呼吸方法或第三阶段呼吸方法。

3 离行期——子宫的收缩逐渐加剧，而且不断地把胎儿推向子宫下方

离行期是指第一期结束至第二期之间，也是子宫颈管完全开启之前的阶段。在这个时期，孕妇总想快速地把胎儿推向子宫下方。

在这个时期，子宫的收缩非常频繁，而且持续很长时间（间隔2分钟左右收缩一次，而且持续1小时30分钟左右）。第一次收缩和下一次收缩基本融合在一起，因此孕妇会感到剧烈的痛症。此时，如果下腰部用力，就能缓解痛症。在这个时期，胎儿的头部严重地

挤压直肠，因此大部分孕妇都想尽快把胎儿推向子宫下方，而这种冲动类似于强制的肠胃运动。

不管这种急迫感（急迫地把胎儿推向子宫下方的冲动）如何强烈，都应该及时地告诉医生，使医生仔细地检查子宫颈管的开启情况。

在子宫颈管完全开启之前不能用力

在这个阶段，孕妇容易受到严重的挫折感，甚至无法承受向下的力量。子宫收缩时，孕妇就容易无意识地屏住呼

●胎儿的心音图——非正常的情况

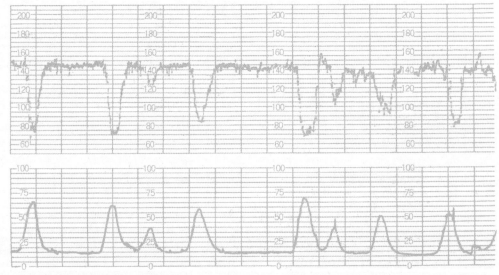

▲该图表明胎儿有些异常。在子宫收缩时（上图），胎儿的心脏跳动虚弱，而且恢复时间较长。如果胎儿的状态恶化，就应该马上分娩。

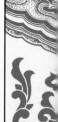

吸，因此第三阶段呼吸方法不仅能防止这种现象，还能防止孕妇盲目地用力。

更重要的是，从这个时刻开始，孕妇又向分娩目标迈近一步。

4 分娩第二期——分娩第二期是形成分娩的最重要时机

分娩第二期是子宫颈管完全开启至胎儿完全分娩为止。在分娩过程中，孕妇会非常痛苦，但是所有努力和付出都会得到充分的认可。在形成分娩之前，为了帮助胎儿的头部下移，应该子宫收缩的同时适当地向下用力。

初产妇分娩第二期平均需要50分钟左右，经产妇分娩第二期会比较短。

在分娩前，有助于胎儿下移的姿势是弯曲45度后用枕头或抱枕支撑后背的姿势，而且这种姿势比平躺姿势更有效。

在床上，孕妇最好弯曲双膝，然后保持舒适的姿势。每次子宫收缩时，应该抓住大腿下方，然后慢慢地向下拉动，并立起双膝。深深地吸气，并向后弯曲肩部，然后向下拉动下巴，同时向下用力。如果向两侧弯曲双臂，就能自然地向后弯曲肩部。另外，尽量大幅度地张开双腿，这样就能减轻骨盆底部的负担。

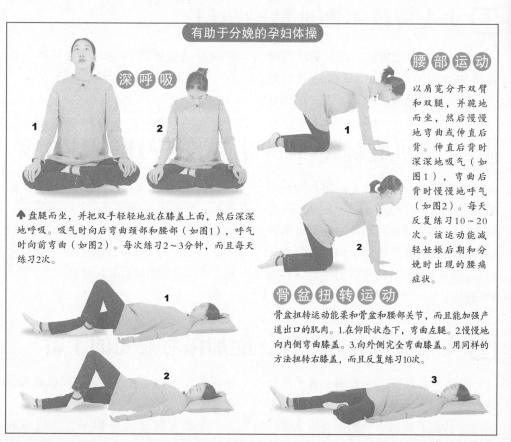

有助于分娩的孕妇体操

深呼吸

⬆ 盘腿而坐，并把双手轻轻地放在膝盖上面，然后深深地呼吸。吸气时向后弯曲颈部和腰部（如图1），呼气时向前弯曲（如图2）。每次练习2~3分钟，而且每天练习2次。

腰部运动

以肩宽分开双臂和双腿，并跪地而坐，然后慢慢地弯曲或伸直后背。伸直后背时深深地吸气（如图1），弯曲后背时慢慢地呼气（如图2）。每天反复练习10~20次。该运动能减轻妊娠后期和分娩时出现的腰痛症状。

骨盆扭转运动

骨盆扭转运动能柔和骨盆和腰部关节，而且能加强产道出口的肌肉。1.在仰卧状态下，弯曲左腿。2.慢慢地向内侧弯曲膝盖。3.向外侧完全弯曲膝盖。用同样的方法扭转右膝盖，而且反复练习10次。

251

即使出现剧烈的痛症，也应该持续用力2秒钟以上

在这里再次强调孕妇心态的重要性。分娩过程不是痛苦地把胎儿推向子宫下方的过程，而是为新生儿的出生承受痛苦的过程。不管伴随多么剧烈的痛症，也应该持续用力2秒钟以上。

如果子宫持续收缩，就应该再呼吸一次，并向下拉下巴，然后再次向下用力。从子宫开始收缩到结束，必须多次长时间用力。

在子宫收缩的过程中，一两名护士会帮助孕妇抬腿。即使孕妇能独自抬腿，也最好让周围的人帮忙。

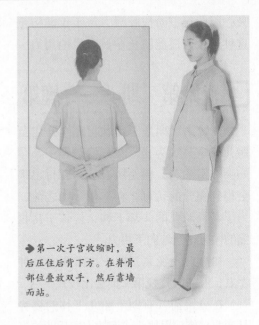

➡第一次子宫收缩时，最后压住后背下方。在脊骨部位叠放双手，然后靠墙而站。

⑤ 丈夫应该不断地鼓励孕妇

每次子宫收缩时，丈夫就应该在身边抱住孕妇的肩膀和手臂鼓励孕妇用力。子宫收缩结束后，为了下一次收缩必须舒适地休息，同时要深呼吸。此时，丈夫要用湿毛巾给孕妇擦脸。

⑥ 看到胎儿的头部2～3厘米时，应该把孕妇转移到分娩室

在分娩第二期，为了使胎儿的头部顺利经过狭窄的产道，必须在骨盆内旋转胎儿。从外面看到胎儿的头部之前，应该鼓励孕妇继续用力。如果看到胎儿的头部2～3厘米，就应该把孕妇转移到分娩室。

如果是经产妇，即使看不到胎儿的头部，只要子宫颈管开启7～8厘米时，就应该把孕妇转移到分娩室。在分娩室，医生会把孕妇的双腿绑在分娩台上面，进入分娩的最后准备期。

⑦ 丈夫参与分娩过程，能加深对婴儿的了解

最近，有很多丈夫参加了妻子的分娩过程。如果丈夫站在妻子的身后，不仅能帮助妻子顺利地分娩可爱的宝宝，还能跟妻子一起共渡难关，因此能加深夫妻关系。

过去大部分丈夫都不喜欢进分娩

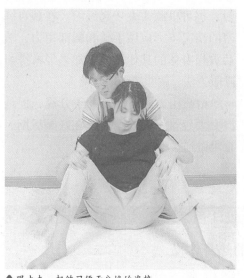
↑跟丈夫一起练习便于分娩的姿势。

就说明胎儿的最宽部位已经通过了孕妇的阴道入口。此时，如果过快地挤出头部，就会影响胎儿，因此医生会告诉孕妇不要继续用力，最好暂时休息。

胎儿的位置不正常，或者胎儿过大时，孕妇就很难顺利地产下婴儿。在这种情况下，医生会使用妇产科专用钳子。另外，根据分娩的各种情况，还会使用特殊设备。

室，但是经历过阵痛到分娩的全过程，丈夫能更深刻地了解到分娩的痛苦，因此更加珍惜妻子和宝宝。

在韩国，有些医院允许丈夫一直陪伴分娩的全过程，有些医院只让丈夫参加剪切脐带的过程。

只要胎儿的头部经过骨盆，头部就会露在阴道入口。如果子宫再收缩几次，胎儿的头部会完全离开母体，也

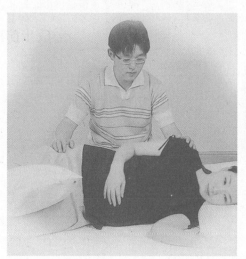
↑如果丈夫参加妻子的分娩过程，就能共同承受阵痛，因此能加深夫妻感情。

8 通过呼吸练习应对分娩

在妊娠第三期（把妊娠10个月分成一、二、三期，前3个月为第一期，4个月到7个月为第二期，最后3个月为第三期），孕妇必须每天都练习基本呼吸方

法。如果无视基本呼吸方法，盲目地呼吸，就会带来反作用。如果头晕或呼吸困难，就说明练习时间过长，或者呼吸节奏不对。

9 平时也应该经常练习呼吸方法

如果想要熟练地掌握呼吸方法，就应该把日常生活中的各种事情当成子宫

收缩，然后在平时经常练习呼吸方法。有些孕妇认为，很难掌握第二阶段的浅

呼吸方法，因此只练习第一阶段的呼吸方法和第三阶段的呼吸方法。

但是不用过于担心，只要勤奋地练习呼吸方法，很快就能掌握困难的呼吸方法，能够在分娩中自然地呼吸。有些孕妇虽然没有练过第二阶段呼吸方法，但是在分娩时能本能地呼吸。

以上介绍的方法可以由孕妇独自练习，也可以跟丈夫一起练习。在独自练习的情况下，应该手臂和腿部用力，然后放松身体的其他部位。如果经常练习呼吸方法，就能顺利地分娩。

抬腿用力的姿势有助于分娩，但是没必要经常练习该动作。在妊娠后期，很难做到这种姿势。

必须掌握的知识

散步前后的热身体操

在妊娠过程中，由于身体不便，无法自由地活动很多肌肉。散步本身就是有利于妊娠的运动，但是如果在散步前后适当地热身全身，就能取得更好的运动效果。另外，如果在散步后慢慢地放松全身，就能完美地完成妊娠运动。

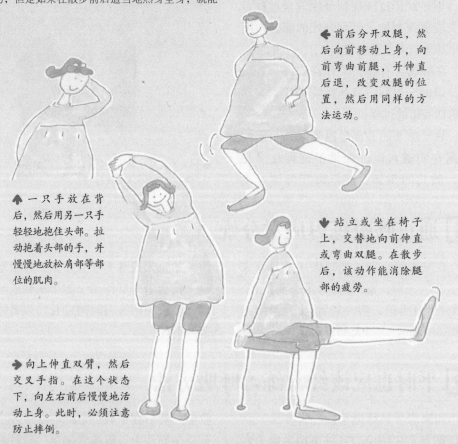

前后分开双腿，然后向前移动上身，向前弯曲前腿，并伸直后退，改变双腿的位置，然后用同样的方法运动。

一只手放在背后，然后用另一只手轻轻地抱住头部。拉动抱着头部的手，并慢慢地放松肩部等部位的肌肉。

站立或坐在椅子上，交替地向前伸直或弯曲双腿。在散步后，该动作能消除腿部的疲劳。

向上伸直双臂，然后交叉手指。在这个状态下，向左右前后慢慢地活动上身。此时，必须注意防止摔倒。

何谓无痛分娩？

对孕妇来说，无痛分娩是充满诱惑力的词语，但是目前还没有完全消除阵痛的医学技术，只能减轻阵痛，或者在阵痛期间适当地麻醉。在有些情况下，即使实施麻醉，也无法保证满意的效果。

目前，最典型的无痛分娩法是颈膜外麻醉法，即麻醉后背脊椎，正确地说，通过颈膜外空间的麻醉取得镇痛效果。严重麻醉的情况下，有些孕妇毫无感觉，因此由护士在身旁提醒孕妇用力。在无痛分娩中，分娩第二期会比较长。

在分娩之前，为了防止会阴部的裂伤，经常实施会阴部切剖手术。一般情况下，在实施会阴部切剖手术时进行麻醉，大部分只麻醉会阴部，偶尔会全身麻醉。在这种情况下，孕妇就不知道分娩时机，因此从理论上看，这就是无痛分娩。

必须掌握的知识

孕妇能轻松地享受的运动

为了顺利地分娩，在分娩中也应该适当地活动身体。其中，游泳是最适合分娩的运动。

● 促进血液循环，还能练习呼吸方法

在妊娠过程中，子宫不断地增大，并压迫骨盆内的血管，因此容易淤血，甚至导致手脚发麻、腰痛、肩痛等症状。此时，如果适当地活动身体，就能促进血液循环，因此能消除这些症状。

在水中，人体会受到浮力的作用，因此笨重的腹部也会变轻。游泳是使用全身的运动，因此孕妇最适合游泳。

另外，在游泳时必须深深地呼吸，还要适当地调节呼吸，因此能顺利地练习分娩呼吸方法。尤其是游泳时可以活动全身，因此心情也会愉快。不仅如此，每周可以外出1～2次，妊娠生活也会变得丰富多彩，而且还能加强跟周围人的交流。

除了游泳外，网球、保龄球、晨跑等轻松的运动也有助于孕妇的健康。

● 在妊娠初期应该避免运动，而且要跟医生进行商谈

不管做什么运动，在妊娠初期，都容易导致流产现象，因此最好从妊娠中期开始做运动。妊娠5个月（16周）后，最好跟医生商谈，并在安全的范围内进行合适的运动。即使是顺利怀孕的人，只要身体状态不好，就应该马上停止运动。

● 容易早产的孕妇也应该避免运动

对子宫颈管无力症、妊娠中毒症、糖尿病患者来说，稳定最重要，因此必须避免游泳或其他运动。

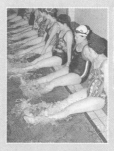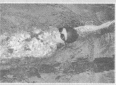

↑ 游泳是使用全身的运动，是最好的妊娠运动。另外，保龄球或晨跑也是适合孕妇的运动。

255

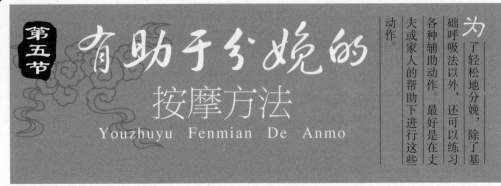

为了轻松地分娩，除了基础呼吸法以外，还可以练习各种辅助动作。最好是在丈夫或家人的帮助下进行这些动作。

1 指压后背脊骨有助于分娩

在后背出现子宫收缩感的情况下，如果用力按摩脊椎下部，就能缓解疼痛。在实施这种方法时，必须用力按摩。如果使用指尖，效果会更好。按摩时，孕妇不能平躺，最好倾斜地侧卧，只有这样才能靠重力的作用把胎儿推到子宫颈管方向。

当后背或腹部出现收缩感时，可以采用用力指压后背的方法。

如果开始阵痛，就应该用力按摩后背下方的天骨部位（骨盆后的分界部位）。用力按摩后背的同时，如果抚摸下腹部，会有助于减轻疼痛。孕妇也能独自使用这种方法。如果子宫第一次收缩，就可以把一只手放在天骨部位，然后叠放另一只手，并靠墙而站，这样就能有效地缓解阵痛。

2 如果阵痛强烈就轻轻地抚摸腹部

在子宫收缩非常严重的情况下，这种方法非常有效。下面详细地介绍两种按摩方法。

不管是平躺还是侧卧，孕妇、丈夫或其他保护者都可以实施第一种方法。

第一种方法是，用一只手把下腹部分一半，然后沿着半圆抚摸。

第二种方法是，利用双手从下腹部开始按摩到臀部，然后在腹部外侧周围画两个圆圈。此时，还可以向反方向按摩。这种办法孕妇在平躺状态下能独自完成。当孕妇的子宫收缩时，丈夫可以帮孕妇持续按摩腹部。

独自实施这种方法时，只有在子宫收缩最严重时才使用。子宫收缩刚开始时，最好在皮肤上涂抹婴儿用的爽身粉，这样就能防止摩擦。在抚摸腹部时，不能用力过猛，以免孕妇的腹部受到压力，但是如果用力过轻，孕妇就容易发痒。所以，要掌握好力度。

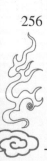

③ 腿部按摩也有效

　　子宫收缩出现在大腿附近时，以下方法比较有效。把一只手放在膝盖内侧，然后沿着大腿内侧用力按压到臀部。把手移到膝盖上面，然后反复地按摩。这个动作孕妇也能独自操作，但最好是由丈夫帮忙。

有助于分娩的按摩

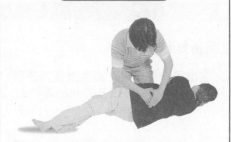

后 背出现子宫收缩感时

🔺 如果用力按压后背下方的天骨部位，能有效地消除痛症状。此时，孕妇不能平躺，必须倾斜地侧卧。只有这样，才能顺利地把胎儿向子宫颈管方向推动。

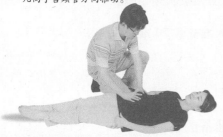

阵 痛强烈时

🔺 沿着圆圈抚摸腹部，这样就能缓解痛症。一般情况下，孕妇也能独自完成此动作。

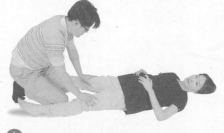

大 腿附近出现子宫收缩感时

🔺 把一只手放在膝盖内侧，然后向大腿内侧用力按压到臀部，把手移到膝盖上面，然后反复地按摩。

简单的孕妇体操

腰部、肩部运动

以肩宽分开双脚，并用双手叉腰，然后向左右拧身体。用同样的方法，左右交替地练习20次左右。该运动能锻炼肩部肌肉，而且能促进腰部周围的血液循环。

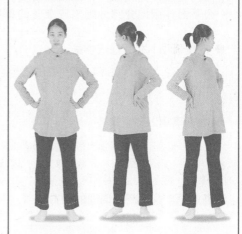

脚部运动

1.锻炼脚踝和腿部肌肉的运动。坐在椅子上，然后把脚底贴在地板上面。
2.贴近脚后跟，然后反复地抬起或放松脚尖。用同样的方法，重复练习10~20次。
3~4.在椅子上面跷二郎腿，然后反复地弯曲或伸直脚踝。用同样的方法，每天重复练习10~20次。

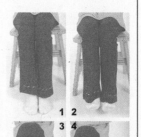
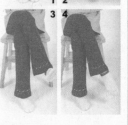

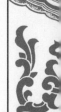

孕产育全书

给您最贴心的关怀与照顾

257

典藏精品版

最全面、系统的孕产育指导

④ 腿部痉挛时应该刺激脚趾

有时，在分娩第二期会出现腿部痉挛现象。尤其是把双腿放在分娩台上面时，容易引起腿部痉挛现象。在这种情况下，最好放松痉挛的肌肉。

如果小腿部位痉挛，就应该向外侧伸直腿部。如果腿部前侧痉挛，就应该伸直腿部，并刺激脚趾。

分娩前的检查要点

在出现阵痛之前，必须准备好住院物品！

如果临近预产期，孕妇就会比较忙，因此在出现阵痛之前，必须准备好住院所需的物品，完成家务，准备住院费，确定分娩后的护理人员以及婴儿的看护人……下面详细地介绍分娩前应准备的事项。

● **准备事项1 准备住院物品**

应该准备住院时产妇所需的物品和出院时婴儿所需的物品。

● **准备事项2 完成家务**

彻底地打扫卫生，清除大门前面的奶渍或报纸等垃圾。在分娩之前，应该取回放在洗衣店里的衣物，然后为丈夫多准备料理。

准备事项3 选择产后调理的地方

在住院之前，应该选择产后调理的地方。如果在父母家中进行产后调理，最好把婴儿用品和产妇用品拿到父母家中。如果雇用产后管理人员，或者在产后调理院调理，就应该事先作好相应的准备。另外，还要为大孩子选择住院期间暂住的地方。

● **准备事项4 准备住院费**

如果计划自然分娩，在分娩过程中可能出现意外情况，因此要多准备住院费。要想用银行卡结账，最好事先作好预算。

住院之前应该准备的物品

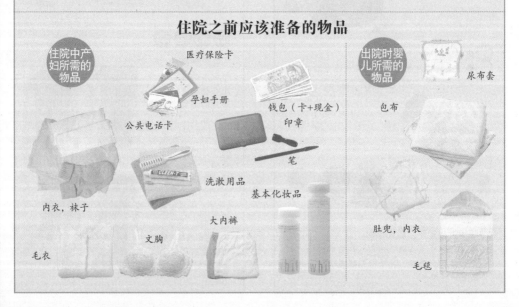

住院中产妇所需的物品

医疗保险卡

孕妇手册

公共电话卡

钱包（卡+现金）
印章

笔

洗漱用品

基本化妆品

内衣，袜子

大内裤

文胸

毛衣

出院时婴儿所需的物品

尿布套

包布

肚兜，内衣

毛毯

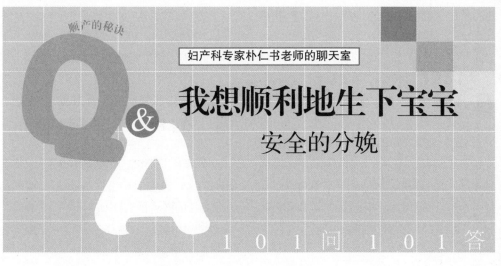

顺产的秘诀

妇产科专家朴仁书老师的聊天室

我想顺利地生下宝宝
安全的分娩

101问101答

 Q 77 在妊娠过程中，应该从什么时候开始接受定期诊察？

在妊娠过程中，为了保护产妇的健康，并分娩健康的宝宝，必须接受定期诊察。一般情况下，从妊娠初期开始接受第一次诊察。尤其是前一次妊娠自然流产的情况下，应该尽快接受专业医师的诊察。

妊娠28周之前，应该每月定期诊察一次，在妊娠36周之前，应该每两周诊察一次，在最后一个月应该每周诊察一次。如果出现阴道出血、血压上升、严重的肾脏炎、严重的妊娠中毒症等症状，就应该经常接受诊察。

Q 78 在妊娠中绝对不能旅行吗？

从原则上看，在妊娠中不允许旅行。在旅行过程中，容易破坏生活节奏，因此容易导致身心疲劳。另外，由于车辆的震动，容易诱发子宫出血或子宫收缩，导致流产或早产。

在不得不旅行的情况下，最好选择震动或冲击较少的车辆（如火车）。在形成胎盘的妊娠初期，最好避免长时间的旅行。

 Q 79 已经妊娠8个月。在洗澡时，应该注意哪些方面呢？

在妊娠中，由于旺盛的新陈代谢，分泌出大量的分泌物，因此至少要隔一天洗澡一次。从子宫增大的妊娠8个月开始，除了在浴缸内泡澡外，其他洗澡方式都无大碍。

Q 80 已经妊娠8个月，能否进行性生活？

除了有自然流产或早产经历的孕妇外，即使发生性生活也无大碍，但是在妊娠9～10个月最好避免性生活。在这个时期，性交容易导致早期子宫收缩，或者早期破水、阴道出血、感染等症状。

在妊娠初期，一般只做爱抚，即使有性生活，1～2周只能进行一次。妊娠8个月就比较安全，因此可以增加性生活的次数，但是不能过于激烈。

在妊娠后期，应该避免压迫腹部，而且

259

通过体位的变化减轻对胎儿的压力。一般情况下，一个月性生活1~2次。

Q81 已经妊娠5个月。听说适当的运动有助于分娩，但是都有哪些好处呢？

在这个时期，可以继续做简单的家务，但是给腹部或后腰施压的活动容易导致子宫收缩或早产，因此要避免。另外，应该避免俯卧、上下台阶、长时间站立等活动。为了顺利地分娩，还应该学习腹部用力的动作。

Q82 每天喝5杯咖啡，会不会影响胎儿？

很多上班族女性每天都会喝五六杯咖啡。虽然没有准确的统计资料，但是每天喝10杯以上的咖啡，就会影响胎儿的健康，因此每天最好不要超过2杯。

Q83 已经妊娠8个月。由于阴道分泌物较多非常不便，应该怎样清洗阴道？

在这种情况下，最好用酸性洗涤液清洗阴道。使用阴道清洗机时，由于空气的影响，容易导致堵塞血管的血栓症，因此清洗机的插入部分不能插入阴道8厘米以上。

Q84 妊娠后因身体虚弱非常痛苦，能正常分娩吗？

在身体正常的情况下，只有身体有些虚弱，可以正常分娩。但是妊娠中的贫血症不仅影响胎儿的发育，在分娩时还会导致各种综合征，因此在定期诊察时必须检查血液。

另外，在患有心脏疾病的情况下，导致综合征的概率很高。如果患有糖尿病、高血压等妊娠中毒症，最好定期接受专业医师的检查。

Q85 身体非常肥胖，而且临近分娩。在这种情况下，能顺利分娩吗？

妊娠时的肥胖是导致妊娠中毒症或松弛性出血的主要原因。即，肥胖的孕妇出现糖尿病或高血压的概率很高，因此容易导致各种综合征和妊娠中毒症。在这种情况下，应该跟专业医师商谈，然后采取适当的措施。

Q86 心脏虚弱，因此工作中经常休息。在这种情况下，能顺利分娩吗？

虽然患有心脏病，但是在不影响身体活动的情况下，只要休息症状就会消失；在稍微影响身体活动的情况下，应该注意防止上气道炎等综合征，但是原则上可以自然分娩；严重地影响身体活动，或者轻微地运动就疲劳、心跳加快，在全部妊娠期间和分娩后必须保持绝对稳定，而且要经常接受医生的检查。在极其恶劣的情况下，必须进行剖腹产。

Q87 非常害怕分娩，有没有顺产的要领？

在分娩前10天，孕妇的身体会出现各种变化，如腹部下垂、腰部变沉等。初产妇一般分娩前一个月就会出现这种现象。

在出现阵痛时，最好采取侧卧姿势，尽量使阵痛的腹部贴近床铺。另外，阵痛剧烈时，还可以使用腹式呼吸法、按摩法或压迫法。腹式呼吸法是上下活动腹壁，并进行深呼吸。按摩法是根据腹式呼吸法按摩下腹部或腰部。腰部剧烈地疼痛时，可以用力按压疼痛部位。

Q88　曾经患过腰间盘突出症，能正常分娩吗？

在分娩过程中，孕妇必须抬起双腿。对患有严重腰间盘突出症的患者或受过脊椎手术的患者来说，这种姿势会带来沉重的负担，因此要根据腰间盘突出症的程度选择正确的分娩方法。

Q89　检查结果是前置胎盘，能顺产吗？

为了分娩，子宫颈管必须开启10厘米，但是在前置胎盘的情况下，开启子宫颈管时胎盘血管就容易破裂，甚至导致胎儿的死亡。

在前置胎盘的情况下，大部分采取剖腹产，但是出血少、前置胎盘程度不严重、子宫颈管开启4厘米以上时，可以尝试窒息分娩。

Q90　听说剖腹产有后遗症，这是真的吗？

剖腹产能缩短分娩时间，而且能防止胎儿经过产道时损伤脑部，但是剖腹产容易导致各种综合征。即，由于要进行手术，出血的概率很高，而且容易导致尿道感染。有时还会导致罕见的被称为剖腹产综合征的呼吸障碍症。

在窒息分娩的情况下，胎儿经过狭窄的产道时，肺部内的羊水会被挤出。另外，由于呼吸中枢的刺激，分娩后才能用肺部呼吸。在剖腹产的情况下，可以省略这些过程。一般情况下，由于难产无法确保胎儿或产妇的安全时，为了减少危险采用剖腹产。

Q91　33岁的初产妇能顺利分娩吗？

一般情况下，高龄孕妇的产道比较僵硬，因此很难顺产。尤其是35岁后第一次分娩的孕妇成为高龄孕妇。这时，为了避免难产，确保胎儿的健康，最好实施剖腹产。

Q92　预产期只剩10天，有没有减轻阵痛的方法？

一般情况下，子宫收缩、会阴部的膨胀是导致阵痛的主要原因。恐惧或不安也会加重分娩阵痛。为了缓解分娩时的疼痛，首先要充分地了解分娩的过程，这样才能消除产道的紧张，能适当地用力，并采取合理的姿势。

Q93　如果是剖腹产，只能生三胎吗？

并不一定，但是手术次数越多，子宫周围的器官和附属器官之间的胶着越严重，因此手术时间和麻醉时间会延长，出血量也会增多，因此患病的概率很高，还会影响胎儿的健康。因此，为了产妇和胎儿的健康，最好不要剖腹产3次以上。

Q94　如果剖腹产后又怀孕，能正常分娩吗？

如果第一次采取剖腹产是由于骨盆小，那么第二次分娩时也应该剖腹产。只要不是因骨盆狭窄、子宫畸形、骨盆腔内疾病实施剖腹产，就可以尝试正常分娩，但是对产妇或胎儿来说，第二次剖腹产是最安全的方法。

261

关心集中! New分娩方法

最近的研究结果表明，分娩过程中胎儿承受的痛苦和精神压力超过孕妇，因此逐渐流行相应的特殊分娩方法。孕妇也非常关心新分娩方法，因此几家私人医院开始实施水中分娩和Loboyer分娩。

另外，还出现了能减少孕妇的阵痛、有效地诱导分娩的各种分娩方法。孕妇可根据各分娩方法的优缺点，选择适合自己的分娩方法。

拉美兹分娩 安明玉（CHA医院健康诊断中心所长）

拉美兹分娩方法是为缓解分娩时的阵痛和精神痛苦实施的分娩方法。为了稳定情绪，丈夫也应该积极地参与分娩的过程。利用呼吸方法分散或缓解孕妇的阵痛，就能使孕妇更加舒适地分娩。

拉美兹分娩是精神预防性分娩方法，也是分娩准备方法。即主动利用身心减轻阵痛和分娩痛症的方法。

在不同情况下，声音、光线或触觉的感觉也不同。同样的道理，在疲倦和兴奋时，对痛症的感觉程度也不同。拉美兹分娩法是利用精神预防训练，即利用呼吸法、松弛法、联想法缓解痛症的分娩方法。

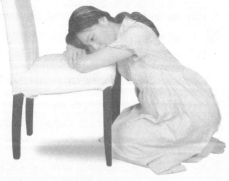

在欧美广泛使用的分娩方法中，最常用的就是拉美兹分娩方法。最近的拉美兹分娩方法除了传统的拉美兹分娩方法（精神预防训练，呼吸方法，松弛法）外，还包括对妊娠及分娩的基本妇产科教育，运动及身体的条件反射训练，跟丈夫一起作的分娩准备及父母作的准备。在韩国几家医院也可以进行这些分娩准备。

刚开始，俄罗斯医生根据巴甫洛夫的条件反射发明了拉美兹分娩方法，后来由法国医生拉美兹博士整理和推广，因此被称为拉美兹分娩方法。

联想法

联想愉快的事情就能促进内啡肽（类似于吗啡的物质，在妊娠后期，大脑会大量地分泌）的分泌，这样就能提高对痛症的抵抗能力。

吗啡是常用的镇痛剂，在手术后能有效地减轻痛症。通过联想法能促进具有镇痛效果的内啡肽分泌，因此能有效地缓解阵痛。

联想法是精神预防训练之一。只要是能转换情绪的联想，都能成为很好的联想素材。如联想幽静的休息处，美好的回忆，就能消除紧张感，而且能缓解痛苦。

大部分孕妇认为，坐在海边平静地观赏大海是最有效的联想。不管是什么，只要能诱导平静的心情和快乐，都能成为很好的联想。

一般来说，出现阵痛时采用联想法。如果缺乏平时的练习，在出现阵痛时就很难联想愉快的事情。在日常生活中，应该努力地寻找联想素材，并积极地练习联想、放松、呼吸等方法。

●拉美兹松弛法

松弛法是通过全身的放松，松弛身体肌肉的方法。如果充分地放松全身，就能加快子宫的开启速度，而且能缩短阵痛时间。

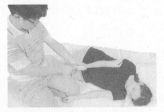

手腕的松弛方法
用一只手抓住侧卧的孕妇的手腕，然后用另一只手抓住孕妇的手指慢慢地上下活动。此时，孕妇必须完全放松手腕。

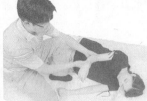

肘部的松弛方法
用一只手抓住孕妇的肘部上方，并用另一只手抓住孕妇的手臂，然后弯曲或伸直肘部关节。此时，孕妇也应该完全放松肘部。

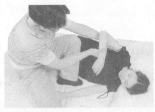

肩部的松弛方法
用一只手抓住孕妇的腋窝下方，并用另一只手抓住孕妇的手腕，然后慢慢地旋转肩部。

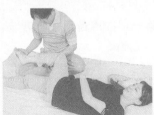

脚踝的松弛方法
用一只手抓住孕妇的小腿，并用另一只手抓住孕妇的脚尖，然后慢慢地弯曲或伸直脚趾。

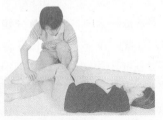

股关节的松弛方法
用左手抓住孕妇的膝盖，并用右手轻轻地抓住脚踝，然后沿着抛物线活动股关节。

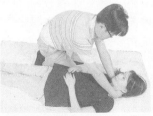

颈部的松弛方法
用双手支撑孕妇的颈部，然后柔和地上下活动颈部。

膝盖的松弛方法
①用左手抓住孕妇的大腿内侧；
②用右手抓住脚踝上方，然后弯曲或伸直膝盖。

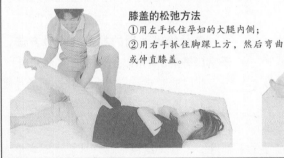

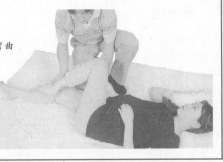

松弛法

如果身体肌肉收缩，肌肉就会工作，因此能分泌出乳酸。废弃物积存在体内，容易导致疲劳。在低温状态下，人会自然地蜷缩身体。此时，容易感觉到身体疲劳、浑身发软。如果出现阵痛，剧烈的痛症会使全身僵硬。在这种情况下，僵硬的肌肉会大量地产生乳酸，因此加重身体的疲劳。

相反，如果放松全身，就能分泌松弛素（relaxin）激素，因此能促进全身的放松。如果充分地放松身体，就能加快子宫的开启速度，因此能缩短阵痛时间。

松弛法是通过全身的放松，松弛身体肌肉的方法。为了放松全身，首先要练习放松身体关节部位的方法。

肌肉是连接关节的器官，因此放松关节就能放松肌肉。在日常生活中，必须练习手腕、脚踝、肘部、肩关节、膝关节、股关节、颈关节的松弛方法。一般情况下，人的肌肉都处于紧张状态，因此很难彻底放松全身肌肉。此时，丈夫会发挥非常重要的作用。孕妇很难独自判断全身的松弛程度，因此最好由丈夫检查肌肉的松弛情况。表面上看起来，孕妇的身体充分地松弛，但是实际上比较紧张，因此孕妇本人很难判断身体的松弛情况。

呼吸法

呼吸法称得上是拉美兹分娩法的亮点。一般情况下，在拉美兹分娩法中使用胸式呼吸法。通过这种呼吸法，可以得到两种效果。首先，能充分地提供氧气，充分地放松肌肉及体内组织。另外，给胎儿提供充足的氧气，有助于胎儿的健康。其次，通过呼吸能把注意力转移到呼吸中，因此能缓解疼痛。呼吸法包括分娩第一期的三种呼吸法和分娩第二期、娩出期的用力呼吸法。

一般情况下，阵痛中的孕妇会根据子宫的开启状态使用相应的分娩第一期呼吸方法。只有在实际情况下，才能知道适合自己的呼吸方法，因此要积极地练习这三种呼吸方法。只要不做剖腹产手术，所有孕妇都需要分娩第二期的用力呼吸方法。从某种角度来看，该方法称不上呼吸方法，但是在分娩过程中必须适当地调节呼吸，因此统称为呼吸方法。

随着分娩过程的不同，呼吸方法也不同，因此要掌握好其中的知识。

● **分娩第一期的准备期呼吸方法，子宫口开启3厘米左右**

如果开始阵痛，就应该深呼吸，然后缓慢地胸式呼吸。此时，呼吸速度为孕妇正常呼吸速度的1/2～2/3。比如，正常呼吸速度每分钟为20次，那么此时的呼吸速度约为10次和13次的中间速度12次。

● **分娩第一期的准备期呼吸方法，子宫口开启7～8厘米**

如果出现阵痛，就应该深呼吸，然后快速地胸式呼吸。此时，呼吸速度为孕妇正常呼吸速度的1.5～2倍。

一分钟的正常呼吸次数为20次，开口期的呼吸速度为正常呼吸速度的1.5倍，即30次左右。另外，每次的持续呼吸时间为2秒钟。比如，短暂地吸气1秒，然后快速地呼气1秒。

● **分娩第一期的准备期呼吸方法，子宫口开启8厘米以上，或者完全开启**

此时的呼吸速度类似于开口期的呼吸速度，但是间隔三次要像叹气一样深呼吸一次。又称为"吸——吸——呼"呼吸方法。此时，不要发出声音，只是把嘴形调整为

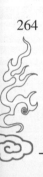

"吸——吸——呼"形状。第三次的"呼气"中，应该深深地呼气。

尽量用鼻子呼吸，这样就能防止用嘴呼吸时容易出现的口干舌燥现象。

●**分娩第二期的准备期呼吸方法，子宫口完全开启至胎儿出生为止**

首先，像深呼吸一样深深地吸气，然后像排便一样向下用力，同时憋着气数数。最好数到10，然后再次吸气，并反复地用力。在阵痛过程中，最好反复地用力呼吸3~5次。

即使子宫口完全开启，也不一定马上就能分娩出胎儿。只有适当地用力，并把胎儿挤出体外才能诞生新生命。只有出现阵痛时，胎儿才能有效地下移到产道，因此出现阵痛后必须持续地用力。

在妊娠后期，除了用力呼吸方法外，其他呼吸方法每天都要练习20分钟。拉美兹分娩法的科学依据是条件反射原理，因此要不断地提供能产生条件反射的条件。即，勤奋地练习才能成功地缓解阵痛。

拉美兹呼吸方法

●分娩第一期的准备期呼吸方法

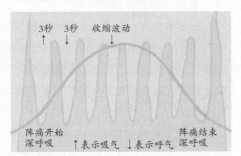

如果出现阵痛，最好抚摸腹部，同时深呼吸，然后缓慢地胸式呼吸。呼气和吸气的时间保持一致，而且一分钟呼吸12次左右。用鼻子吸气，然后用嘴呼气。如果阵痛结束，就结束深呼吸。

●分娩第一期的开口期呼吸方法

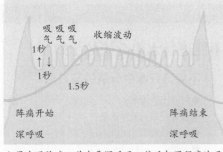

如果出现阵痛，首先要深呼吸，然后相同程度地吸气和呼气。另外，以正常呼吸的1.5~2倍速度快捷呼吸，同时轻轻地胸式呼吸。用鼻子吸气1秒，然后用嘴呼气1秒。如果阵痛结束，就短暂地深呼吸。

●分娩第一期的离行期呼吸方法

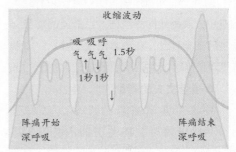

呼吸的速度类似于开口期的呼吸，而且间隔3次像叹气一样呼吸一次。又称为"吸—吸—呼"呼吸方法。此时，不要发出声音，只是把嘴形调整为"吸—吸—呼"的形状。第三次的"呼气"中，应该深深地呼气。

●分娩第二期的娩出期呼吸方法

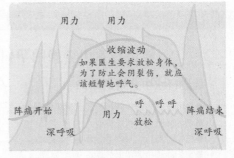

如果开始阵痛，首先深深地吸气，然后像排便一样向下用力，同时憋着气数数1到10。再次吸气后呼气15~20秒。在阵痛过程中，反复地深呼吸3~5次。

水中分娩

著名演员崔正元采用过水中分娩，因此水中分娩深受人们的关注。在英国，水中分娩是最常用的分娩方法之一。

水中分娩是坐在水中分娩的方法。由于水本身有阵痛抑制的效果，能有效地缓解痛症。另外，丈夫参与水中分娩，有助于产妇情绪的稳定。胎儿受到的光线和声音刺激较少，因此环境变化带来的冲击较小。

水中分娩的过程和方法

●作好分娩准备

如果全面开始阵痛，孕妇就在具有完美的水中分娩系统的浴池内，以舒适的姿势交替地阵痛和休息。在进入浴池之前，应该彻底地排便排尿，然后清洗身体。

●接受丈夫的帮助

浴池内盛满消毒的温水，然后进行分娩。分娩时，浴池内的水温应保持35～37℃。另外，为了防止脱水现象，必须经常喝水。

在水中分娩中，不进行会阴部切剖手术，也不注射阵痛促进剂。另外，在分娩过程中，丈夫应该帮助孕妇用力。

●能保护胎儿的视觉和听觉

为了保护胎儿的听觉，分娩室内必须保持肃静。如果胎儿的头部离开产道，就应该降低分娩室内的照明，这样就能保护胎儿的视觉。

如果子宫口完全开启，而且婴儿离开了母体，医生就应该清除婴儿嘴里的异物。

●由爸爸切断脐带

在水中分娩，不能马上切断脐带，应该等到脐带停止流血。一般情况下，5分钟后切断脐带，这样就有助于婴儿的肺部呼吸。此时，应由爸爸切断婴儿的脐带，而且在水中排出胎盘。

●给婴儿喂母乳

产妇抱着宝宝给婴儿听妈妈的心跳声，然后给婴儿喂母乳。把婴儿放入37℃的温水中，直到婴儿睁开眼睛为止。

最关心 的问题

能进行水中分娩的孕妇和不能进行水中分娩的孕妇

能进行水中分娩的孕妇

- ●最近没有阴道、尿道、皮肤感染的孕妇
- ●孕妇和胎儿的状态良好
- ●分娩时能持续观察孕妇和胎儿的状态
- ●孕妇能积极地协助分娩

不能进行水中分娩的孕妇

- ●可能出现难产
- ●胎儿在孕妇腹中排便
- ●使用镇痛剂的时间不超过2小时
- ●羊膜破水后经过一定时间
- ●胎儿明显大于骨盆
- ●肝炎患者或妊娠中毒症患者
- ●使用子宫收缩促进剂

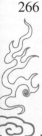

最全面、系统的孕产育指导

典藏精品版

水中分娩的优点

●有利的分娩姿势

由于水的浮力作用，能抵消孕妇本身的体重，因此容易采取最理想的分娩姿势，即蜷身姿势。

●能缩短阵痛及分娩时间

在水中分娩，利用水本身的阵痛抑制效果，能缓解阵痛，而且能缩短分娩时间。另外，水的温和感能减少孕妇对分娩的恐惧感和排斥感，而且能放松身体，并稳定情绪。

著名演员崔正元采用过水中分娩，因此深受人们的关注。在英国，水中分娩是最常用的分娩方法之一。水中分娩只要防止水污染，就有利于产妇和胎儿。

●能顺利地自然分娩

在水中，子宫入口能松弛两倍左右，而且提高弹性，因此不切剖会阴部也能顺利地分娩。另外，不需要用药物缓解分娩时的阵痛。

●能提高妈妈与婴儿的亲密感

在分娩过程中，新生儿能感受到妈妈平静的情绪，因此能加强母体与新生儿之间的感情交流。不仅如此，在分娩后，妈妈因此可以马上给宝宝喂母乳。如果喂初乳，增加身体的接触，不仅能增进婴儿的健康，还能形成妈妈与婴儿的亲密感。

●给婴儿提供更好的环境

在水中分娩中出生的婴儿将处于类似于羊水的环境，因此容易适应外部环境。

在温水中进行的分娩能促进新生儿的器官发育。另外，由于水分的作用，妈妈与婴儿的皮肤摩擦更加柔和，而且光线和声音的刺激也比较少。

水中分娩的缺点

●容易被感染

水中分娩的最大缺点是容易被感染。分娩时生成的分泌物或被污染的水，容易给产妇和婴儿带来致命的危险。如果羊水破水，或者温水被污染，就应该马上换干净的水。

●费用昂贵

由于水中分娩需要有浴池、消毒设施、无菌系统、水质、温度管理等设施，因此费用比较昂贵。再者，水中分娩不受医疗保险制度的保护。

●很难监测胎儿的心跳情况

在水中分娩时，很难安装测量胎儿的心跳、孕妇的子宫收缩程度的仪器，无法持续监测孕妇或胎儿的状态，因此出现危险时很难诊断。

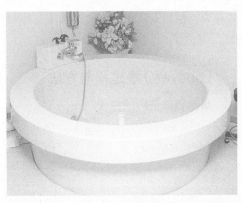

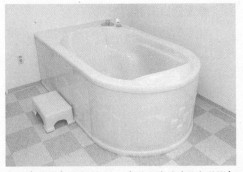

▲水中分娩中所需的浴池。各医院使用的浴池形状各不相同。

267

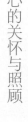

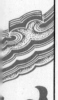

Loboyer分娩

跟其他分娩方法不同，Loboyer分娩是比孕妇更注重婴儿的分娩方法。Loboyer分娩能最大限度地减少婴儿出生时的各种压力。

以前的大部分分娩方法以减轻孕妇的痛苦为目标，不太关心新生儿的痛苦。在陌生的世界里，新生儿第一次发出的哭声并不是喜悦的哭声，而是对恐惧和压力的反应，因此Loboyer博士发明了能减轻婴儿痛苦的Loboyer分娩方法。

Loboyer博士认为，不能只关心分娩时的孕妇，更应该关心新出生的婴儿，因此Loboyer分娩方法是比孕妇更注重婴儿的分娩方法。

胎儿的视觉、听觉、触觉和感情不亚于成年人，因此必须尊重他们的权利。Loboyer分娩方法能减少环境的变化对新生儿的刺激，而且能最大限度地降低各种外界压力。

Loboyer分娩过程与方法

●尽量降低照明亮度

只要产妇和胎儿的状态良好，任何人都可以尝试Loboyer分娩。首先，除了所需的照明外，关闭室内的所有灯光，这样就能营造出跟子宫内环境相似的环境。

●营造出安静的气氛

为了营造出跟子宫内一样安静的环境气氛，医生和参加分娩的所有人必须小声说话。胎儿的各感觉中，最发达的感觉就是听觉。在子宫内，胎儿只能听到很小的声音，如果在子宫开启的瞬间听到巨大的声音，胎儿就会受到沉重的精神压力。

●分娩后马上喂母乳

在分娩后，切断脐带之前应该给新生儿喂母乳。一般情况下，出生5分钟以后切断脐带。如果脐带停止脉动后切断脐带，婴儿就不会哭闹，而且能睁开眼睛观察周围，并平稳地入睡。

●让婴儿在浴池内玩耍

在羊水中，婴儿处于无重力状态，为了让婴儿克服重力状态，把婴儿放入浴池内使之适应外部环境。如果水淹到颈部，婴儿就会舒适地晃动手臂和腿部。此时，如果抱出婴儿，就会哭闹，再把他重新放入水中。如果重复两三次，婴儿就能区分重力状态和无重力状态。

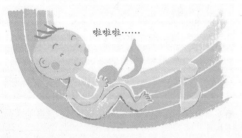

啦啦啦……

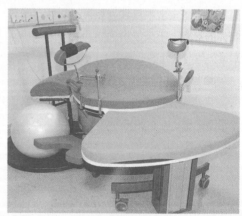

▲ 能自由地采取分娩姿势的自然分娩台。通过分娩台形态的变化，能减轻孕妇的阵痛。

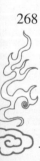

268

秋千分娩

利用像秋千一样的特殊分娩台进行分娩的方法。在秋千分娩中，孕妇能自然地采取自己喜欢的姿势，而且能减少分娩时间和痛症。

在秋千分娩中，孕妇能自然地采取自己喜欢的姿势，即站立姿势、蜷缩姿势、跪膝姿势、弯腰姿势和悬吊姿势。出现阵痛时，利用特殊的秋千分娩台能自由地活动身体，因此能促进分娩过程，而且能减轻阵痛，缩短分娩时间。在韩国，秋千分娩还未普及，但是在以瑞士为中心的欧洲，已广泛使用水中分娩和秋千分娩。

秋千分娩台就像秋千一样挂在能缓解冲击的粗大环形铁架上面，可根据身体姿势改变椅子形状的分娩台。另外，腰部支撑结构采用可调结构，因此能躺卧也能稳坐。

秋千分娩的过程与方法

一般情况下，孕妇在分娩室里等待。如果出现阵痛，医生将孕妇转移到秋千分娩室内。如果坐在分娩台上前后左右晃动骨盆，就能分散痛苦。如果通过分娩台的操作采取坐式分娩姿势，能较为顺利地进行分娩。

坐在椅子上，用双脚踩住支撑台，然后在悬空状态下前后摇晃身体50厘米左右，最后用脚撑地，并在蹲坐姿势下分娩。

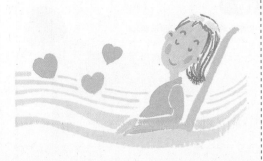

秋千分娩的优点

在秋千分娩台中，孕妇可以任意采取舒适的姿势，因此有利于身心的稳定。另外，出现阵痛后能马上分娩，因此能缓解分娩时的痛苦，而且能缩短分娩时间。如果采用秋千分娩，还能减少剖腹产的比例。

跟水中分娩一样，家人也能参与分娩过程，而且周围环境比较舒适。不仅如此，还能自然地开启骨盆，因此能减少会阴部切剖手术。

秋千分娩的缺点

目前，在韩国实施秋千分娩的医院很少，而且缺乏对秋千分娩的研究。另外，还无法确保有剖腹产经历的产妇的安全性，而且不受医疗保险的保护。

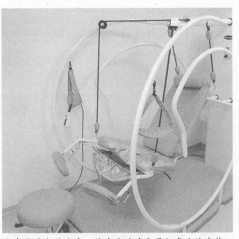

◀在秋千分娩台中，能自由地采取孕妇喜欢的姿势，因此能缩短分娩时间，而且能减轻阵痛。

孕产育全书

给您最贴心的关怀与照顾

269

催眠分娩

通过自我控制和呼吸方法，孕妇能独自缓解痛症。通过催眠分娩能消除对分娩的恐惧感，而且能减轻分娩时的精神痛苦。在妊娠期间，必须不断地练习，这样在实际分娩时能取得效果。

通过联想训练、产前体操、腹式呼吸等精神、身体训练，稳定身心，能减轻分娩的痛苦。

催眠分娩是利用西方的肌肉松弛法和东方瑜伽的分娩方法。通过对分娩的持续联想过程和产前体操、腹式呼吸，任意控制孕妇肌肉的紧张或松弛状态，因此有利于分娩过程的顺利进行。

催眠分娩的过程与方法

通过联想训练、呼吸法、催眠三种训练完成催眠分娩。一般情况下，从妊娠14周开始进行联想训练。妊娠7～8个月后，就利用松弛训练和呼吸方法支撑。

●联想法

利用睡觉之前的"催眠"状态放松意识，然后反复进行联想阵痛及分娩的训练。如果反复进行这些训练，能消除分娩恐惧感和不安情绪，而且能提高孕妇的自信心，因此能缓解分娩时的痛症。

●松弛训练

通过松弛训练可以掌握相关部位的紧张或松弛感觉，而且促进松弛素（relaxin）与内肽肽的分泌，因此能减轻痛症和缩短阵痛时间。

——凯格尔运动

凯格尔运动是锻炼会阴部的运动，即缩紧或放松阴道、肛门周围肌肉的运动，能提高骨盆肌肉的收缩能力。

——颈部运动

能消除颈部的紧张感，而且能调节呼吸，因此保持平稳的状态。

——在松弛状态下的紧张训练

这是理解阵痛收缩期与松弛期之间关系的训练。通过该训练，在分娩时能松弛全身，只收缩子宫和腹部肌肉。

——猫形运动

如果经常做猫形运动，在分娩娩出期能顺利地把胎儿推入产道。腹部用力时，低头看肚脐，然后在拱后背的状态下呼气，并用力往下推胎儿。

——屈膝姿势

屈膝姿势能强化大腿内外侧肌肉，而且能缩短分娩时的阵痛时间。

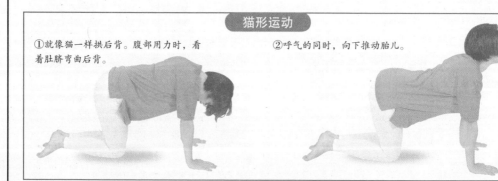

猫形运动

①就像猫一样拱后背。腹部用力时，看着肚脐弯曲后背。

②呼气的同时，向下推动胎儿。

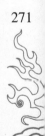

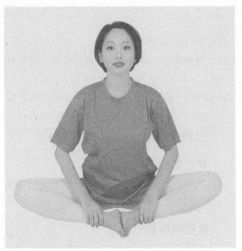

▲ 屈膝姿势是催眠分娩的基本姿势。弯曲双膝而坐，然后紧贴双脚。

● 呼吸方法

以腹式呼吸为基本呼吸方法。通过呼吸法，给体内提供充分的氧气，因此能自然地松弛肌肉，而且能充分地提供胎儿所需的氧气。

——完全呼吸方法

完全呼吸方法是阵痛初期的呼吸法。鼓胀腹部的同时深深地吸气，直到胸部充满气体为止，然后尽量缓慢地呼气。

——用力呼气的呼吸方法

这也是阵痛初期的呼吸方法。就像吹灭蜡烛一样用力呼气。

——催眠式呼吸方法

子宫开启时的呼吸方法。就像按压肚脐一样缓慢地呼气，然后在重新呼吸之前暂时停止呼吸，并向下压迫腹部肌肉，最后缓慢地吸气。

——娩出时的呼吸方法

不要盲目地用力，应该慢慢地呼气，并帮助胎儿顺利地经过产道。

催眠分娩的缺点

需要对东方训练（瑜伽）有所理解，而且参与分娩的全体人员都应该充分地理解催眠内容。另外，跟拉美兹分娩法一样，在分娩时必须保持冷静，这样才能顺利地分娩。

最关心 的问题

催眠分娩的十大优点

①导入了其他分娩准备教育中没有的联想训练，因此能取得肌肉的松弛效果。

②在分娩前接受精神分娩准备教育，而且在妊娠期间，通过合理的生活习惯作好自然分娩的准备，因此不需要特殊设施或药物。

③催眠分娩并不是单纯地克服阵痛的分娩方法，而是贯穿妊娠、分娩、母乳、哺乳、育儿过程的，胎教要素强烈的总体分娩方法。

④导入东方的训练方法，因此容易理解和掌握。

⑤利用孕妇本身的母爱，激发出对婴儿的疼爱之情和对分娩的自信心。

⑥在睡觉之前的意识状态下，充分地松弛或收缩子宫，因此分娩时间较长时，能减少疲倦感。

⑦采用瑜伽的呼吸方法，因此有助于"体内气体"的排出，因此受催眠分娩教育的产妇的pH值普遍高于普通产妇。

⑧充分地松弛产道，因此胎儿能顺利地经过产道。另外，能提高会阴部的伸缩能力，因此很少出现会阴部裂伤的情况。

⑨据统计，催眠分娩的大部分产妇在分娩时能得到满足感。在剖腹产的情况下，大部分孕妇认为跟胎儿一起经受阵痛，因此能减少挫折感。

⑩让孕妇知道分娩时的阵痛是分娩婴儿的重要组成部分，而且分娩是产妇与胎儿首次合作的过程。

典藏精品版

最全面、系统的孕产育指导

球分娩

球分娩是利用分娩球帮助分娩的方法。在球分娩中，孕妇和胎儿都能采取舒适的姿势，因此有利于分娩。另外，球分娩能有效地松弛骨盆肌肉。

在球分娩中，利用柔和弹性的球持续地活动孕妇的身体，因此能减轻阵痛。一般情况下，孕妇利用"分娩球"采取舒适的姿势，或者使胎儿采取有利于在骨盆内下降或旋转的姿势，因此能减轻痛症和缩短分娩时间。目前，利用球分娩的医院甚少。

球分娩的优点

●能缓解阵痛

球分娩促进孕妇的骨盆松弛和胎儿的下降。在胎儿倒立的情况下，还有助于胎儿的旋转。在分娩第二期，如果利用分娩球采取蹲坐姿势，就能扩大骨盆空间，因此能缓解分娩时的阵痛。

●产后恢复较快

在分娩过程中，不会压迫会阴部，因此产后恢复较快。另外，能保持臀部、大腿、腹部肌肉的弹力，因此有利于分娩后的体形管理。

●能轻松地掌握

利用分娩球的分娩费用低廉，而且能有趣、安全地分娩。另外，根据孕妇的状况选用合适的分娩球，因此容易掌握。

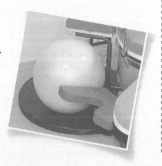

➥ 柔和弹性的分娩球。具有容易掌握的优点。

分娩球在妊娠期间的作用

●妊娠初期

提高身体重力中心的变化，因此能保持良好的姿势，而且能预防腰痛。

●妊娠中期

能灵活地使用腹部肌肉，而且有助于骨盆的活动。

●妊娠后期

有助于腿部与横隔膜肌肉的稳定。

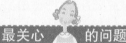

最关心 的问题

利用分娩球缓解阵痛的各种姿势

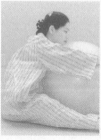

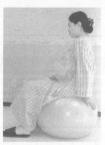

▲ 分开双腿而坐，然后抱住分娩球。将脸部舒适地依靠在分娩球上面。

▲ 以舒适的姿势坐在分娩球上面。在剧烈的阵痛时，应该注意防止从分娩球上滑落。

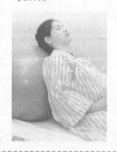

◀ 为了防止分娩球移动，贴着床头或墙壁摆放分娩球，然后以舒适的姿势靠背而坐。

芳香分娩

在芳香分娩中，利用芳香油稳定孕妇的情绪和身体，因此能减少分娩时的痛症。

芳香分娩是在分娩过程中利用芳香疗法的分娩方法。芳香按摩分娩利用两种以上的芳香油消除分娩中的各种压力，稳定情绪和身体状态。

另外，通过持续的芳香按摩强化子宫肌肉的紧张，放松精神紧张，因此能减轻痛苦，和缩短分娩时间。

芳香分娩的优点

没有特别综合征的所有孕妇都能采用芳香分娩。即芳香分娩是没有副作用的自然疗法。

如果和丈夫或家人一起按摩，能提高芳香油具有的精神松弛效果，而且能加强参与分娩的丈夫或家人的作用。

孕妇和丈夫一起练习，能增强夫妻感情。

在分娩中使用的芳香油

茉莉花、薰衣草、mandarin、Rosemari、天竺葵等芳香油中，按照一定的比例混合2～3种芳香油，就能得到比一种芳香油更好的效果。

选择芳香油时，不仅要考虑芳香油的效果，还应该考虑孕妇的喜好。在分娩后，为了彻底排出体内废弃物，应该多喝温水，并充分地休息。

芳香疗法的使用方法

●利用发香器

利用喷雾器或芳香发香器喷洒用水稀释的芳香油，不仅能起到缓解紧张的效果，还能起到对分娩室的抗菌、杀菌作用。

●经常按摩

用芳香油按摩腰部下方的臀骨部位、脊椎部位、腹部和小腿内侧。手上倒一点芳香油，然后按摩相应的部位。一般情况下，从进入分娩室开始实施芳香按摩。

●湿敷

用纱布或毛巾蘸适当的芳香油，然后敷在腹部或腰部。

分娩后使用的芳香按摩

在分娩后，也可以用芳香油有效地进行产后管理。用芳香油按摩腹部，能促进子宫的收缩。如果用芳香油按摩会阴部切剖部位，就能加快伤口的愈合。

此外，还可以利用芳香油促进乳汁分泌或停止乳汁分泌，增强乳房弹性和消除乳房的淤血症状。另外，在产前和产后，利用芳香油能预防妊娠纹，还能预防肥胖症和浮肿。

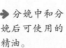
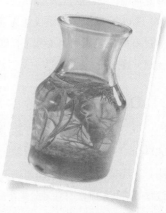

➡ 分娩中和分娩后可使用的精油。

孕产育全书

给您最贴心的关怀与照顾

273

其他分娩法

除了上述分娩方法外，还有以下自然分娩方法。所有分娩方法各有优缺点，因此要选择适合孕妇的分娩方法。

经络分娩

人体的生命能源的流动称为"气"，而"气"流动的通道称为"经络"。经络分娩是用手指刺激经络，以此促进"气"的流动，缓解痛症的分娩方法。

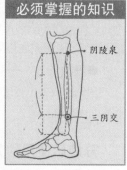

必须掌握的知识

阴陵泉

三阴交

如果在妊娠后期指压或按摩脚踝附近的"三阴交"，就能加快分娩速度，缓解阵痛。为了消除分娩过程中发生的不便或痛症，最好和联想法、松弛法和呼吸法一起运用。

无痛分娩

在腰椎之间的隔膜内倒入麻醉剂，因此感觉不到分娩时的痛症。无痛分娩中只麻醉知觉神经，因此能自然分娩。

如果麻醉隔膜，不仅能无痛分娩，还能通过麻醉松弛肌肉，柔和子宫颈管，因此能缩短分娩时间。

Doula分娩

从分娩前到分娩结束为止，称为"Doula"的分娩辅助者帮助分娩的分娩方法。分娩辅助者"Doula"根据产痛周期，通过呼吸法和松弛法有效地分配孕妇的力量。在孕妇出现痛症时，通过全身按摩缓解产痛。

Swing Chair分娩

又称为坐式分娩。出现阵痛时，如果采取坐式，骨盆就能多开启1～2厘米。在分娩过程中，如果坐在摇椅上持续摇晃身体，就能减轻阵痛和加快分娩速度。

气胎教分娩

通过适合孕妇的身心训练，培养健康的身体和克服分娩时阵痛的能力。

气胎教分娩由有助于胎教、分娩、产后管理的气体操和冥想组成，因此能预防孕妇常见的腰痛、浮肿和肥胖，而且能稳定孕妇的身体和情绪，促进婴儿的情绪发育。

家庭分娩

通过家庭分娩室，孕妇的丈夫和家人能参与分娩过程。当然，孕妇要承受一定的阵痛，但是家人会努力分担孕妇的痛苦，因此孕妇在稳定的情绪中能顺利地分娩。不仅如此，通过家庭分娩能强化家人之间的感情。

▶为家庭分娩准备的分娩台。在特殊分娩台上，跟家人一起承受分娩时的痛苦，而且在分娩台上直接分娩。

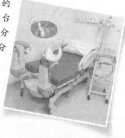

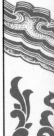

第七章

跟丈夫一起经历的分娩过程

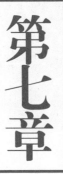

一般情况下，胎儿的状态和分娩方法各不相同，因此所有产妇的分娩经历也不同。本章中详细介绍陪伴妻子经历阵痛和体验分娩喜悦的某夫妻的分娩故事。

孕产育全书

给您最贴心的关怀与照顾

275

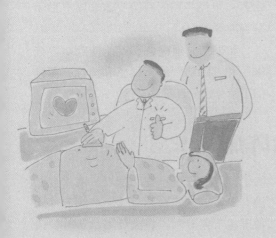

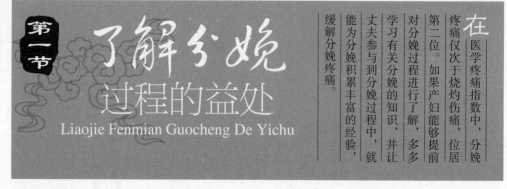

第一节
了解分娩
过程的益处
Liaojie Fenmian Guocheng De Yichu

在医学疼痛指数中，分娩疼痛仅次于烧灼伤痛，位居第二位。如果产妇能够提前对分娩过程进行了解，多多学习有关分娩的知识，并让丈夫参与到分娩过程中，就能为分娩积累丰富的经验，缓解分娩疼痛。

① 制定生产计划书

在生产前，孕妈咪最好制定一个生产计划书。借由填写生产计划书，你可以更清楚地知道整个生产的过程，越周详的生产计划书越能减轻你对生产的紧张及恐惧情绪。你可以就计划书上的问题在生产前和你的医生做讨论，找出最适合自己的方式。

同时这份计划书也是医生为你接生时各种判断的依据。一份详细的生产计划书应包括：产前准备、待产过程、分娩时分及产后护理四大方面。

② 跟丈夫一起度过的阵痛与分娩

在本章节中，详细介绍在分娩休息室和分娩室中经常发生的事情，而且让读者亲身体验分娩过程。

通过跟丈夫一起度过的分娩过程，能加深夫妻感情和对宝宝的爱。一般情况下，由产妇自身的分娩准备情况决定将经历的分娩类型。

这些分娩准备包括阅读妊娠或分娩书，参与"妈咪教室"，与医生交流等内容。跟经产妇的经验交流非常有助于分娩准备。

如果充分地准备，就能消除对"分娩"和"阵痛"的恐惧感和担忧，而且能了解分娩的真正意义。

③ 随着子宫的收缩开始阵痛

但是理解分娩过程和认可分娩瞬间是完全不同的问题。一般情况下，妊娠后期出现的子宫收缩与分娩时出现的实际阵痛完全不同，而且每个产妇感受到的子宫收缩强度也有所差异。就像世上没有一模一样的婴儿一样，产妇的阵痛情况也千差万别。在阅读本章节时，请读者要牢记这一点。

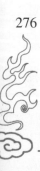

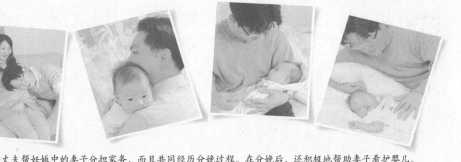

▲ 大部分丈夫帮妊娠中的妻子分担家务，而且共同经历分娩过程。在分娩后，还积极地帮助妻子看护婴儿。

在日常生活中，最好跟有分娩经历的朋友交流经验，也许能得到更好的结果。

在本章节中，将介绍实际出现阵痛的时间。简单地讲，抚摸腹部时，如果子宫肌肉僵硬，就说明子宫开始收缩。另外，下腹部或腿部的痛症，也是子宫收缩的讯号。即使痛症不规则，只要经常出现伴随痛症的收缩，就说明开始出现阵痛。

④ 丰富的间接经验有助于分娩

每个产妇的分娩经验各不相同，因此在本章节中，不可能完全介绍关于阵痛和分娩的所有内容。如果通过孕育书或经验谈掌握丰富的知识，就能为分娩积累丰富的经验。

有些人认为，大部分孕妇在晚上分娩，其实不然。大部分婴儿在白天出生，但是在分娩过程中，分娩第一期（子宫颈管的扩大至完全开启为止）持续12小时或13小时，因此也不能忽视晚间出生的婴儿数量。另外，晚间的分娩将留下更强烈的经验，因此很多孕妇认为大部分婴儿在晚间出生。

⑤ 丈夫的协助非常重要

对分娩来说，丈夫的协助非常重要。在妊娠过程中，如果丈夫分担家务，帮助妻子消除精神疲劳，妻子就能以积极的态度接受妊娠事实。在分娩过程中，如果帮助妻子调节呼吸，或者抓住肩膀，或者抚摸腹部，就能缓解妻子的阵痛，促进正常分娩。

在美国，丈夫可以站在分娩室内的妻子头部上方帮助妻子缓解阵痛和进行分娩，而且通过墙壁上的镜子，能观察分娩的全部过程，因此能真切地感受到分娩的痛苦。

统计资料表明，共同经历分娩过程的夫妻离婚率较低，而且当事人也认为能提高夫妻感情。

在韩国，参与分娩的丈夫逐渐增多，而且通过产前教育，丈夫的参与发挥着很重要的作用。

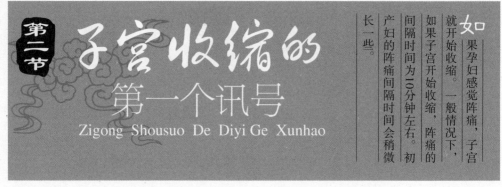

第二节 **子宫收缩的第一个讯号**
Zigong Shousuo De Diyi Ge Xunhao

如果孕妇感觉阵痛，子宫就开始收缩。一般情况下，如果子宫开始收缩，阵痛的间隔时间为10分钟左右。初产妇的阵痛间隔时间会稍微长一些。

1 子宫的收缩就意味着阵痛的开始

在妊娠过程中，也会出现没有痛症的子宫收缩情况，这种子宫收缩又称为"假阵痛收缩"。假阵痛的强度逐渐加大，而且次数也明显增多，因此孕妇就开始感到不安。

在假阵痛的情况下，如果抚摸腹部，就能感受到坚硬的子宫肌肉，同时伴随着下腹部或腿部的痛症。如果经常出现伴随痛症的子宫收缩，即使收缩不规则，也应该视为开始阵痛。

一般情况下，随着子宫的收缩开始阵痛。刚开始，阵痛的间隔时间比较长，但是阵痛间隔时间因人而异。有些孕妇的阵痛间隔时间可达到30分钟左右。开始阵痛时，还可能伴随着拉肚子现象。随着分娩第一期的进行，子宫的收缩逐渐频繁，收缩间隔也愈来愈短，最后缩短为2～3分钟。

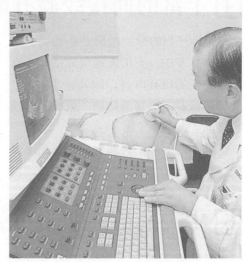

▲ 在医院，为了诊断胎儿的位置、胎儿的头部经过骨盆内腔的情况，首先要检查孕妇的腹部。

2 如果出现恶露，就应该应对阵痛

如果出现阵痛，孕妇就应该到医院等到子宫收缩间隔时间为10分钟左右为止。初产妇的阵痛间隔时间会稍微长一些，因此不用过于着急。

在出现阵痛之前，阴道中会流出带血的黏液，这种黏液就是所谓的"恶露"。即使出现恶露，也不一定马上出现阵痛。有时在阵痛几天前开始出现恶

278

露，有时在出现阵痛时也没有恶露。如果恶露中含有大量的血液，就应该跟医生商议。

如果滴下或流出水一样的液体，即使没有子宫收缩或恶露，也应该马上到医院检查。这种现象表明保护胎儿的羊膜破裂，胎儿处于容易被感染的状态。

另外，如果羊膜破裂，脐带就容易经过胎儿进入骨盆与胎儿的头部之间，因此容易切断胎儿的血流，甚至导致严重的后果。幸好，很少出现这种情况，但是一旦出现，必须马上进行剖腹产手术，这样才能保住婴儿的性命。

③ 注意观察子宫收缩和胎儿的心音

在医院，护士会先记录住院时间，并整理产前管理的记录数据，然后带孕妇到分娩休息室等待。在分娩休息室，孕妇将换上分娩服，躺在床上接受医生的检查。此时，医生会观察子宫收缩，并提问收缩开始时间、频度和强度，以及羊膜的破水情况，羊水的状态等。对于临产的孕妇，医生在迅速地提问后，为了确定分娩时机，将进行内诊。

如果孕妇舒适地躺在普通分娩台上，医生会诊察子宫收缩状况和收缩次数，并聆听胎儿的心音。一般情况下，使用电子胎儿心音监测装置，为此在孕妇的腹部和腰部贴上两个贴片。通过一个贴片能监测子宫的收缩状态，通过另一个贴片能记录胎儿的心跳情况。如果一切正常，就会进入分娩准备阶段。

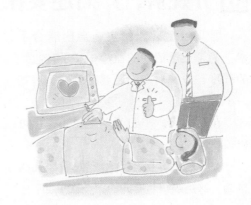

④ 剪掉阴毛，并实施灌肠

此时，会先剪掉阴毛，然后利用坐药或灌肠方法清除肠内的大便。灌肠能防止分娩时的感染，而且有利于分娩中用力。

剪掉阴毛和灌肠后，孕妇就在分娩台上静静地休息。如果距离预产期较远，就不用在分娩台上休息。如果羊膜提前破水，在阵痛过程中，孕妇就必须躺在分娩台上面。

有些人在出现阵痛之前破水，但是大部分孕妇在分娩第一期会经历羊膜的破水过程。如果羊膜破水，热乎乎的液体会沿着双腿流出。如果临近分娩，就将孕妇的双腿固定在分娩台的固定架上面，用消毒剂清洗会阴部，然后在双腿上面盖上宽松的消毒裤，以免胎儿被感染。

5 通过内诊观察分娩过程

在分娩的全过程中，以一定的间隔记录胎儿的心音和子宫收缩的强度、频度、间隔时间。一般情况下，通过听诊器检查胎儿的心音和子宫的收缩状态，或者用手抚摸腹部诊断。在分娩过程中，必须认真地检查孕妇和胎儿的状态。为了防止因呕吐引起的副作用，最好服用制酸剂。

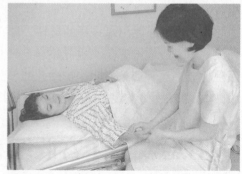

▲ 住院后，带上产前管理记录去分娩休息室。在分娩休息室，医生会观察子宫收缩的情况，并提问收缩时间、频度和强度。

6 分娩后，产妇还要在分娩室观察一小时以上

婴儿出生后，将实施会阴缝合手术，为了记录消耗的血液量和子宫收缩的程度，分娩后产妇还要在分娩室观察一小时以上。

在这期间，产妇可以抱婴儿，也可以喂母乳。

在分娩后，医生会给产妇看婴儿的机会，这是妈妈与婴儿的第一次见面。

在正常的病房内，刚出生的婴儿也容易出现体温突然下降的现象，因此必须保持暖和的环境。此时应把新生儿转移到新生儿病房，但是产妇每天都可以到新生儿病房给宝宝喂母乳。

各医院的规定各不相同，但是大部分医院让妈妈和宝宝长时间接触。

必须掌握的知识

在怀孕最后一个月必须决定的事项

● 决定喂母乳还是喂奶粉?

● 分娩男婴时，是否要进行包茎手术?

● 使用布料尿布，还是使用纸质尿布?

● 在住院期间，把大孩子寄托给谁?

● 产后调理期间由谁来看护?

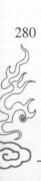

第三节 某夫妇的分娩体验记

Mou Fufu De Fenmian Tiyanji

本节主要讲述了某夫妇的分娩体验。让产妇通过他人的分娩体验，详细了解分娩过程，积累分娩经验，从而让产妇保持轻松愉快的心情，积极迎接分娩。

1 分娩第一期

通过分娩准备过程掌握的方法能帮助孕妇克服分娩时的阵痛，而且让丈夫有效地帮助妻子。通过以下的夫妇体验记，能了解到丈夫的协助对产妇的作用。

妻子：凌晨2点。我真实地感受到只有在书中看到的阵痛。刚开始，我很惊讶。子宫收缩时出现的痛症类似于月经时的痛症。此时，我感到惊慌，又感到不便。在疼痛中，我沉睡到凌晨5点，突然睁开了眼睛。在洗手间，我发现已经流出恶露。此后出现了全面的阵痛。

丈夫：妻子叫醒我时，直觉告诉我妻子的子宫已经开始收缩。间隔13分钟出现一次阵痛，而且每次持续33秒左右。我马上给医生打电话，医生让我带上住院物品到医院就诊。

妻子：刚开始，既慌张又兴奋，但是也感到很幸福。丈夫不断地安慰我，但是向医院出发之前，我都无法平静下来。作好进分娩室的准备后，我才松了一口气。

为了顺利地分娩，人工破了羊膜。

妻子：从阴道插入仪器弄破羊膜。此时并没有痛症，但是感觉不太好。很快，像水一样的液体沿着双腿流下，就像排尿一样，大量地流出羊水。

进入分娩室的时间为上午9点。穿上绿色分娩用的大褂后，我就躺在分娩台上面。腹部上面连接了两个电极，这是同时监测胎儿的心音和子宫收缩状态的仪器。子宫的收缩时间逐渐延长，而且收缩间隔不断地缩短。在10点左右，子宫以2～3分钟的间隔收缩一次，并伴随着持续1分钟的阵痛。

妻子：子宫收缩的状态就像波纹一样。收缩强度最强烈时，出现搅拌机在腹中搅拌的感觉，而且下臀部出现严重

➡ 每次子宫收缩时，都会伴随阵痛。刚开始时，间隔30分钟阵痛一次，但是间隔时间逐渐缩短，最后间隔10分钟就阵痛一次。在这种情况下，必须马上到医院就诊。

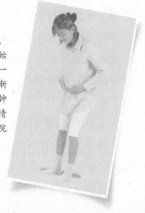

281

的痛症。

当时的感觉类似于月经时的痛症，此时我就使用了妊娠期间学习的呼吸方法。每次出现子宫收缩时，我都想拼命地用力，但是丈夫分散了我的注意力。如果在这个阶段用力过多，在后面的阶段就无法使出所需的力量。

在这个阶段，呼吸方法好像没有明显的效果。我就按照丈夫的指示呼吸。他在我的手上轻轻地打节拍，帮助我调节呼吸节奏。如果无意中用力，丈夫就提醒我放松。在分娩过程中，丈夫就不停地提醒我，有时还轻轻地拍打我的大腿或手臂。他暂时离开分娩室时，我就无法控制自己，因此努力稳定自己的情绪。

丈夫：我能看懂妻子的子宫收缩曲线。当时，妻子在有意识地收缩子宫，因此提醒她适当地调节呼吸。

随着子宫的收缩，子宫颈管不断地开启，使胎儿的头部顺利地经过阴道口。在11点之前，孕妇就顺利地完成了第一阶段的呼吸和第二阶段的呼吸。子宫的收缩持续了1小时30分钟，而且每间隔2分钟收缩一次。

妻子：在子宫收缩期间，几乎没有休息时间。后来，腰部开始疼痛，全身逐渐乏力。在分娩台上，很难改变体位，甚至滑落过几次。每次都是护士帮我重新躺在分娩台上面。护士问我要不要吃药或注射麻醉剂，但是我想再忍一忍，幸好最后克服了痛苦。

丈夫的协助发挥了非常重要的作用，而且该孕妇最后没有使用镇痛剂，并顺利地自然分娩。

丈夫：每次出现收缩时，我都柔和地按摩妻子的腹部和后背。

妻子：按摩的效果非常惊人！按摩使我从痛苦中摆脱出来，而且缓解了阵痛。子宫收缩非常强烈时，我就使用了第三阶段的呼吸方法。

在这个时期，我经受了难以承受的痛苦，但是这种痛苦很快就消失了。在子宫收缩持续很长时间时，丈夫让我继续唱歌。

出现强烈的子宫收缩时，可以随着节拍唱歌，这也是克服阵痛的有效方法之一。丈夫就陪妻子唱歌，并帮助妻子忘记痛苦。

丈夫：其实，我们无法完整地唱完一首歌。妻子只能努力跟随节拍，而且静静地对口型，但是阵痛强烈时，妻子就大声地唱起歌。

中午，护士就给孕妇内诊。子宫颈管已经开启9.5厘米左右，距离完全开启还差0.5厘米左右。

妻子：此时，我突然产生向下挤出胎儿的冲动，好像全身的肌肉都让我向下用力。过去从来都没有出现过这种感觉，但是我能感受到子宫颈管还没有完全开启。因此在完全开启子宫颈管之前，一直努力放松肌肉。在分娩的全部过程中，这是最痛苦的时刻。我就停止横膈膜，并急促地呼吸，以免向下用力，但是很难控制呼吸节奏。丈夫也帮我放松身体。我们拼命地跟向下的力量斗争，而这种记忆刻骨铭心。

艰难的时期持续了1小时30分钟。12点30分子宫颈管完全开启，因此结束了分娩第一期，并进入分娩第二期。

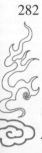

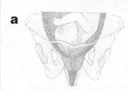

分娩第一期

a

b

c

● 在阵痛中，子宫颈管出现各种变化。

a）阵痛初期：子宫颈部消失，或者变薄，而且子宫颈部开始开启。

b）子宫颈部继续开启。

c）子宫颈部完全开启。为了顺利地经过骨盆，旋转胎儿的头部。

最关心 的问题

妻子出现阵痛时，丈夫应该做的事情

丈夫的按摩或安慰能减轻妻子的阵痛

如果出现阵痛，大部分丈夫就紧张得不知所措。以下行为能减轻孕妇和胎儿的痛苦。

● 如果用手指关节按摩妻子的后背，就能缓解腰痛。

● 张开双臂或肩部，让妻子依靠。

● 刺激乳头缓解阵痛。

● 在阵痛之间陪妻子慢慢地散步。

● 在阵痛过程中，如果妻子想站立，就应该让妻子依靠，或者拥抱妻子。如果妻子想蹲坐，就应该支撑她的腋下。

[2] 分娩第二期

婴儿出生的分娩第二期。在这个阶段，将开始全面的阵痛。为了更轻松地分娩，孕妇就应该适当地用力。

孕妇采取了舒适的分娩姿势（抬起双膝，并分开双腿）。从这时候开始，就不用抑制向下扩散的力量。

妻子：刚开始让我用力时，突然觉得痛症消失，因此拼命地用力，好像用尽了腰部的所有力气。当时只听见护士的声音"继续，再用力一点"。每次的收缩持续很长时间，而且每次收缩开始时，我都实施两次深呼吸法。积存一定的力量后，屏住呼吸拼命地向下用力。每次用力时，好像感受到婴儿的分娩过程，而且丈夫和医生、护士不断地鼓

励我。

用力5次后才看到经过阴道口的婴儿头部，丈夫就告诉孕妇，孩子的头发呈褐色。

妻子：从那时刻起，又诞生了一个新

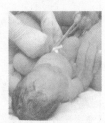

↑ 在一般情况下，脐带停止脉搏后慢慢地切断脐带。

分娩第二期

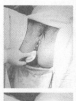

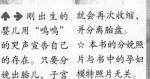 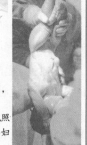

↑→ 刚出生的婴儿用"呜呜"的哭声宣告自己的存在。只要分娩出胎儿，子宫

就会再次收缩，并分离胎盘。
☆ 本书的分娩照片与书中的孕妇模特照片无关。

生命。当时，我只想尽快看到宝宝，这种念头给予我无限的力量，因此很快感受到婴儿的腰部压迫阴道皮肤的感觉。

胎儿的头部会压迫阴部的肌肉，因此产生强烈的压迫感，而且阴道也逐渐膨胀。此时，医生会局部麻醉阴道周围的肌肉。

妻子：我感受到麻醉针进入皮肤的感觉。

为了扩大阴道入口，医生实施了会阴部切剖手术。

妻子：由于局部麻醉失去了所有感觉，但是能听到会阴部撕裂的声音。压迫感有所减轻，因此我作好了最后冲刺的准备。

丈夫：无法目睹这一时刻。幸好妻子看不到这个状态。

经过9次收缩，婴儿的头部顺利地离开母体，接着看到肩部。这样，顺利地结束了分娩第二期。经过几项检查和手续后，婴儿被转移到新生儿病房。有时，让妈妈给婴儿哺乳几分钟，这样有助于子宫收缩和分娩第三期。

妻子：婴儿的头部离开母体时，我就感到很轻松，因此放松身体看着下方，我想看看宝宝是否安全……圆圆的头部有些湿润，而且看到了小小的肩膀。医生告诉我是个儿子，然后给我看了宝宝。黑黑的眼睛，粉红色皮肤，好可爱的儿子哦。

分娩第二期

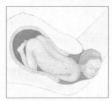

← 胎儿的脸部朝下，而且头部压迫会阴部。会阴部逐渐膨胀的同时阴道入口也变大。头部就像扫会阴部一样压迫着会阴部。首先看到头部最顶部和额头部位。

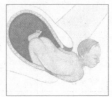

← 如果头部离开母体，肩部在骨盆内旋转。此时，头部就左右旋转。

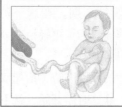

← 如果肩部离开母体，就容易分娩出其他部位。

③ 分娩第三期

妻子：抱着宝宝喂奶时，分娩出了胎盘。我几乎没有感觉到胎盘的排出，而且护士提醒我不要用力。

医生给我做了会阴部缝合手术，好像花了较长的时间。很快，我就熟睡了。第二天早上，我的腹部缩小到妊娠4个月时的样子，因此心情很愉快。由于会阴部缝合手术，阴道周围有些发痒，而且阴道少量出血，但没有大碍。一想到丈夫和我完成了伟大的事情，不由得得意起来。

胎盘的娩出过程

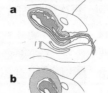

a

b

↑ 分娩后马上喂母乳，能促进排出胎盘的分娩第三期。有时，给子宫施加压力，或者拉动脐带，这样就能缩短胎盘的娩出时间。

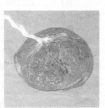

↑ **保护胎儿的胎盘**
给胎儿提供营养，并保护胎儿的胎盘。分娩婴儿后，子宫会再收缩一次。此时，伴随着轻微的阵痛，胎盘脱离子宫壁，并排出体外。

第八章

自然分娩的情况

在分娩过程中,最重要的是缩短阵痛时间,缓解阵痛强度,并减轻分娩过程中产生的痛症。本章中详细介绍阵痛中容易出现的几种异常症状和不能正常分娩时所采用的应急措施。

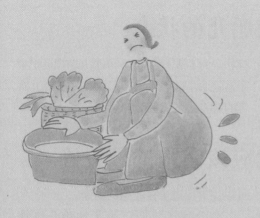

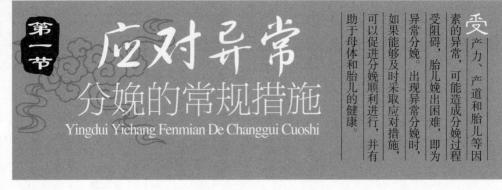

受产力、产道和胎儿等因素的异常，可能造成分娩过程受阻碍，胎儿娩出困难，即为异常分娩。出现异常分娩时，如果能够及时采取应对措施，可以促进分娩顺利进行，并有助于母体和胎儿的健康。

1 导致非正常阵痛的主要原因

导致非正常阵痛的原因有很多种。

比如，母体的子宫收缩不适合自然分娩的情况。即，子宫的收缩过快过强烈，或者子宫的收缩不充分。另外，骨盆的形态不均衡，或者胎儿的头部位置不正常（如臀位、倒立的姿势）的情况。

不仅如此，给胎儿提供营养的胎盘也会出现问题。比如，在妊娠期间，胎盘的发育不充分的情况；由于妊娠时间过长，胎盘不能充分地起作用的情况。胎盘出现问题时，如果在阵痛过程中适当地给胎儿提供氧气，就能有效地预防。

虽然很少见，但是也会出现胎盘位于子宫下方的情况。在这种情况下，很容易导致大出血（前置胎盘的情况）。如果孕妇患有高血压、糖尿病、心脏病等疾病，在出现阵痛时应该更加注意。

以上情况是导致非正常阵痛的主要原因。妇产科的现代化医疗设施能预先检测这些问题，因此有助于母体或胎儿的健康。

利用各种仪器检查子宫收缩的时间和强度，并分析胎儿的心音（心跳），然后采取相应的措施。

2 利用电子监视器观察胎儿的状态

一般情况下，利用胎儿心音测量仪记录胎儿的心跳状况，然后用手检查孕妇的腹部，并记录子宫的收缩时间。如果出现异常症状，为了精密检查，利用胎儿监视器记录子宫收缩和胎儿的心音。另外，采集胎儿头部的血液，并分析胎儿得到的氧气情况。

3 如果分娩不顺利，就应该实施诱导分娩

人工弄破羊膜的"人工羊膜破裂"是典型的诱导分娩方法之一。另外，还可以注射促进子宫收缩的激素。

在分娩第二期，为了加快分娩速

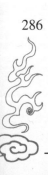

度，为了使胎儿的头部顺利地经过狭窄的产道，还可以使用钳子（诱导分娩用仪器）等工具。

另外，为了促进分娩过程，还可以使用真空吸入器，利用真空吸入器帮助分娩。

4 不能正常分娩时，应该实施剖腹产手术

在分娩之前，必须仔细观察孕妇的所有状态。如果需要剖腹产，就应该马上实施手术。

剖腹产手术是剖开孕妇的腹部和子宫，并从子宫中直接取出胎儿的手术。在正常分娩中，如果可能导致严重的综合征，就应该事先计划好剖腹产手术。

在剖腹产手术中，不需要经历自然分娩中出现的阵痛。由于全身麻醉，孕妇毫无知觉，因此经过一段时间后，孕妇就会发现自己的腹部变小，而且能看到在身边熟睡的可爱的新生儿。

即使在自然分娩过程中，如果突然发生综合征，或者孕妇和胎儿出现危险，也可以实施剖腹产。在这种情况下，孕妇已经经历了一定程度的阵痛，因此跟事先计划的剖腹产有所区别。另外，怀有双胞胎的孕妇应该经常通过产前检查确认子宫内的胎儿状态。

➤ 母体的子宫收缩不适合自然分娩，或者骨盆的形态不规则，或者胎儿的头部位置异常时，容易导致非正常阵痛现象。在这种情况下，应该马上去医院，并根据子宫收缩时间和强度，胎儿的心音记录采取相应的措施。

5 预防过期妊娠

凡平时月经周期规则，妊娠达到或超过42周，称为过期妊娠。其发生率约占妊娠总数的5%～12%。过期妊娠的胎儿围产病率和死亡率增高，并随妊娠延长而加剧，妊娠43周时围产儿死亡率为正常的3倍，44周时为正常的5倍。

为了预防过期妊娠的发生，在还没有怀孕的前半年，女性就应及时记录每次的月经周期，以便能推算出较准确的排卵期和预产期。而且应在停经后两个月便去医院检查，以后定期产前检查，尤其在37孕周以后每周至少做一次产前检查。如果预产期超过一周还没有分娩征兆，更应积极去检查，让医生根据胎儿大小、羊水多少测定胎盘功能、胎儿成熟度或者通过"B超"来诊断妊娠是否过期，从而对过期妊娠的孕妈咪尽早采取引产措施，及时终止妊娠，以减少过期产和胎儿过熟所致的围产儿病率和死亡率。

如果确诊为过期妊娠，应出医生及时引产。

第二节 胎儿出现异常 症状的情况

Taier Chuxian Yìchang Zhengzhuang De Qingkuang

在妊娠过程中，如果出现异常症状，就可以通过显示器观察。在妊娠后期，通过显示器观察胎儿的心跳情况，然后决定分娩方式。

1 通过显示器检查胎儿的心音和子宫收缩的强度

胎儿的心音和子宫收缩比例是判断阵痛进行状态的必要信息。在任何分娩中，都会间隔一定时间用听诊器检查，或者用手直接检查腹部。

在正常分娩或异常分娩中，都可以使用本书中所提到的现代电子仪器，但是关于正常分娩中使用电子仪器的问题，目前还有很多争论。但不管怎么样，在异常妊娠中，最好使用显示器观察孕妇和胎儿的状况。

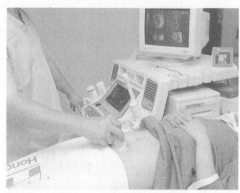

▲ 大部分情况下，如果早期破水，24小时内就开始分娩。为了以防万一，最好在设施完备的医院治疗和分娩。

2 检查胎儿心跳的电子监测法

电子监测仪器的用法有两种。一般情况下，用其中一种方法监测胎儿的心跳。另外，也可通过母体腹部的小贴片监测超声波讯号。

在胎儿的头部贴上小型螺旋形电极，然后监测胎儿的心跳所产生的瞬间电量变化。

第一种方法比较简单，但是只能在羊膜破水之前，或者不需要内诊时使用。

第二种方法只能在羊膜破水或需要内诊时使用。

如果使用第一种方法，就应该在子宫上方的腹部粘贴小型监视器，然后监测子宫收缩情况。如果使用第二种方法，就应该在子宫内插入塑料管，然后监测子宫的收缩。在这种情况下，通过塑料管内液体的压力值测量子宫的收缩情况。为了判断胎儿得到的氧气情况，这时就要记录胎儿的心跳状态。

在每个收缩过程中，瞬间能监测到

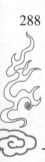

胎儿的心跳讯号，因此每瞬间的心跳会有所差异。如果没有脉搏的这种变化，胎儿就可能假死，或者生命有危险（如果因导入母体的药物引起问题，就比较

危险）。由于阵痛的压迫，胎儿的心率正常变化。一般情况下，子宫收缩时胎儿的心率变慢。此时，胎盘会压缩，而且通向胎儿的血流会暂时中断。

● 胎儿的心跳曲线

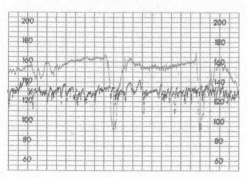

● 孕妇的子宫收缩强度

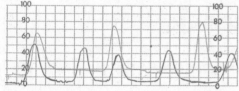

⬆ 以上曲线表示胎儿的心跳（上图）情况和孕妇的子宫收缩（下图）情况。
● 当胎儿的心跳每分钟130次左右时，虽然孕妇的子宫收缩，胎儿的心跳没有变化（黑色曲线）。
● 当胎儿的心跳每分钟150次以上时，如果孕妇的子宫收缩，胎儿的心跳就下降，然后迅速地恢复正常（红色曲线）。这种情况表示胎儿的状态有些异常。另外，胎儿的头部在迅速地经过骨盆，因此结束分娩第二期。

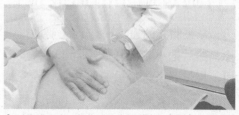

⬆ 如果胎儿的心跳监测器捕捉到非正常现象，就可以实施剖腹产手术。如果已经开始阵痛第二期，就可以实施钳子分娩。为了进一步了解胎儿所需的氧气供给量，应该采集胎儿的血液。

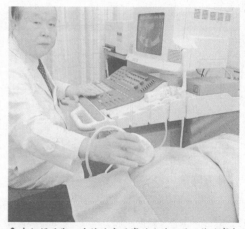

⬆ 在妊娠后期，应该注意观察胎儿的心跳，然后事先决定自然分娩或人工分娩。

③ 子宫的收缩间隔过短或过长，都是危险讯号

子宫收缩的间隔比较长，而且子宫肌肉能充分地松弛，这时不会出现异常情况。但是在子宫收缩时，如果胎儿的心跳变慢到恢复正常的时间变长，就应该引起注意。这种现象表明，子宫的收缩过于强烈，或者阵痛延迟。一般情况下，胎儿的心跳每分钟120～160次。如果胎儿的心跳加快，母体的脉搏也会加快，而且体温上升。如果每分钟的心跳次数为180次以上或110次以下时，就应该采取相应的措施。

如果监测器捕捉到非正常现象，就

应该考虑三种应急措施。第一，通过剖腹产手术马上取出胎儿。第二，如果已经开始阵痛第二期，就可以利用钳子帮助分娩。第三，为了进一步了解胎儿所需的氧气供给量，应采集胎儿的血液。

4 通过胎儿的血液检查，能判断氧气供给量

采集胎儿的血液时，首先要进行内诊，然后把小型仪器插入胎儿的头皮里面，用仪器采集少量的胎儿血液。一般情况下，子宫颈管会压迫胎儿的头皮，因此能防止继续出血。通过胎儿的血液，同时能测定血液的酸性度。

如果血液正常，就说明胎儿的氧气供给量正常，因此要注意观察胎儿的心跳情况。一般来说，由胎儿的心跳状态决定血液的采集。如果血液的酸性提高，就说明胎儿的氧气供给量不足。此时，如果子宫颈管充分地扩大，就应该迅速地进行正常分娩。如果无法正常分娩，就应该实施剖腹产手术。

必须掌握的知识

阵痛第三阶段的症状

● **预备阵痛**

随着胎儿头部的下移，产生一定的下降感，而且流出褐色或带血液的黏性分泌物。不仅如此，子宫收缩的次数和强度明显增多。

● **假阵痛**

非常相似于真阵痛，因此经常有出现假阵痛时匆忙地到医院检查，但是没出现真正的阵痛的情况。如果子宫的收缩不稳定，而且改变姿势时子宫收缩中断，或者腹部比腰部更疼痛，就可能是假阵痛。在这种情况下，最好人作好住院准备。

● **真阵痛**

如果开始真阵痛，就无法走动，也无法说话。此时，子宫的收缩逐渐强烈，而且收缩间隔愈来愈短，伴随着难忍的腰痛。如果羊膜破水，就存在被细菌感染的危险，因此要马上到医院检查。

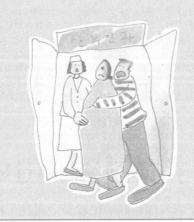

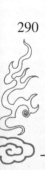

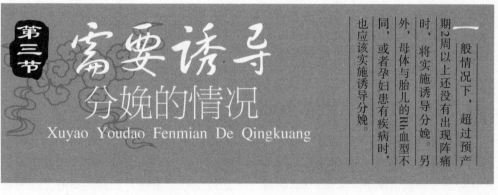

第三节 需要诱导分娩的情况
Xuyao Youdao Fenmian De Qingkuang

一般情况下，超过预产期2周以上还没有出现阵痛时，将实施诱导分娩。另外，母体与胎儿的Rh血型不同，或者孕妇患有疾病时，也应该实施诱导分娩。

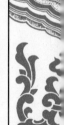

如果阵痛很微弱，就可以用人工方法加强阵痛，但是不要混淆阵痛的强化与诱导分娩。诱导分娩是由于胎儿或母体的健康遇到危险，通过人工方法产生阵痛的方法。

1 必须准确地计算预产期

诱导分娩的原因很多，但是必须准确地计算预产期，而且通过超声波仪器完全诊断后才能诱导分娩。如果盲目地诱导分娩，就容易分娩未熟儿。

超过正常分娩预产期2周以上都没有阵痛时，应进行诱导分娩。妊娠40周以上的过熟儿会在腹中不断地长大，因此伴随着较高的危险性。另外，如果超过预产期，胎盘会逐渐退化，因此无法正常地发挥功能，而且在阵痛的过程中无法保护胎儿。实验结果表明，大部分情况下，由于胎盘的功能恶化，不能自然

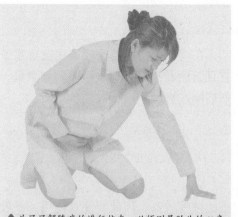

↑为了了解阵痛的进行状态，必须测量胎儿的心音和子宫收缩的频率。尤其是出现异常症状时，应该用监视器测量正确的数据。

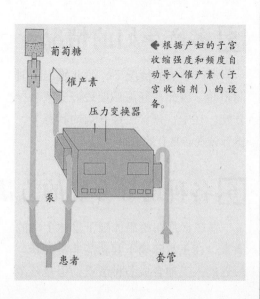

葡萄糖

催产素

压力变换器

←根据产妇的子宫收缩强度和频度自动导入催产素（子宫收缩剂）的设备。

泵

患者　　套管

291

分娩。在妊娠过程中，必须准确地计算预产期，这样分娩后也能在分娩室内安全地保护新生儿。如果在妊娠过程中吸烟，就容易导致妊娠第二期、第三期的出血、妊娠中毒症，以及恶化胎盘的功能，甚至降低胎儿的体重。

2 胎儿与母体的Rh血型不同的情况

如果母体与胎儿的Rh血型不同，母体的血液中形成抗体，因此容易导致早产或死产。一般情况下，从预产期8周前开始随时都可能出现这种症状，而且妊娠时间越长，导致早产或死产的可能性越高。虽然只有暂时效果，但是也应该通过交换输血代替胎儿的血液。如果状态严重，就应该进行诱导分娩。

3 臀位妊娠的情况

臀位妊娠的情况下，如果超过预产期，就不能实施窒息分娩。如果盲目地实施窒息分娩，胎儿的头部经过产道时，就容易导致严重的缺氧症状。在这种情况下，即使胎盘能完成应有的功能，也无法补充氧气。

4 孕妇患有高血压、糖尿病的情况

孕妇异常时，不能盲目地等到预产期，最好进行诱导分娩。在妊娠后期，胎儿的死亡率较高，因此患有糖尿病的孕妇必须提前实施诱导分娩（妊娠38周左右）。另外，患有高血压或肾脏疾病的孕妇，也应该实施诱导分娩。

5 多产孕妇的情况

多产孕妇的情况下，胎儿娩出的时间很短，因此在妊娠后期最好实施诱导分娩。在子宫颈管已经开启的状态下，诱导分娩非常有效。

在诱导分娩之前，应该注意观察子宫颈管的状态，并确定所需的刺激量，然后检查胎儿的头部和产道的大小。

6 各种诱导分娩的方法

催产素是在松果体脑下垂体生成的激素，在正常阵痛下其功能非常活跃。最近能人工地合成各种激素，但是该激素的浓度较高，因此要注意使用。一般情况下，在静脉注射催产素。把细长的塑料管插入手腕或手臂中央内侧的静脉

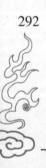

内，然后导入含有催产素的无菌溶液，或者直接向母体循环系统内导入。

测量母体的收缩强度时，最好使用带有自我调节功能的泵式压力测量计。即，子宫收缩充分时，自动增加催产素的导入量，子宫的收缩过于强烈或过于频繁时，就马上中断。

另外，用人工羊膜破裂等方法也能进行诱导分娩。医生人为地弄破羊膜，排出少量液体的方法叫作人工羊膜破裂法。该方法伴随着轻微的危险，但是不用过于担心。如果拉伸子宫颈管，就能自然地分泌前列腺素（Prostaglandin）。

在人工羊膜破裂手术中，最好使用激素。通过人工羊膜破裂方法观察阵痛程度，然后导入催产素。为了正确地导入催产素，用水稀释催产素，然后向静脉内导入。

有些导入泵与电子胎儿心音监视器分离，而有些导入泵与监视器一体。给孕妇导入催产素时，必须谨慎操作仪器。

当然，孕妇不能随意指示医生导入药物。大部分产妇忍不住剧烈阵痛，因此请求医生或护士实施诱导分娩。在这种情况下，医生会根据孕妇的状态和胎儿的状态作最后决定，因此不要过于着急。

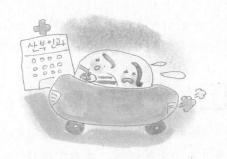

必须掌握的知识

减轻阵痛的方法

● **减轻腰痛**

用拳头按压腰部或臀部，或者慢慢地散步。另外，把热水袋敷在腰部下方。

● **减轻腹痛**

如果根据呼吸节奏按摩腹部，就能减轻腹痛。

● **减轻膝盖痛**

在侧卧状态下，向身体方向弯曲双膝，这样就能缓解膝盖痛。

● **缓慢地呼吸**

如果出现阵痛，就应该有意识地用嘴呼气，用鼻子吸气。在阵痛初期，这种呼吸方法非常有效。

● **对强烈阵痛很有效的短促呼吸法**

如果阵痛逐渐强烈，就应该用胸部短促地呼吸。此时，不能使用腹部。

● **能减轻阵痛的冥想法**

如果出现难忍的剧痛，就应该联想平时最喜欢的自然风景。比如，明媚的阳光、美丽的玫瑰花等。

第四节 子宫无法正常收缩的情况

Zigong Wufa Zhengchang Shousuo De Qingkuang

一旦怀孕，激素的变化会引起身体上的很多变化。尤其是黄体激素可以促进子宫成熟，而且可以扩张血管使血液的供给变得顺畅。

一般情况下，只要出现阵痛，子宫就会正常地收缩，但是如果子宫收缩微弱，胎儿的头部就容易处于非正常状态，因此会影响分娩。

1 如果子宫功能虚弱，分娩后子宫就会停止收缩

如果子宫收缩缓慢，或者胎儿的头部处于不正常位置，或者产道过于狭窄，就容易延迟分娩过程。一般情况下，根据母体和胎儿分泌的激素量，子宫会正常地收缩。如果子宫的收缩程度过于虚弱，或者无法完整地收缩，子宫的功能就会恶化。

尤其是初产妇，如果子宫功能恶化，即使在分娩过程中没有异常症状，在分娩后也容易导致子宫停止收缩的症状。有时，还会停止母体的阵痛。但大部分情况下，子宫都能正常地收缩。

阵痛中的胎儿就像比赛前做好准备姿势的运动员一样，向胸前贴紧下巴，并采取有利于分娩的姿势。胎儿经过母体的骨盆（产道）时，这种姿势的直径最小，因此能顺利地经过骨盆。

如果先出现额头，头部的直径就变大，因此头部很难经过产道。另外，如果子宫收缩微弱，胎儿的头部经常处于非正常状态，因此影响分娩。

在这种情况下，会减慢分娩速度。在正常的窒息分娩中，骨盆的大小发挥非常重要的作用。骨盆必须足够大，这样胎儿的头部才能顺利地经过产道。这时，孕妇的骨盆会充分地扩大，但是小骨盆容易导致各种问题。

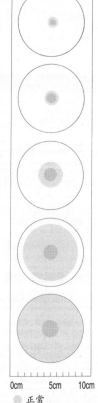

➤ 右图为开始阵痛8小时、12小时、14小时后的子宫颈管放大图。另外，对比了正常情况和延迟分娩的情况。由于子宫收缩异常，子宫的开启速度低于每小时1厘米时，可以实施人工破水。

0cm   5cm   10cm

⬤ 正常
⬤ 延迟分娩

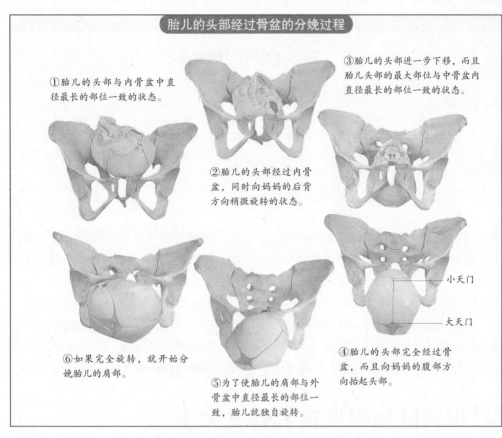

胎儿的头部经过骨盆的分娩过程

①胎儿的头部与内骨盆中直径最长的部位一致的状态。

③胎儿的头部进一步下移，而且胎儿头部的最大部位与中骨盆内直径最长的部位一致的状态。

②胎儿的头部经过内骨盆，同时向妈妈的后背方向稍微旋转的状态。

小天门

大天门

⑥如果完全旋转，就开始分娩胎儿的肩部。

⑤为了使胎儿的肩部与外骨盆中直径最长的部位一致，胎儿就独自旋转。

④胎儿的头部完全经过骨盆，而且向妈妈的腹部方向抬起头部。

② 有利于正常分娩的骨盆呈圆形

随着分娩次数的增多，能分娩更大的婴儿。即，分娩第三胎时，如果胎儿过大，不会出现分娩困难的情况。

10多岁的未成年少女怀孕时，由于骨盆未成熟，很难正常分娩。成年人也经常出现由于骨盆的发育不正常而很难分娩的问题，经济落后国的女性经常会出现这种现象。这些国家的女性摄取大量的热量，因此容易怀上巨大儿。

另外，骨盆的形状也很重要。有利于正常分娩的骨盆呈圆形，具有这种骨盆的女性，很容易顺产。由于骨盆空间较大，胎儿可以轻松地采取容易经过产道的姿势。

如果骨盆呈三角形或扁平形，胎儿就很难旋转，因此很难正常分娩。

③ 注意预防分娩时的问题

初产妇至少在分娩2周之前，胎儿的头部就进入骨盆内腔。这就表明，胎儿的头部能经过骨盆内腔。只要胎儿的头部顺利地进入骨盆内腔，骨盆内腔和头部之间

典藏精品版

最全面、系统的孕产育指导

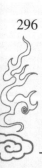

必须掌握的知识

请不要害怕早期破水

早期破水是指，随着围绕羊水的羊膜破裂，流出羊水的现象。在阵痛和分娩过程中，破水是非常正常的现象。过早地破水的现象称为早期破水。如果早期破水，就应该马上采取医疗措施。

如果羊膜破裂，胎儿就直接接触外部环境，因此容易被细菌感染。破水时，孕妇绝对不能洗澡，必须更换干净的生理带，然后马上到医院就

诊。正常情况下，羊膜破水24～48小时内必须分娩。如果分娩被延迟，就可以实施诱导分娩。如果在妊娠34周之前破水，医生将 根据早产和胎儿感染的危险程度决定分娩方法。大多数会让孕妇住院，并观察胎儿的状态。只要胎儿的肺部充分地发育，或者有感染症状，就实施诱导分娩。

就不会发生严重的问题。如果胎儿的头部无法进入骨盆内腔，即使在母体站立（由于重力的作用，更容易下移）时也无法进入，医生就用X光拍摄骨盆。

通过骨盆的X光照片，可以减少胎儿直接经过骨盆时可能发生的危险。

在妊娠36～38周，通过"阴道内

诊"测量骨盆的大小。如果发现异常症状，就拍摄X光照片。骨盆和头部的大小相差很大时，必须实施剖腹产手术。

表面上看起来，胎儿的头部容易进入骨盆内腔，而且在子宫能顺利地收缩的情况下，如果分娩过程缓慢，就用妇产科专用设备进行诱导分娩，或者实施剖腹产手术。

4 根据阵痛程度推算骨盆大小

如果开始阵痛，应间隔一定时间检测子宫颈管的开启程度，然后比较子宫颈管的开启曲线和正常阵痛的曲线（当然，初产妇和经产妇的比例不同）。

如果分娩过程缓慢，必须马上找出原因，并采取相应的措施。

如果骨盆狭窄，或者胎儿的头部无法回转，子宫的收缩就会很弱。这时，通过注射催产素或人为地弄破羊膜的方法刺激子宫收缩。如果胎儿的头部与骨盆大小不

匹配，就实施剖腹产手术。

一般情况下，在阵痛初期能发现微弱的子宫收缩现象，但是在娩出期才能发现胎儿的头部和小骨盆，因此可能导致一些问题，但不用过于担心。

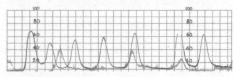

↑ 细线表示子宫间隔2～3分钟强烈地收缩，粗线表示子宫间隔4～5分钟微弱地收缩。

5 分娩之前常见的综合征

分娩婴儿后，在子宫收缩的过程中，可能出现胎盘剥离功能麻痹的现象。此

时，如果没有出血，就应该耐心地等待子宫再次收缩（通过第二次收缩，胎盘有可

能顺利地脱离子宫壁）。此时，最好用导尿管排出产妇膀胱内的尿液。如果一直没使用催产素，还可以导入催产素。

分娩15~20分钟后，如果胎盘依然没有脱离子宫壁，可以用手拉出胎盘。如果胎盘严重出血，就说明胎盘局部剥离。

在这种情况下，应该尽快导入催产素，并拿出胎盘。一般情况下，全身麻醉或局部麻醉后实施胎盘的用手剥离术（用手拿出胎盘的方法）。手通过阴道向子宫内伸进去，然后小心翼翼地从子宫壁摘除胎盘。如果子宫内留下少量的残留物，在下一次妊娠中容易导致副作用，因此要注意检查。

剥离胎盘时，会流出大量的血。如果子宫收缩，就能压迫血管，缓解出血症状。

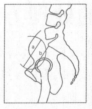
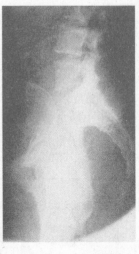

➡由X光照片中的胎儿位置可知，无法实施正常的窒息分娩。即，胎儿的头部直径（线a）过大，因此无法经过骨盆入口（线b）。在这种情况下，必须实施剖腹产手术。

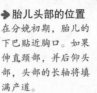
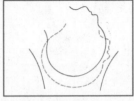

➡胎儿头部的位置
在分娩初期，胎儿的下巴贴近胸口。如果伸直颈部，并后仰头部，头部的长轴将填满产道。

最关心　的问题

怀孕前必须接受的检查

● 遗传病检查

如果患有遗传病，由于遗传基因和环境要素的作用，容易导致各种疾病。在夫妻双方中，如果一方有遗传病例，或者家人中有遗传病患者，就应该向医生咨询。

● 风疹检查

风疹是常见的婴儿疾病。在妊娠初期，如果孕妇患有风疹，风疹病毒容易侵入开始形成器官的胎儿体内，导致白内障、听力障碍、心脏病等疾病。如果在接种疫苗后马上怀孕，就容易感染胎儿，因此在接种2~3个月内最好避孕。

● 梅毒检查

如果梅毒病原体通过胎盘感染胎儿，胎儿就容易感染先天性梅毒，或者导致流产和死产。如果发现梅毒病原体，在妊娠中也应该接受治疗。这时，夫妻双方必须共同接受治疗。

● 结核检查

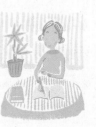

如果是结核菌活动旺盛的活动性结核，最好避免妊娠。在妊娠过程中，子宫变大，而且压迫肺部，因此病症比较稳定。但是在分娩后，子宫变小，而肺部急剧变大，因此会加重病情。

● B型肝炎

可能出现身体的异常症状，但是也可能没有出现任何症状，因此在妊娠之前，必须定期检查。B型肝炎不仅影响母体，而且会感染胎儿，婴儿成长后容易发病。

孕产育全书

给您最贴心的关怀与照顾

297

⑥ 产后出血的处理方法

分娩后，如果出血500克以上，就称为产后出血。如果因子宫收缩的不足导致出血，就应该向静脉导入止血剂。

娩出胎盘后，如果继续大量出血，为了维持子宫收缩，可注射催产素。必要时，还会输血。如果因阴道或子宫颈管的破裂导致大量出血，就应该缝合裂伤，以免继续出血。子宫未充分收缩时，如果拉动脐带，就容易弄翻子宫，因此要特别注意。

女性骨盆的种类

女性的骨盆大体上分为四种。

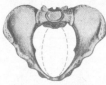 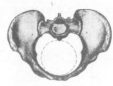 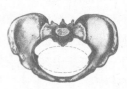

①子宫内径的横向直径小于纵向直径的盾牌型骨盆。　②纵横向直径相等的圆形骨盆。　③三角形骨盆。　④狭窄的椭圆形骨盆。

最理想的骨盆是第二种。在这种状态下，胎儿能自由地回转头部。其他形态不利于正常分娩。

必须掌握的知识

怀孕最后一个月必须进行的检查

● **血压检查**

血压检查是在定期检查中都要进行的内容。突如其来的血压变化会导致严重的问题，因此在妊娠最后一个月，要特别仔细地检查血压。

● **尿液检查**

通过尿液检查，能分析蛋白质状态和糖分状态。如果蛋白质过多，就容易导致细菌感染或高血压。如果糖分过多，就容易导致糖尿病。

● **体重检查**

在妊娠最后一个月内，体重普遍增加11~16千克。如果体重增加量过多，就应该减少糖分的摄取量，多摄取水果或蔬菜，并注意管理体重。

● **检查子宫大小**

在分娩过程中，子宫将扩大千倍，并上移到肋骨下方。

● **多普勒检查**

是指胎儿的心跳检查。根据心跳强度和次数，以及心脏的位置，能判断胎儿的健康状态。

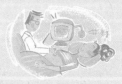

第五节 双胞胎或臀位姿势的情况

Shuangbaotai Huo Tunwei Zishi De Qingkuang

在子宫内，最常见的双胞胎姿势是两个胎儿都是头位姿势，但是也有其中一个胎儿采取臀位姿势的情况，因此要按照医生的指示采取相应的措施。

怀有双胞胎或者臀位胎儿（先娩出腿部的情况），如果两个胎儿都先分娩出腿部，就比较容易分娩，但是这类分娩有一定的特殊性。在怀有双胞胎时，一个胎儿是臀位姿势的可能性较高。

1 双胞胎容易早产

怀有双胞胎时，子宫会很快达到分娩时的大小，因此双胞胎的平均妊娠时间为37周，而且容易早产（未满妊娠37周）。开始阵痛时，子宫远远大于正常分娩时，而且收缩力衰减，因此分娩阵痛持续很长时间。

在分娩时，在先生出的胎儿头部粘贴一个电极，然后在产妇的腹部上面粘贴另一个电极，因此通过第一个胎儿能诊断第二个胎儿的情况，而且还可以从外部记录两个胎儿的心跳。

在子宫内，双胞胎的位置很复杂，但是最常见的姿势是两个胎儿都是头位姿势。如果一个胎儿或两个胎儿都处于臀位姿势，就应该采取相应的措施。

如果阵痛持续很长时间，可导入催产素。另外，为了减轻痛症，还可使用杜冷丁（Demerol）。此时，为了防止突然麻醉全身的风险，最好从隔膜外导入。

分娩第一个胎儿后，子宫会自然地休息15～20分钟。因为此时，胎盘开始分离，不利于第二个胎儿的分娩。

为了缩短收缩时间，并马上分娩第二个胎儿，最好导入催产素。首先确定第二个胎儿的位置，如果胎儿处于侧卧状态（横穿子宫），就按摩孕妇的腹部，这样就能改变胎儿的位置。弄破羊膜时，如果子宫收缩活跃，就能自然地

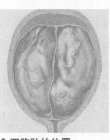

▲ 双胞胎的位置
左侧为臀位，右侧为正常体位。

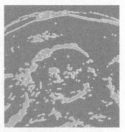

▲ 超声波照片
通过超声波照片能看到子宫内三个胎儿的头部。在怀孕多胎儿时，超声波照片很有效，而且非常安全。

孕产育全书

给您最贴心的关怀与照顾

299

分娩。如果分娩迟缓，还可以利用分娩钳子。

在双胞胎的情况下，胎盘和子宫达到正常的两倍，因此容易导致大量的出血症状。为了促进子宫收缩，要经常向静脉内注射催产素。

只要充分地准备、观察，并采取适当的措施，就能顺利地分娩双胞胎。

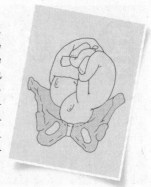

➡ 一般情况下，80名孕妇中有一名孕妇怀双胞胎，而5000～10000名孕妇中一名孕妇怀三胞胎。双胞胎最容易看到的体位是两个胎儿都采取头位姿势。此时，只要没有综合征，就能正常分娩。

② 充分地诊断后才能分娩臀位胎儿

臀位胎儿分娩时会先分娩臀部，因此充分地诊断后才能分娩臀位胎儿。

通过X光照片测量产妇的骨盆大小，然后根据超声波诊断推测胎儿的头部大小。只要产道足够大，就可以实施窒息分娩。

如果担心窒息分娩，或者存在导致早产、妇产科疾病的要因，最好实施剖腹产手术。预产期后还不开始阵痛，就应该实施诱导分娩。

臀位胎儿在分娩的最后几分钟内容易出现缺氧现象，因此在胎盘还具有最大功能时，尽快分娩胎儿。

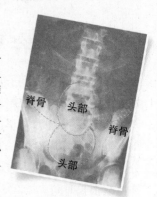

➡ 双胞胎的X光照片
两个胎儿都处于正常位（头位）状态。在这种情况下，可以顺利地分娩，但是也存在两个胎儿都是臀位的情况，或者第二个胎儿大于第一个胎儿的情况，因此不一定每次都能正常分娩。

脊骨　头部　脊骨　头部

③ 由两名医生和儿科医生共同实施臀位分娩

一般情况下，臀位分娩的阵痛跟正常分娩的阵痛速度一样，若不是，可利用催产素刺激子宫的收缩。在臀位分娩中，将使用跟正常分娩一样的监视器，只是把螺旋形电极粘贴在臀部，而不是头部。

很多人认为，胎儿的臀部充分地扩张时出现第二期阵痛，但是只有阴道口被胎儿的臀部完全扩张时孕妇才能主动分娩。一般情况下，由两名医生和儿科医生共同实施臀位分娩。

在分娩过程中，产妇将采取仰卧姿势，然后把双脚固定在分娩支架上面，并弯曲双腿。在这种姿势下，医生最容易处理胎儿。此时，大部分会实施会阴部切剖手术。

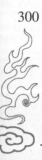

4 使用钳子

对臀位胎儿来说，由子宫内胎儿的正确位置决定最早分娩的部位。

如果弯曲腿部，先分娩胎儿的脚部（完全臀位）。如果伸直膝盖，而且向上伸直腿部，先分娩臀部。如果分娩臀部和双脚，在下一个收缩过程中，将分娩脐带。此时，必须慢慢地拉动胎儿的脐带。

随着下一次收缩，将分娩肩部和手臂，最后只剩下头部。用温热的毛巾裹住婴儿的身体部分，然后利用钳子分娩头部。分娩钳子是金属设备，呈剪刀形状。

分娩钳子能防止产道突然压迫胎儿头部的现象，而且能防止分娩后头部压力突然减小的现象。在这种情况下，头部的软血管容易破裂，因此严重地威胁婴儿的生命。分娩头部时，还可以用双手代替钳子，并调节分娩过程。

5 臀位分娩的危险

只要所有分娩条件良好，臀位分娩与正常分娩一样，没有太大的危险。胎盘功能越弱，分娩的危险性越高。在阵痛开始后才发现臀位、窒息分娩意外困难、臀位早产儿等情况下，分娩的危险性比较高（妊娠30周时危险概率为25%，正常分娩时危险概率为3.5%）。分析臀位胎儿的窒息分娩危险性时，还

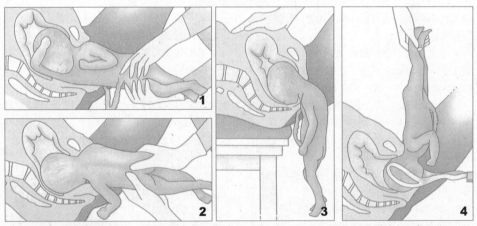

臀位分娩过程

1 2 3 4

▲ 在大部分臀位分娩中，等分娩胎儿的身体和腿部后，医生就抓住胎儿的身体帮助孕妇分娩。图1和图2表示分娩肩部的过程。先分娩一侧肩部，然后旋转180度，分娩另一侧肩部（后背朝上）。图3，先吊起婴儿，然后尽量提高头部的曲折度。图4，分娩头发和颈部后，拉动身体促使脸部的分娩。

301

应该考虑早产儿的综合征。

除了双胞胎和臀位胎儿外，还有很多导致异常症状的原因。要想预防这些异常症状，必须注意以下事项。

第一，为了避免感染，最好避免去混杂的地方。外出后，必须刷牙。

第二，不吃生肉。如果吃生肉，弓形虫容易通过口腔感染人体，如果被家畜咬伤，会通过伤口感染。

第三，在妊娠初期，通过血清检查诊断梅毒或其他症状。

第四，尽量避免导致子宫收缩的动作。在日常生活中，最好防止腹部着凉或受压迫，而且不要拎重物。

第五，最好避开药剂和放射线。

异常分娩　体验记

通过钳子分娩产下宝宝

在床上休息时，突然出现阵痛。刚开始间隔45分钟阵痛一次，但是很快就间隔30分钟阵痛一次。此时，我让丈夫给医院打电话。医生让我在家耐心地等待，直到间隔10分钟阵痛一次为止。

第二天清晨，阵痛间隔10分钟出现一次，因此马上去了医院。这次阵痛持续了14～15小时，但是子宫的开启比较弱，因此等了很长时间。后来子宫收缩比较频繁。

在3小时后的早上8点钟，羊膜依然没有破水，因此用人工方法弄破了羊膜。当时，没有强烈的痛症，只感到温热的液体流出体外。听说隔膜外麻醉能减轻阵痛，而且有利于分娩，因此我要求医生实施隔膜外麻醉。

如果实施隔膜外麻醉，在第一阶段会感觉不到阵痛。一般情况下，为了加快分娩速度，医生就间隔几个小时诊察一次，并随时通报胎儿的位置。

在生出胎儿之前，麻醉效果就会消失，因此能感觉到痛症。如果没有这种痛症，就无法向产道推动胎儿。在子宫颈管完全开启之前，我不能用力过多。

虽然不知道麻醉效果如何，但是我感到很疲倦，而且感觉到强烈的隔膜外痛症。医生告诉我胎儿的心跳逐渐不规则，然后在我的腰部系带，并在胎儿的头部位置安装电子监视器。

医生认为胎儿的氧气供给不充分，因此决定使用钳子。第一次看到钳子时，我感到有些吃惊。外形像大剪刀，而且末端装有手掌大小的大勺子。

为了插入钳子，先实施了会阴部切剖手术。据说，很多孕妇都这样分娩。

医生把我的腿部放在固定架子上面，然后迅速地固定。一接触钳子，就感到有些冰冷。当时我采取仰卧姿势，并抬起双腿，因此看不到具体情况。其实，钳子本身没有痛症。由于无法正常地排尿，医生就轻轻地按压了膀胱。

从阵痛到分娩一共需要一天半时间，但是恢复身体费了10天时间。缝合的会阴部特别疼，因此很难坐稳。一想到没有自然分娩，就感到有些失望，但一切都已经结束。

虽然没有自然分娩，但是使用钳子是为了胎儿的安全，因此我感到很欣慰。

我很快就看到刚出生的宝宝。医生说："把婴儿放在你的手臂上面，请你抱抱婴儿吧。"

我马上接过宝宝。由于宝宝的心跳不规律，医生准备了呼吸辅助器，但是没有用上。宝宝环顾了一下四周。

过一会儿我就分娩了胎盘，然后缝合会阴部。

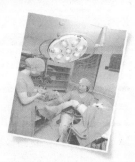

➤ 在仰卧状态下，把双腿固定在固定架上面，然后实施钳子分娩。胎儿危险时，钳子分娩将发挥非常好的作用。

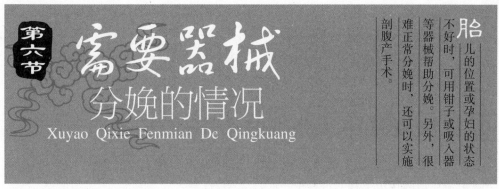

胎儿的位置或孕妇的状态不好时，可用钳子或吸入器等器械帮助分娩。另外，很难正常分娩时，还可以实施剖腹产手术。

在分娩过程中，可以用钳子拉出胎儿，也可以回转位置不好的胎儿头部。在臀位分娩中，还可以保护胎儿的头部。

1 胎儿处于危险状况时实施的钳子分娩

分娩第二期的延长是实施钳子分娩的最主要原因。在分娩第二期，孕妇会用力，而且子宫收缩，因此胎盘的血流减少，容易导致缺氧现象。即使胎儿能承受一定程度的缺氧，但如果超过1.5个小时或2个小时，就会处于危险的状态。

在阵痛2个小时之前，可以让孕妇用力，但是阵痛2个小时后，应该让孕妇休息。由于孕妇虚脱，或者分娩巨大儿，或者胎儿的头部位置变化，会延迟分娩第二期。

如果胎儿的心跳变慢，而且处于危险状态，就应该使用钳子。如果不及时分娩，将由于缺氧而导致胎儿的死亡。在孕妇患有严重的心脏病、肺病、高血压的情况下，为了减轻孕妇的负担，最

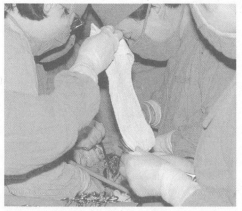

▲ 在产妇患有疾病的情况下，先检查胎儿的状态，然后通过剖腹产手术或其他器械人工进行分娩。

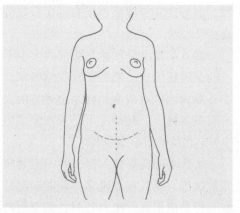

▲ 实施剖腹产手术时，水平切剖下腹部。由于医学原因，有时还会垂直切剖。

好实施钳子分娩。

臀位分娩时，胎儿的头部迅速地下移到骨盆内，而且在几分钟内结束分娩。进入骨盆内腔时，胎儿的头部会受到压迫，但是分娩后压力会消失。如果过快地进行这些过程，会影响大脑血管，但是通过钳子可以保护头部。

② 很快恢复钳子分娩时留下的伤口

在分娩初期，胎儿的头部朝向侧方，但是在边旋转边下移的过程中，胎儿的头部将朝向孕妇的后背方向。在分娩过程中，如果头部不完全回转，就很难完成分娩第二期。

在这种情况下，为了顺利地分娩，最好回转头部。一般情况下，用双手、真空呼吸器、特殊的产钳回转胎儿的头部。这些方法不影响孕妇，而且能轻松地回转胎儿的头部。

在钳子分娩过程中，必须适当地消除痛症，大多数利用隔膜外麻醉或局部骨盆神经切断法缓解痛症。有时还需要全身麻醉，但是比局部麻醉更容易影响孕妇。

把孕妇的双腿固定到支架上面，然后用消毒液清洗阴道口周围，最后用无菌的手术服遮盖腹部和腿部。为了防止膀胱受损，利用导尿管排光膀胱内的尿液。

确认胎儿的头部位置，然后插入合适的钳子。在钳子分娩中，只能在子宫收缩时拉钳子，这样子宫和钳子才能协调。分娩出胎儿的头部后去掉钳子，然后按照跟普通分娩方法相同的方式分娩。利用钳子分娩时，胎儿的脸部留下钳子印，但是一两天后会自然消失。

③ 有助于子宫收缩的真空吸入器分娩

人类很早就知道真空吸入分娩的原理，但是1950年才研制出有助于分娩的真空吸入器。

该吸入器由吸入胎儿头部的大小不一的金属杯组成。根据子宫收缩频率，小心翼翼地拉动该金属杯。金属杯的大小有很多种。一般情况下，子宫颈部完全开启之前使用小型金属杯。

如果使用真空吸入器，就不需要实施剖腹产，而且在分娩第一期能顺利分娩，但是使用真空吸入器时，需要耐心和孕妇的协助。

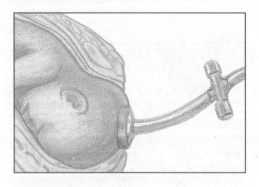

⬆ 利用真空吸入器的分娩

真空吸入器由大小不一的金属杯组成。使用时用金属杯吸住胎儿的头部，然后小心翼翼地拉动胎儿。但是使用真空吸入器时，需要耐心和孕妇的协助。如果金属杯吸入头部20分钟以上，就容易损伤头皮。在分娩过程中，必须准确地测量血压，以免血压过高或过低。

使用真空吸入器时，在分娩过程中，胎儿的头部能独自回转，但是金属杯吸入头部20分钟以上，就容易损伤头皮。如果金属杯脱落一次以上，就应该放弃该方法，最好实施钳子分娩或剖腹产手术。

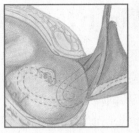

利用钳子的分娩

利用钳子分娩胎儿时，必须小心翼翼地插入钳子，然后慢慢地向上抬起头部。钳子进入柔和的阴道内，为了避免钳子损伤会阴部，必须小心地使用器械。

4 很难正常分娩时使用的剖腹产分娩

随着麻醉手术和输血技术的发展，剖腹产手术愈来愈安全。如果很难正常分娩，就应该实施剖腹产手术。即切剖孕妇的腹部和子宫，并拿出胎儿，然后缝合子宫和腹部。

有时，在开始阵痛之前就计划手术。即骨盆过窄，或者臀位分娩，或者有剖腹产经历的。另外，分娩速度非常缓慢，或者因分娩过程中的意外事件无法正常分娩时，最好实施剖腹产手术。

一般情况下，在全身麻醉或隔膜外麻醉后实施剖腹产手术。作为手术前的准备，护士将清除孕妇膀胱内的尿液，然后插入导尿管。另外，用消毒液清洗腹部，然后遮盖消毒的手术服。

在手术过程中，几乎感觉不到痛症。一般情况下，水平切剖孕妇的下腹部，这样比较美观，而且有助于伤口的愈合。由于医学原因，有时还要垂直切剖腹部。

一般情况下，开始手术3～5分钟后，就能娩出婴儿。缝合子宫和腹部时，可以使用能被肌肉吸收的线，也可以使用5日后能取出的线。

剖腹产后，当天就能坐立，但是在手术几天内，最好吃些清淡的食物。剖腹产的孕妇大部分出现手术后的痛症，但是痛症并不严重。

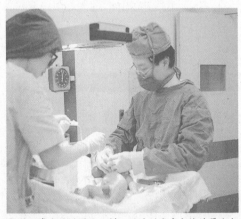

跟正常分娩的婴儿一样，通过剖腹产分娩的婴儿也要接受适当的处理。

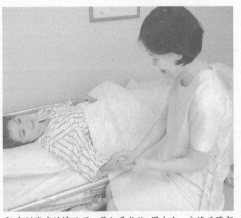

在剖腹产的情况下，孕妇要住院1周左右。分娩后腹部会松弛，因此导致一定程度的痛症。

孕产育全书

给您最贴心的关怀与照顾

5 一般情况下，可以剖腹产3~4次

剖腹产时留下的伤疤不影响下一次的妊娠。如果需要剖腹产，在下一次分娩中还可以继续实施剖腹产手术。

如果因切迫胎儿或前置胎盘实施第一次剖腹产，从第二次妊娠开始，可以正常进行窒息分娩。在第二次分娩过程中，有极少数剖腹产的伤口会裂开。在这种情况下，必须再次实施剖腹产。如果连续两次剖腹产，第三次必须得实施剖腹产手术。一般情况下，可以剖腹产3~4次。

最关心 的问题

剖腹产后遗症

剖腹产是不经过产道的一种分娩方法，它是切剖母体下腹部后拿出胎儿的分娩方法。

由于妊娠中毒症或臀位分娩，不能正常分娩时，或者在分娩过程中，突然发生胎儿的心跳衰减等严重情况时，将实施剖腹产手术。

随着医学的发展，剖腹产手术愈来愈安全，但是不能因为能缩短难忍的阵痛时间，就盲目地实施剖腹产手术。

如果实施剖腹产手术，孕妇的死亡率较高，而且因手术操作等原因，大出血的可能性较大。另外，还可能导致手术部位的感染或尿道感染，有时还会导致产后综合征。比如，由于腹部的化脓引起的败血症，手术后的肠闭锁症，麻醉时的吸入性肺炎等。虽然很少见，但是也可能导致被称为"剖腹产儿综合征"的呼吸障碍症状。

实施剖腹产时，必须选择可信任的医生。尤其是在剖腹产手术中，适当的麻醉时间非常重要。比如，麻醉10分钟以后动手术，麻醉药就容易影响胎儿。如果胎儿被麻醉，会导致严重的后果。

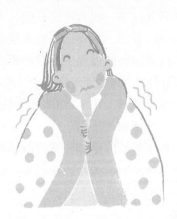

必须掌握的知识

即使是剖腹产，也不会影响跟婴儿的感情

即使是剖腹产，也不会影响跟婴儿的感情，只是加强亲密感的时机和参与人的作用有所不同而已。

实施剖腹产手术时，最好要求局部麻醉。如果全身麻醉，在分娩过程中一直都睡觉，因此分娩后没有一点回忆。如果选择局部麻醉，能感受到与婴儿相遇的瞬间，因此能享受到独特的快乐。手术结束后，最好用一只手臂抱着婴儿，然后注视宝宝的眼睛。

典藏精品版

最全面、系统的孕产育指导

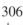

剖腹产手术过程

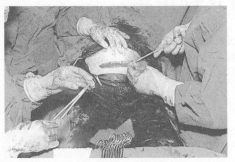

①麻醉的同时消毒手术部位，并切剖孕妇的腹部（麻醉后如果不马上做手术，麻醉药会影响胎儿）。3~5分钟后，先娩出胎儿的头部。

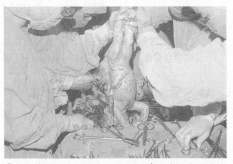

②只要拿出胎儿的头部，婴儿的身体自然会露出子宫外面。

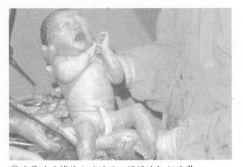

③脐带的脉搏停止跳动后，慢慢地切断脐带。

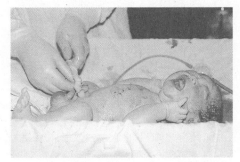

④把婴儿转移到婴儿床上，并处理肚脐等部位。利用工具清除口腔内的脏物。

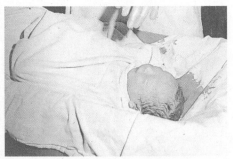

⑤为了保持体温，擦拭婴儿身上的水分。

一旦结束这些过程，新生儿就离开妈妈的身边，在新生儿病房接受保护。

剖腹产的优点是，不需要承受强烈的阵痛，而且轻松地分娩。另外，胎儿不需要经过妈妈狭窄的产道。分娩（Labor）的原意是"劳动"。如果身体虚弱，或者很难自然分娩，最好实施剖腹产手术。

典藏精品版

最全面、系统的孕产育指导

顺利分娩的八种忠告

世上没有完美的分娩，只要努力向完美的分娩靠近，就能容易分娩。下面介绍美国著名的儿科医生威廉·西尔斯（William Sears）博士提出的八种忠告。

● 最好选择适合自己的医生

首先要对婴儿负责。为了自己和婴儿，必须选择能充分地应对突发事件的医生。当然，在分娩过程中，发生突发事件的概率只有百分之一。最好选择具有医学判断力和知识丰富的医生，以及能营造适合分娩的环境的医生。

● 即使出现阵痛，也应该自由地行动

如果出现阵痛，应该按照自己的意愿行动。如果身体需要活动，就应该活动，如果需要休息，就应该充分地休息。为了减轻不安感，顺利地进行分娩，最好在房间内自由地活动。如果想独自平静，最好在安静的地方休息，如果需要安慰的人，就应该让丈夫陪在身边。

● 尽量避免仰卧姿势

长期以来，孕妇都在分娩台上保持仰卧姿势，但是在仰卧状态下，沉重的子宫会压迫血管，因此阻碍流向子宫或胎儿的血液，反而不利于胎儿。另外，在仰卧状态下，骨盆的出口变窄，因此不利于产妇。胎儿经过产道时，孕妇应该充分地放松骨盆肌肉，但是在仰卧状态下，只能加重大腿部紧张，而且容易撕裂产道，因此不得不实施不必要的会阴部切剖手术。

如果采取蜷缩姿势，骨盆出口会变大，因此便于用力。另外，在垂直体位的情况下，重力能促进分娩。

● 最好考虑麻醉对策

需要隔膜外麻醉时，为了不影响分娩速度，应该适当地调节使用量和时机。麻醉能缓解痛症，但是会失去所有知觉。

● 合理地利用技术

需要胎儿监视器时，最好选用能遥控操作的监视器，这样就能自由地活动。需要静脉注射时，也应该指定便于活动的方法。比如，有些静脉注射不需要固定输液管，因此可以自由地活动。

● 最好考虑各种分娩法

在分娩之前，可以选择各种阵痛方法和分娩方法。比如，在丈夫的怀抱里，或者以俯卧姿势、蜷缩姿势分娩。另外，胎儿经过产道时，要想松弛肌肉，最好利用重力作用。

● 尽量避免会阴部切剖手术

在所有分娩中，不一定都需要会阴部切剖手术。跟医生商议后，尽量寻找能避免会阴部切剖手术的方法。分娩1~2周期间，大部分妈妈都一心想照看宝宝。如果因会阴部切剖手术导致的痛症浪费时间和力量，就会留下很多遗憾。

● 水中分娩能缓解阵痛

最有效的阵痛缓和剂是水。身体疲倦时，如果用热水泡澡，就能消除疲劳。同样的道理，在分娩过程中，如果进入温热的水中，就能减轻痛苦，而且促进分娩过程。

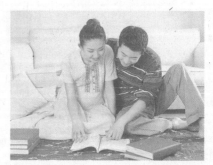

▲随着分娩期的临近，要和丈夫商量顺产的事情。

第九章

分娩后6周，从身体护理到装扮

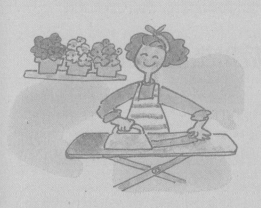

分娩的同时，大部分孕妇认为已经结束所有重要的事情。

其实，对产妇来说，分娩后六周是非常繁忙、非常重要的时期，经过艰难的分娩过程后，应该注意产后调理。另外，为了防止出现后遗症，必须适当地接受治疗。

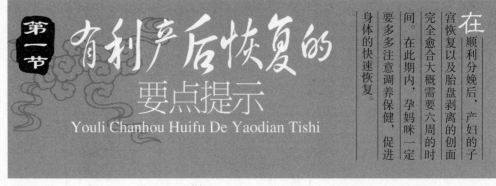

1 产褥期是产妇的身体恢复正常的时期

对产妇来说，产后6周的产褥期是非常忙的时期。产褥期是指，从分娩后胎盘脱落的时刻开始，到子宫恢复怀孕前状态的时期。除了乳房的变化外，由于妊娠和阵痛导致的所有身体变化将成为恢复怀孕前状态的始点。

从这个时期开始，要决定是喂牛奶还是喂母乳。在这个时期，除了每天看护新生儿外，产妇还应该做家务，照看其他孩子。但是产妇的身体依然不稳定，因此要注意治疗和产后调理。

分娩时阴道裂伤，或者因实施钳子分娩、会阴部切剖手术，分娩后需要马上实施缝合手术。在缝合部位注入局部麻醉剂，然后缝合手术部位，因此感觉不到疼痛。

分娩后，把婴儿放在婴儿床上。缝合会阴部切剖部位后，护士会记录产妇的脉搏、体温和血压。另外，还要检查子宫的收缩情况，利用卫生棉检查阴道出血量。在这个时期，产妇很难排尿。如果产妇无法坐在病人专用便器上面，就应该检查产妇的膀胱是否过度膨胀。

如果外阴部（包括阴道）的伤口愈合，而且膀胱恢复正常，产妇就可以用温水简单地洗澡，然后更换新衣服。

2 尽量清洁外阴部，然后用坐浴缓解痛症

在分娩后，子宫会流出淤血和恶露，因此产妇会感到有些不舒服。在分娩24小时内，出血量大于月经量，然后逐渐减少，在2~3日后停止出血，但是有些产妇还会持续出血6~8周。在分娩第一周内，血液呈鲜红色，然后逐渐变成暗红色。

在这期间，产妇最好使用卫生棉。如果几分钟内弄湿卫生棉，或者凝血程度严重，就应该到医院接受检查。最好有规律地更换卫生棉，而且尽量清洁外阴部。

缝合外阴部后，至少在2日内很难坐稳。严重时，还会出现痛症。在这种情况

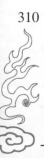

典藏精品版

最全面、系统的孕产育指导

下，利用镇痛剂或抱枕、柔和的座垫缓解痛症。如果每天用热水坐浴两三次，就能缓解痛症，而且加快恢复速度。

分娩后，由于产后抑郁症，很多产妇容易哭闹或烦恼。这是持续几小时或一天左右的产褥期正常现象。此时，产妇希望护士、医生或家人多关心自己。

③ 由于对身体变化、育儿的恐惧心理，容易出现产后抑郁症

跟产褥期的抑郁症相反，很多产妇能感受到人生的喜悦和幸福感。一般情况下，分娩后马上出现抑郁症或幸福感。感到幸福的产妇不会有大问题，但是出现抑郁症的产妇容易发展成严重的状态，因此要特别注意。成为妈妈的现实会增加心理负担，而且对孩子的责任感和对身体变化的恐惧心理容易导致抑郁症。

除了抑郁症外，在会阴部伤口完全愈合之前，家人最好帮产妇哺乳。比如，喂母乳时，帮产妇抱婴儿，或者帮产妇做家务。

在这个时期，产妇不能急于做完所

有家务，最好跟丈夫和家人分担家务，尽量避免过度疲劳。

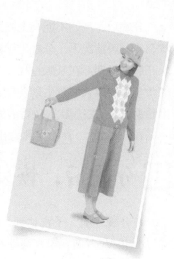

➤ 在生产后身体再次恢复期间，阴血会流出阴道外，产妇会感觉不安，此时产妇越是应该保持身体清洁，穿着宽松轻便的衣服，保持愉悦的心情。

④ 产后检查的必要性

很多女性对孕前检查、产前检查都十分重视，而对产后检查却较易忽视，甚至不以为然。其实，一次体贴全面的产后检查对产妇的身体健康非常重要。这是因为在分娩后，经过坐月子的休息和调养，产妇的身体开始慢慢地恢复，但与妊娠期间相比，在身体功能、内分泌调节、新陈代谢等方面都发生了巨大的变化。要了解其恢复的情况，则需要做1次认真的产后检查才能判断。而且产后检查还能细致地排查出新妈妈身体中的异常现象，可以及早进行处理，以防患于未然，还能避免因患病新妈妈对新生儿健康造成的不良影响。常规情况下，产后检查时间最好是在产后42～56天完成。

第二节 分娩后产妇的身体变化

Fenmianhou Chanfu De Shenti Bianhua

分娩后，产妇将进入六周的产后恢复期。在这期间，子宫恢复妊娠前的状态，而且松弛的子宫颈部也恢复正常。

分娩后，产妇不能马上恢复妊娠前的状态。一般情况下，分娩出胎盘后开始进入产后恢复期。在妊娠过程中，胎盘生成的激素，导致大部分生理变化，因此分娩出胎盘后，这些症状很快就消失。

在产褥期，子宫和乳房出现最明显的变化，而且妊娠中的所有变化很快恢复到原来的状态。产褥期需要6周左右，有时需要更长时间。

① 分娩后，恢复子宫状态需要6周时间

在分娩之前，子宫达到1千克左右，经过6周的产褥期，子宫会缩小为60~70克。分娩之前，在肚脐下方能触摸到子宫，但是经过产褥期后，子宫会缩小成棒球大小。

子宫以不规律的周期反复收缩或膨胀，但是这种收缩容易导致腹痛症状。分娩后的几天内，这种痛症最明显。当

分娩后的子宫变化

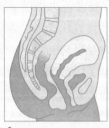

⬆ 分娩后，在肚脐下方能触摸到子宫。此时，子宫的重量为900克左右，长度为17.5厘米左右。

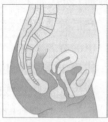

⬆ 此后子宫逐渐减小，而且经过6周后能恢复妊娠前的大小。此时，子宫的重量只有70克，长度为7.5厘米。

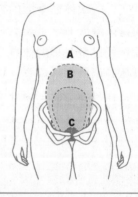

⬅ 分娩后，子宫会逐渐恢复到正常大小。A表示分娩前的子宫大小，B表示分娩后的子宫大小，C表示分娩6周后的子宫大小。

然，在哺乳过程中，也会出现痛症。

子宫的收缩挤出积存在子宫内的淤血，通过阴道排出体外。此后子宫逐渐变小，在分娩10～14日后，将进入骨盆内，因此在腹部上方摸不到子宫。

一般情况下，恢复子宫状态需要6周时间。残留在子宫内壁的蛋白质逐渐分解成氨基酸，然后流入血液中，因此子宫就逐渐减小。部分氨基酸变成乳汁或产妇的身体组织，其余氨基酸通过尿液排出体外。在这期间，妊娠过程中形成的子宫内壁逐渐分解，然后以类似于月经的形态排出体外。

在产褥期，基本细胞形成子宫内膜。在产后3周内，除了胎盘部位外，形成所有子宫内膜。子宫膜覆盖全部子宫内壁，则需要6～8周时间。

② 月经的开始时间因人而异

产后出现第一次月经的时间因人而异。有时，在完全结束"恶露"之前出现。在喂母乳的情况下，还会延迟几个月。随着胎盘被分娩出，胎盘的黄体激素和卵胞激素突然减少，同时妊娠中一直维持黄体的绒毛促性腺激素（H.C.G）也急剧减少。如果H.C.G数值减少，就开始一系列激素活动。

如果卵泡激素和黄体激素的数值减少，丘脑下部就刺激脑下垂体分泌卵泡激素（F.S.H）和黄体激素，因此开始第一次月经。

一般情况下，分娩4周后才能排卵。在这个时期，基本上不会怀孕，但是卵子在第一次月经2周内成熟，因此也可能怀孕。有时，在卵子未成熟的状态下，也会出现第一次月经，这种状态称为无排卵周期。

分娩后，痛经会减轻。在喂母乳的情况下，乳汁激素扰乱月经周期，因此月经会不规律。当然，并不是每个人都这样，也有很多月经正常的情况。一般情况下，在喂母乳期间，怀孕的可能性很小。

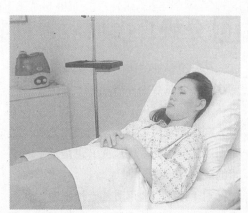

↑对产妇和婴儿来说，产后调理非常重要。必须按照医生的指示坚持产后调理，而且出院后还要继续坚持。

③ 分娩1～2周后，松弛的子宫颈部能恢复正常

分娩后，松弛的子宫颈部逐渐恢复正常，而且1～2周后子宫内口完全关闭，但是子宫外口会继续开启一段时间。在分娩过程中，如果形成子宫颈部表皮的细胞

受损，重新恢复该部位的表皮需要一定时间。在这期间，细胞从子宫颈部的内部开始覆盖受损部位，而这种症状称为颈部糜烂。在这种情况下，子宫持续恢复几周即可，在没有特别的症状的情况下，不治疗也能恢复正常。

4 2～3周后，松弛的阴道能恢复正常

胎儿经过阴道时，阴道内壁会松弛，但是几天后能恢复正常。一周内能恢复裂伤或会阴部切剖部位。如果没有感染症状，2～3周阴道就能恢复正常。

阴道距离肛门很近，因此很难保持阴道的清洁。阴道出血时，容易导致会阴部感染，或者二次感染。

5 分娩3日后就能喂母乳

在妊娠过程中，乳房逐渐增大。另外，由于脑下垂体激素或胎盘的黄体激素、卵泡激素的影响，会分泌出被称为初乳的白色液体。一般情况下，产妇血液内的高浓度黄体激素会阻碍母乳的生成。

分娩后黄体激素减少，因此3日后就开始生成母乳。在妊娠后期，催乳素逐渐减少，但是给婴儿哺乳的次数急剧增多。如果经常给宝宝喂母乳，就能刺激催乳素的分泌。

6 分娩1～2周后，母乳的分泌会减少

从脑下垂体分泌的催产素能导致子宫的收缩，而且收缩乳房周围的细胞，因此乳头下方的乳管内充满乳液。当宝宝哭闹时，在抱起宝宝之前，就会流出乳液。这是对婴儿哭声的生理反应，也是分泌催产素的现象。

对于不愿意喂母乳的女性来说，分泌乳液是让人烦恼的事情。一般情况下，可用口服药中止乳液的分泌。如果乳液的分泌量不多，只要不哺乳就能减少分泌量。

分娩3日后，会出现轻微的不适感。此时，可以用阿司匹林等镇痛剂缓解痛症。有时，这种不适感持续几天，因此产生挤奶的冲动。如果经常挤奶，只能增加乳液的分泌量。

1～2周后，乳液的分泌量会自然地减少，而且很快就能停止分泌。

7 分娩出胎盘时，会伴随少量的出血症状

娩出胎盘时，会伴随少量的出血症状，但是子宫内的血液大部分进入血管内。在妊娠过程中，总血液量会增大，但是分娩2～3日后会恢复正常。

一般情况下，多余的水分通过肾脏排出体外，因此血液量逐渐减少。在这期间，产妇会感受到自己排出比摄取的水分量更多的尿液。

分娩胎儿后，在5～10分钟内将分娩出胎盘。此时，胎盘比较重。胎盘将结束给胎儿提供营养的使命，然后被处理。

⑧ 膀胱在24小时内恢复正常

在妊娠过程中，肾盂和尿管会膨胀，但是分娩2～3周后会恢复正常大小，而且在2～3个月内恢复怀孕前的状态。难产或缓慢分娩的情况下，膀胱或尿道偶尔出现伤口，因此分娩24小时内很难排尿，但是24小时后马上恢复正常。

实施隔膜外麻醉时，膀胱和子宫的神经无感觉，因此很难排尿，但是很快就能恢复正常。在这期间，其他所有器官都会恢复正常。皮肤的色素消失，消化器官恢复正常，胸口痛、便秘、痔疮等症状也逐渐好转。

一般情况下，经过产褥期后，妊娠中出现的疾病、高血压、糖尿、妊娠中毒症就逐渐消失。

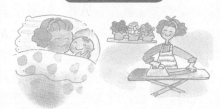

➜ 会阴部切剖手术后，伤口很快就会愈合，但是必须注意清洁卫生，而且通过坐浴等方法促进身体的恢复。

必须掌握的知识

恶露是产后分泌物

恶露是指产后出现的分泌物。胎盘剥离后，子宫内壁形成较大的伤口，因此子宫内壁分泌的分泌物、血液成分、子宫黏膜组织、黏液、细菌散发出独特的气味。

随着子宫的恢复，恶露的特性逐渐变化，而且恶露量也逐渐减少，因此恶露是判断生殖器恢复状态的主要依据。一般情况下，分娩6周后，恶露就基本消失。

如果出现恶露，必须注意消毒，以免被细菌感染。市面上销售恶露专用消毒棉，但是亲手制作时，最好用开水消毒5厘米左右的脱脂棉，然后用2%的硼酸液（或者来苏水）浸泡，并装在消毒的容器内保存。

在恶露消失之前，必须坚持消毒。产后3日内，间隔3～5小时消毒一次，而且上洗手间后必须消毒。消毒时，从前向后擦拭，而且每次都要换消毒棉。另外，消毒阴部之前，必须消毒手。

消毒后必须换干净的卫生棉。恶露的处理类似于月经分泌物的处理。

安全的产后调理

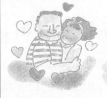

▲ 分娩2周内充分地休息或睡觉。

▲ 分娩3周后开始做简单的家务。

▲ 分娩后6周开始可以进行性生活。

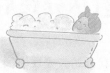

▲ 分娩后4周开始，可以在浴缸内洗澡。

315

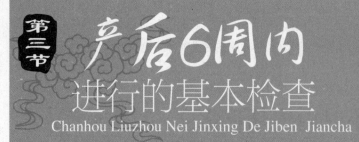

如果结束六周的产后恢复期，就应接受健康检查，这是检查身体状态的重要步骤，所以一定要进行。

1 检查恢复状态，并咨询产后护理

分娩6周后，所有产妇都应该进行定期检查。在定期检查中，可以咨询身体异常症状，并检查身体的恢复状态。比如，检查哺乳情况和乳房、恶露、月经等健康状态，而且测量血压、体重和尿液。

不哺母乳的情况下，检查乳房的恢复情况。喂母乳的情况下，还要检查哺乳状态。另外，检查腹部肌肉是否恢复弹力。

通过内诊检查子宫是否恢复到怀孕前的状态，两侧卵巢是否正常，阴道的会阴部是否完全愈合。另外，检查阴道是否过窄或过宽，然后利用阴道镜检查子宫颈部。

检查后，医生会告诉产妇避孕方法。此时，产妇就应该选择适合自己的避孕方法。

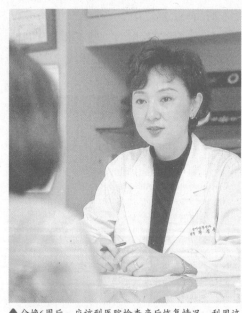

⬆ 分娩6周后，应该到医院检查产后恢复情况。利用这个机会，可以咨询存在疑惑的问题，同时检查所有器官的状态。

2 从分娩后4周开始，应该注意避孕

分娩6周后，即产褥期结束后，最好重新开始夫妻性生活，但是不能过早地过性生活。

一般情况下，分娩后4周内不会排卵，因此几乎不能怀孕。从分娩后4周开始，应该注意避孕。分娩3～4周开始，可以服用口服避孕药。

在喂母乳的情况下，没必要服用口

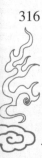

服避孕药。在产褥期，可以使用子宫内避孕器具（IUD），但是避孕器具的位置不稳定，因此要定期检查。在这个时期，还可以使用避孕用隔膜，但是分娩后有些产妇的阴道形状会变化，因此不便于使用隔膜。

另外，还可以使用阴道气泡或避孕套。避孕的成功度取决于正确地使用避孕套。从理论上看，口服避孕药的成功率为99%，但是实际成功率为90%～99%。

3 男女都能做避孕手术，而且随时都能解除避孕

子宫内膜器具的成功率为98%，避孕套的成功率为97%，隔膜的成功率为97%。

如果不想要第二胎，夫妻双方中的一方可以考虑不孕手术。在妊娠期间，如果丈夫接受了精管手术，3个月后精

子数量明显减少，孕妇分娩后不需要避孕。如果孕妇实施卵管结扎手术，最好在分娩2～3日后确认婴儿的健康状态，然后实施手术。

这些避孕手术随时都能解除，但是复原后的怀孕成功率只有70%～80%。

最关心 的问题

避孕的注意事项

● **夫妻之间的理解和协作非常重要**

养育子女，并制订家庭计划是夫妻双方的共同责任，因此要经常商议，然后通过对话寻找最合适的方法。

别人使用的方法不一定适合所有人，因此根据身体状态或家庭计划选择最合理、安全的方法。

● **最好使用两种以上的避孕方法**

长期的使用过程中，不存在没有副作用的避孕方法。利用体温或排卵日的避孕方法的成功率较低，因此很难长期实施。虽然比较麻烦，但是最好同时使用两种以上的避孕方法。

● **必须按照医生的指示避孕**

应该事先确认避孕器具的副作用。使用避孕药或器具时，最好确认副作用，然后按照医生的指示避孕。

只要不实施避孕手术，暂时性避孕方法始终伴随着失败的可能性。即使是意外怀孕，都是宝贵

的生命，因此要作好育儿的心理准备。

● **人工流产伴随后遗症的风险**

目前，关于人工流产还有很多争论，但是跟手术的争议性相比，人工流产的风险比较小。

在不得已的情况下，即使选择人工流产，也应该了解人工流产的过程和风险。

● **人工流产容易导致习惯性流产**

只要能充分地利用内视镜等精密仪器，人工流产就没有太大的问题，否则只靠内诊处理深处，就容易损伤子宫内部。

如果盲目地扩大未充分准备的子宫，就容易导致裂伤。人工流产中常见的后遗症有卵管炎、不孕症、习惯性流产等。总而言之，人工流产后很难短期内恢复。

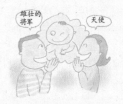

各种避孕器具和避孕方法

如果近期不想怀孕，分娩后4周内，必须采取适当的避孕方法。此时，最好向妇产科医生咨询。

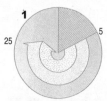 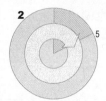

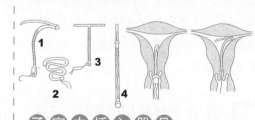

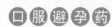

口服避孕药

①混合型口服避孕药：用雌激素和孕酮混合制作的口服避孕药。如图所示，月经第五天开始每天服用，坚持21天。口服避孕药有很多种，因此最好向医生咨询。
②连续型避孕药：只含有孕酮成分的口服避孕药。一般情况下，一盒避孕药有28颗。在月经期间，也应该继续服用。▨月经期间 ◍雌激素 ◍孕酮

子宫内插入器具 （IUD）

利用特殊的插入工具，向子宫内插入节育环。一般情况下，跟医生商议后才能使用该器具。

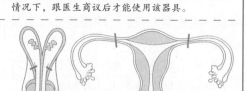

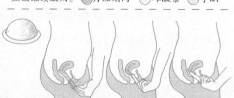

不孕手术

①精管手术：剪切前端的输精管，然后结扎输精管。
②卵管手术：剪切卵管并结扎。

隔膜 （Diaphragm）

第一次可以跟医生学习插入隔膜的方法，然后可以独自使用。
①插入阴道内的过程。
②覆盖子宫颈部的过程。
③插入后检查的过程。

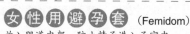

女性用避孕套 （Femidom）

放入阴道内部，防止精子进入子宫内。一般情况下，比男性用避孕套安全。

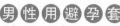

男性用避孕套

最常用的避孕套之一，效果也很好。

必须掌握的知识

夫妻性生活的注意事项

● 最好在4～6周后进行夫妻性生活

一般情况下，分娩4～6周经医生检查后可进行夫妻性生活。会阴部愈合、阴道恢复弹性、阴道分泌物消失、子宫痛症消失需要4～6周时间。在产后检查中，应该向医生咨询能否进行性生活。

虽然身体已经作好性生活准备，但是心理可能没有作好准备。分娩后几个月内，很多人都没有性欲，其原因如下。

1.分娩出胎盘后，激素减少，因此降低性欲。

2.由于阴道内部变薄，容易导致炎症或感染症状。

3.虽然会阴部的切剖痕迹消失，但是痛症会持续几个月。

4.由于忙于看护孩子，对性生活失去兴趣。

5.在输出母乳的过程中，性行为所需的激素分泌量减少。

只有妻子知道这种感觉，因此要坦诚地告诉丈夫，然后慢慢地恢复正常的性生活。

第四节　有助于产后恢复的肌肉运动和健美体操

Youzhuyu Chanhou Huifu De

Jirou Yundong He Jianmei Ticao

在产后恢复期内，为了婴儿和产妇的健康，必须充分地休息和睡眠。另外，适当的运动有助于身体的恢复。

恢复是指身体从疾病状态到正常的过程。妊娠和分娩并不是疾病，因此很多产妇认为，只要不实施剖腹产手术，就不需要产后恢复期。

在妊娠过程中，女性的身体都在变化，因此从变化的状态恢复妊娠前的状态需要一定的时间。这一时期称为产后恢复期，或者产褥期。在这期间，身体调理非常重要。

1　充分的休息和睡眠非常重要

在产褥期，产妇经常会感到疲劳。在第一胎的情况下，大部分女性不知道产后会多忙，因此住院时带很多书，但是出院时连一本书都看不完。

如果缺乏休息和睡眠，就会影响乳汁的分泌，不能给宝宝提供足够的母乳，因此在产后最好充分地休息和睡眠。分娩后的几天内，产妇要忙于给宝宝喂母乳和看护宝宝，因此需要更充分的休息。

出院后，大部分由父母或丈夫帮产妇做家务。最近，很多产妇在产后调理院调理身体，或者雇用产后管理员。

如果喂母乳，即使失眠也不能服用镇定剂。镇定剂能通过母乳影响婴儿，而且服用镇定剂后不能正常地看护宝宝。

失眠时，夜间最好喝含有少量酒精的热牛奶，白天趁宝宝睡觉时充分地补充睡眠。家务固然很重要，但是对产妇来说，适当的休息是最重要的。

➡ 要想治愈后背痛症，必须采取正确的姿势。

2　以正确的姿势缓解紧张

应该采取正确的姿势。分开双脚，伸直膝盖，然后把体重转移到脚尖部位，绷紧臀部肌肉，然后矫正倾斜的骨盆。挺直后腰和颈部，并轻松地呼吸，然后以矫正的姿势走路。

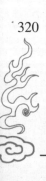

必须掌握的知识

如果出现以下症状，即使在产褥期，也应该马上到医院就诊！

产褥期结束时进行的产后检查是非常重要的检查。

分娩后，通过产后检查确认子宫的大小和位置是否正常，会阴部切剖部位和子宫颈部是否愈合，体重的变化是否正常，感情状态是否正常。

即使在产褥期，只要出现如下症状，就应该马上到医院就诊。

● 体温超过37.7℃。

● 间隔一小时大量地出血。
● 排尿时伴随痛症和发热感。
● 阴道和肛门部位持续疼痛。
● 乳房剧烈地疼痛。
● 恶心或呕吐。
● 由褐色出血转变成鲜红色出血。
● 下腹部剧烈地疼痛。

③ 适当的运动有助于恢复

大部分产妇在分娩几小时后能下床走路或独自上洗手间。这种早期活动能预防产后几天内容易出现的腿部静脉的血栓症，并防止肌肉的消耗和恶化，因此非常重要。适当的运动有助于腹部肌肉和骨盆的恢复。

背脊的肌肉和关节也逐渐恢复正常功能。分娩后，体重中心快速向后移动，此时，孕妇要多做弯曲腰部、拎物品、抱婴儿等活动。步行、站立或做家务能防止产褥期的腰痛症状。

产后运动非常重要，但是很多产妇容易忽视产后运动。

对产妇来说，做家务是非常有益的运动，但是在产后6周内，最好有规律地做骨盆运动。下面介绍简单的产后运动方法。分娩后，最好在仰卧状态下坚持做4～5

日。每天实施30分钟，然后做全身运动。运动时，必须采取正确的姿势，并呼吸新鲜空气，然后慢慢地散步。

必须掌握的知识

有利于分娩后活动的服装

分娩后，必须注意服装。为了便于看护婴儿，应该选择便于活动，不妨碍大动作的服装。

喂母乳时，应该选择开襟衣服或宽松的衣服。另外，为了身材的恢复，最好避免紧身服装。身体恢复一定程度后，可以用紧身衣服调节和管理身材。

▶喂母乳时，最好选择上纽扣或拉链的服装。

④ 用力缩紧肛门的骨盆收缩运动

如果经常做骨盆收缩运动，就能提高松弛的骨盆肌肉紧张感。在仰卧

状态下，用力缩紧肛门肌肉和阴道肌肉。即，通过缩紧肛门的运动收缩骨

盆肌肉。

该运动能绷紧臀部肌肉，同时压迫膝盖。缩紧肌肉5秒钟后逐渐放松。在站立状态下，也可以做该运动。

● 臀部肌肉运动

该运动能矫正倾斜的骨盆，而且有助于养成正确的仰卧姿势。在仰卧状态下，稍微弯曲膝盖，然后把脚底贴紧地面。

绷紧臀部肌肉和腹部肌肉，然后用后背挤压地面，同时缩紧下腹部肌肉。逐渐放松下腹部肌肉和臀部肌肉，然后抬起后背。

● 抬头运动

把后背贴紧地面，并弯曲双膝，然后慢慢地抬起头部。

● 深呼吸运动

轻轻地把手放在肋骨下方，然后轻轻地按压胸部，并慢慢地呼气。此时，尽量呼出肺部内的所有空气。

用鼻子深深地吸气，使肺部充分地膨胀，同时推动肋骨和放在胸口上的手部。

● 脚、腿部运动

在仰卧状态下伸直双腿，然后做脚部、腿部运动。交替地弯曲或伸直脚踝关节，同时弯曲或伸直脚趾。另外，用脚向内侧画圆。用膝盖后部压地面，然后绷紧膝盖上方的肌肉。

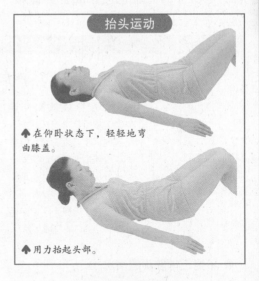

臀部肌肉运动

↑ 把头部贴近地面，然后舒适地仰卧，并弯曲膝盖。

↑ 绷紧臀部肌肉，然后轻轻地抬起下腹部。

↑ 放松下腹部肌肉和臀部肌肉，然后抬起后背。

抬头运动

↑ 在仰卧状态下，轻轻地弯曲膝盖。

↑ 用力抬起头部。

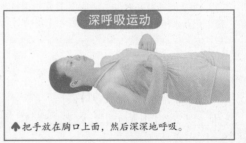

深呼吸运动

↑ 把手放在胸口上面，然后深深地呼吸。

孕产育全书

给您最贴心的关怀与照顾

321

脚、腿部运动

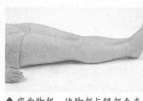

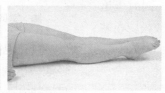

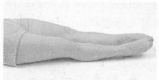

⬆弯曲脚部，使脚部与腿部垂直。 　⬆向下伸直脚趾。 　⬆向内侧旋转脚趾。

5 最好穿便于活动的衣服

分娩后，最好马上清洗产妇穿过的所有衣服。在医院时，大多数穿病人服，因此不需要睡衣，但是要准备几件棉料睡衣和内衣。

如果决定喂母乳，最好准备开襟睡衣。平时穿的衣服也应该准备开襟服装，身后装拉链的服装不便于喂母乳。

分娩后，很多产妇都穿不了怀孕前的服装，因此最好准备宽松的衣服。在这个时期，可以购买新衣服，但是最好等到身体恢复正常再买。

必须掌握的知识

产后调理期间的头发护理

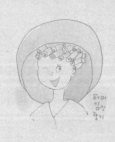

在分娩前和分娩后，很难活动身体，或者长时间坐在发廊里，但是在分娩后总要护理头发。在产褥期，必须适当地整理混乱的头发。这时还不能全面地护理头发，但是要抽空适当地整理头发。

● 不能正常洗头的情况

无法弯腰或长时间站立时，最好用化妆棉蘸着化妆水擦拭头皮和头发。为了防止产生头皮屑，必须仔细地擦拭。用化妆水擦拭后，整理头发，并用湿毛巾热敷3~4次。

● 掉头发或没有光泽的情况

用双手轻轻地拍打头部，或者按摩头部，就能促进头部的血液循环，而且能预防掉头发或干燥的现象。只要不是烫发，最好经常梳理头发。

● 头发分叉的情况

拧少量的头发，然后修剪末端。弄干湿头发时，不要使用吹风机，最好用自然风吹干。如果经常梳理头发，就能防止头发受伤。

● 想烫发的情况

要想烫头发，必须长时间坐在美发厅的椅子上，因此过了产褥期后才能烫发。

另外，如果用生姜汤按摩头皮，能发挥保护头皮的作用。在头发不光泽，而且掉头皮屑的情况下，如果坚持用生姜汤按摩头皮，就能得到很好的效果。

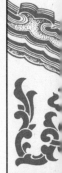

⑥ 能恢复优美身材的健美体操

不仅是为了健康，而且为了尽快恢复怀孕前的体形，最好做健美体操，但是在产后6周内不能做激烈的运动，因此不要盲目地开发只属于自己的独特运动。

尤其是仰卧状态下，在空中骑自行车的动作容易增加腹部肌肉和产道肌肉的负担，因此不利于健康。

下面介绍四种运动，这些运动是针对身体特定部位来进行的。第一，锻炼腰部曲线；第二，锻炼腰部和臀部肌肉；第三，提高腹部肌肉的紧张度；第四，提起胸部。不管是喂母乳的女性，还是不喂母乳的女性，都要做这些运动。

每天坚持做几分钟，然后充分地休息。如果不能每天坚持，可以每周做一次。

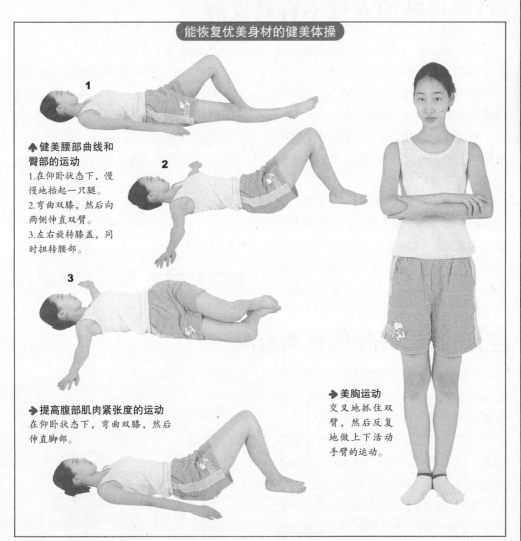

能恢复优美身材的健美体操

1

▲ 健美腰部曲线和臀部的运动
1.在仰卧状态下，慢慢地抬起一只腿。
2.弯曲双膝，然后向两侧伸直双臂。
3.左右旋转膝盖，同时扭转腰部。

2

3

➤ 提高腹部肌肉紧张度的运动
在仰卧状态下，弯曲双膝，然后伸直脚部。

➤ 美胸运动
交叉地抓住双臂，然后反复地做上下活动手臂的运动。

孕产育全书

给您最贴心的关怀与照顾

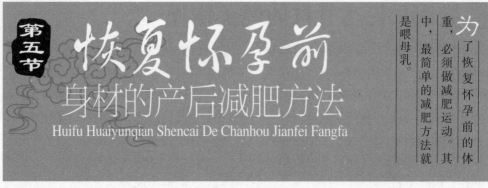

第五节 **恢复怀孕前**
身材的产后减肥方法
Huifu Huaiyunqian Shencai De Chanhou Jianfei Fangfa

为了恢复怀孕前的体重，必须做减肥运动。其中，最简单的减肥方法就是喂母乳。

1 喂母乳的女性不容易发胖

在分娩之前，大部分女性的体重快速增加，甚至比怀孕前重5千克。分娩后，有些女性的体重无法恢复怀孕前的状态，因此每次怀孕时，都会一定程度地发胖。

随着年龄的增长，这些肥胖症容易导致各种疾病，还会影响美观，因此要注意管理体重。

分娩后，产妇将减少相当于婴儿、羊水、胎盘重量的3~5.4千克和相当于血液重量的1~1.36千克的体重。另外，分娩4~6周后，子宫的重量由1千克减少为60~70克，而且此时生成的分解产物氨基酸通过尿液排出体外。

另外，由于妊娠中积存在体内的脂肪质，容易导致产后肥胖症。喂母乳的情况下，利用脂肪质和氨基酸生成母乳，因此产褥期的体重甚至低于怀孕前的体重。这种女性就不用为肥胖症发愁。

➤ 分娩后的体重管理非常重要。每周量一次体重，然后适当地调节饮食。

2 防止肥胖症的饮食疗法

一般情况下，食欲告诉我们人体所需的营养素，因此不需要饮食疗法或计算食品的热量，但是最好每周量一次体重，并根据体重的增减情况适当地调节饮食。喂母乳时，如果为婴儿和母体吸收两倍的营养，就容易导致肥胖症。

每个人都有最适合自己的体重。一般情况下，由身高、年龄和体格决定自己的标准体重。分娩几周或几个月后，所有女性应该努力维持自己的标准体重。

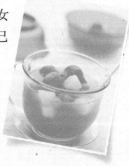

➤ 新鲜的蔬菜和水果，以及富含维生素的果汁是非常好的减肥食品。

③ 在产后恢复期，食物的营养比食物的量更重要

由于旺盛的食欲导致肥胖、分娩后体重增加和喂牛奶（不喂母乳）的情况下，应该认真地考虑食物的摄取量。体重低于标准体重时，也应该注意调节自己的饮食习惯。

在喂母乳的情况下，每天需要2000～2500卡路里的热量；在喂牛奶的情况下，每天需要1500～2000卡路里的热量。分娩后，必须改变任意进食的习惯。

分娩1周后，如果体重减少量低于225～450克，就应该努力把体重调节到标准体重。在分娩后的产褥期，跟妊娠期一样，食物的营养比食物的量更重要。即使简单地吃饭，也不能错过早餐。

④ 一天三顿均衡地摄取营养

只要能均衡地摄取营养，就不用过于计较食物的种类。奶酪、水果、牛油、冰淇淋是营养丰富的食物。在喂母乳的情况下，偶尔吃巧克力和饼干，也有助于减肥。

只要均衡地摄取牛奶、肉、蔬菜、水果等食物，就不需要单独补充维生素。如果出现贫血症状，最好跟医生商议后服用铁粉制剂。

选择食品时，最好跟医生商议。在婴儿需要补充维生素时，应该给宝宝补充维生素。

为了促进母乳的分泌，喂母乳的产妇将摄取比喂牛奶的产妇更多的营养，但是不能因为喂母乳就进食两倍，这样只能促进肥胖症。只要一天三顿均衡地摄取营养，即使喂母乳也不会影响健康。

最关心 的问题

产后有利于健康的减肥方法VS不利于健康的减肥方法

很多女性认为，只要分娩了就能恢复怀孕前的体重，但是要想恢复妊娠前的体重，还需要减肥10千克左右。要想尽快恢复苗条的身材，分娩后就应该马上减肥。

低热量食品减肥方法（√）：进食之前，最好先计算食品的热量。应充分地摄取富含纤维质和营养的蘑菇、海藻等无机质、维生素食品，尽量避免油炸食品，最好吃蒸或煮的食品。

蜂蜜减肥方法（X）：蜂蜜减肥方法是指连续三天只喝蜂蜜薄荷茶的减肥方法。这种减肥方法容易破坏体内的营养平衡，因此分娩后，绝对不能使用该减肥方法。

食盐按摩减肥方法（√）：用富含矿物质成分的自然食盐按摩肥胖的腿部或手臂。通过食盐的渗透，能排出积存在体内的不必要水分，因此能消肿，但是不能按摩脸部和腹部。

水果减肥方法（X）：是指连续三天只吃苹果或菠萝等一种水果的减肥方法。水果富含植物纤维，因此能预防便秘，但是容易破坏营养平衡，而且会过多地摄取糖分。

走路运动减肥（√）：通过运动调节体重的方法。必须摄取基本热量，而且每天走路一小时。一般情况下，分娩3周后可以开始进行走路运动减肥方法。走路时，必须挺直后腰，大幅度地摆动手臂。

奶酪减肥方法（X）：每天吃两顿奶酪、酵素饮料、蔬菜汁，吃一顿低热量食品的减肥方法。但是奶酪不能代替主食，因此容易导致营养不良症状。

中药减肥方法（√）：利用具有补身体、利尿作用的药材或食品进行减肥，但是必须按照中医的指示用药。即使是相同的减肥方法，随着体质或症状不同，所使用的药材或食品也不同，因此不能盲目地模仿别人。

325

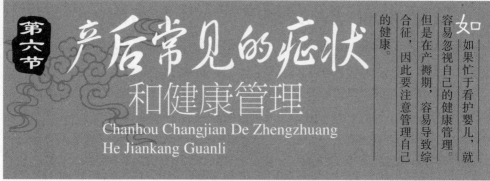

典藏精品版

最全面、系统的孕产育指导

326

1 在产后恢复期，如果忽视健康管理，就容易导致综合征

在分娩后，如果只忙于看护婴儿，就容易导致各种综合征。此时，妈妈的健康具有重要的意义。综合征不会很严重，但是容易影响健康。即使是轻微的综合征，也会导致不安感和不适感，影响正常的生活。

2 脚踝的浮肿症状

在妊娠过程中，容易出现浮肿症状，但是分娩后2天内会自然地恢复正常。有时还会出现静脉瘤，而且在晚上更加疼痛。在这种情况下，必须到医院接受检查。如果大量地生成浮肿组织液，就会导致脚踝的浮肿症状。

在妊娠过程中，由于妊娠中毒症、激素和静脉瘤等影响，容易导致浮肿症状。妊娠中毒症导致的浮肿，在产褥期能恢复正常。如果是由于激素的影响导致浮肿，有时会从产褥期开始持续1～2周，但是大部分在产褥期内恢复正常。

下肢静脉血栓症也会导致腿部的浮肿症状，而且非常危险，因此必须接受专业治疗。在这种情况下，一只腿的小腿部会出现剧烈的痛症。

根据不同的病因，采用不同的治疗方法。由于妊娠中毒症导致脚踝浮肿，使用降血压剂、利尿剂、稳定剂等；由于激素的影响导致脚踝浮肿，使用利尿剂，并抬高腿部。另外，利用弹力长袜也能治疗静脉瘤。如患有血栓症，可用抗血液凝固剂治疗。

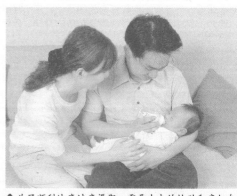

▲ 为了顺利地度过产褥期，需要丈夫的协助和产妇自身的努力。

③ 高血压

在妊娠期间，血压的上升是正常现象，在产褥期能恢复妊娠前的状态。在妊娠过程中，如果患有妊娠中毒症，在2周至2个月后能恢复正常血压。

如患有妊娠中毒症，特别要注意血压的变化。血压稍微上升时，可以用稳定剂治疗，但是在严重时，将使用降血压剂、体液减少剂和神经稳定剂。

④ 便秘

分娩后，如果几天都不活动，就容易导致便秘。如果摄取富含纤维质的食品，如蔬菜、水果，就能治疗便秘。如果饮食疗法无效，可以使用甘油作药。如果服用痢疾药，婴儿就容易拉肚子，因此喂母乳的产妇不能服用痢疾药。

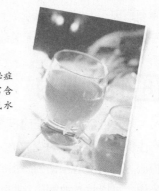

→ 如果出现便秘症状，最好摄取富含纤维质的蔬菜或水果汁。

⑤ 产褥期的抑郁症

神经崩溃和经历各种困难时，人容易出现抑郁症，就算是平时正常的人也会出现抑郁症。

抑郁症的持续时间比情绪的变化长，而且症状比较严重。抑郁症的症状比较复杂，有时病人能察觉，有时不能察觉。如果患有抑郁症，就会严重地失眠，或者无缘无故地不安，惧怕看护宝宝，甚至会伤害婴儿。严重时，连续几天不照看婴儿和自己，甚至有自杀的冲动。

如果出现抑郁症，就必须尽快治疗。通过口服药或注射，在几小时内能取得效果，但是必须继续向精神科医生咨询。

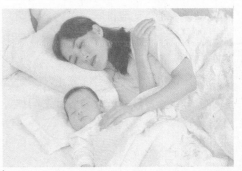

↑ 在产褥期，由于对环境变化和育儿的恐惧心理，容易导致抑郁症。在这种情况下，最好并行药物治疗和精神治疗。

327

⑥ 贫血

分娩几天后检测血红蛋白含量，并诊断是否贫血。如果血红蛋白含量过低，就认为是贫血。

在分娩前，如果血红蛋白含量过

低，在分娩过程中，容易导致严重的出血症状。另外，如果在产褥期出现贫血，就容易疲劳，而且导致会阴切剖部

位的感染。如果出现贫血症状，应该在分娩前服用铁粉剂一个月，严重时用静脉注射的方法供给铁粉。

7 产褥热

如果是剖腹产，容易出现产褥热症状。尿道或子宫的感染是导致产褥热的最主要原因。有时，跟乳房淤血、乳房炎、感冒一样，也有跟妊娠无关的情况。

一般来说，通过简单的医学诊断能找出产褥热的原因。比如，通过尿液检查和阴道分泌液的检查找出病因，然后根据病因决定抗生剂治疗方法。

8 性欲衰退

导致性欲衰退的原因很多。比如，新产生的母爱、身体的疲劳感、对妊娠的恐惧心理及对阴道损伤的恐惧心理等。一般来说，可以自然地解决这些因素，但有时

也需要到医院接受治疗。

如果性欲减弱，容易导致夫妻感情不和，因此最好向医生咨询。另外，对性生活的不满也会导致性欲衰退。

9 排尿不便

在分娩后，由于尿道周围的组织膨胀，患者不能自觉地排尿。在这个时期，如果膀胱内充满尿液，可通过导尿管排出膀胱内的尿液。

膀胱的功能最终都会恢复正常，但是长期使用导尿管时，最好利用抗生剂预防感染。

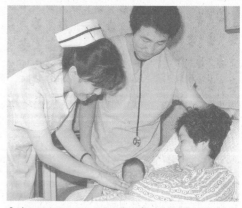

⬆ 在妊娠和分娩后，母体恢复正常之前容易出现各种综合征。即使是轻微的症状，也不能粗心大意，必须按照医生的指示去治疗。

10 尿失禁

由于分娩时实施了麻醉，有可能出现排尿后膀胱内残留的尿液流出膀胱的症状。在这种情况下，必须到医院接受治疗。

另外，在妊娠或分娩后，会出现紧张性尿失禁现象。由于膀胱的收缩功能衰减，因此用力或打喷嚏时会流出尿

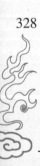

液。通过骨盆下部的肌肉运动锻炼膀胱颈部的括约肌，这样就能充分地治疗。如果此方法无效，就应该实施手术。分娩后，还会出现严重的尿失禁症状。如果分娩时间过长，或者难产，胎儿的头部持续压迫阴道前方的膀胱，因此容易导致严重的尿失禁症状。

一般情况下，可使用导尿管直接从膀胱排出尿液。如果该方法无效，还需要实施手术。

11 腰痛

分娩后几周内，可能会出现严重的腰痛症状。分娩前患有腰痛的情况下，更容易出现腰痛。

如果出现腰痛，首先要纠正错误的姿势。尽量避免弯腰，而且抱婴儿时最好弯曲膝盖。另外，最好使用较硬的床垫，而且坚持做腰部运动。

12 静脉血栓

静脉血栓是非常严重的症状，在以下情况下容易出现：曾经患过严重的血栓症，剖腹产，为了停止母乳分泌服用黄体激素剂。分娩后10日内，容易出现产褥期的静脉血栓症。

13 内陷乳头

内陷乳头不适合婴儿吸吮，因此必须矫正。用手指柔和地按压乳头周围，能使乳头恢复正常状态。另外，可以使用人造乳头，还可以喂牛奶。但是最好在妊娠过程中矫正内陷乳头。

14 乳头破裂

开始喂母乳的前几天容易出现乳头破裂症状，而且喂乳时伴随痛症。

给乳头涂上乳头霜，以加快伤口的愈合。给宝宝喂母乳时，尽量把乳头伸进宝宝的口腔深处。在授乳时，必须擦掉乳头霜。

15 乳房肿瘤

如果不及时地治疗乳房炎症，或者病原菌抵制抗生剂，就会导致乳房肿瘤。虽然不是常见的综合征，但是分娩10～14日后容易出现此征。

第九章

典藏精品版

最全面、系统的孕产育指导

如果出现乳房肿瘤，乳房组织深处会形成脓水，因此非常疼痛，而且体温上升。如果切剖肿瘤部位，清除脓水，然后在乳房内插入细管，抽取2～3日，就能彻底清除感染物质。

在切剖部位完全愈合之前，必须继续治疗。另外，完全清除感染的乳房内母乳之前，不能用发炎的乳房授乳。

16 乳房淤血

乳房淤血是在产褥期常见的症状。乳房的血液流动突然增加，而且母乳的生成增多，因此乳房变大、发热、坚硬。大多数的产妇会在分娩后3～4日之间出现乳房淤血症状。

在这种情况下，婴儿很难吸吮母乳。此时，最有效、最简单的方法是柔和地挤奶。如果能挤出少量的母乳，就能轻松地喂母乳。

给宝宝喂乳后，如果乳房内还有残留的乳汁，应该用手或挤奶器挤干乳房内的乳汁，以免乳房变硬。2～3日后，只要血液与母乳的供给量适合婴儿的需求，淤血症状就会消失。

17 乳房炎

感染的乳房伴随着痛症、发烧、乳管堵塞等症状，因此在乳头周围产生严重的感染。在这种情况下，应该尽快注射抗生剂，并持续治疗5～6日。跟乳房的淤血一样，用冰袋缓解痛症。只要炎症消失，就可以喂母乳。

经常保持乳房的清洁，注意防止受伤。给宝宝喂母乳后，只要彻底地挤掉残留的乳汁，就能预防乳房炎。

18 情绪不安

情绪不安也是常见的症状，又称为产后抑郁症。分娩婴儿后，前几天会比较兴奋，但是突然为琐碎的事情惊慌。一般情况下，一两天后就能好转。

最好的治疗方法是医生和家人的协助，以及对孕妇的关爱。在产褥期，产妇的身体比较疲劳，而且体内的生化学特性、激素、体液平衡突然发生变化，因此跟月经期的情绪变化一样，出现不稳定的情绪，但是这种抑郁症很快就会消失。

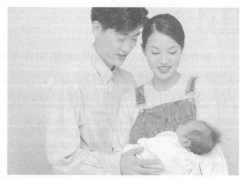

↑ 责任感强烈、追求完美的孕妇容易患产后抑郁症。要想预防产后抑郁症，必须保持积极的心态，努力放松身心。另外，丈夫的理解有助于缓解妻子的产后抑郁症。

19 会阴部切剖部位的破损

会阴部缝合部位出现痛症，同时严重地红肿。表面上看起来非常严重，但是只要没有炎症，2周内就能恢复正常。每天用水清洗两三次，而且经常更换卫生棉，这样就有助于伤口的恢复。

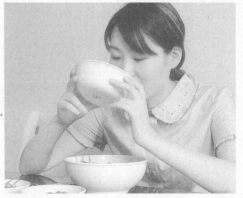

↑ 产妇的健康对自己和家人的幸福都很重要，因此要注意产后管理。

分娩后产妇的身体变化

虽然分娩婴儿，产妇的身体并没有完全恢复到怀孕前的状态。要想恢复怀孕前的身材，至少要调整6周左右。下面了解一下分娩后产妇的身体变化。

乳房	● 比妊娠前明显增大。 ● 分娩3日后，乳房变硬，并出现痛症。 ● 哺乳时乳头疼痛或裂开。
腹部	● 虽然腹部变小，但是还没有完全恢复到怀孕前的状态。
体重	● 虽然分娩婴儿，但是体重还没有恢复到怀孕前的状态。 ● 如果6周后还不能恢复怀孕前的体重，就应该做运动。
产后痛症	● 为了排出分泌物，分娩后子宫还继续收缩，因此出现痛症。
出血	● 分娩后，持续3天出现严重的出血症状。 ● 出血变成亮褐色，而且在2~4周时逐渐消失。 ● 一般情况下，7~9周后开始月经。
会阴部痛症	● 分娩后1周内，由于会阴部切剖部位的痛症，很难长时间坐稳。 ● 在痛症严重时，可以敷冰块或坐浴，或者用镇痛剂缓解痛症。 ● 如果使用痔疮患者用的坐垫（中间有洞的坐垫），就不会压迫疼痛部位。
便秘	● 阵痛后肠的活动比较迟钝。 ● 剖腹产的情况下，恢复肠功能需要很长时间，因此容易导致便秘。 ● 充分地摄取水果或富含纤维质的食品，而且充分地摄取水分，这样就能预防或缓解便秘。

孕产育全书

给您最贴心的关怀与照顾

331

产后抑郁症体验记

由于丈夫的理解和关爱，

终于克服了严重的产后抑郁症

由于不能自然分娩，不得不实施了剖腹产手术，因此感到很遗憾。当时，胎儿的状态很不理想，因此决定剖腹产。

在分娩过程中，胎儿的状态极度恶化，甚至威胁到生命。后来听到这件事情时，我都差点流下眼泪。

一个生命的诞生为什么要经历如此艰苦的过程呢？一想到这些，我就有些悔意。另外，育儿的负担给我带来了严重的压力。

剖腹产手术的部位恢复到一定程度时，我就跟丈夫一起抱着我们的二世回家。

丈夫打开了大门。

"你先进去吧。"

丈夫推了我的后背。眼前的情景让我吃了一惊。啊！花香。让人心动的花香就像丈夫的爱一样扑过来。

"快进去看吧，丈母娘也来了。"

我感动得说不出话来。我一直为育儿发愁，但是妈妈的出现给了我莫大的信心。

"我在这里帮你照顾孩子两周左右，你就好好地休息吧。"

妈妈和蔼地跟我说。

跟宝宝一起的新生活就这样开始了。跟书上介绍的一样，新生儿几乎一整天都在睡觉，但是大部分都是夜间醒来。白天，妈妈帮我做饭、洗衣服、打扫房间，因此我安安稳稳地睡午觉，然后晚上照看宝宝。

丈夫在公司里忙一天，因此我让丈夫好好睡觉，但是晚上他会帮我给宝宝喂奶，换尿布。丈夫和妈妈给了我很大的帮助。尤其是给宝宝洗澡时，如果妈妈不在身边，我都不知道到该怎么办。

妈妈养育了我们几个兄弟姐妹，因此能用熟练、稳定的动作给宝宝洗澡。我注意看了妈妈的动作，因为以后这些事情都要由我自己完成。

一周过去了。我的身体已经恢复到了一定程度，还通过产褥期的体操调节了体力，但是宝宝颠倒黑白的习惯依然没有改变。

"如果宝宝晚上不睡，最好在晚上给宝宝洗澡。从今天开始，晚上9点钟给宝宝洗澡吧。"

我们尝试了新方法。以前，我们都是上午给宝宝洗澡，但是从今天开始，把洗澡时间改为晚上9点钟。洗澡以后，宝宝就安静地入睡。

分娩后3天开始，我逐渐出现了产褥期抑郁症。在分娩后的前两天，我仍沉浸在无限的幸福中。

但是分娩后第三天的清晨，听到宝宝的哭声的瞬间，跟昨天完全不同的感情涌到心口。

在短短几天内，要承受以前意想不到的新生活。一想到这些，沉重的负担压得我喘不过气，彷佛在又长又黑的隧道里独自彷徨。我觉得陷入了没有希望的不幸的陷阱。

"老公，老公……救救我！"

我只急忙叫喊了一声，然后就倒在地上昏迷不醒。后来我就被送进医院。宝宝的哭声彷佛在耳边荡漾，我睁开眼睛看了看周围。丈夫在旁边的病床上沉睡。

早上会诊后，主治医生建议我们转到神经精神科。

"由于分娩身体非常虚弱，如果对育儿有强烈的负担感，就容易导致产褥期的抑郁症。尤其是责任心强、追求完美的女性更容易出现这种症状，但是很快就能恢复正常。"

丈夫担心地看着我。

"养育宝宝也不是特别的事情，你的朋友们也不是做得很好吗？我会帮助你好好照看宝宝的，不要过于担心。"

在精神科病房，我接受了两天的治疗，但是没有明显的效果。由于抑郁症和空虚感，我经常流泪，好像无法控制自己的情绪。

医生对我说："由于单调的医院环境，暂时无法稳定情绪，最好在家中慢慢疗养"。

一回到家，一切都那么亲切那么熟悉，因此我就稍微摆脱了不安感和焦虑感。

"你担心什么？跟我说实话吧。"

丈夫着急地问我。但是好像没有特别的理由。后来我总结出了如下理由。

"在结婚之前，我就喜欢自由的生活，但是很快就开始了浪漫的新婚生活。突如其来的婴儿给我带来喜悦的同时，把我带进了跟个人生活完全隔离的、不同的世界。另外，对育儿的负担和压力感时时刻刻威胁着我。"

但是丈夫的理解帮助我摆脱了抑郁症。

"老婆！6个月后，我们的生活会很幸福，而且美好的日子还等着我们呢。宝宝会在地板上到处爬，还会不停地叫我们爸爸、妈妈。那会多可爱啊！就像小时候的你一样……"

我决定按照丈夫的意思改变想法。从那以后，我就自信地抱起了可爱的宝宝。

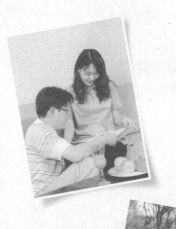

↑↑ 产后抑郁症是大部分产妇常见的症状。育儿并不是一个人的事情，因此要坦诚地跟家人交流，并争取周围人的帮助。丈夫、父母、朋友和邻居都会成为很好的协助者。

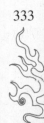

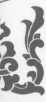

分娩后应该穿什么衣服?

分娩后的四季服装

分娩后，很多产妇都不知道该穿什么衣服才好。很想跟别人一样穿漂亮的衣服，但是还没有瘦下来，也不想穿得过于老土。下面介绍能华丽地掩饰体型的四季服装。

春季

在春季，最好选择华丽，明亮的颜色。

➡ 能感受到春天气息的草绿色褶皱裙子和活泼的牛仔衣。穿宽松的褶皱裙子，能掩饰体型的不足。

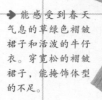

⬇ 蓝色与粉红色的搭配演绎出清爽、活泼的气氛。即使披在肩上，毛衣也会很漂亮。

➡ 稳重、高雅的绿色毛衣和深黄色短裙。柔和颜色的衣服能有效地转换气氛。

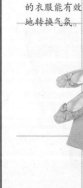

夏季

即使还没有恢复妊娠前的体型，也应该用华丽、清爽的服装装扮自己。

⬅ 绚丽图案的T恤衫充满华丽感。T恤衫的短袖部分增添了清爽气氛。

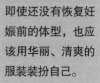

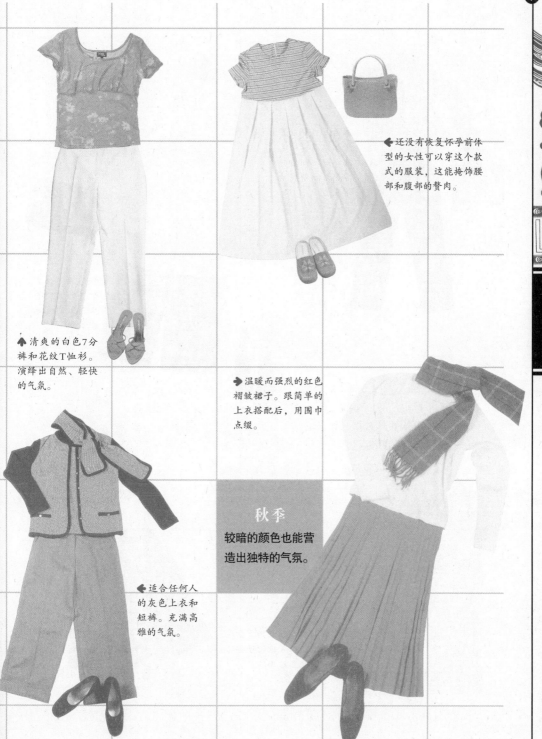

◀ 还没有恢复怀孕前体型的女性可以穿这个款式的服装，这能掩饰腰部和腹部的赘肉。

▲ 清爽的白色7分裤和花纹T恤衫。演绎出自然、轻快的气氛。

▶ 温暖而强烈的红色褶皱裙子。跟简单的上衣搭配后，用围巾点缀。

秋季
较暗的颜色也能营造出独特的气氛。

◀ 适合任何人的灰色上衣和短裤。充满高雅的气氛。

335

典藏精品版

最全面、系统的孕产育指导

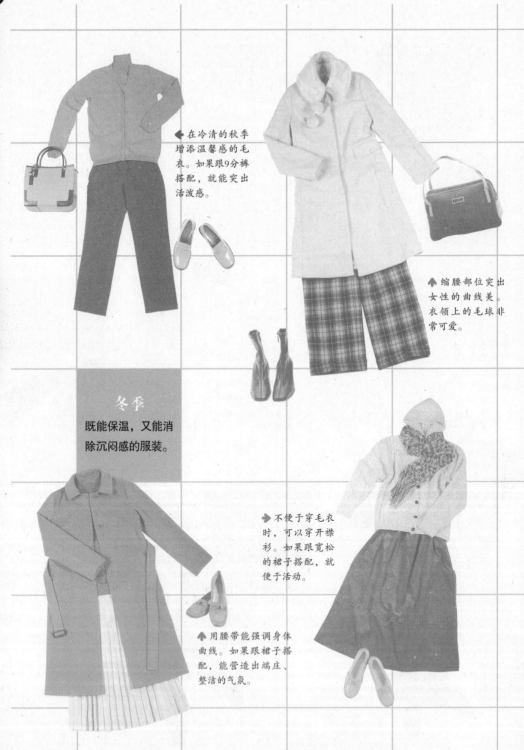

◀ 在冷清的秋季增添温馨感的毛衣。如果跟9分裤搭配，就能突出活泼感。

▲ 缩腰部位突出女性的曲线美。衣领上的毛球非常可爱。

冬季

既能保温，又能消除沉闷感的服装。

➤ 不便于穿毛衣时，可以穿开襟衫。如果跟宽松的裙子搭配，就便于活动。

▲ 用腰带能强调身体曲线。如果跟裙子搭配，能营造出端庄、整洁的气氛。

第十章

新生儿的特征与基本检查

对新生儿来说，出生的瞬间和出生后几天是最重要、最危险的时期。本章节中，将详细介绍正常的新生儿状态，以及新生儿接受的检查内容。

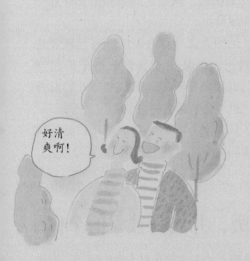

好清爽啊！

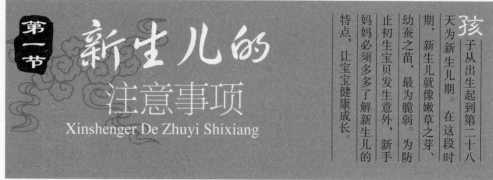

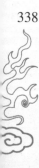

第一节 新生儿的注意事项
Xinsheng'er De Zhuyi Shixiang

孩子从出生起到第二十八天为新生儿期。在这段时期，新生儿就像嫩草之芽、幼蚕之苗，最为脆弱。为防止初生宝贝发生意外，新手妈妈必须多多了解新生儿的特点，让宝宝健康成长。

儿科医生，尤其是新生儿科医生与分娩室妇产科医生、护士组成团队，并照看新生儿，实时把婴儿的状态告知父母。

1 婴儿的第一次体验对未来有着很大的影响

有些婴儿在出院之前，一直在孵化器内受彻底的卫生管理和护士们的保护。这些婴儿的状态不太理想，因此在综合医院住院。不管是在综合医院出生，还是在普通妇产科出生，只要婴儿正常，尽量让妈妈和宝宝住在一个病房里。

过去只强调身体健康，但是现在更关心妈妈与子女之间的精神纽带。如果是母子公用病房，能方便地给宝宝喂最理想的营养——母乳。

即，出生几天内感受到的母子之间的感情会很大程度上影响母子一生的精神纽带关系。在这期间，妈妈和宝宝就通过身体接触了解对方，开始萌发出不可分割的感情。当母子都很健康，情绪稳定，共同相处时，会出现更有效的反应。

虽然是睁不开眼睛的新生儿，还不认识妈妈的新生儿，但仍具有丰富的感情。刚出生的婴儿和妈妈住在一个病房里，因此能快速地建立本能的感情纽带。建立纽带感越快越好，因此只要没有特别原因，就要让妈妈和婴儿住在一个病房里。

虽然大部分综合医院分开管理婴儿和妈妈，但是也不会影响母子的纽带感。即使因特殊原因妈妈和婴儿暂时分离，也不会永远影响纽带关系。

只要家人替妈妈看护婴儿，婴儿就能顺利地度过出生几天内的重要时期。

2 婴儿通过第一声哭泣开始呼吸，并成为独立的个体

前面讲述过"出生"本身的重要性。即，胎儿出生的瞬间，亲自经历的出生体验给婴儿的未来带来很大的影响。一般情况下，很难正确地测量婴儿的精神冲击，

但是能预测到身体经受的痛苦。

在妈妈的腹中，胎儿就通过脐带寄生，而且在黑暗、暖和的羊水中平稳地生活，然后为了分娩慢慢地调整位置，并摆脱安稳的生活。即，胎儿随着突然的子宫收缩，承受狭窄产道的压迫，摆脱母体。此时，胎儿的痛苦会达到极点。有时，

由于缺氧或产道压迫，导致胎儿头部的变形。另外，外界气温低于体内温度，而且由于独自呼吸的困难和体内的生理变化，将导致循环系统的变化。

第一次呼吸意味着婴儿已经摆脱依靠胎盘的生活，并开始了独立个体的生命。

③ 不要期待婴儿刚出生时的样子

很多人认为，健康的新生儿应该红润清洁，而且具有胖乎乎、会笑的漂亮脸蛋，但是刚出生的婴儿很丑，也不干净，没有可爱可言。

很难描述婴儿特有的样子，但是全身覆盖着厚厚的白色胎脂，因此产生不干净的感觉。另外，经过狭窄的产道时头部会变形，因此显得很不均匀。有时眼睑浮肿，有时脸部或身上有斑点，因此觉得很丑。

但是只要过一段时间，这种现象自然地消失，逐渐形成婴儿特有的个性美，因此变成漂亮可爱的样子。

在分娩室里会进行简单的检查，而

在分娩后几小时内，即婴儿从分娩冲击中一定程度地恢复稳定后，儿科医生就会仔细地检查婴儿的健康状态，然后在出院时实施反复检查。

一般情况下，医生将进行全面诊察、血液检查、尿液检查，而且检查正常新生儿中可能出现的各种神经反射状态，并判断婴儿的状态，然后根据婴儿的状态实施更精密的检查。

为了便于理解本章节中使用的术语，简单地介绍常用的几种医学用语。从广义上讲，新生儿是指刚出生的婴儿，新生儿期是指从出生日到出生后28天（大约1个月）。医院的统计结果表

孕产育全书

给您最贴心的关怀与照顾

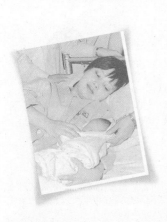
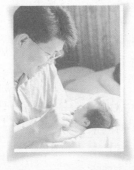
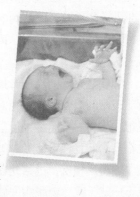

▲ 在分娩之前，胎儿在妈妈的羊水内生活，但是随着第一次哭声，在外界独自呼吸。第一次呼吸意味着婴儿已经摆脱依靠胎盘的生活，并开始了独立个体的生命。

明，新生儿的死亡率为2%~3%。为了便于看护和诊断，以体重和怀孕时间为标准，把新生儿分为六种。

正常体重儿：出生时的体重为2.5~4.0千克的婴儿。88%的新生儿属于正常体重儿，正常体重儿的死亡率为0.7%。

低体重儿：出生时的体重低于2.5千克的婴儿。低体重儿占所有新生儿的7%~8%。随着体重不同，低体重儿的死亡率也不同。一般情况下，低体重儿的死亡率为20%以上，达到正常体重儿的30倍。

世界健康组织（WHO）规定，即使婴儿出生时的体重只有0.5~1.0千克，只要出生时有心跳，就跟怀孕时间无关，都定义为生还的婴儿，但是在韩国，体重低于1.0千克的新生儿生存的可能性很小。

巨大儿：出生时的体重超过4.0千克的婴儿，死亡率很高，而且体重越大，死亡的危险性越高。

正常儿：跟出生时的体重无关，妊娠时间达到37~42周的婴儿称为正常儿。在所有新生儿中，正常儿的比例为88%。正常儿的死亡率为0.9%。

未熟儿：在妊娠36周之前出生的婴儿。占所有新生儿的6%~8%，死亡率超过24%。在1960年，妊娠28周之前出生的未熟儿的生存率低于10%，但是从1980年开始增加到25%~30%。

过熟儿：在妊娠42周以后出生的"老"婴儿。占所有新生儿的6%左右，死亡率为1.7%。

如此可见，正常体重儿和正常儿最安全。

4 糖尿病孕妇容易分娩过熟儿或巨大儿

一般情况下，出生时的体重和妊娠时间成比例。如果妊娠时间长，体重也会增加，因此未熟儿和低体重儿，正常儿和正常体重儿，过熟儿和巨大儿成为同义词，但是在医学上，必须严格地区别。2/3的低体重儿为未熟儿，但是剩下1/3的低体重儿的妊娠时间都超过37周，因此属于正常儿或过熟儿。

即使妊娠时间超过42周，在胎盘内发育不正常的婴儿的体重相对于妊娠时间来说很小（相对于胎龄来说很轻），死亡率也很高，而且经常伴随先天性畸形或新陈代谢障碍。相反，过熟儿和巨大儿的体重也不一定一致。糖尿病产妇所生的婴儿，

或者心脏系统天生畸形的婴儿，即使妊娠时间很短，体重却很重（相对于胎龄来说很重）。在这种状态下，死亡率和感染率也很高。

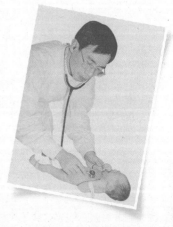

➤ 对刚出生的新生儿先进行基本处理，然后通过反射反应确认婴儿的健康状态和畸形情况。

5 必须彻底地检查正常儿和未熟儿

那么，低体重儿和未熟儿的情况又如何呢？从体重或妊娠时间来看，低体重儿和未熟儿远不如正常儿，而且体重越低、妊娠时间越短，生存可能性就越低。体重相等的低体重儿，妊娠时间越长生存可能性越大。妊娠时间相同的低体重儿，体重愈大生存可能性愈大。要想确保88％以上的生存率，妊娠时间至少要超过33周，体重至少要超过1.8千克。低体重儿、未熟儿，以及妊娠时间和体重不成比例的所有新生儿必须在特殊的设施内接受集中治疗。

不管是正常儿，还是未熟儿，都要彻底地检查新生儿的健康状态。

正常儿和异常儿的反射反应有明显的差别，因此对新生儿必须检查反射反应。最好能在最短的时间内发现异常症状，并及时地治疗能治的疾病，或者矫正能矫正的部位。

在诊断中，如果没有异常症状，婴儿就可以通过妈妈的授哺乳茁壮成长。

经过父母的精心养育，出生时布满褶皱的脸蛋或手脚逐渐长肉，成为可爱的宝宝。

6 如果是双胞胎，必须事先作好准备

双胞胎是指一个胎盘中孕育有两个胎儿。一个卵子受精后分成两个，就变成一卵性双胞胎；如果两个卵子同时受精，就变成双卵性双胞胎。

一卵性双胞胎的脸部和体型几乎相同，但是双卵性双胞胎就比较容易区分。

另外，一卵性双胞胎肯定是同性，因此只要一个胎儿为男婴，另一个胎儿也是男婴。如果是双卵性双胞胎，有同性双胞胎也有异性双胞胎。

在一卵性双胞胎的情况下，如果卵子的分离不完整，就容易形成头部、腰部或者全身为一体的畸形儿。两个胎儿以上的为多胞胎。

目前还没发现双胞胎的遗传因素，但是家中有双胞胎经历的，应该注意检查。

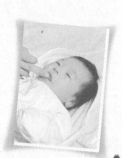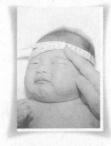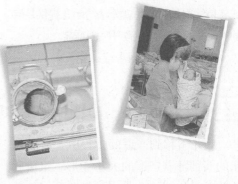

↑ 如果新生儿异常，就应该马上治疗，因此必须彻底地诊断，并确认反射反应。

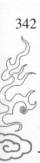

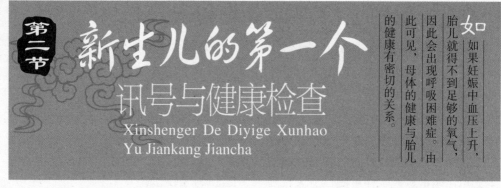

第二节

新生儿的第一个

讯号与健康检查

Xinshenger De Diyige Xunhao
Yu Jiankang Jiancha

如果妊娠中血压上升，胎儿就得不到足够的氧气，因此会出现呼吸困难症。由此可见，母体的健康与胎儿的健康有密切的关系。

目前还不知道调节妊娠时间的要素，但是大部分专家认为，胎儿分泌的激素影响分娩时间。

1 孕妇的高血压容易诱发胎儿的呼吸困难症

在分娩过程中，为了向体外挤出胎儿，孕妇将消耗大量的能量，但是胎儿不会乖乖地适应分娩过程。在子宫收缩的过程中，胎盘和胎儿逐渐被缩紧，因此通向胎盘的血液会减少。在子宫收缩间隙，如果子宫充分地松弛，而且胎盘的功能顺利地恢复正常，血流量就会增加，因此胎儿能得到足够的氧气。

在妊娠过程中，如果因高血压导致胎盘的功能不完整，应该供给胎儿的氧气长时间被中止。另外，如果子宫的收缩异常强烈，或者持续很长时间，就无法给胎儿提供足够的氧气，因此容易导致呼吸困难症。

如果出现呼吸困难症，胎儿的心跳会变慢。另外，缺氧现象给胎儿带来很大的危险，但是只要及时发现，并实施钳子分娩或剖腹产手术，胎儿就能安全地出生，因此需要检查胎儿状态的监视器。

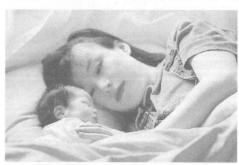

↑ 胎儿自出生的那一刻起便能自己呼吸，通过嘴巴摄取营养成分而且能快速适应新环境。

2 胎儿的头部随着产道的大小变形

胎儿下移到产道的过程中，最先出来的头部随着产道的大小变形。组成胎儿头盖骨的五块头骨也稍微移动，并重叠成修长的形状，因此容易经过狭窄的产道（最终头骨扩散成圆形）。胎儿的大脑是非常柔和的组织，因此很容易适应这些暂时性的变化。

　　由于产瘤，头部的变形更加鲜明。胎儿的头部在产道内受到挤压时，最先离开母体的头皮上会出现浮肿，这种浮肿就是产瘤（像肿瘤一样浮肿的症状）。在先分娩腿部的臀位情况下，会伴随着难产的危险。只要分娩顺利，就不会出现头部变形或产瘤。剖腹产的婴儿也不会出现这些症状。

　　只有缓慢地进行头位分娩时，才会出现头部变形和产瘤。只要头部逐渐变形，分娩就会更加顺利。如果分娩速度过快，头部就来不及变形，因此容易导致难产。分娩几天后，这些头部变形和产瘤都会自然地消失。

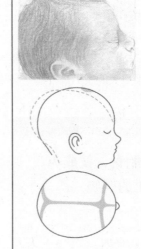

经过产道时的婴儿头部形状

◀胎儿经过产道的过程中，头部就相应地变形。第一个照片是头部变形的状态。下图中，用虚线表示变形的头部。三角形部位表示泉门和头盖骨之间的柔软部分。如果头部受压，五块头骨稍微地移动，因此导致头盖骨的变形。

③ 出生的同时，婴儿会接触新的刺激，并努力适应外界环境

　　在怀孕过程中，大部分婴儿都不会受影响，但是在出生过程中，胎儿为适应外界环境付出难以想象的努力。在出生之前，胎儿在妈妈的子宫内，听着妈妈血管内的各种声音，在温暖的羊水保护膜内舒适地生活。有时用力踢两脚，有时像呼吸一样活动胸部，有时喝羊水或撒尿，有时吸吮自己的手指，但是在妈妈的腹中，胎儿的生活完全处于被动状态，不仅通过跟胎盘连接的脐带吸收所有营养，而且靠母体维持生命。

　　从出生的瞬间开始，婴儿的身体出现巨大的变化，开始独自呼吸，独自通过嘴摄取营养。为了生存，胎儿利用所有功能来适应从未感受到的声音、光线、运动、寒冷等新刺激。

④ 第一次哭声是独立生活的第一个讯号

　　新生儿的第一次哭声，"呜呜"的声音是结束妊娠与分娩的瞬间。听到婴儿的哭声的瞬间，很多产妇就会忘记所承受的所有痛苦。

　　当妈妈自豪地对待婴儿的出生时，婴儿就作为独立的生命，经历呼吸的大挑战。对婴儿来说，第一次呼吸是非常艰难的尝试。在妈妈的腹中，胎儿的嘴、鼻子、气道、肺部内充满液体，婴儿的头部经过产道的过程中，胸部被挤压，因此肺部和气道内的部分液体容易通过嘴和鼻子排出体外，部分液体还通

343

过肺静脉或淋巴管被婴儿吸收。

在头位分娩（正常分娩）中，这些现象非常明显。在臀位分娩和剖腹产中，相当多的肺溶液残留在肺部内。在正常分娩中，也有少量的液体残留在肺部内，而且肺部处于萎缩状态。要想使肺部正常膨胀，需要比普通呼吸更大的压力。

随着哭声进行的第一次呼吸使肺部吸入大量的空气，因此肺部就充分地膨胀。如果用力呼吸几次，肺部就反复地膨胀，而且容易调节呼吸。随着肺部的膨胀，残留的液体被肺部内的小血管吸收，因此出生几天后，肺部的膨胀恢复正常。

必须掌握的知识

只要娩出胎盘，就成为真正的妈妈

从胎儿的出生到胎盘的娩出过程称为分娩第三期。分娩是母子第一次相遇的时机，也是所有的痛苦变成喜悦的瞬间。

在分娩第三期，首先要切断脐带。以前等脐带停止脉动后切断，但是现在大部分直接切断。切断脐带时，用夹子夹住合适的位置，然后切断脐带。一般情况下，在距离胎儿3厘米左右的地方切断脐带。

切断脐带后，会出现轻微的阵痛，接着分娩出从子宫壁脱落的胎盘。娩出胎盘后确认胎盘状态，然后清除子宫内的残留物。胎盘脱落后，子宫壁上出现伤口，但是子宫的收缩压迫血管，因此能防止出血。分娩第三期的子宫收缩称为后阵痛。痛症越严重，恢复得越快，因此不用担心。

完全娩出胎盘时，最长需要30分钟左右。从那一刻起，不再是孕妇，而是真正的妈妈。胎儿也成为能用肺部呼吸的独立的生命。肺部恢复正常功能，具有吸收氧气排出二氧化碳的功能。

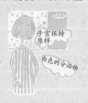

子宫保持原样

白色的分泌物

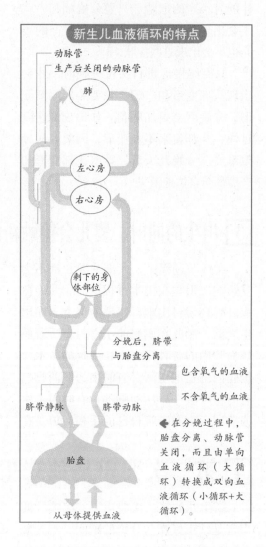

新生儿血液循环的特点

动脉管

生产后关闭的动脉管

肺

左心房

右心房

剩下的身体部位

分娩后，脐带与胎盘分离

■ 包含氧气的血液

■ 不含氧气的血液

脐带静脉　　脐带动脉

胎盘

从母体提供血液

◀ 在分娩过程中，胎盘分离、动脉管关闭，而且由单向血液循环（大循环）转换成双向血液循环（小循环+大循环）。

典藏精品版

最全面、系统的孕产育指导

---

5 哭声是痛苦的表现

在出生的瞬间，不是所有的婴儿都能发出哭声。有些婴儿还会默默地进行第一次呼吸。第一次哭声是婴儿对痛苦的表达方式。由于突如其来的噪音、寒

冷、光线等刺激，婴儿暂时处于茫然的状态。大部分情况下，由于经过狭窄产道时的窒息感出现这种痛苦。为了尽量减少婴儿的痛苦或周围变化，妇产科医院特别注意分娩室的环境，尽量用合理的方法调节噪音、光线、温度，但是很难营造出跟子宫完全相同的环境。

总而言之，刚出生的婴儿必须经受磨炼和痛苦。为了刺激第一次呼吸，需要轻微的冲击。

⑥ 不能呼吸时使用器械

大部分婴儿的口腔内残留着在腹中吸入的羊水，但是婴儿会本能地吞咽羊水，因此不会影响呼吸。一般情况下，利用橡胶球形状的吸入器或导管吸出口腔和鼻腔内的分泌物，以此清洁婴儿的呼吸道。如果刚出生的婴儿不呼吸，就容易导致缺氧症状。在这种情况下，利用氧气罩或插入支气管内的特殊导管吹入氧气，这样就能恢复正常。

如果呼吸几次，血液循环就会变化。在出生之前，胎盘给胎儿提供氧气，同时发挥肺部作用。在腹中，胎儿的肺部还不能完成呼吸功能，因此大部分血液不经过肺部，直接从右心房经过左心房进入大循环系统。

⑦ 分娩婴儿10分钟后排出胎盘

婴儿出生后，母体的子宫继续收缩，因此从子宫壁分离胎盘。一般情况下，分娩婴儿10分钟后排出胎盘。脐带内的动脉比静脉先关闭，因此流向胎盘的血液停止流动后，胎盘的血液依然通过静脉进入婴儿的循环系统。正因为这样，等待脐带停止脉搏后再慢慢地切断脐带。

切断脐带后，胎盘就完成了自己的使命，婴儿的肺部开始负责呼吸功能。从胎盘得到的血液停止流动，而且右心房和左心房之间的卵圆孔和肺动脉、大动脉之间的动脉管被关闭，因此经过右心房流向肺部的血液突然增加。从这时开始，胎儿由单向血液循环（大循环）转换成双向血液循环（小循环+大循环）。即，在胎儿期从胎盘得到养分，因此可以单向血液循环，但是从出生时刻开始进行双向血液循环。

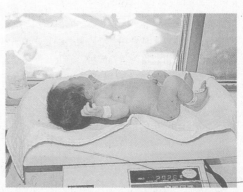

⬆ 生产后可以通过新生儿的手臂和腿的活动来判断婴儿的神经发达情况。

孕产育全书

给您最贴心的关怀与照顾

8 分娩后马上擦拭身上的水分

除了这些变化外，婴儿还要适应突然变化的周围环境温度。新生儿的身体湿润，如果放在20～23℃的室内，随着水分的蒸发，体温在15分钟内下降至33℃。如果体温低于或高于正常体温（36～37℃），氧气的需求量会急剧增加，因此不利于缺氧症婴儿。大部分情况下，给产妇看宝宝之前，先要擦拭婴儿身上的水分。

婴儿的体温很容易下降，在这种情况下，最好用暖和的毛布保护婴儿。在分娩后沐浴后，最好用根据连接在皮肤上的电极自动调节的取暖装置保护婴儿。

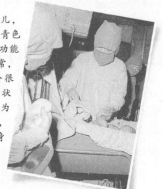

► 即使是正常儿，手脚也会出现青色症。只要呼吸功能和体温调节正常，婴儿的皮肤会很快恢复红润状态。尤其是，为了体温的调节，必须马上擦拭身上的水分。

9 出生后，通过婴儿的手脚活动确认健康状态

在出生之前，婴儿从胎盘得到营养，在出生后至哺乳之前，婴儿利用积存在肝脏内的糖原供应营养。未熟儿或低体重儿由于肝脏内储存的糖原较少，因此，静脉注射葡萄糖。

新生儿的活动大体上分为猛烈地哭闹的类型和安静地睡觉的类型。刚出生不久，大部分婴儿都会挣扎手臂和腿部。医生通过这些活动推测婴儿的神经系发育程度，并判断健康状态。

必须掌握的知识

爸爸的注意事项

在亲密感的研究中，一直只关注婴儿与妈妈的关系，经常忽略爸爸的作用。最近，很多专家研究爸爸与婴儿之间的亲密感。

● **与婴儿培养亲密感的积极态度**

除了抱婴儿等"给"的方式外，还应该考虑从婴儿处"得到"的东西。婴儿出生后，如果在婴儿与爸爸之间形成心灵的交流，爸爸也会产生对婴儿的关心。

很多人认为"爸爸有帮助的心意，但是起不到任何作用"。很多爸爸不会抱婴儿，因此不敢主动地帮妻子看护孩子。有时以紧张的状态抱婴儿，因此反而让婴儿不舒服。

● **爸爸和妈妈的作用完全不同**

很多人认为，爸爸只有保护妈妈和孩子的作用。换句话说，对宝宝只能发挥间接保护者的作用。其实不然，爸爸有爸爸的作用，婴儿也需要跟妈妈不同的爸爸。

研究结果表明，积极地看护新生儿的爸爸也能跟妈妈一样细心地照顾婴儿。只是不能像妈妈一样快速反应，因此需要更长的反应时间。

346

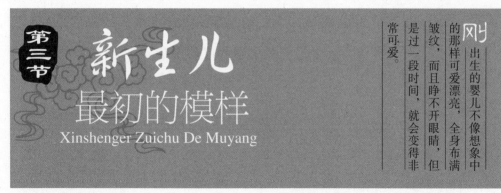

给您最贴心的关怀与照顾

第三节 新生儿 最初的模样

Xinshenger Zuichu De Muyang

刚出生的婴儿不像想象中的那样可爱漂亮，全身布满皱纹，而且睁不开眼睛，但是过一段时间，就会变得非常可爱。

刚出生的婴儿一整天都在睡觉（16～20小时），但是随着成长，睡觉的时间逐渐变少。在第一周，除了喝奶的时间，几乎都在睡觉。睡觉的姿势非常类似于子宫内的姿势，蜷缩着身体。如果子宫内的位置异常，出生后也以子宫内的姿势睡觉。即，臀位分娩的婴儿伸直双腿，并把双腿抬到胸部上方。在出生几天内，大部分婴儿都采取胎内的姿势。

婴儿的眼睛

在出生后6周之内看不到事物，但是视力逐渐好转，因此能看到妈妈。如果跟宝宝说话，他就开始发笑。但是在出生6周之内或出生几天内，也会偶尔环顾周围，或者看妈妈的脸。在这个时期，婴儿能看事物的焦距只有20～25厘米。这个距离相当于妈妈抱着婴儿时妈妈与婴儿之间的距离。如果抱起婴儿，婴儿就能与妈妈的眼睛对视。

婴儿的胸部

不管是男婴还是女婴，刺激妈妈乳房的激素影响婴儿的乳腺，因此婴儿的乳房都向外突出。有时还会流出母乳，但是如果挤奶就容易感染。不过几周，就能恢复正常状态。在胎内，妈妈的激素刺激女婴的子宫内膜，但是在出生后，这些激素不再刺激婴儿，因此女婴的子宫内膜脱落，导致像月经一样的出血现象。这是非常正常的现象，而且在青春期之前不会再出现这些症状。

婴儿的手指甲与脚趾甲

刚出生的婴儿有着手指甲和脚指甲，因此有些人感到很诧异。如果指甲过长，最好适当地修剪，以免抓伤脸部。如果修剪的指甲过于锋利，最好给婴儿戴上手套。

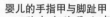

婴儿的头部

刚出生时，婴儿的头部占全身的1/3，但是身体只有成年人的1/20。新生儿的最大特点之一就是头部大于身体。头顶上的五块头骨还未完全密合，因此能触摸到泉门和柔软的部分。该部位被厚厚的头皮覆盖，因此不容易受伤。随着骨骼的成长，泉门逐渐变小，一岁半左右时基本上消失。

婴儿的头发

很多婴儿在胎内长头发。过一段时间，头发有可能变色，但是新生儿的头发大部分呈黑色。头发处于休息期，因此一周岁以后才能长出新头发。在这之前，胎内生长的头发就已全部脱落。

很多婴儿在床上蹭头部，因此后脑勺容易光秃，但是能长出新头发。

婴儿的肚脐

出生后剪掉并困扎脐带。脐带就像透明的果冻一样柔软，但是很快就会干瘪。出生几天后，脐带就会脱落。脐带脱落后，就可以洗盆浴。洗澡后必须擦干水分，并用70%的酒精擦拭肚脐。为了防止细菌感染，不能用手触摸肚脐，但是应该揭掉分泌物或血液形成的血痂，然后适当地治疗。脐带脱落时，可能出现少量的出血现象，但是不用过于担心。

347

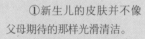

必须掌握的知识

新生儿容易出现的皮肤疾病

①新生儿的皮肤并不像父母期待的那样光滑清洁。

刚出生时，皮肤被白色胎脂覆盖。胎脂是覆盖婴儿皮肤的保护膜，能自然地脱落，因此不要用力擦胎脂，最好用纱布柔和地擦拭，用香皂清洗颈部周围或腋窝等褶皱部位。钳子分娩（不能正常分娩时采用的特殊分娩方法）的情况下，两颊上可能出现红印，但是几天后会自然地消失。

在分娩过程中，由于经过狭窄产道时的压力，婴儿皮肤内的微血管可能破裂，因此脸部出现紫色斑点。随着斑点的消失，可能出现黄疸症状，但是不用过于担心。如果眼睛的血管破裂，就会出现烟花形状或弯月形状的斑点，但是2周以后自然地消失，不会影响视力。

②单纯母斑是眉间（或眼睑）附近和颈部后方的小红斑。传说中，黄鹤带着婴儿来到人世，因此单纯母斑又称为黄褐斑。单纯母斑是黄鹤咬出的痕迹，类似于臀部的绿色斑点。眉间的斑点可能持续很长时间，但是随着新头发的生成逐渐消失。另一种单纯母斑为草莓形母斑。刚出生时没有任何斑点，但是几天后就会出现。草莓形母斑是草莓形状的深红色凸起斑点，即使不治疗也会逐渐消失。一般情况下，三周岁之前完全消失。

③蒙古族常见的蒙古斑点是臀部周围的绿色大斑点，类似于淤血痕迹。蒙古斑点与蒙古症（染色体异常症）毫无关系，过一段时间就会消失。有色人种，即大部分亚洲地区婴儿和黑人婴儿经常出现蒙古斑点。

④有些新生儿出现被称为中毒性红斑或者新生儿痘的没有危害的发疹症状。红色斑点中央出现黄色发疹，有时全身都发疹。这种斑点生成和消失的速度很快，因此30分钟后消失，然后在其他部位出现。

⑤粟粒疹是出现在鼻梁或下颚部位的斑点，几日或几周内彻底消失。粟粒疹是类似小头针头部大小的珍珠色斑点，有时像婴儿的黑痣，因此非常可爱。

出生几周内，婴儿的皮肤到处都是斑点。一般情况下，过一段时间后逐渐变干净，但是比成年人的皮肤柔和、敏感，因此很难护理。

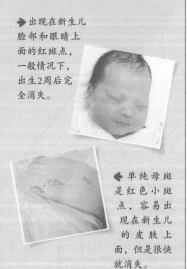

► 出现在新生儿脸部和眼睛上面的红斑点，一般情况下，出生2周后完全消失。

◄ 单纯母斑是红色小斑点，容易出现在新生儿的皮肤上面，但是很快就消失。

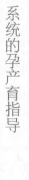

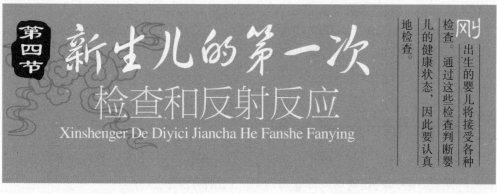

第四节　新生儿的第一次检查和反射反应

Xinshenger De Diyici Jiancha He Fanshe Fanying

刚出生的婴儿将接受各种检查。通过这些检查判断婴儿的健康状态，因此要认真地检查。

婴儿一出生，医生就会全面地检查婴儿的身体各部位。检查时，妈妈最好向医生咨询疑惑的问题。有些妈妈特别担心婴儿的健康状态，因此通过医生的解释和指导，能消除恐惧心理，稳定不安的情绪。

1 仔细检查身体各部位

一般情况下，在脱光衣服的情况下检查婴儿身体各部位（当然，要考虑室内温度等因素），这样才能仔细地观察婴儿的身体各部位，更详细地观察神经系统的成熟程度。抬起或放开的行为也是检查的一种。通过挣扎的行为，哭闹的状态，平静时的样子评价健康状态。另外，仔细观察皮肤、手、脚、眼睛等外表，然后用听诊器检查心脏和肺部。

在出生初期，经常听到心脏杂音，但是很快就会消失，不会影响心脏健康。另外，同时检查胯部大腿动脉，如果没有脉搏或脉搏微弱，就说明下行大动脉被堵塞。

检查婴儿的腹腔内器官时，用暖和的手触摸婴儿的腹部，这样就能判断主要器官的异常情况。

婴儿的关节中，股关节（大腿关节）的检查非常重要。这种检查使婴儿不舒服，因此哭闹不停，但是能检查股关节的脱臼情况。在仰卧状态下，如果垂直抬起大腿（弯曲膝盖的状态），并分开双腿，大部分都能分开180度左右。如果双腿受限制，就应该怀疑是脱臼。

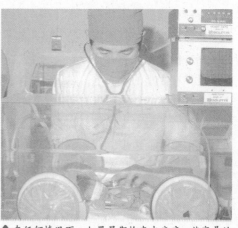

↑ 在任何情况下，如果早期检查出疾病，就容易治疗，因此要非常重视新生儿的检查。在这个时期，妈妈就需要非常敏锐的观察能力。

349

只有及早治疗，才能恢复正常。

妈妈还应该关心婴儿的体重和哺乳状态。出生2～3日内，大部分婴儿的体重减少10％左右，但是出生5～7日后，恢复出生时的体重，然后每天增加体重20～30克。只有正常地增加体重，才称得上健康的宝宝。

② 新生儿的反射反应

新生儿的反射反应是指婴儿对某种刺激的反应。婴儿的任何反应都成为判断婴儿的神经和肌肉成熟度的宝贵数据。反射反应的种类达几十种，下面只介绍新生儿检查中常用的几种反射反应。一般情况下，婴儿从这些原始反射反应开始，逐渐发展成复杂、协调、有意识的反应。

握拳反射：如果轻轻地刺激婴儿的手掌，婴儿就无意中用力抓住对方的手指。如果拉动手指，婴儿的握力愈来愈大，甚至能提起婴儿。脚趾的反应没有手指那样强烈，但是跟握拳反射一样，缩紧所有脚趾。研究结果表明，握拳反射与想抓住妈妈的欲望有密切的关系。一般情况下，能自由地调节握拳作用后，才能任意抓住事物。

迈步反射：在一周岁之前，婴儿都不能走路，但是出生后具有迈步反射能力。让婴儿站在平整的地面上，然后向前倾斜上身，这样就能做出迈步的动作。另外，如果用脚背接触书桌边缘，就能像上台阶一样向书桌上面迈步。在悬空状态下，婴儿处于非常不安的状态，因此能踩住脚底下的事物。在出生后，婴儿就开始寻找自己站得住脚的地方。

摩罗反射：在受惊状态下，婴儿就出现摩罗反射。如果从距离地面5厘米左右的地方突然松开婴儿，或者用噪音刺激婴儿，婴儿就做出受惊的动作。在伸直双臂、双腿和手指的情况下，就像抱妈妈一样，向胸部靠近手臂，而且向胸部蜷缩膝盖。有时，还会拼命地哭闹。如果出生3～4个月内出现这种反应很正常，但是之后还出现这种反应，就应该怀疑大脑异常。

觅食反射：如果轻轻地刺激婴儿嘴唇附近，婴儿就会自动地向刺激方向扭头，然后伸出嘴唇。如果这时把乳头靠近婴儿的嘴唇，婴儿就会张嘴吸吮母乳。这种反射是饥饿的表现，因此要马上喂母乳。

以上反射反应只能检查神经系统的状态。比如，迈步反射能检查活动腿部的能力，摩罗反射能检查手臂功能。只要婴儿的神经系统充分地发达，而且能独自调节身体运动，这些原始反应就会逐渐消失。

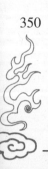

刚出生时接受的基本护理

出生后，在妈妈腹中生活的胎儿只能靠自己的力量生存。刚出生时，婴儿就接受有助于呼吸的基本护理，并干净地洗澡。

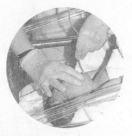

1 吸出异物，有助于呼吸

婴儿出生后，首先清除口腔内的羊水或异物，这样就有助于呼吸。在新生儿病房内，为了排除异物，放低婴儿头部几小时。另外，清除喉部和支气管内的异物，便于婴儿呼吸。

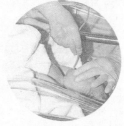

2 清除肺部的异物

在经过产道的过程中，由于肺部的压迫，婴儿的肺部内将积存异物。出生后，这些异物持续进入口腔和鼻腔。在这种情况下，利用细管清除异物。

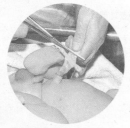

3 较短地切断脐带

婴儿出生后，较长地切断脐带。此时，只留下3～4厘米后剪断剩下的脐带，然后用塑料夹子夹住脐带末端。

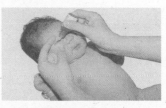

4 从眼睛里吸出羊水，然后消毒眼睛

刚出生的婴儿眼睛里有羊水，因此不能正常地睁开眼睛。用消毒水清除羊水，然后彻底地消毒眼睛。

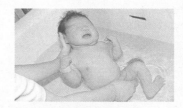

5 通过第一次沐浴清除胎脂和血渍

结束应急处理后，婴儿就能正常地呼吸。在这个时期，可以通过第一次沐浴清除经过产道时沾的血渍和胎脂，然后擦拭干净。洗澡后重新消毒脐带。

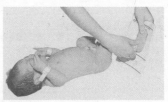

6 按下脚印

结束有助于呼吸的基本处理和沐浴后，量体重、头围和胸围，并按下脚印。按下脚印后，还要重新消毒脚部。

7 转移到新生儿病房

结束所有检查后，转移到新生儿病房。在这里，婴儿将戴上详细地记录妈妈的姓名、婴儿的性别、出生时间、体重的手镯和脚环。只要戴上手镯和脚环，就不用担心抱错婴儿。

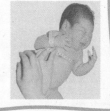

出生后马上进行的检查

如果婴儿出生，医生就马上对婴儿进行全面的身体检查。此时，妈妈也可以参与，因此最好向医生咨询疑惑的问题。

1 观察身体各部位

从头到脚仔细地观察婴儿的身体各部位。比如，整体姿势、紧张度神经系统的成熟情况。如果发现异常，为了及早治疗，必须经常接受诊断。

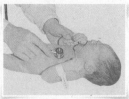

2 听婴儿的心跳声音

婴儿出生后，必须经常听心跳声，以便检查心脏疾病。新生儿的心脏还没有完全愈合，因此最好经常检查。除了呼吸次数及呼吸方法，为了检查肠胃状态，应该用温暖的手触摸婴儿的腹部。

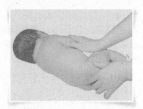

3 检查婴儿的皮肤颜色

如果皮肤颜色过白或发青，就应该进行精密检查。有时用灯光照射身体。正常情况下，皮肤颜色呈鲜红色。

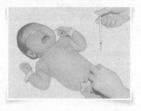

4 检查血液

从脚后跟采集少量血液，沾在过滤纸上检查。通过血液检查能诊断出"先天性代谢异常"。一般情况下，出生两天后进行该检查。出生时，婴儿就携带体内的新陈代谢所需的酵素。如果缺乏这些酵素，就容易导致神经衰弱症或身心障碍。

5 仔细观察头部伤痕

注意观察婴儿经过产道时是否受伤。头部是非常重要的部位，因此尽量找出问题。从头顶开始慢慢地抚摸头部周围，这样就能检查肿瘤或其他异常症状。

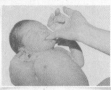

6 检查婴儿的口腔

检查婴儿的牙龈、舌头、口腔的形状，以及异常的肿瘤。一般来说，用手指检查婴儿的口腔。如果舌根过于靠近口腔底部，就应该马上实施手术。

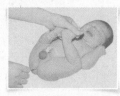

7 检查肛门状态

用手指仔细检查肛门状态。如果发现异常，就应该马上采取措施。刚出生的婴儿需马上排泄，因此必须实施该项检查。

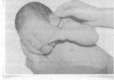

8 检查耳部

如果早期发现耳部异常，就容易治疗。仔细检查耳孔和耳朵形状是否正常。用手检查耳朵内外，并用眼睛观察外部形状。

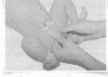

9 检查性器官

在出院时，再检查一次性器官。女婴主要检查外阴唇和内阴唇的愈合情况，男婴主要检查两侧阴囊的大小是否一致。如果一侧阴囊达到另一侧阴囊的2～3倍，就可能患有阴囊水肿或疝气。

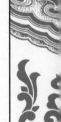

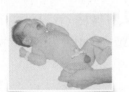

10检查腿部状态

用手分开婴儿的双腿，然后检查分腿的姿势是否正常，腿部长度是否相等。如果骨关节脱臼，分腿的姿势会不自然，而且双腿长度也不等。

11检查黄疸

一般情况下，出生2~3日后出现黄疸症状。随着红血球的破坏，黄色胆汁大量增多，因此导致黄疸症状。黄疸是常见的生理症状，因此不用过于担心。如果长期不消失，就应该检查正确的数值，并实施光线治疗。

Baby care

出生3~7日内进行的先天性代谢异常检查

先天性代谢异常是指，由于新生儿的体内缺乏特定要素导致呕吐、肠胃损伤、神经发育迟缓等症状的现象。一般情况下，出生3~7日内进行先天性代谢异常检查。从婴儿的脚后跟采集少量的血液，然后沾在过滤纸上干燥，并送往分析室检查。

先天性代谢异常容易影响大脑，也会导致肝脏或肾脏障碍。目前，韩国发现的代谢异常疾病有20余种。本书中将介绍通过早期诊断能治疗的5种疾病。

1.先天性甲状腺功能衰退症

4000~6000名新生儿中会出现一名先天性甲状腺功能衰退患者。甲状腺激素对身体的各种代谢作用、心血管功能、中枢神经系统、骨骼系统的成长发育、造血功能的发挥有非常重要的作用。先天性甲状腺功能衰退症是由于缺乏甲状腺激素引起的疾病，在婴儿期主要出现黄疸、便秘、授乳困难等症状，在婴儿期以后主要出现身体发育缓慢，智力障碍，行为、语言障碍，神经系统异常等症状。只要在出生4周内治疗，大部分都能治愈。

2.苯丙酮尿症（phenylketonuria）

苯丙酮尿症是导致智力障碍、淡褐色头发、皮肤色素不足等症状的遗传性疾病。在韩国，70000~80000名婴儿中出现一名苯丙酮尿症患者。从婴儿期开始出现呕吐、湿疹、淡褐色头发、白皮肤等症状，而且导致智力下降，但是只要在出生1个月内治疗，就能预防这些症状。一般情况下，用特殊奶粉实施饮食疗法。

3.半乳糖血症（Galactosemia）

由于酵素障碍，不能把半乳糖转换成葡萄糖，因此在体内积存大量的半乳糖。80000~90000名新生儿中会出现一名半乳糖血症患者，此病具有遗传性。出生后出现发育不振、呕吐、肝脾肿大、黄疸、痢疾等症状，而且几个月后出现白内障、神经运动发育迟延等症状，最后发展成肝硬化、酸中毒、氨基酸尿等疾病。如果使用不含乳糖的奶粉，就能治疗半乳糖血症。

4.先天性肾上腺皮质增生症

15000名新生儿中出现一名先天性肾上腺皮质增生症患者，这是比较常见的先天性疾病。由于缺乏酵素，导致激素分泌的不均衡。另外，由于胎儿的性器官发育障碍，导致男性化，而且出现色素沉着症状。不仅如此，由于电解质的异常，导致盐分消失的症状。随着年龄的增长，先天性肾上腺皮质增生症患者会持续男性化，而且快速成长发育，因此提前进入青春期。通过药物治疗，能调节快速的成长和提前的青春期。

5.高胱氨酸尿症（Homocystinuria）

高胱氨酸尿症是由于合成酵素障碍引起的热性遗传疾病，20万名新生儿中只有一名高胱氨酸尿症患者。如果患有高胱氨酸尿症，就会出现智力障碍等神经系统障碍，水晶体突出、视力障碍、近视、白内障等眼部症状，以及骨质多孔症、面部变形等症状。有时还会出现血栓症状。如果减少维生素B6和蛋氨酸（Methionine）的摄取，就能治疗高胱氨酸尿症。

孕产育全书

给您最贴心的关怀与照顾

353

典藏精品版

最全面、系统的孕产育指导

354

新生儿的反射反应

新生儿的反射是指对某种刺激的反应。反射种类达数十种，下面只介绍必须检查的反射反应。

握拳反射
如果轻轻地刺激婴儿的手掌，婴儿就无意中用力抓住对方的手指。如果拉动手指，婴儿的握力愈来愈大，甚至能提起婴儿。研究结果表明，握拳反射与想抓住妈妈的欲望有密切的关系。

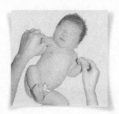

迈步反射
让婴儿站在平整的地面上，然后向前倾斜上身，这样就能做出迈步的动作。抱住婴儿的身体，然后放在平整的地面上，这样就会出现迈步反射。

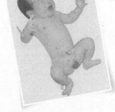

觅食反射
饥饿时最容易出现的反射反应。如果轻轻地刺激婴儿嘴唇附近，婴儿就会自动地向刺激方向扭头，然后伸出嘴唇。

摩罗反射
是指婴儿保护自己的反射。如果触摸婴儿或抬起婴儿头部，婴儿就会作出特有的反应。在伸直双臂、双腿和手指的情况下，就像抱妈妈一样，向胸部靠近手臂，而且向胸部蜷缩膝盖。有时，还会拼命地哭闹。

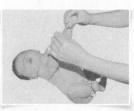

起身反射
抓住婴儿的双手，然后轻轻地拉起。婴儿就无意中做出用力起身的动作。

B a b y　　c a r e

其他反射反应

● **紧张性颈部反射**

根据颈部和头部的位置调节身体平衡的反射。如果轻轻地向一侧扭转婴儿的头部，婴儿就伸直扭转方向的手臂和腿部，然后弯曲另一侧的手臂和腿部。给婴儿穿衣服或洗澡时，也会出现这种反应。

● **后背反射**

用左手垫婴儿，然后用右手指平行于背脊骨画长线。受刺激侧的身体像弓一样弯曲，同时蜷缩另一侧腿部，而且强烈地哭闹。一般情况下，后背反射在婴儿出生2个月后就会消失。如果2个月后还出现后背反射，就应该怀疑婴儿患有脑性麻痹。

● **落脚反射**

类似于迈步反射的反应。如果用脚背接触书桌边缘，就能像上台阶一样向书桌上面迈步。在悬空状态下，婴儿处于非常不安的状态，因此能踩住脚底下的事物。

未熟儿与过熟儿的异常症状

Weishuer Yu Guoshuer De Yichang Zhengzhuang

与预产期提前出生或推迟出生的婴儿会出现比正常儿更多的问题，这些婴儿必须在特殊设施内接受更细心的检查和看护。

孕产育全书

给您最贴心的关怀与照顾

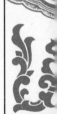

1 未熟儿

一般情况下，7%～8%的婴儿在妊娠36周之前出生，而这种婴儿称为未熟儿。所有未熟儿不一定都存在问题，但是妊娠时间越短、体重越轻，死亡的可能性越高。妊娠34周后出生的婴儿能正常成长，但是妊娠26～28周之前出生的婴儿很难生存。幸好这种情况很少，而且随着医疗水平的发展，能救活处于困境的未熟儿或很小的未熟儿。

●妊娠时间越短越容易导致呼吸困难症

未熟儿未经过形成皮下脂肪层的妊娠后期，因此非常小，而且很瘦。未熟儿的皮肤很薄（甚至能看到血管），呈透明的鲜红色。由于血管软弱，出生时容易淤血，但是很快就会消失。另外，肌肉的发育不良，因此不能像正常婴儿一样弯曲腿部，而是伸直手臂和腿部。一般情况下，妊娠时间越短越容易导致呼吸困难症。

正常儿的手掌和脚底的纹线很清晰，但是未熟儿的手掌和脚底很光滑。由于轻微的皮肤浮肿，手脚显得很扁，耳朵也没

有像正常儿一样的复杂起伏。在妊娠后期，胎儿的绒毛自然地脱落，但是未熟儿未经过妊娠后期，因此身上的绒毛很多。

●未熟儿对环境温度非常敏感

看护未熟儿时必须特别注意。一般情况下，在具备保育器、监视装置等特殊设施，以及熟练的医生和护士的未熟儿集中治疗室里看护。

韩国的综合医院也经营未熟儿集中治疗室，因此能治疗出生时的体重低于1.5千克的低体重儿或提前10周以上分娩的婴儿。孵化器能维持适合未熟儿体温的环境

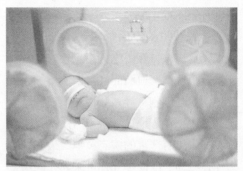

▲预产期之前出生的婴儿。严重的未熟儿或低体重儿，必须在特殊设施内看护。

温度和湿度，婴儿因此能顺利地成长。

未熟儿的脂肪层很薄，因此对环境温度非常敏感。如果环境温度下降，婴儿的体温也下降，并导致体内的生理变化，因此威胁生命。未熟儿出生后必须马上放入孵化器内保持正常体温。

妊娠34周之前出生的婴儿不能正常地吸吮母乳或奶瓶，只能通过胃管吸收营养。如果通过鼻腔或口腔插入胃管，婴儿就比较难受。如果婴儿吸吮的力量逐渐增大，就能独自吸吮母乳，因此不用过于担心。

●注意预防未熟儿的综合征

未熟儿容易出现各种综合征，其中最常见但很难治疗的综合征是由于不成熟的肺部导致的呼吸困难症。在轻微症状的情况下，可以用氧气罩，但是严重时必须人工呼吸。如果呼吸障碍恶化，死亡的可能性很高，但是经过医学经验丰富的医疗队伍和现代化新生儿集中治疗设施的诊治，逐渐提高了存活率。

黄疸也是主要的综合征之一。未熟儿的肝脏完全不能清除黄色的胆红素（胆汁的一种），而且残留在血液中的胆红素附着在皮肤上面，因此脸部和眼睛呈黄色，严重时全身都呈黄色。

导致黄疸的原因很多。不管是什么原因，都应该按照医生的指示住院治疗。如果黄疸严重，血清胆红素值会增加，因此损伤大脑细胞，导致脑性麻痹或痴呆症状。在这种情况下，毫无治疗方法。

如果患有严重的病态黄疸，最好住院治疗1～2周。即使婴儿住进未熟儿病房，也不要失望，应该经常到未熟儿病房鼓励

在生死线上挣扎的宝宝。

●只要悉心看护一年，未熟儿也能像正常儿一样正常成长

每个婴儿的成长都有差异，但是大部分婴儿在分娩2～3日内体重下降，但是出生2周后恢复正常体重。一般情况下，婴儿的体重每天增加15～20克。如果体重达到1.9～2.2千克，就能出院，因此能预定出院日期。根据出院日期，事先掌握更多的育儿知识，并准备适合婴儿的环境。

未熟儿的父母非常担心自己的宝宝能否正常地成长，但是除了过早地出生的婴儿或患有特殊综合征的婴儿外，大部分未熟儿都能正常地成长。出生1年内，未熟儿的抵抗力较弱，因此容易出现上呼吸道感染等炎症，但是90%以上的未熟儿都能正常地成长。另外，未熟儿本身不会影响精

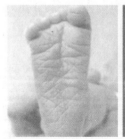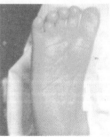

▲ 正常儿的脚趾（左图）有很多皱纹，但是未熟儿的脚趾（右图）非常光滑。

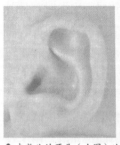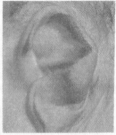

▲ 未熟儿的耳朵（右图）比正常儿（左图）柔软，因此容易折弯。在折弯状态下，不能自觉地恢复正常状态。

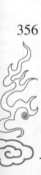

神发育。在出生几个月内，检查身体、智力发育时，应该减去提前出生的日期。两岁或两岁半时，未熟儿和正常儿的发育程度基本上没有差别，但在慢性疾病或营养缺乏时，低体重儿的发育比正常儿慢，而且容易出现神经系统后遗症和学习障碍。

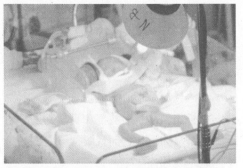

↑ 未熟儿的脂肪层很薄，因此对周围温度非常敏感。未熟儿出生后应马上放入孵化器内保持正常体温。

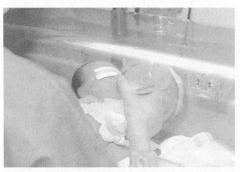

↑ 有些早产儿的体重类似于未熟儿，但是身体特征或神经反射类似于正常儿。

② 比胎龄小的婴儿

未熟儿是妊娠时间短（少于36周），体重低于2千克的婴儿。有些婴儿的妊娠时间超过37周，但是胎内的成长非常缓慢，因此体重低于2.5千克。这种婴儿称为比胎龄（妊娠时间）小的婴儿。比胎龄小的婴儿分为先天性低体重儿和缺乏营养导致的低体重儿。

● 在妊娠过程中，必须通过产前检查确认胎儿的健康

从妈妈的角度来看，慢性疾病（内分泌异常、心脏及脉管疾病、妊娠中毒症、慢性肾盂炎）、急性感染症（病毒性疾病和细菌性疾病）、习惯性药物中毒症、营养失调、饮酒、吸烟、双胞胎、经济条件较差（贫困和工作）等原因是导致低体重儿的主要原因。从胎儿的角度来看，先天性畸形，胎内感染症（风疹、梅毒等）等原因是导致低体重儿的主要原因。从胎盘的角度来看，胎盘功能衰退症，血流障碍等原因是导致低体重儿的主要原因。

一般情况下，通过产前检查可以在早期发现这些症状。在不得已的情况下，即患有难以治愈的急慢性疾病、延长妊娠时间也无法增加体重，即使是未熟儿，也应该根据胎儿的肺部成熟状态实施诱导分娩。

● 只有体重不正常，其他身体特征很正常

有些婴儿只有体重不正常，其他身体特征或神经反射都跟正常儿一样。这些婴儿的妊娠时间比较长，因此即使体重低于正常儿，也能正常地成长。

婴儿的头部大小与妊娠时间成比例，因此具有身体消瘦、面部显"老"、头发长、耳朵的起伏明显等正常儿的特征。另外，乳头较大，阴囊的皱纹明显，能触摸

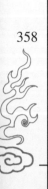
到睾丸。女婴的大阴唇比小阴唇发达，而且脚底有很多皱纹。

这种婴儿对外界环境的适应能力比未熟儿强，因此比较容易看护。呼吸障碍较少，但是先天性畸形的可能性较大，而且血糖值和钙值较低。在这种情况下，尽量

提前喂母乳，而且经常检查血糖值（连续检测48小时），然后根据检查结果改变喂乳方法。另外，可静脉注射葡萄糖，并观察到血糖值稳定为止。这些婴儿的成长速度比未熟儿快，但是比正常儿慢，因此一年后才能赶上正常儿。

3 过熟儿

超过预产期，即妊娠42周后出生的婴儿称为过熟儿。在胎内容易患有缺氧症或胎儿呼吸困难症，因此分娩时比较危险。在这种情况下，最好实施诱导分娩或剖腹产手术。

● 过熟儿的手掌和脚底有很多皱纹

预产期后，胎盘的血流减少，因此胎儿的成长速度变慢。过熟儿的体重比正常儿稍重，有时还会轻一些。在身体特征方面，手掌和脚底的皱纹比正常儿明显，而且皮肤又白又粗糙，但是2～3日后逐渐脱

皮，并长出新皮肤。头部和身高比正常儿大，但是身体消瘦，而且眼神"老练"，不停地环顾周围的人。

由于缺氧症，在胎内排出胎便，因此羊水被胎便着色，皮肤、手指甲和脐带都被胎便染黄。

很少出现像未熟儿一样因肺部发育不良导致的呼吸困难症，但是容易出现胎便着色症状或因吸入胎便导致的胎便吸入性肺炎。出生后，血糖值和钙值比较低，因此需要住院治疗，但是5～6日后能恢复正常。一般情况下，过熟儿的成长速度比正常儿快。

最关心的问题

不幸的分娩——死产的原因

最痛苦、最难以接受的分娩就是生出死胎，这也被称为死产。引起死产的原因有很多，如：染色体异常、胎儿感染、胎盘早期脱离、母体产生疾病等。一般从怀孕初期开始接受定期检查的话，很多问题都能在早期被发现后及时解决。因此，应该接受适当的医学治疗，并根据医生的指示来行动。

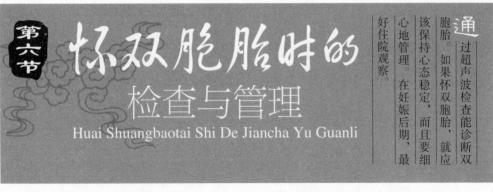

怀双胞胎时的
检查与管理
Huai Shuangbaotai Shi De Jiancha Yu Guanli

通过超声波检查能诊断双胞胎。如果怀双胞胎，就应该保持心态稳定，而且要细心地管理。在妊娠后期，最好住院观察。

一般情况下，一次能怀一个胎儿，但是也有双胞胎或多胞胎的情况。

1 怀双胞胎时，需要更多的休息和管理

双胞胎分为一卵性双胞胎和双卵性双胞胎。一卵性双胞胎只有一个胎盘，而且卵子和精子结合分裂时，一个卵子分裂成两个核，因此相貌非常相似。双卵性双胞胎有两个胎盘。一般情况下，女性每个月只能排出一个卵子，但是偶尔也能能排出两个卵子，分别在子宫内着床，成长为双卵性双胞胎。双卵性双胞胎比一卵性双胞胎更容易区分，而且有同性或异性双胞胎。

不同人种的人怀双胞胎的概率不同，韩国人怀双胞胎的概率为一百五十分之一，怀三胞胎的概率为八千分之一，怀四胞胎的概率为七十万分之一。

妊娠双胞胎时，会有很多孕妇感到紧张或羞耻，但这不是羞耻的事情。

如果妊娠双胞胎，在妊娠期间或分娩后，需要更多的休息和管理，而且婴儿也容易成为未熟儿，因此如果知道多胎儿的事实，最好在妊娠后期住院观察。在双胞胎的情况下，妊娠35周左右住院；在三胞胎或四胞胎的情况下，应该更提前住院。

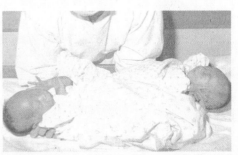

▲在产前检查中，如果确诊双胞胎，就应该在预产期之前住院观察。在双胞胎的情况下，妊娠35周左右住院；在三胞胎或四胞胎的情况下，应该更提早住院。

2 通过超声波检查诊断双胞胎

在妊娠期间，如果体重严重地增加，或者子宫异常地大，或者父母一方有双胞胎经历，就有可能妊娠双胞胎。一般是通过超声波检查来诊断双胞胎。妊娠双胞胎

比较危险，而且容易分娩未熟儿或比胎龄小的婴儿。另外，分娩时后分娩出的那个胎儿很有可能是臀位姿势，因此窒息的可能性很大，但是随着现代医学的发展，几乎没有太大的危险。

在住院期间，尽量稳定情绪，并仔细

准备婴儿的衣服和其他物品。

另外，考虑到可能分娩未熟儿或比胎龄小的婴儿，应该多阅读营养、心理方面的书，或者向医生咨询后事以便先采取相应的对策。

最关心的问题

一卵性双胞胎与双卵性双胞胎

一卵性双胞胎——一个精子与一个卵子结合，然后在发育初期分成两个胚芽形态。在这种情况下，遗传特性相同，性别相同，而且血型和身体形态基本相同。

双卵性双胞胎——两个精子分别与两个卵子结合。在这种情况下，更像普通的兄弟，而且外形、遗传特性和性别都可能不同。

必须掌握的知识

上班族女性的产假计划

对上班族产妇来说，3个月的产假是非常重要的。在产假期间，不要忙于看护婴儿，应该先列出产假期间需要完成的事情。

1 从分娩6~8周开始，可以到户外散步，因此最好到室外呼吸新鲜的空气。

2 认真地做产褥期体操，尽快恢复妊娠前的身材。

3 分娩3周后可以看电视或书。如果事先整理跟工作相关的信息，就能马上恢复工作状态。

4 上班2周前开始逐渐断奶，并进行定期检查，而且完成繁杂的家务。

5 上班时，大部分妈妈都把婴儿寄托给托儿所或者家人，因此重新检查婴儿用品，而且准备好所需物品。

6 上班1周前开始到美容院烫发或剪发。此时，应该告诉美容师已经分娩婴儿的事实。

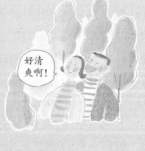

好清爽啊！

7 上班2~3日前，最好到公司向上司和同事打招呼，这样就能减少陌生感。

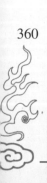

典藏精品版

最全面、系统的孕产育指导

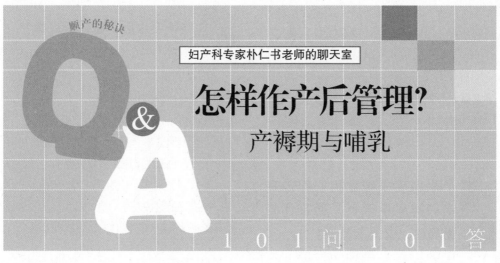

妇产科专家朴仁书老师的聊天室

怎样作产后管理?

产褥期与哺乳

1 0 1 问 1 0 1 答

Q95 分娩5天后还有尿失禁症状，会不会是尿道感染?

在分娩过程中，缩紧膀胱出口的括约肌功能暂时衰弱，因此经常出现尿失禁症状。比如，咳嗽或腹部用力时排出少量的尿液，但是几天后大部分的产妇会好转，因此不用过于担心。

Q96 分娩1个月后依然出现含有血液的恶露，是不是异常?

分娩1个月后出现含有血液的恶露是比较正常的现象。如果含有大量的血液，就说明子宫内还有胎盘残留物，或者部分卵膜，或者患有子宫肌瘤，因此最好到医院就诊。

Q97 分娩3个月后没有出现月经，会不会又怀孕了?

分娩后重新出现月经的时间因人而异，大部分在6周至1年内出现月经，因此分娩

2~3个月后最好采取避孕措施。

常用的避孕方法有阴道外射精、阴道内投药法、子宫内节育环、口服避孕药、避孕套等。阴道外射精是在体外射精的方法，但是失败率较高。另外，月经失调的女性很难采取阴道外射精的办法进行避孕。

阴道内投药法是在性交几分钟之前向阴道内插入药物的避孕方法，但是失败率比阴道外射精还要高。

子宫内节育环是向子宫内插入节育环的避孕方法。如果想怀孕，就可以去掉节育

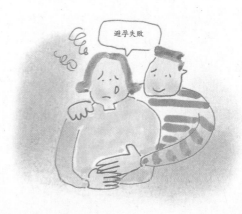

避孕失败

孕产育全书 给您最贴心的关怀与照顾

361

环，而且在几个月内能怀孕。有时会导致子宫外怀孕、出血、炎症、卵管妊娠等症状，但是通过手术能避免这些症状。

避孕套是在性行为时简单地使用的避孕工具，而且能预防性病。口服避孕药容易导致各种副作用，但是最近开发了很多新药材，因此能降低副作用。

Q98 产后出现尿频症状，但是每次的排尿量很少，而且伴随着痛症，这是不是病？

分娩后，恶露容易弄脏外阴部，因此容易感染膀胱。另外，产后容易出现便秘症状，严重时还会导致肾盂炎。在这种情况下，必须用抗生剂彻底消除细菌。如果停止治疗，就容易复发，因此完全恢复之前，必须坚持治疗。如果炎症慢性化，就更难治疗。

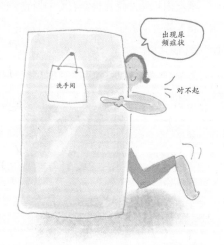

出现尿频症状

洗手间

对不起

Q99 卵管手术后，能否再妊娠？

卵管复原手术包括摘除卵管周围结扎部位的卵管剥离术和剪切结扎部位然后重新连接卵管两端的再结合手术。为了治疗不孕症状，将实施卵管复原手术。另外，卵管手术后，需要再妊娠时，也可以实施卵管复原手术。

在手术过程中，使用显微镜，因此成功率逐渐提高，但是成功率只有20%～30%，因此采取此种永久避孕方法时，必须慎重考虑。

Q100 第一次患了妊娠中毒症，下一次妊娠是否还会再犯？

一般情况下，分娩2周后妊娠中毒症就会消失。而蛋白尿要分娩2个月后才会消失。

在下一次妊娠中，患过妊娠中毒症的女性复发或恶化的可能性很高，为了自己的健康，最好完全根治后再妊娠。

Q101 产后实施了精管手术，但是又怀孕了，为什么？

精管手术的缺点是手术后不能马上带来避孕效果。要想彻底排清手术部位前方精管内的精子，短则需要一周，长则需要几个月的时间。

精管手术后发生性关系时，最好避孕7～8次，否则容易怀孕。

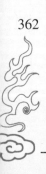

典藏精品版

最全面、系统的孕产育指导

第十一章

新生儿的营养

目前，很多人在争论应该喂母乳还是喂奶粉的问题，其实决定性的因素是产妇的状态和婴儿的状态，因此要根据具体情况决定给婴儿喂母乳还是喂奶粉，但最好是喂初乳。

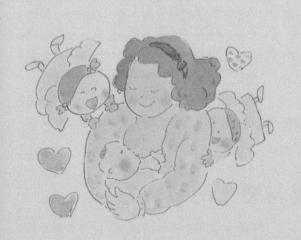

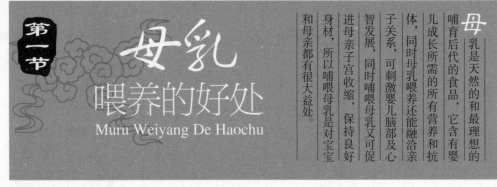

母乳
喂养的好处
Muru Weiyang De Haochu

母乳是天然的和最理想的哺育后代的食品，它含有婴儿成长所需的所有营养和抗体，同时母乳喂养还能融洽亲子关系，可刺激婴儿脑部及心智发展，同时哺喂母乳又可促进母亲子宫收缩，保持良好身材，所以哺喂母乳是对宝宝和母亲都有很大益处。

典藏精品版

最全面、系统的孕产育指导

1 母乳内富含各种营养素

20世纪初，先进国家开始使用喂奶粉的人工喂乳方法，而且逐渐得到普及。1960年以后，上班族女性愈来愈多，因此喂奶粉的女性逐渐增多。另外，随着在医院分娩的产妇逐渐增多，喂母乳的习惯逐渐减少。分娩后，将隔离妈妈和婴儿，然后在新生儿病房集中看护新生儿，因此喂奶粉的习惯逐渐代替了喂母乳的习惯。

但是喂奶粉后才发现"人造奶粉"存在很多问题，而且医学家的研究结果表明，母乳内富含各种营养素，因此韩国妇产科医生都建议产妇给宝宝喂母乳。

2 母乳能预防各种疾病

由于人工哺乳的夸大宣传，人造奶粉在世界各国泛滥，但是由于落后国家的不卫生奶粉，发生了多起因奶粉致死的事情，因此人工哺乳受到很大的打击。

目前，用比较卫生、安全的方法人工哺乳。奶瓶的消毒很简单，如果婴儿被细菌感染时，还可以用高性能抗生剂治疗，因此只要注意卫生，用奶粉也能养育出健康的宝宝。

在两种哺乳方法中犹豫不决时，不能把两种方法放在相同的地位。因为母乳的营养比人工奶粉更加丰富。母乳可以根据婴儿的成长（大脑）发育随时改变脂肪的浓度，而且母乳内的各种抗体能防止疾病感染，但是大部分人工奶粉是以其他动物的母乳为基础，因此无法制造出跟母乳相同的营养。另外，喂母乳的要领是妈妈和婴儿共同熟悉哺乳的技术。

3 喂母乳能提高妈妈与婴儿的亲密感

喂母乳是妈妈与婴儿互相适应的育儿过程。即，喂母乳是婴儿在子宫内通过妈妈的脐带摄取营养的延续，因此分娩并不是妊娠的终结点。一般情况下，断奶期开

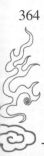

始才真正地结束妊娠过程。

看着认真地喝奶的婴儿，妈妈就能得到很大的成就感。虽然很多女性感到疲劳，有时还会惧怕，但是在掌握喂母乳要领的过程中，能逐渐形成习惯。

只要根据育儿习惯适当地调节生活节奏，很快就能熟悉喂母乳的要领。在这个时期，婴儿的发育速度很快，因此让妈妈欣喜若狂。

④ 喂母乳能使产妇自然地减肥

喂母乳的另一个优点是消耗妊娠期间积存的脂肪组织，因此有利于减肥。在喂母乳期间，即使大量地食用想吃的食物，也不会导致肥胖症。

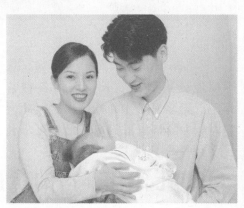

但是在特殊情况下，不能喂母乳。比如，患有疾病时喂母乳，会影响婴儿的健康。为了治疗疾病大量地服用药物，或者产妇身体处于虚弱状态，要注意选择不影响产妇和婴儿的哺乳方法。

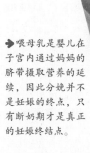
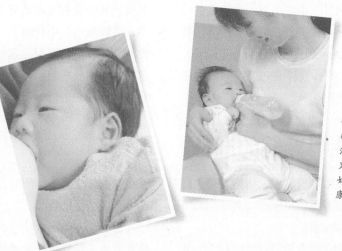

➡喂母乳是婴儿在子宫内通过妈妈的脐带摄取营养的延续，因此分娩并不是妊娠的终点，只有断奶期才是真正的妊娠终结点。

⬅目前，可用比较卫生、安全的方法人工哺乳，因此只要注意卫生，用奶粉也能养育出健康的宝宝。

孕产育全书

给您最贴心的关怀与照顾

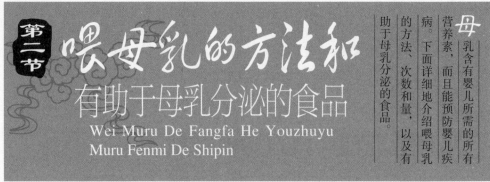

第二节 喂母乳的方法和有助于母乳分泌的食品

Wei Muru De Fangfa He Youzhuyu
Muru Fenmi De Shipin

母乳含有婴儿所需的所有营养素，而且能预防婴儿疾病。下面详细地介绍喂母乳的方法、次数和量，以及有助于母乳分泌的食品。

母乳是婴儿最天然的营养剂，它不仅能提供婴儿成长所需的各种营养，更能增强婴儿的抵抗力。因此，条件允许的情况下，母亲最好以母乳喂养宝宝。不过，现在的母亲多为初产妇，母乳喂养的经验不足。因此，在进行母乳喂养前，事先了解产后的乳房变化，更有助于新妈妈喂母乳。

1 初乳含有丰富的蛋白质

在妊娠期间，由于孕妇体内的激素变化，乳房就逐渐增大，而且在分娩之前形成初乳。产后受体内激素水平的变化，乳房开始分泌乳汁。但泌乳有一个逐渐的质与量的变化，一般把产后4~5天的乳汁称作初乳，生后6~10天的乳汁称作过渡乳，产后11天到9个月的乳汁称成熟乳，10月以后的乳汁叫晚乳。

初乳成分浓稠，量少，微黄，含有特别多的抗体，尤其是乳清蛋白质含量特别高。初乳内含比正常奶汁多5倍的蛋白质，尤其是其中含有比常乳更丰富的免疫球蛋白、乳铁蛋白、生长因子、巨噬细胞、中性粒细胞和淋巴细胞。这些物质都有防止感染和增强免疫的功能。因此，产后母亲应尽早尝试给宝宝喂养母乳。

2 母乳喂养前的准备

在给宝宝喂养母乳前，应适当地进行准备，这样既能保证宝宝能顺利地吃奶，也能保证妈妈的健康。

新妈妈们在哺乳前最好洗净双手，并用毛巾蘸清水擦净乳头及乳晕，然后再开始给宝宝喂乳。

哺乳时妈妈们最好选择吸汗、宽松的衣服，这样才方便。同时，用于擦乳房的毛巾、水盆要专用。

另外，要备一个稍矮的椅子，供产妇哺乳时用。母婴用品要绝对分开使用，以免交叉感染。还要准备吸奶器，以备母乳过多时在婴儿吃饱后吸出剩余乳汁，这更有利于乳汁分泌，并且不易患乳腺炎。

3 刚出生时，应该经常给宝宝喂母乳

在宝宝刚出生的2～3日内，妈咪应充分地给宝宝吃初乳，必须经常给宝宝喂母乳。刚开始，婴儿所需的母乳量很少，但是要让婴儿经常吸吮母乳。

随着婴儿的成长，给宝宝喂奶次数的增多，母乳的颜色会逐渐变淡。有些妈咪担心这是母乳营养流失的表现，事实上母乳颜色的变化是哺乳过程中非常正常的现象，颜色变淡的母乳仍然能提供给婴儿成长所需的所有营养，因此妈咪应坚持对新生宝宝进行母乳喂养。

有些妈妈喜欢给宝宝喂白糖水，但是只要消化器官正常，就不用喂白糖水。妈妈极度疲倦，或者想休息或睡觉时，可以给宝宝喂白糖水。

在出生后几天内喂奶粉的情况下，也可以喂母乳，但是最好一开始就喂母乳，这样对妈妈和婴儿都有好处。

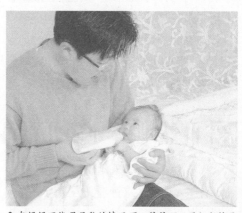

▲ 在妈妈不能喂母乳的情况下，爸爸可以用奶瓶接母乳，然后给宝宝喂奶。

4 患有疾病的情况下，可以间接地喂母乳

有时不能一开始就给宝宝喂母乳。即，婴儿在接受治疗，或者患有严重的黄疸，或者婴儿没能力吸吮母乳，或者妈妈的身体虚弱等。

此时，可以用奶瓶接母乳，然后间接地给婴儿喂母乳。一般情况下，用挤奶器挤母乳。

有些妈妈担心母乳不足，因此不能给宝宝提供足够的营养，但是只要经常喂母乳，在分娩几个月，甚至几年后也能分泌母乳。据报道，无月经症的奶奶曾经给孙子喂母乳。

很多产妇认为，如果给婴儿喂奶粉一段时间，就不能喂母乳。当然，习惯于人工奶嘴的婴儿熟悉妈妈的乳头存在一定的困难。喂母乳时，乳头会充满婴儿的口腔，因此有些婴儿不喜欢妈妈的乳头。这种情况下，可以喂奶粉，然后在下一次哺乳期间尝试喂母乳。如果反复地尝试，婴儿就会自然地吸吮妈妈的乳头，并熟悉母乳的味道。

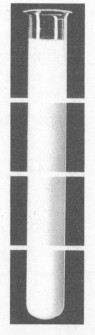

▶ 随着月龄的增长，母乳的状态不断地变化。最上层是牛奶，最底层是柔和的高浓度初乳。分娩6个月后的母乳（第二层）几乎透明，而且浓度也低于第三层的母乳。由此可见，母乳在各阶段自觉地调节营养。

367

5 对母乳的错误认识

很多人不了解母乳的营养。尤其对母乳有几种错误的认识。

比如，乳房小的情况下，不能生成足够的母乳。其实，小乳房的产妇也能生成跟大乳房的妈妈一样多的母乳。只要妈妈健康，不论乳房的大小和形状怎样，都能充分地生成母乳。即使母乳少于婴儿的摄取量，只要经常喂母乳，就能促进母乳的分泌。

刚开始喂母乳时，只用一个乳房也能哺乳几分钟，而且哺乳时间逐渐延长。乳头适应婴儿的吮吸会需要一定的时间，否则容易导致乳房痛症。只要用正确的姿势喂母乳，婴儿就不会损伤乳头。如果限制喂母乳的时间，就会影响母子之间自然形成的亲密感，因此婴儿就经常哭闹，而且乳房也容易肿胀。

6 自然地诱导婴儿的本能

只要婴儿想吃奶，就应该随时喂母乳。有些人认为，这种哺乳方式无节制，会刺激婴儿的食欲，最终培养贪婪、无节制的性格。事实上，只要遵循婴儿的吃奶本能，不强迫婴儿喝奶，并不会影响对婴儿饮食规律的培养。

一般情况下，婴儿出生几个月后自然地形成一种规律，摄乳量增加，睡觉的时间减少，彷佛一开始就计划好这些现象。

只要吃完一侧乳房内的母乳，母乳的质量会发生变化，因此婴儿就松开乳头。比如，吃完一侧乳房内的母乳时，脂肪的含量增加，因此婴儿就知道已经

吃完。只要知道这些神秘的事实，妈妈就能轻松、自然地喂母乳，也不会强迫婴儿继续吃奶。

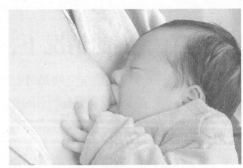

▲要想让习惯于人工奶嘴的婴儿熟悉妈妈的乳头，需要多次地尝试。

7 不只是因为饥饿才哭

受身体条件的影响，在婴儿时期宝宝通常以哭闹表达情绪。当婴儿哭闹时，大部分孕妈咪都认为婴儿是"因为饥饿哭闹"，然后不管三七二十一，直接就给婴儿喂奶。

事实上，这种观念是错误的，在吃

太饱、身体不舒服等情况下，婴儿也会哭闹。在哺乳过程中，你或许会发现婴儿在哺乳后更容易哭闹，这就证明婴儿并不只是因为饥饿才会哭闹。

比如，新生儿吃太饱后有难以表达的不舒服感，也会强烈地哭闹。此时，很多

婴儿不停地吸吮拳头，或者做出寻找乳头的动作，这样缺乏经验的妈妈就可能误解婴儿的想法。

只要经过一段时间的哺乳，对婴儿的行为比较熟悉后，妈妈就能区分婴儿的饥饿行为和其他行为。通常情况下，如果是因为饥饿，婴儿会表现为无力地哭闹；如果是因为身体不舒服，婴儿就会强烈地哭闹。

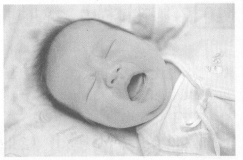

▲婴儿哭闹的理由不只是饥饿。有时，吃饱后反而会更强烈地哭闹。

[8] 如果妈妈和婴儿彼此熟悉，就能缩短喂母乳的时间

有些妈妈认为，随着月龄的增长，喂母乳的时间也会延长。既然如此，新生儿长时间吸吮母乳也算是不正常的现象，但是只要妈妈和婴儿彼此熟悉，就能缩短喂母乳的时间。

从新生儿睡醒、吃奶到稳定，大概需要一小时，但是一周后这个时间就会缩短一半。有些人认为，只要婴儿吸吮，就应该彻底地挤掉乳房内的母乳。如果婴儿不能完全吃掉，就应该用挤奶器彻底地挤出。一般来说，乳房会根据婴儿的摄取量生产母乳，因此挤掉乳房内的所有母乳，只能促进母乳的生成而已。其实，不用特意挤掉乳房内的母乳，这样就能根据婴儿的摄取量适当地生成母乳，因此对妈妈和婴儿都有好处。

➡母乳和奶粉有质的差异，因此吸吮母乳的速度和吸吮人造乳头（奶粉）的速度完全不同。喂奶粉时，婴儿就有规律地吸吮，但是喂母乳时，吸吮一会儿就休息，然后再继续吸吮。

[9] 刚分娩时母乳量很少，但是会逐渐增多

刚分娩时，母乳量很少，因此经常交替地吸吮两侧乳房，但是过一段时间，母乳的分泌量就逐渐增多，因此用一侧乳房内的母乳，也能充分地让婴儿吃饱。

另外，刚出院时，由于独自看护婴儿的负担感和繁重的家务，母乳分泌量可能比住院时要少。即，由于精神、身体疲劳，促进母乳分泌的激素功能暂时下降。只要在住院过程中能正常地分泌母乳，很快就能恢复正常。

孕产育全书

给您最贴心的关怀与照顾

369

典藏精品版

最全面、系统的孕产育指导

10 在哺乳过程中，婴儿用硬口盖和舌头挤压妈妈的乳腺

很多人认为婴儿通过吸吮妈妈的乳头获得乳汁，其实不然。在喝奶过程中，婴儿用硬口盖（口腔前方的坚硬部位）和舌头挤压乳晕（乳头着色的部位）下方的乳腺。通过这种挤压，母乳就会进入婴儿的口腔里面。

11 喂母乳的婴儿与喂奶粉的婴儿不同

一般情况下，喂母乳的方法和喂奶粉的方法不同。喝奶粉时，婴儿很长时间都不休息，有规律地吸吮，但是喝母乳时，婴儿吸吮一会儿就休息，然后再继续吸吮。研究结果表明，母乳和奶粉的差异，导致喝母乳和喂奶粉方法的差异。

人们习惯于喂奶粉的方式，因此只要婴儿停止吸吮，很多妈妈就刺激婴儿继续吸吮，但是没必要这样做。需要鼓励婴儿吃奶时，应该轻轻地摇晃婴儿。

另一种错误认识是，只能在长牙齿之前喂母乳。但是在正确的喝奶动作中，婴儿会张开嘴，因此除了故意咬乳头的情况外，婴儿不会咬合上下牙齿。

12 妈妈应该放松身心，并充分地摄取营养

在喂母乳期间，妈妈应该充分地摄取营养，但是有些妈妈担心自己摄取的食物影响婴儿的健康。其实，任何食物都不会影响婴儿，但是过度地摄取洋葱、红葡萄酒、巧克力等食品，就会影响婴儿的内脏功能。

另外，很多产妇认为，在哺乳期间应该每天都喝几杯水。如果大量地摄取水分，反而会影响母乳的分泌。在哺乳过程中，经常会出现严重的口渴症状。此时，最好只摄取能解渴的水分。在日常生活中，最好用麦茶或果汁解渴。

还有些人认为，喂母乳容易疲倦，如果站起来活动身体就减少母乳的分泌量，但这些都是错误的认识。分娩后大部分产妇都会疲劳，因此要充分的休息，并摄取足够的营养。对喂母乳的妈妈来说，疲劳和紧张是最大的敌人。如果感到疲劳，就应该马上休息。另外，如果利用妊娠过程中掌握的缓解紧张感的方法，就能有效地克服紧张感。

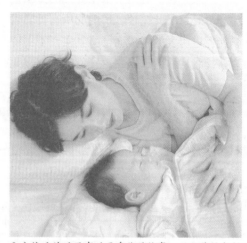

▲分娩后的睡眠有助于身体的恢复，而且能让新妈妈轻松地育儿。

B a b y   c a r e

应该间隔多长时间喂一次母乳?

●喂母乳时的注意事项

"不要看表,应该看婴儿。"喂母乳的时间跟数学公式不同,没有唯一的正确答案。哺乳的前几周内,吸吮母乳的强度和次数不规律,有时哺乳1小时左右。在现实生活中,经常看到婴儿含着乳头睡30分钟后继续吸吮母乳的情况。

出生后6周内,最好间隔两小时哺乳一次。随着月龄的增加,逐渐减少哺乳次数。在前几周内,婴儿与妈妈之间未确定合适的次数和摄取量之前,只要婴儿想吃奶,就应该随时喂母乳。

必须掌握的知识

有助于母乳分泌的食品

食谱	
早餐	早餐面包,汉堡,生菜色拉,橙汁
零食	蒸糕,牛奶
午餐	米饭,豆腐汤,凉拌紫菜,南瓜肉饼,辣大白菜
零食	牛油烤马铃薯,牛奶
晚餐	大麦饭,海带贻贝汤,杂菜,凉粉,凉拌海带
零食	糯米糕

●海带贻贝汤

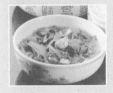

材料:用水浸泡的海带200克,贻贝8克,香油1/2小勺,食盐1/4小勺,蒜蓉、胡椒粉适量。
制作方法:

1.用水冲洗一遍海带,然后用凉水浸泡,最后切成小块。
2.去掉贻贝的外壳,然后洗干净。
3.用香油炒海带,如果海带变绿,就加入水。等水烧开后,放入贻贝,然后继续煮一段时间。
4.放入食盐,然后用蒜蓉和胡椒粉调味,并继续煮一段时间。

●生菜色拉

材料:生菜40克,黄瓜30克,辣椒20克,色拉酱5克。
制作方法:
1.清洗生菜,并用凉水浸泡,然后用手撕成小块。
2.把黄瓜和辣椒切成薄片。
3.用盘子盛准备好的生菜、黄瓜和辣椒,然后用色拉酱拌匀。

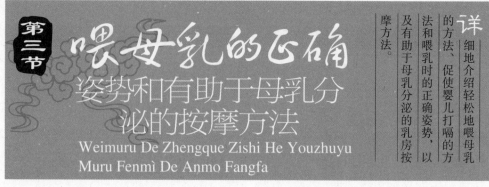

第三节 喂母乳的正确姿势和有助于母乳分泌的按摩方法

Weimuru De Zhengque Zishi He Youzhuyu
Muru Fenmì De Anmo Fangfa

详细地介绍轻松地喂母乳的方法、促使婴儿打嗝的方法和喂乳时的正确姿势，以及有助于母乳分泌的乳房按摩方法。

开始喂母乳时，妈妈和婴儿都应该采取舒适的姿势。刚开始可以躺着喂乳。由于痛症无法起坐或者剖腹产时，在身体恢复之前，可以躺着喂乳。

1 如果乳头疼痛，最好改变姿势

如果能活动身体，就应该靠墙而坐，或者坐在较硬的矮凳子上伸直双腿进行喂乳。

在双手很难支撑婴儿体重的情况下，如果稍微抬高双腿支撑婴儿，就容易喂乳。熟悉哺乳方法后，可以不用此方法。

最理想的方法是，舒适地抱婴儿，然后用一只手支撑婴儿的头部，或者弯曲手臂抱婴儿，并贴近胸部。

只要乳头靠近嘴唇，婴儿就会张嘴，直到婴儿完全含住乳头为止。如果含住乳晕部位，婴儿就能轻松地吸吮母乳。

婴儿容易活动，因此最好把婴儿贴近胸前后喂母乳。有时会出现乳头疼痛的症状，这就说明婴儿的位置不理想。如果深深地含住乳头，婴儿的嘴和乳头之间不会产生摩擦。

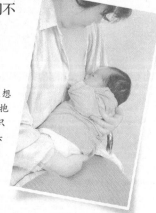

▶喂母乳的最理想姿势是，舒适地抱婴儿，然后用一只手支撑婴儿的头部，或者弯曲手臂抱婴儿，并贴近胸部。

2 拍打后背，让婴儿打嗝

如果婴儿熟练地吸吮母乳，吸吮几次后就能形成一定的节奏。比如，深深地吸吮母乳，然后中间暂时休息。在休息过程中，一直咬着乳头不放。喂母乳时，婴儿的身体会松弛，但是婴儿的耳部和头部皮肤会动，而且脸颊鼓涨（如

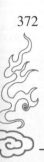

果婴儿的脸颊松弛，就说明乳房和婴儿的嘴之间没有形成合适的真空状态）。

有时，稍微吸吮母乳后，婴儿会吐出乳头。在哺乳初期，母乳的分泌很旺盛，因此婴儿承受不了大量的母乳。此时，婴儿会持续吸入空气，因此必须让婴儿打嗝。如果婴儿能独自打嗝，就没必要拍打后背。

哺乳后，应该立起婴儿，并轻轻地拍打后背，这样婴儿用嘴呼出空气的同时打嗝。

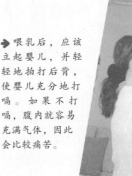
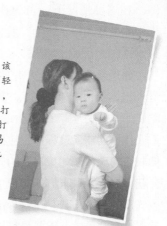

喂乳后，应该立起婴儿，并轻轻地拍打后背，使婴儿充分地打嗝。如果不打嗝，腹内就容易充满气体，因此会比较痛苦。

③ 哺乳后最好换新尿布

打嗝后最好马上换新尿布。在哺乳过程中，婴儿的肠胃运动比较活跃，因此容易排便。

右撇子的妈妈容易用右手控制婴儿，因此喜欢喂左侧的母乳。另外，右撇子的妈妈容易出现右侧乳房疼痛的症状，这就说明乳头的痛症不是因为哺乳而造成的，而是由婴儿吸吮母乳的位置不当引起。右撇子的妈妈都知道，如果用左手抱婴儿，就很难喂右侧母乳。同样的道理，左撇子的妈妈也很难喂左侧母乳。如果用右手抱婴儿，即使喂右侧母乳也能用右手控制好婴儿。另外，只要用舒适的姿势哺乳，婴儿就能平静地吃奶。

在哺乳过程中，如果需要放下婴儿，最好在婴儿的嘴唇和乳头之间插入手指，这样就能防止出现真空状态。

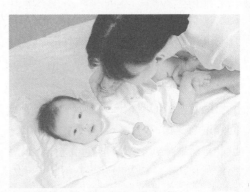

在哺乳过程中，婴儿的肠胃活动比较活跃，而且容易排便，因此最好在打嗝后换新尿布。

④ 最好从出生第一天开始喂母乳

只有妈妈和婴儿才知道哺乳的量和哺乳时间。如果知道婴儿的需求，并及时地喂母乳，就有利于婴儿的成长发育。只要了解婴儿吃奶的方法和吃奶的时间，妈

妈就能知道哺乳时间。婴儿刚睡醒显得饥饿时，最好在婴儿哭闹之前喂母乳。如果婴儿想吃奶，应该马上哺乳，然后再换尿布。如果不及时哺乳，婴儿就会哭闹不

373

停。在这种情况下，首先让婴儿平静下来。如果婴儿停止哭闹，就容易吃奶，而且妈妈也能舒适地哺乳。

如果从出生第一天开始喂母乳，在母乳进入婴儿的嘴之前，婴儿就能掌握吃奶的方法。

在早期哺乳过程中，应该预防乳房突然肿胀的现象。如果母乳的分泌过多，水分就会渗入乳晕下方的组织里面，因此导致乳房的肿胀症状。在这种情况下，婴儿就很难吸吮母乳，因此最好用拇指和食指轻轻地压住乳晕，这样就能挤出积存在乳房组织内的多余水分。

在哺乳过程中，每个婴儿都有自己

独特的方法，但是熟悉该方法之前（2周左右），吃奶的方法每天都变化。一般来说，2周后能掌握最舒适的方法，而且能有节奏地吃奶，因此哺乳次数也减少。

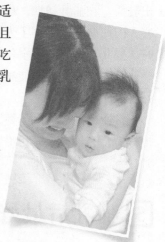

➤喂母乳不仅能使婴儿摄取丰富的营养，而且在妈妈和婴儿之间建立亲密的纽带。

5 哺乳间隔时间3～4小时为宜

在出生初期，大部分婴儿每天哺乳6～7次，平均间隔3～4小时哺乳一次。有些婴儿比较频繁地吃奶，此时间隔2小时哺乳一次。一般情况下，在早餐前，早餐后，午餐时，晚饭前，睡觉前喂乳。

随着月龄的增长，大部分婴儿的哺乳间隔逐渐变长，因此只要在睡觉前哺乳，就能舒适地睡到第二天早晨。这样，妈妈

就不用半夜起来哺乳。

有些妈妈在晚饭后给宝宝哺乳。如果这样的话，必须在晚上10点或11点再哺乳一次，甚至在凌晨2点或3点，或者清晨时再次哺乳。

出生后几个月内，夜间至少要哺乳一次，因此最好多睡午觉。

6 如果穿开襟衣服，就容易喂母乳

外出时，为了便于喂母乳，最好穿开襟衣服。如果穿开襟衣服，就不用撩起衣服，因此容易喂母乳。另外，如果穿哺乳用文胸，就能从前面解开文胸，因此便于

喂母乳。

在哺乳过程中，如果用毛毯裹住妈妈的肩部、胸部和婴儿，能防止着凉。

7 用护肤霜保护乳房的皮肤

喂母乳是自然的行为，因此乳房会适应喂母乳的行为。在哺乳过程中，为了保护乳房，位于乳晕下方的皮脂腺会生成自然油。如果皮肤过于敏感，在熟悉哺乳方法之前，最好用护肤油和婴儿用护肤霜保护乳房的皮肤。

洗乳头时，香皂会清除自然油，因此不能涂抹过多的香皂。另外，使用便于解开或哺乳的文胸，也是保护乳房的好方法。

8 在哺乳期间，应该注意避孕药

目前还不知道口服避孕药对婴儿的影响。研究结果表明，口服避孕药至少不会降低母乳的分泌，但是能导致母乳质量的变化。类固醇（Steroid）性避孕药可能影响婴儿的健康，因此服用时要慎重。大部分医生建议，在哺乳期间，最好不要服用避孕药。

最关心 的问题

促进母乳分泌的乳房管理

●分娩第二天开始按摩乳房

一般情况下，从妊娠期间开始按摩乳房，但是在分娩后，为了促进乳汁的分泌，必须全面地按摩乳房。

1.用同一侧的手抓住乳房，然后用另一侧手的拇指和食指按住乳晕。

2.向乳房的内侧用力按压。

3.就像挤奶一样，向外拉乳晕。

以上动作需要重复4次，然后改变手指位置，并反复按摩。

按摩乳房

●绝对不能揉乳房

给宝宝吃初乳后，间隔三小时哺乳一次。利用哺乳的间隔时间，可以做全面的乳房按摩。这种按摩能改善乳房内的血液循环，而且能促进乳腺的乳汁分泌。如果婴儿吸吮困难，每天按照以下方法按摩一两次，而且每侧乳房按摩15分钟。

1.在乳房上面敷热毛巾。

2.把另一侧手（按摩右侧乳房时，用左手）放在乳房侧面，并把同侧手放在上面，然后用双手向内侧匝乳房。

3.把下方的手指放在乳房下面，然后从下往上推乳房。

4.用手托住乳房，然后用双手推乳房。

●如果出现硬块，就应该中止按摩

当缺乏母乳时，这种按摩非常有效。尤其是，乳管的出口堵塞时，如果乳汁的分泌过多，聚集在乳腺里的乳汁就容易形成硬块，因此导致乳房痛症。在这种情况下，应该中止按摩，并涂抹护肤油，然后尽量挤掉乳房内的母乳。另外，出现乳腺炎时，绝对不能按摩乳房。

375

孕产育全书

给您最贴心的关怀与照顾

9 必须按照医生的指示用药

包括药品在内的很多物质能通过母乳进入婴儿的体内。在哺乳期间，必须杜绝服用被医生禁止的药物，但是关于其他药物对婴儿的影响，目前还没有明确的说法。如果需要服药，必须按照医生的指示用药。在哺乳过程中，尽量不要吸烟。

10 如果冷藏挤出的母乳，其他人也能喂母乳

有时不能带婴儿外出，此时用挤奶器挤出母乳，然后装在奶瓶内放入冰箱。冷藏时可以保管24小时，冷冻时还可以保存2周。

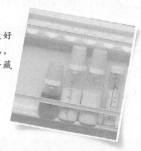

➤ 妈妈外出时，最好用挤奶器挤出母乳，然后放在冰箱内冷藏保管。

11 在妊娠过程中治疗内陷乳头

如果乳头扁平或凹陷，最好用拇指和食指轻轻地拉出乳头。在乳头凹陷的情况下，只要临近预产期，大部分都能适当地突出，但是最好事先采取适当的措施。

必须掌握的知识

产后减轻乳房痛症的方法

● **如果母乳过多，应该及时地挤掉**

分娩后3日内，乳房会变硬，而且流出乳汁，同时伴随着痛症。在这种情况下，最好使用能充分地托住乳房的哺乳用文胸。如果喂母乳，乳房内的压力会减小，因此乳房痛症也逐渐消失，但是哺乳后还会流出乳液，而且非常痛苦。此时，利用哺乳间隔时间挤掉乳房内的母乳，或者在哺乳之前按摩乳房，这样就能促进母乳的分泌，同时能缓解痛症。

在哺乳过程中，容易出现乳头痛症或乳头干裂的症状。要想消除这些症状，最好在空气中曝露乳头。另外，清洗乳头时，不要用香皂和湿纸巾，最好用清水清洗。

哺乳后应该挤掉剩下的母乳，然后向乳头方向按摩乳房。另外，每次哺乳时都改变姿势，这样也能减轻乳房的痛症。在哺乳之前，如果用手挤掉部分母乳，乳头就会变柔软，因此婴儿也容易吸吮母乳。

一般情况下，分娩1周后乳房痛症就会消失。如果乳房痛症持续很长时间，就应该到医院诊治。

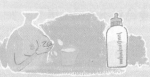

12 即使在新生儿病房看护，也应该喂母乳

如果刚出生的婴儿出现异常，就必须马上送进具备特殊设施的新生儿病房，但是也应该喂母乳。在这种情况下，用挤奶器挤出母乳，然后给宝宝间接地喂母乳。只要婴儿的状态恢复正常，就能自然地形成哺乳关系，因此能直接喂母乳。

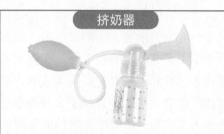

挤奶器

外出或乳房肿胀时，如果用工具挤奶，并用奶瓶保管，其他人也能间接地给宝宝喂母乳。如果使用活塞式挤奶器，就更容易挤奶，而且不需要奶瓶，能直接保存在冰箱内，只要安上奶嘴，就能直接给宝宝喂母乳。

可以用手挤母乳，但是比较费劲，而且很难挤到奶瓶内。如果使用电动挤奶器或普通挤奶器，就容易挤母乳。

13 长牙后也应该喂母乳

即使婴儿长出牙齿，也不必中断哺乳。长牙齿时，应该正确地给宝宝哺乳，以免乳头受伤。另外，最好让婴儿含着奶嘴玩。

14 如果母乳不足，就应该混合哺乳

在母乳不足，或者因妈妈的原因只能在规定时间喂母乳的情况下，可以采用混合哺乳方法。

混合哺乳方法有两种。第一，每次

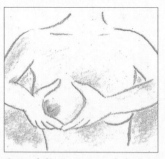

⬆ 用手挤母乳时，首先柔和地揉乳房，以便母乳流入乳腺。反复地揉乳房周围，然后向乳晕部分挤母乳。

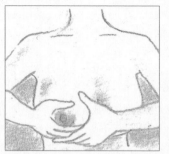

⬆ 从乳房中间部位开始用拇指用力挤母乳。当母乳聚集到乳晕边缘时，如果向里面压住乳头后松手，就会从乳头喷出母乳。

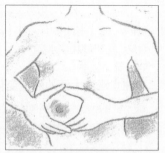

⬆ 如果盲目地挤乳头，就容易导致乳腺的堵塞。挤母乳时，不需要完全挤掉乳房内的母乳，因此只要流出母乳，就应该停止挤母乳。

孕产育全书

给您最贴心的关怀与照顾

喂母乳后，用人工营养补充营养不足的方法。第二，确定喂母乳的时间和喂人工营养的时间的方法。第一种方法适合出生1～2个月的婴儿。喂母乳后，用奶粉或牛奶补充不足的营养。如果婴儿不喜欢人工营养，最好先喂人工营养，然后再喂母乳。第二种方法是交替地喂母乳和人工营养。如果喂母乳的间隔时间长些，就能积存更多的母乳。

如果喂母乳的次数减少，母乳的分泌状态会恶化，因此每天至少要喂母乳3次以上。

必须掌握的知识

预防和治疗产后抑郁症的方法

许多产妇都会出现产后抑郁症，同时伴随着出现便秘、腹部肿痛、乳房肿痛、出血、疲劳、体形走样等问题，下面为大家介绍一些预防和治疗产后抑郁症的方法。

· 白天睡觉
· 通过沐浴来消除紧张
· 向周围的人请求帮助
· 摄取有利于健康的食物
· 充分地摄取水分
· 呼吸新鲜的空气
· 避免做不急的家务活
· 和朋友聊天
· 脱离完美主义
· 留出关爱胎儿的时间

最关心 的问题

婴儿是否充分地吃奶？

喂母乳1个月后，大部分妈妈都能知道婴儿是否充分地吃奶，但是出生后几周内，很难判断婴儿的吃奶情况。为了第一次当妈妈的产妇，介绍几种判断婴儿吃奶状态的方法。

●检查排尿量

出生后3天内，如果充分地喂母乳，婴儿每天能用6～8张（纸质尿布4～6张）尿布。如果充分地排尿，就不用担心脱水症状。

●注意观察大便的颜色变化

婴儿的大便从黏糊糊的黑色大便逐渐转变成绿色、褐色大便。如果母乳变成深乳白色，婴儿的大便也会变成黄色。只要婴儿的大便呈黄色，就说明婴儿充分地吃奶。

●根据产妇的身体状态判断

喂母乳后，如果哺乳前较重的乳房变轻，就说明婴儿充分地吃奶。另外，如果哺乳后还流出母乳，就说明母乳的分泌正常。

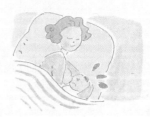

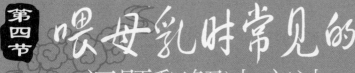

第四节 喂母乳时常见的问题和解决方法

Wei Muru Shi Changjian De
Wenti He Jiejue Fangfa

对妈妈和婴儿来说，喂母乳是非常幸福的事情。如果了解喂母乳时常见的问题，将有助于喂母乳。

喂母乳是非常单纯的过程，但是能给妈妈和婴儿带来幸福。在哺乳过程中，可能出现很多问题。如果遇到困难，最好到医院接受检查。

1 哺乳过程中婴儿哭闹

有些妈妈不知道婴儿不舒服的原因。在哺乳过程中，经常遇到婴儿哭闹的情况。一般来说，只要抱着婴儿说话，就能使他平静下来。如果婴儿的腹部充满气体，就会导致严重的腹痛，因此强烈地哭闹。在这种情况下，如果到医院诊察，就会开镇定剂等药物。

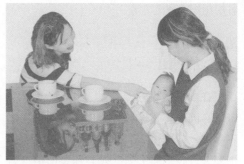

▲ 在哺乳过程中，有些婴儿会出现严重的腹痛症状。在这种情况下，最好跟朋友或亲戚商议。

2 乳头干裂或疼痛

如果用不自然的姿势哺乳，容易导致乳头干裂或疼痛的症状。如果乳头严重地疼痛，就应该向医生咨询，然后用正确的姿势喂母乳。只要采取正确的姿势，大部分情况下都能好转。喂母乳时，如果吃奶姿势不舒服，婴儿就会咬乳头，因此最好让婴儿用硬口盖和舌头挤压乳晕部位，而且把乳头深深地放入婴儿的口腔内。

乳房严重地肿胀时，也会出现乳房痛症。一般情况下，妈妈的乳头进入婴儿的口腔之前，即准备哺乳时会出现严重的痛症。在这种情况下，最好用手或挤奶器挤掉部分母乳。

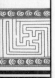

③ 流下母乳

婴儿吃一侧乳房内的母乳时，有些妈妈的另一侧乳房也会流下母乳。在这种情况下，应该用吸水纸擦拭乳头，或者在文胸内放纱布。如果听到婴儿的哭声（或者听到其他婴儿的哭声），或者到了哺乳时间，有些妈妈就会出现这些症状。一般情况下，在哺乳初期容易出现这些症状，之后会逐渐消失。

④ 乳房严重肿胀

在出生后一周内，第一次生成母乳，而且流向乳房的血液急剧增多，因此母乳的生产量和婴儿的摄取量不平衡。在这种情况下，容易出现乳房肿胀的现象。乳房严重地肿胀，就说明母乳的分泌量远远超过婴儿的摄取量。换句话说，乳晕下方的乳房组织内充满乳液。

用拇指和食指轻轻地挤压乳晕内侧，就能挤出乳晕部位的母乳。一般情况下，用手或电动挤奶器挤出母乳。如果乳房疼痛，就可以用热水洗澡，这样能促进母乳的分泌。另外，还可以在乳房上面敷冷水或冰块。

⑤ 打嗝

在哺乳过程中，婴儿会吸入大量的空气，因此容易导致腹痛症状。如果腹部不舒服，就应该让婴儿打嗝。喂母乳后，把婴儿放在肩膀上面，然后轻轻地拍打后背，这样就能呼出腹中的空气。进入胃肠内的空气飘浮在胃肠上方，最后被排出体外。此时，可能会吐出少量的母乳。

在打嗝之前，应该耐心地等3分钟左右。如果婴儿不打嗝，最好在俯卧状态下，向侧方扭头。在这种姿势下，即使吐出母乳，也不会导致窒息。

最关心 的问题

在哺乳期间，妈妈进食得越多越好吗?

在产褥期，产妇的食欲很旺盛，因此要补充在胎儿的发育和分娩过程中丢失的铁或蛋白质。为了生成高质量的母乳，不仅要摄取高质量的蛋白质，还要摄取富含维生素和无机质的食品。另外，母乳的88％是水分，因此要充分地摄取水分。富含蛋白质和水分的牛奶是哺乳期的最佳食品。

为了促进母乳的分泌，必须均衡地摄取一天三餐的营养，而且要适当地调节三餐的营养。

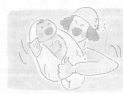

6 缺母乳

放弃喂母乳时，很多妈妈都说缺母乳。如果缺母乳，婴儿就会哭闹，但是婴儿哭闹也可能是吃饱的表现，因此不能轻易放弃喂母乳。

如果缺母乳，应该会喂奶粉，母乳的分泌量会因此而逐渐减少。其实，婴儿不能充分地吃奶的理由有两种，而且这两种原因都与不当的母乳供给有关。

第一，如果不熟悉吸吮母乳的动作，每次只能吃少量的母乳。第二，如果限制喂母乳的时间和次数，容易导致缺母乳的现象。要想解决这些问题，应该检查婴儿吸吮母乳的姿势是否舒适，是否分泌出足够的母乳等。如果婴儿的体重减轻，最好经常叫醒婴儿喂母乳。

7 由于乳腺炎导致乳房痛症

如果患有乳腺炎，乳房的一侧会出现红色斑点，还伴随痛症。如果乳腺被堵塞，乳液就无法进入乳房组织内，因此导致乳房痛症。随着乳腺的感染，乳房组织逐渐出现炎症，严重时还会出现脓痒。如果患有乳腺炎，应该马上到医院就诊。

只要及早治疗，乳腺炎就不会恶化到化脓症状。一般情况下，2～3日后就能恢复正常。乳腺炎的第一种症状是，就像感冒一样浑身疼痛、发寒。如果乳腺炎恶化，就应该服用抗生剂。只要彻底治疗，就能正常地哺乳。

8 断奶期的烦恼

有些妈妈担心应该从什么时候开始断奶。在婴儿能独自用水杯和小勺吃饭之前，最好继续喂母乳。一般情况下，出生8～9个月后进入断奶期。最好在婴儿不想吃母乳时断奶。有些婴儿突然断奶，而有些婴儿在两岁时还每天吃一两次母乳。即使不需要继续摄取营养，也应该继续哺乳。

➡ 在婴儿能独自用水杯和小勺吃饭之前，最好继续喂母乳。一般情况下，出生8～9个月后进入断奶期。

9 体重

吃奶的婴儿几乎不可能吃得太多，所以婴儿的体重缓慢地增长。只要婴儿的健康状态正常，就不用为婴儿的体重担心。

孕产育全书

给您最贴心的关怀与照顾

10 哺乳过程中必要的营养素

长期的经验表明，海带汤、绿豆粥、鲤鱼汤是促进母乳分泌的食品。分娩后，应该多摄取生成母乳所需的热量。

100毫升母乳的热量为61卡路里，因此产妇每天得消耗800卡路里生成母乳。这相当于妊娠前消耗量的40%。为了正常地喂母乳，每天要多摄取一顿饭的热量。即使摄取同样的100卡路里，也应该选择不影响胃肠，而且效率高的食品。即应该摄取高热量、容易消化、富含水分的食品，而且要多摄取分解葡萄糖所需的维生素B1，跟皮肤相关的维生素A、维生素C，血液成分中的铁。另外，富含胡萝卜素的绿黄色蔬菜含有大量的维生素C和促进肠胃功能的纤维质，因此每天都要食用绿黄色蔬菜。

虽然奶粉的质量不断地提高，但是始终无法完全代替母乳。要想培养健康的婴儿，应该充分地摄取营养，用母乳帮助婴儿成长发育。

婴儿所摄取的营养不同，发育状态会有明显的差异。

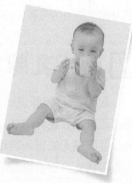

➡ 随着营养状态的不同，婴儿的发育状态也有明显的差异。但是肥胖的婴儿不一定很健康，因此要注意检查婴儿的表情和行为。

必须掌握的知识

如果喂母乳，就能自然地避孕！

如果喂母乳，就能自然地避孕。

1. 一整天无限制地喂母乳。

2. 躺在婴儿的身边，夜间也随时喂母乳。

3. 不要使用人工奶嘴，最好把妈妈的乳头放进婴儿的嘴里。

4. 推迟断奶时间。断奶食品只能补充营养，不能代替母乳。

如果给婴儿喂母乳，就能分泌泌乳素激素。泌乳素具有抑制雌激素和黄体酮激素的功能。雌激素和黄体酮激素是排卵与子宫内壁所需的激素。如果不排卵，而且子宫内壁无变化，就没有月经，因此不会妊娠。

为了维持能抑制这些激素的泌乳素量，必须频繁地哺乳。另外，人在睡眠中会大量地分泌受胎激素，因此要提高夜间的泌乳素分泌量。如果喂母乳的次数减少，或者哺乳间隔过长，泌乳素的量会减少，因此出现月经。

研究结果表明，如果按照以上的规则哺乳，95%的产妇能停止月经13～16个月。

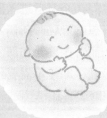

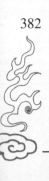

第五节 喂奶粉时的卫生管理和奶粉的选择方法
Wei Naifen Shi De Weisheng Guanli He Naifen De Xuanze Fangfa

喂奶粉时，必须特别注意卫生管理。妈妈要经常清洁双手，彻底地消毒哺乳工具，以免被细菌感染。

① 奶粉的成分非常接近母乳的成分

在现代妈妈中，有很多不愿意喂母乳的妈妈。有些妈妈希望重新工作，有些妈妈的身体状态不好，而有些妈妈无缘无故地只用奶粉喂养婴儿。我们不建议用奶粉喂养婴儿，但是只要事先计划好，用奶粉也能正常地养育宝宝。

为婴儿生产的特殊奶粉制造方法很多，但是大部分都以牛奶为原料。不管是奶粉还是母乳，90％是液体（水），因此剩下的10％决定奶粉与母乳的成分差异。

如果改变奶粉成分，就能生产出更接近母乳的奶粉。

母乳是直接从母体分泌的液体，因此不像冲奶粉时那样犹豫。比如，"再加一勺奶粉"，或者"宝宝喜欢甜食，要不要再加一点白糖"。牛奶厂商想尽方法研究出最接近母乳的奶粉，因此必须按照产品的说明冲奶粉，而且要使用奶粉中配好的卫生小勺。

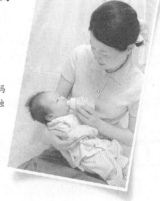

➤ 幼儿期是妈妈和婴儿身体接触的最重要时期。

② 喂奶粉要特别注意卫生

母乳非常干净，而且婴儿能吸收母乳内的抗体，因此能防止细菌感染。但是人工哺乳的婴儿抵抗疾病的能力较差，因此要经常消毒奶瓶和奶嘴。喂奶粉时，要特别注意卫生，而且要清洁妈妈的双手。不干净的棉毛巾容易传染病菌，因此洗手后最好使用卫生纸巾。

如果喂奶粉，不一定每次都由妈妈喂奶，这也是喂奶粉的优点之一。虽然这是优点，但不一定是好事。在出生后几周内，妈妈一定要和婴儿共同生活，即使喂奶粉也要彻底做好卫生工作，还要多与婴

孕产育全书

给您最贴心的关怀与照顾

383

儿亲密。

　　当然，也存在例外。妈妈极度疲倦，或者生病时，爸爸就可以替妈妈喂奶粉。在这种情况下，跟喂母乳一样，必须保持

妈妈和婴儿之间的亲密关系。抱着婴儿细心地呵护的时间才是最宝贵的。

　　另外，现在的爸爸每天都努力亲自给宝宝喂一次奶粉。

扩大奶嘴孔的方法

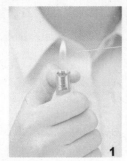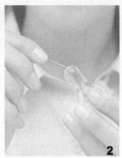

◀ 只有牛奶浓度和奶嘴孔匹配，才容易吸吮奶嘴。如果购买的奶嘴孔过小，最好用烧红的钢针扩大奶嘴孔。

1 注意防止烫伤，然后用火烧红钢针。
2 用烧红的钢针扩大奶嘴孔。

③ 喝奶粉的婴儿感受父爱的机会更多

　　妈妈喂母乳的情况下，能跟婴儿形成密切的身体接触，但是喂奶粉时无法形成如此亲密的身体接触，这也是喂母乳和喂奶粉的主要区别。在喂奶粉时，妈妈要经常抱着婴儿，而且通过眼神的交流加强与

婴儿的感情交流。不能因为喂奶粉，就淡化婴儿与妈妈的感情。幼儿期是妈妈和婴儿身体接触的最重要时期，在喂奶粉时，婴儿能同时感受到爸爸和妈妈的爱。

④ 经常消毒喂乳工具

　　为了喝奶粉的婴儿，必须掌握彻底地消毒喂乳工具的方法。消毒方法比较烦琐，因此刚开始很难做好，但是很快就能

熟悉。

　　分娩后9个月内，在喂奶粉期间，必须彻底地消毒喂乳工具。

⑤ 奶瓶与奶嘴的清洗方法

　　喂奶粉后，在消毒奶瓶和奶嘴之前，必须用凉水彻底地清洗。奶瓶或奶嘴的奶粉残渣适合细菌的繁殖，而且妨碍消毒，

因此容易导致细菌感染。

　　一般情况下，用流动的凉水清洗奶嘴。为了彻底清除奶嘴上面的残渣，必须

从奶嘴外侧开始清洗。用同样的方法清洗奶瓶里面。如果用热水清洗，奶粉就会凝固在奶瓶表面，因此要用凉水清洗。

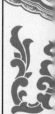

消毒奶瓶的方法

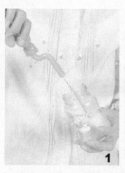 **1**

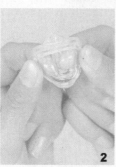 **2**

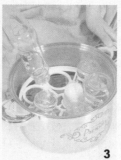 **3**

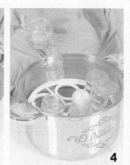 **4**

1. 为了彻底清除奶瓶内的残渣，必须用洗涤剂和刷子彻底地清洗每个部位。

2. 利用洗涤剂和小刷子擦拭奶嘴外侧，然后翻过来清洗内侧。最后用流动的水充分地冲洗奶瓶和奶嘴。此时，如果用凉水冲洗，就能彻底清除奶瓶残渣和洗涤剂成分。

3. 在奶瓶消毒器内倒入凉水，然后把擦干净的奶瓶倒挂在消毒器上面，同时把奶嘴和瓶盖也放入消毒器内。

4. 用100℃以上的开水消毒5分钟左右，然后用消毒钳子拿出奶瓶和奶嘴。

B a b y c a r e

喂奶粉时的注意事项

● 应该继续喂第一次选用的奶粉

奶粉的主要成分是牛奶，因此非常接近母乳。奶粉产品的种类繁多，但是原理大同小异。如果更换奶粉种类，婴儿的大便状态会变化，因此很难掌握婴儿的健康状态。只要没有特别的理由，最好继续喂第一次选用的奶粉。

● 以喂母乳的心态喂奶粉

用奶瓶喂奶粉时，如果把婴儿放在左侧膝盖上面，并用左臂肘部支撑婴儿的头部，婴儿就能感受到妈妈的心跳，因此容易平静下来。

● 必须按照产品的标示调节奶粉的浓度

在喂奶之前冲奶粉。先倒入所需水量的2/3，然后添加奶粉，并均匀地搅拌，最后再倒入1/3的水。在手腕内侧滴几滴奶，如果感到温热（约37℃），就可以喂奶粉。

● 必须充分地消毒奶瓶和奶嘴

奶粉的成分适合细菌的繁殖，因此使用后必须马上用凉水冲洗。如果用热水冲洗，奶粉就容易凝固，因此很难清洗。另外，用凉水清洗后，必须用开水消毒。

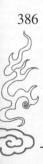

典藏精品版

最全面、系统的孕产育指导

386

最关心 的问题

出生100天内可饮用的婴儿饮料

★ 清水类 ★

【自来水】如果直接饮用水龙头里出来的自来水，抵抗力较差的新生儿就容易出现异常症状，因此最好饮用凉开水。

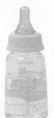

【矿泉水】根据矿泉水的成分，可分为软水和硬水。婴儿最好避免喝富含钙和镁的硬水。如果是软水，婴儿可以喝。

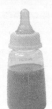

【用净水器过滤的水】如果住在高层公寓，将会提供积存在水箱里的水，因此最好用净水器过滤，但是跟自来水一样，婴儿也只能喝凉开水。

★ 果汁类 ★

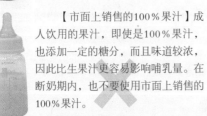

【生果汁】果汁富含糖分，如果大量地饮用果汁，就会影响哺乳量，因此不适合作为补充水分而大量饮用。

【市面上销售的100%果汁】成人饮用的果汁，即使是100%果汁，也添加一定的糖分，而且味道较浓，因此比生果汁更容易影响哺乳量。在断奶期内，也不要使用市面上销售的100%果汁。

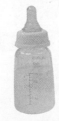

【离子饮料】离子饮料中添加了电解质（钠、钙等），因此由于呕吐或痢疾丢失体内水分或电解质时，可以饮用离子饮料。但是由于此类饮料含有大量的糖分，因此不能作为补充水分而大量饮用。

★ 茶类 ★

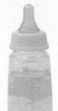

【绿茶】绿茶中含有咖啡因和酯碱，容易刺激婴儿。一周岁以后的婴儿可以喝绿茶，但是在百日之前不能给婴儿喂绿茶。

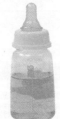

【麦茶】麦茶不含咖啡因，而且没有异味，因此适合做婴儿的水分补给用饮料。给婴儿喂麦茶时，应该比成年人的麦茶稀释2~3倍。

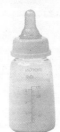

【健康茶】东方医学认为，最近比较流行的杜冲茶或三百草茶等健康茶有利于身体健康，但是会强烈地刺激婴儿，因此不能轻易地给婴儿喝健康茶。

6 奶瓶与奶嘴的消毒方法

热汤消毒是传统的消毒方法。在煮锅内倒满水，然后烧开水，最后放入奶瓶和奶嘴消毒几秒钟。现在也有很多家庭用这种方法消毒哺乳工具。

另外，可以选用电磁波消毒器和电气消毒器。把清洗的奶瓶和奶嘴放入电磁波消毒器内，然后用电磁波消毒一段时间，就能结束消毒。如果是电气消毒器，放入需要消毒的哺乳工具后，只要插上电就能消毒，因此非常方便。

另外，这些消毒器一次能消毒几个奶瓶和奶嘴，因此更加方便。

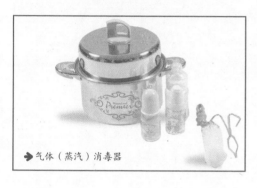

➡ 气体（蒸汽）消毒器

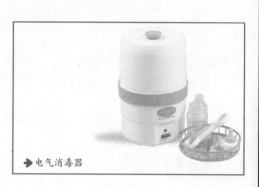

➡ 电气消毒器

● 奶瓶

首先购买200cc的奶瓶。每天需要6～8个200cc的奶瓶。另外，为了喂水或果汁，最好准备2～3个120cc的奶瓶。即使突然加热或冷却，硼硅玻璃奶瓶也不会破裂。这种奶瓶有些昂贵，但是在急剧的温度变化下不容易破碎，而且耐冲击，因此值得用高价购买。

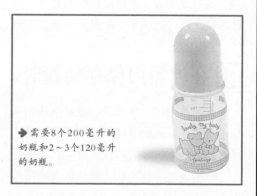

➡ 需要8个200毫升的奶瓶和2～3个120毫升的奶瓶。

● 奶嘴

至少要购买12个奶嘴，最好选择有一两个奶嘴孔的奶嘴。硅树脂奶嘴具有较强的耐热特性，因此能长时间使用。

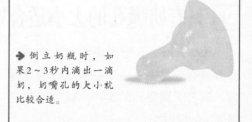

➡ 倒立奶瓶时，如果2～3秒内滴出一滴奶，奶嘴孔的大小就比较合适。

必须掌握的知识

母乳是自然界为婴儿准备的礼物

● 初乳是婴儿的第一餐

对婴儿来说，母乳是最理想最完美的食品。不仅含有婴儿所需的所有营养，而且含有保护婴儿的免疫成分。母体生成的初乳是婴儿最理想的第一餐。

● 喂母乳的妈妈比较健康

统计结果表明，正常地喂母乳的妈妈出现乳房癌等各种妇科疾病的概率远远低于其他妈妈。

● 提高妈妈与婴儿的亲密感

喂母乳不仅是为了提供婴儿的营养。喂母乳时，婴儿能接触妈妈的皮肤，而且能听到妈妈的心跳声，因此很快能熟悉妈妈，容易产生亲密感。婴儿长大后，这些亲密感有助于今后的育儿过程和子女关系。

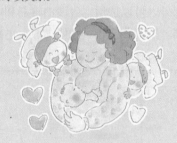

7 奶粉

婴儿用奶粉与脱脂奶粉、全脂奶粉不同，适当地调节了蛋白质和脂肪的量，因此比较接近母乳成分。此外还添加了糖分和各种维生素，因此非常适合新生儿。根据婴儿的月龄适当地稀释奶粉，出生3～4个月后，跟离乳食品一起保持营养平衡。

8 在冰箱内保存奶粉时，最好倒放奶嘴后盖上瓶盖

在冰箱内保存奶粉时，最好倒放奶嘴后盖上瓶盖。取奶嘴时，必须抓住奶嘴边缘，否则手上的细菌容易感染消毒的奶嘴。

尽量快速冷却奶粉，然后放入冰箱内保存。给婴儿喂奶时，应该适当地加热。

母乳一直保持一定的温度，但是准备人工奶粉时，有时要冷却，有时要加热。把奶液滴在手背或手腕内侧时，如果感到温热就可以给婴儿喂奶。宁可喂稍微凉的牛奶，也不能喂过烫的牛奶。

9 只有奶嘴孔的大小适合奶的浓度，才容易吸吮奶粉

喂母乳时，在婴儿吸吮母乳之前，乳腺就会分泌出乳液。如果临近哺乳时间，或者听到婴儿的哭声，就会出现分泌乳液的反射。

喂奶粉时不能让婴儿过于疲劳，因此要倒立奶瓶，观察奶嘴是否滴出奶。在静静地倒立奶瓶时，最好每2～3秒钟滴下一滴。

如果滴下的速度过快，就说明奶嘴孔过大。相反，如果滴下的速度过慢，就说明奶嘴孔过小或被堵塞。如果普通食欲的婴儿喝完一瓶牛奶需要20分钟以上，就说明奶嘴孔过小。

市面上销售的奶嘴不容易堵塞，但是奶嘴孔很小。可在钢针的一端插木塞，然后抓住木塞烧红钢针的另一端，用烧红的钢针扩大奶嘴孔。

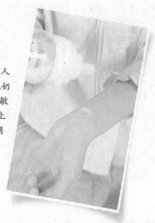

▶ 奶的温度最好与人体的体温相近。把奶滴到对温度相当敏感的手腕或手背上面，然后慢慢地调节奶的温度。

Baby care

爸爸应该多接触婴儿

● 刚开始会很生疏

最熟悉婴儿的是妈妈，因此靠第六感觉也能知道婴儿玩耍、睡觉和喝奶的时间。在育儿过程中，妈妈的第六感觉比较发达，但是爸爸却比较生疏。如果不承认这种差异，夫妻之间容易发生冲突。

● 不要嘲笑丈夫

妻子过分的母爱有时让丈夫不舒服。丈夫也想照看宝宝，但是很多妻子却会嘲笑丈夫。如果经常嘲笑，丈夫就会放弃看护婴儿，因此妻子只能一个人承担育儿的重担，最后导致对丈夫的不满。

一开始就应该学习夫妻共同看护婴儿的技术。即使丈夫看护婴儿的动作很生疏，也不要盲目地指责丈夫。

● 爸爸应该多接触婴儿

如果希望丈夫成为看护婴儿的好爸爸，就应该给丈夫多接触婴儿的机会。即使丈夫看护婴儿的动作很生硬，也应该耐心地等待。尽量减少指责丈夫的次数，应该让丈夫多接触婴儿。

丈夫害怕照看婴儿时，应该鼓励丈夫，使丈夫积极地看护婴儿，让丈夫给宝宝喂奶粉，或者帮婴儿换尿布。只要丈夫为婴儿做事，就应该鼓励和表扬。

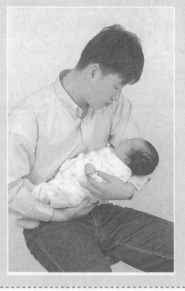

◀ 爸爸与婴儿的接触有助于婴儿的情绪发育。

第六节 **冲奶粉的要领**
和喂奶粉的方法
Chong Naifen De Yaoling He
Wei Naifen De Fangfa

只要掌握冲奶粉的正确方法、喂奶粉的方法和喂奶粉的时间，爸爸也能跟妈妈一样，尽情地享受跟宝宝交流的快乐。

1 冲奶粉的方法

● 必须正确地控制奶粉量，而且要彻底地消毒奶瓶

冲奶粉时，必须正确地控制奶粉量，而且要彻底地消毒奶瓶。使用浓缩奶粉或牛奶时，每次必须控制相同的量，因此要按照商品说明书冲奶粉。

事先必须消毒奶粉，然后用开水冲奶粉。不管用什么方法冲奶粉，只要被极少数病毒感染，就容易导致婴儿患上严重的疾病。

● 为了防止细菌的繁殖，采取瞬间冷却或加热的方式

如果充分地准备奶瓶，就能节约时间。一次多准备几顿的牛奶，然后以快速冷冻的方法在冰箱内保存。如果临近哺乳时间，就用开水加热冷藏的牛奶。

牛奶必须瞬间冷却或加热。如果婴儿还小，就应该购买小奶瓶，然后放在阴凉的地方保存。

冲奶粉的方法

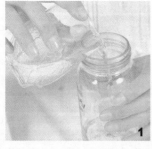
1
↑ 在冲奶粉之前，应该准备好开水。把温度降低到50℃左右（滴在手背时会感觉到温热），然后按照奶瓶上面的刻度倒入一定量的开水。

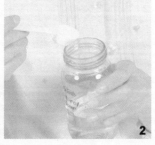
2
↑ 冲奶粉时，必须使用规定的勺子。用奶粉勺正确地控制奶粉量。

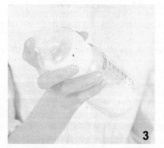
3
↑ 安装奶嘴后盖上奶瓶盖，并上下充分地摇晃。牛奶很容易发霉，因此不能在常温下保存。一般应放在冰箱内保管，然后加热后使用。

② 喂奶粉的方法

●看着婴儿喂奶粉

目前，广泛地进行关于出生瞬间和出生后几小时内婴儿状态的研究。刚出生时，如果不隔离妈妈和婴儿，妈妈和婴儿之间会形成对话。

婴儿会睁大眼睛看妈妈，妈妈也会抱着婴儿亲切地看婴儿。这种眼神的交流非常重要。在喂奶粉的过程中，婴儿会凝视妈妈的脸。此时，婴儿还不能熟练地聚焦，但是能看到近处的妈妈。

拿起奶瓶向前稍微弯曲身体，然后默默地看着婴儿，妈妈和婴儿之间会形成无言的对话，因此能营造出跟喂母乳相同的气氛。

●妈妈和婴儿对视的姿势最自然

喂奶粉的另一种姿势就是"对视对方"的姿势。舒适地坐在床、沙发或椅子上面，然后使婴儿的头部朝向妈妈的膝盖，婴儿的腿部朝向妈妈的腹部。用一只手抬起婴儿的头部，然后用另一只手抓住奶瓶。

在这种姿势下，妈妈就能看着婴儿，因此形成便于交流的气氛。如果采取这种姿势，就能自然地对视对方的眼睛，但是不能任意地接触身体。

●关注婴儿

在喂奶粉的过程中，大部分婴儿希望妈妈能全神贯注地看着自己。如果妈妈只关注电视节目，婴儿就会拒绝吃奶。这样，妈妈也逐渐知道只有关注婴儿，宝宝才会开心的道理。有些妈妈在

过于疲劳时，会用床沿支撑奶瓶，但是这种哺乳方法容易挤压婴儿的鼻子，因此导致窒息现象。不仅如此，还会失去跟婴儿交流的宝贵时间。

●如果通过奶瓶吸入大量的空气，就容易导致腹痛

大部分妈妈使用大口径玻璃奶瓶或塑料奶瓶。给宝宝喂奶粉时，应该检查奶瓶口是否充满空气。如果奶瓶口充满空气，婴儿会通过奶瓶吸入大量的空气，因此容易导致腹痛症状。

喂母乳时，只有婴儿吸吮母乳的主观感觉，因此很难正确地知道婴儿摄取的母乳量。但是喂奶粉时，能把握正确的摄取量。另外，婴儿每次的奶粉摄取量都不相同。

●多冲一点奶粉

每次冲奶粉时，应该比正常的摄取量多冲一点奶粉。如果间隔两小时或者更频繁地喝奶，就说明婴儿没有吃饱，或者口渴。

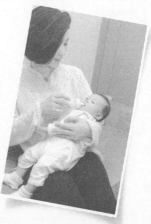

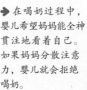
➤ 在喝奶过程中，婴儿希望妈妈能全神贯注地看着自己。如果妈妈分散注意力，婴儿就会拒绝喝奶。

3 喂奶粉的时间

喂奶粉跟喂母乳不同，因此可以遵守喂奶粉的时间。以前，很多人认为，如果根据婴儿的需求喂奶粉，就容易形成无规则的坏习惯。相反，如果按时喂奶粉，就容易形成有规律的生活习惯，因此规定喂奶粉的时间，然后严格地按照时间喂奶粉。正是由于过分地担心婴儿的将来，才导致这种错误认识。

研究结果表明，喂奶粉的时间和婴儿的性格没有太大的关系，因此在哺乳初期，最好跟喂母乳的婴儿一样管理喂奶粉的婴儿。在形成一种习惯之前，应该适当地调节喂奶粉的时间，然后自然地遵守喂奶粉的时间。

让婴儿打嗝的方法

喂奶粉后，必须让婴儿打嗝，下面介绍3种打嗝的方法。

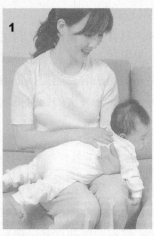 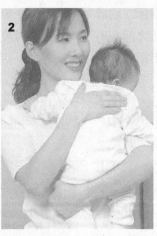 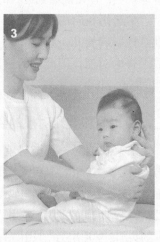

▲ 把婴儿放在妈妈的大腿上面，然后轻轻地拍打婴儿的后背。该方法比较适合新生儿。

▲ 抱起婴儿，使婴儿的头部位于妈妈的肩部上面，然后轻轻地拍打婴儿的后背。适合新生儿或稍微大的婴儿。

▲ 把婴儿放在膝盖上面，然后用双手分别支撑婴儿的头部和后背，同时轻轻地拍打后背。婴儿能独自支撑头部时，可以使用该方法。

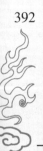

典藏精品版

最全面、系统的孕产育指导

第七节　喂奶粉时常见的问题和解决方法

Wei Naifen Shi Changjian De Wenti He Jiejue Fangfa

下面介绍喂奶粉时容易出现的问题。比如，容易出现便秘，和婴儿一起去旅游时，甚至出现婴儿肥胖症等。

1 婴儿的大便

● 喂母乳的婴儿和喂奶粉的婴儿不同

喂母乳时，婴儿的大便会有特殊的颜色，而且带有独特的香味。另外，几乎没有任何变化。但是喂奶粉的婴儿的大便呈淡淡的草绿色，而且比较干燥，气味不同。

● 如果大便较硬，最好喂水或果汁

喂奶粉的婴儿的大便比较硬，而且经常出现排便困难等症状。

天气暖和时，如果大便较硬，最好给宝宝喂凉开水或淡淡的果汁。

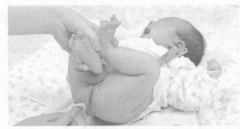

↑ 通过婴儿的大便能判断哺乳的方式是否正确。如果大便坚硬，最好喂凉开水。

2 旅行

● 旅行之前必须作好准备

跟喂母乳的妈妈相比，喂奶粉的妈妈需要准备更多的物品。尤其是独自带婴儿旅行时，需要准备的物品特别多，因此极其烦琐。

● 事先制订旅行计划，然后确认旅行地的环境

旅行之前必须作好准备，制订详细的计划，尽量减少不必要的行李，只准备不可缺少的用品。

不要因为准备烦琐就放弃旅行，只要

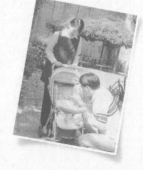

→ 在旅行过程中，为了让婴儿很好地适应陌生的环境，必须更加细心地看护。

393

制订旅行计划，就会比较方便。另外，旅行一两次后，就能熟悉跟婴儿一起去旅行。到高气温地区或饮用水不清洁的地区旅行时，特别要注意卫生。

● 不能忘记带杀菌工具

旅行地的病毒不一定比居住地的病毒强烈，但是在旅行中，婴儿的抵抗力会有所下降，因此容易被细菌感染。

③ 婴儿肥胖症

很多妈妈担心，喂奶粉会导致肥胖症。喂奶粉不一定都会导致肥胖症，但是如果摄取的量过多，就容易导致肥胖症。

很多妈妈不遵循奶粉公司对用量的规定，按照自己的想法和婴儿的要求任意喂奶。而只根据个人想法决定喂奶粉的量经常会导致严重的后果。持续高温或发烧的情况下，如果过多地喂奶粉，婴儿的肾脏就不能正常地排泄盐分，因此婴儿的体重会急剧增加。为了延长婴儿的睡眠时间，有些妈妈在奶粉里添加谷物粉，而这种方法容易导致婴儿肥胖症。

喂奶粉时，必须控制好喂奶粉的时间间隔，以及每次喂奶粉的量。

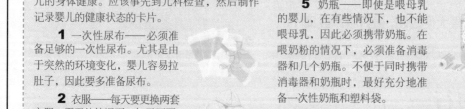

Baby care

跟婴儿一起去旅行时，必须携带以下物品！

打算跟婴儿一起去旅行时，最重要的还是婴儿的身体健康。应该事先到儿科检查，然后制作记录婴儿的健康状态的卡片。

1 一次性尿布——必须准备足够的一次性尿布。尤其是由于突然的环境变化，婴儿容易拉肚子，因此要多准备尿布。

2 衣服——每天要更换两套衣服。夏天的情况下，每天要更换三套衣服。另外，在旅行地必须及时地洗衣服，因此要准备容易干的衣服。昼夜温差可能很大，因此在夏天，也要准备长袖衣服。

3 应急药品——为了大大小小的意外事故，必须准备凡士林、一次性创可贴、皮肤软膏、解热剂、消化剂、体温计、消毒药等药品。若经常感冒或晕车，最好跟儿科医生商议后，准备感冒药和晕车药。

4 奶粉与牛奶——准备婴儿平时吃的奶粉量。如果长时间旅行，或者到很难购买食品的地方旅行，最好准备灭菌牛奶。

5 奶瓶——即使是喂母乳的婴儿，在有些情况下，也不能喂母乳，因此必须携带奶瓶。在喂奶粉的情况下，必须准备消毒器和几个奶瓶。不便于同时携带消毒器和奶瓶时，最好充分地准备一次性奶瓶和塑料袋。

6 水和饮料——必须给婴儿充分地补充水分，因此单独准备麦茶或果汁。

7 玩具——如果遇到堵车，婴儿容易哭闹，因此要携带婴儿喜欢的玩具和书。

8 其他——还应该准备医疗保险证、帽子、大毛巾、婴儿油、防紫外线防晒霜。在不同环境下，婴儿容易哭闹，因此要携带婴儿喜欢的枕头或被褥，这样就能使婴儿容易适应陌生的环境。

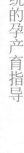

第十二章

看护新生儿的方法

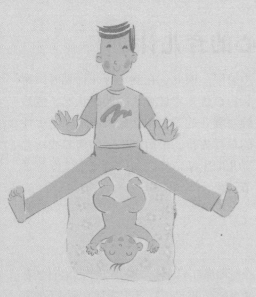

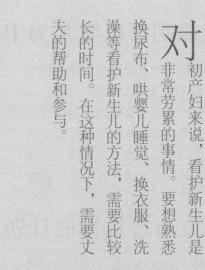

对初产妇来说，看护新生儿是非常劳累的事情。要想熟悉换尿布、哄婴儿睡觉、换衣服、洗澡等看护新生儿的方法，需要比较长的时间。在这种情况下，需要丈夫的帮助和参与。

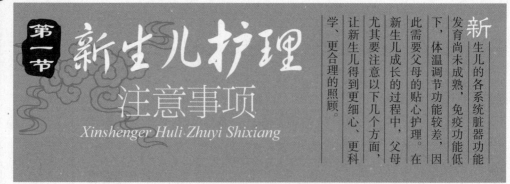

新生儿的各系统脏器功能发育尚未成熟，免疫功能低下，体温调节功能较差，因此需要父母的贴心护理。在新生儿成长的过程中，父母尤其要注意以下几个方面，让新生儿得到更细心、更科学、更合理的照顾。

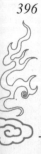

孩子的降临给家庭带来了翻天覆地的变化，初产妇天天等待接宝宝回家的日子。她们想独自看护在自己的腹中成长10个月的婴儿。但是从接回家的瞬间开始，失去自信心的妈妈特别多。究竟怎样才能让宝宝得到更周到的看护，如何培养婴儿的生活节奏？本节将为您详细介绍这方面的内容。

1 应该寻找适合宝宝的育儿方法

每个孩子的性格特点不同，对孩子的看护方法也应该有所不同，别人的方法不一定适合自己的孩子。专家提示，不同的教育方式会得到不同的结果，教育孩子其实是一门艺术。妈妈们只能在育儿的实践中慢慢摸索，慢慢总结，才能找到一条最适合自己孩子的教育方法。

2 应该制订以婴儿为中心的育儿计划

孩子的降临给家庭带来了翻天覆地的变化，整个家庭从此围着宝宝转。大多数的父母一般都会按照以往的生活习惯来制定育儿计划，从而保持家庭生活的节奏。但对于新生儿来说，就其生理和心理条件而言，对看护提出异议的能力有限。因此，在制定育儿计划时，家长应该优先考虑婴儿的健康状况，然后针对婴儿的需求和状态来决定家庭生活的日程安排，最后再确定如何养成培养婴儿的生活节奏、如何给宝宝洗澡等细节问题。

3 建立有连贯性的计划

育儿也是有流行风潮的，像是选择何种喂养方式，给宝宝清洁的周期等问题，每个时期都有不同的"流行"。当你在计划有效率的育儿计划时，不要盲目追求时下的风潮，东学一种西学一种，不但给自己和孩子压力，也造成学习不连贯。只要相信自己的感觉，针对孩子个别的情况来安排，让新生儿得到精心的护理，婴儿不断地成长，就是最好的育儿方式。

另外，需要注意的是，即使你已经制定好育儿计划，实际执行起来也有适合与不适合的内容，但往往在没有察觉的情况下，继续着错误的教育方式。因此，育儿计划不是像宪法大纲那般无法更改，应边实行边观察孩子的状况，如有不当都可做适当的修正，这样的计划才会是实用的计划。

4 绝对不能着急

刚从医院接回婴儿时，婴儿会哭闹几天。只要婴儿哭闹，妈妈就以为宝宝生病或哪里不舒服。如果严重哭闹的婴儿突然停止哭声，也会忐忑不安，"是不是不能正常呼吸呢？"

对经产妇来说，这些现象不足为怪，反而觉得婴儿非常正常。大部分婴儿在哭闹中慢慢地入睡。

初产妇对育儿缺乏信心，因此多次确认婴儿的状态后才能放心。另外，有些妈妈特别在意婴儿的脸色。婴儿睡觉时，偶尔会出现脸色苍白的症状，因此不用大惊小怪。

大部分初产妇都会有这种烦恼，但是过分的烦恼不利于婴儿和妈妈的健康。在育儿过程中，妈妈应保持平和而警惕的心态。

5 需要丈夫的帮助

初产妇没有多余的时间悠闲地看书或跟别人闲谈。即使有亲戚朋友帮忙看护，她也会把所有精神集中到婴儿身上。

分娩后，跟丈夫的性生活也很难恢复到妊娠前的状态。为了使丈夫理解，应该让丈夫参与妻子的妊娠过程和妻子

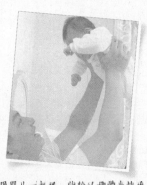

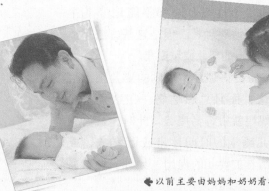

↑ 跟婴儿一起玩，能给父母带来快乐，同时培养婴儿的社会适应能力，而且锻炼婴儿的身体活动能力。

← 以前主要由妈妈和奶奶看护婴儿，但是现在爸爸也积极地参与到看护婴儿的行列中来。

分娩的过程。另外，分娩后应该让丈夫多做家务和帮妻子看护婴儿。

通过妊娠和分娩过程的参与，丈夫就能理解妻子，而且出现独占妻子的欲望或性生活的欲望时，能理智地克制自己。

在分娩后的2～3周内，大部分妈妈的生活以看护婴儿为中心，因此把其他生活放在第二位。

正因为这样，在分娩后的2～3周内，别想带客人到家里来玩。

除了刚出生的婴儿外还有大孩子时，父母应该抽空照顾大孩子。如果有亲戚朋友带大孩子出去玩，那父母会非常感谢他们的。如果有人带大孩子出去，产妇就容易稳定情绪。

妈妈每天的生活中，最重要的事情就是给宝宝喂母乳。在第十一章中，详细地介绍了喂母乳的方法和喂奶粉的方法，因此在本章节中不会详细地作说明。

6 形成习惯之前，应该尝试各种方法

接受20世纪30年代后期的美国式教育的妈妈会间隔4小时有规律地喂母乳，但是婴儿不是机器，因此要选择婴儿和妈妈都适合的方法。如果一开始就根据婴儿的身体状态和节奏喂母乳，婴儿就容易掌握有规律的节奏，从而形成有规律的习惯。

如果间隔3～4小时哺乳的婴儿不到2小时就哭闹，那应该考虑能稳定婴儿情绪的各种方法。如换尿布或改变姿势，或者抱着婴儿看周围，或者跟其他家人一起玩。

如果用这些方法都不能让婴儿平静，就应该喂母乳。但是这些方法不适合发育缓慢的婴儿或早产儿。

发育良好但经常哭闹的婴儿很难平静下来，而且总想吃奶。在这种情况下，妈妈就很容易疲劳。此时，最好利用婴儿睡觉的时间休息或做家务，或者聘请看护婴儿的保姆。另外，多带婴儿到室外走动。不管怎么样，过一段时间，任何婴儿都能适应生活习惯。

在看护新生儿的过程中，妈妈无法隐藏喜悦和不安感。看着每天都变化的婴儿，父母就感到高兴，但是突然遇到意外情况时，妈妈就会惊恐万分。这些现象是看护婴儿的所有妈妈的共同心理。

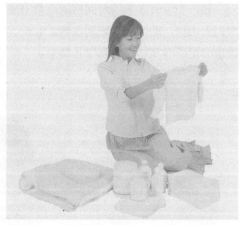

▲ 分娩后，不要过于担心婴儿，也不要过于着急，要通过各种方法，寻找出最适合宝宝的育儿方法。

7 请不要过分地强求婴儿

在不同的地方和国家，看护婴儿的方法和习惯有所不同，但是为了使婴儿更好地适应社会生活，必须培养婴儿健康的身心。

婴儿出生后，最好放弃通过婴儿来完成父母未完成的事业等想法。所有父母应该牢记，婴儿也是独立的生命体，因此要注意观察婴儿的性格，并关怀婴儿的成长发育。

如果经常跟别的婴儿作比较，或者以妈妈的眼光判断或评价，就会影响婴儿的正常发育。在育儿过程中，应该注意观察婴儿的精神、身体发育，而且要采取适合月龄的育儿方法。婴儿也具有自己的生活节奏，因此不能以妈妈的标准强迫婴儿。妈妈必须掌握婴儿的欲望和婴儿的生活节奏，这样才能正确地看护婴儿。

8 全家人必须协助

确定婴儿的育儿方针后，全家人都必须态度一致地对待婴儿。在现实生活中，经常看到由于爷爷、奶奶的过分保护，妈妈的努力付诸东流的情况。如果不遵守全家人制定的目标，并协助育儿，就很难成功地育儿。

以前，只有妈妈和奶奶负责看护婴儿，但是现在连爸爸也加入了看护婴儿的行列中来。研究结果表明，爸爸能发挥非常重要的作用。

现在是女性也参与社会活动的社会，在夫妻双方都上班的情况下，只靠妈妈的力量很难看护好婴儿。此时，如果全家人协助妈妈看护婴儿，就能减轻妈妈的负担。不仅如此，还能培养婴儿的社会适应能力。

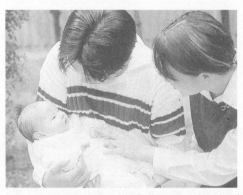
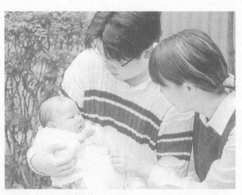

如果婴儿哭闹不停，最好到室外走动。此时，父母应该放宽心。

孕产育全书

给您最贴心的关怀与照顾

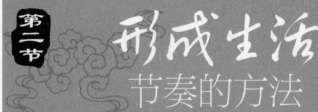

第二节 形成生活节奏的方法

Xingcheng Shenghuo Jiezou De Fangfa

一般情况下，出生二至三周后，新生儿就能适应家庭生活。此时，妈妈和家人都应该给宝宝营造出使其能自然地适应家庭生活的环境。

1 在日常生活中育儿

刚出生的婴儿没有任何能力，因此需要更细心的关怀。首先，全家人要根据婴儿的作息时间和吃奶的时间适当地调节自己的生活节奏，但是2～3周后，婴儿就能逐渐适应家庭的生活方式。

婴儿又小又没力气，因此需要更多的关心，但是婴儿与其他家人的地位平等。那么，怎样才能把婴儿自然地引入家庭的日常生活中呢？

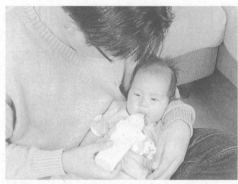

▲ 如果夫妻双方共同参与育儿，能提高婴儿与爸爸之间的亲密感。另外，能分担沉重的育儿负担，而且能帮助一家三口尽快熟悉新的生活节奏。

2 在计划的时间哺乳

给婴儿哺乳是消耗最多精力和时间的事情。在第十章中，详细地介绍了喂母乳的方法和喂奶粉的方法，不管采用哪种喂乳方法，只要婴儿健康地成长，并得到满足感，喂母乳也能自然地形成习惯。

一般情况下，根据妈妈和婴儿的状态选择哺乳方式。

首先尝试哺母乳的方法。根据一天的日程，每天至少按时喂母乳一次。比如，计划在早上9点钟哺乳，然后每天都在这个时间喂母乳（奶粉）。

如果婴儿能按时醒过来固然最好，但是婴儿过了9点钟还继续睡觉，最好轻轻地叫醒婴儿，然后给婴儿洗脸洗脚，而且在婴儿睡觉之前充分地哺乳。

相反地，如果婴儿提前睡醒，比如8点要吃奶，就应该哄婴儿忍耐1小时。此时，家人应该帮妈妈哄宝宝玩，或者帮妈妈背婴儿。由于妈妈在身边，婴儿就

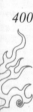

暂时能忍耐饥饿。

　　如果各种方法都无效，婴儿还继续哭闹，就应该先哺乳，然后改天再尝试。大部分婴儿会逐渐适应一定的规律，因此能固定喂母乳的时间，但是也有些婴儿不能适应有规律的生活。在这种情况下，妈妈就应该耐心地诱导和教育婴儿。

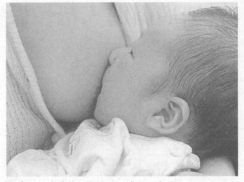

▲ 每天至少要按规定的时间哺乳一次。

③ 根据婴儿的睡眠时间调节生活节奏

　　喂母乳不仅会导致一系列问题，连睡觉习惯也会随之改变。在育儿过程中，几乎所有的妈妈都为婴儿半夜起床过。如果没有，就说明这个妈妈育儿的时间过长，可能忘记了过去的事情。

　　在出生1个月之前，大部分婴儿在夜间睡醒几次。在喂母乳的情况下，只要给婴儿喂母乳，婴儿很快就能重新入睡。此时，喂母乳比喂奶粉方便。

　　喂奶粉的情况下，为了让白天辛苦的妻子多休息，最好由爸爸给婴儿喂奶粉。当然，白天丈夫在公司工作，可能比妻子还要疲倦，因此除了周末外，会产生很大的压力。

　　如果妈妈睡不好，白天就会很疲倦，因此最好利用婴儿睡觉的时间充分地睡午觉。如果家中还有其他孩子，妈妈就很难充分地休息。

➡ 刚开始育儿的负担非常沉重，但是妈妈很快就能熟悉看护婴儿所需的各种事情。最重要的是，要不慌不忙地看护婴儿。

④ 制定简单的食谱

　　初产妇最好寻找能轻松地完成做饭、做家务的方法。只要能轻松地完成日常家务，任何方法都可以。另外，制定简单的食谱，而且尽量利用冷冻食品或快餐料理。

　　一般情况下，爸爸和妈妈都在分娩1个月后比较稳定的情况下实施大扫除。刚分娩后，不能过于劳累，只有充分地休息后才能做家务。

⑤ 请周围的人帮忙做家务

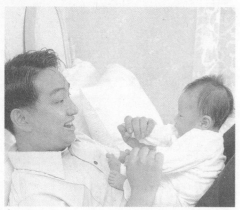

▲ 研究结果表明，爸爸的作用很重要。尤其是夫妻双方都上班时，爸爸的帮助有助于婴儿的社会性发育。

如果经济条件允许，可以根据计划雇用保姆，或者推迟做沉重家务的时间。丈夫可以帮妻子购物、买菜、做饭，使妻子集中全部精力看护宝宝。在分娩前后，如果丈夫能休假几周，会给妻儿的实际生活带来很多帮助。

如果能得到亲戚朋友的帮助，自然会非常高兴。其中，能给最大帮助的还是育儿经验丰富，而且了解产妇的妈妈（或婆婆），或者正在养孩子的年轻妈妈。这些人非常了解分娩后的各种问题，因此能轻松地解决产妇将面对的复杂问题。

出生6周后，妈妈和婴儿就成为最亲密的同伴，而且摆出共同生活的态势。在这个时期，婴儿在一天24小时中，1/3的时间能保持清醒。当然，哭闹的次数会愈来愈多。

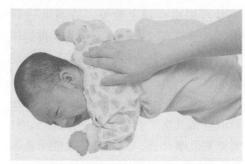

▲ 如果得到妈妈或婆婆的帮助，初产妇就能轻松地完成育儿目标和繁杂的家务。

⑥ 婴儿的哭声分三种

婴儿没有自我保护能力，因此遇到问题就哭闹着要父母帮忙。在成长过程中，婴儿会逐渐掌握利用周围环境的方法，至少在哭闹的瞬间，希望妈妈能作出相应的反应。

很多人认为，由于不安感、心烦感，或者为了锻炼肺部，婴儿才不停地哭闹，但这只是成年人的想法而已。

妈妈能听懂的哭声有三种。普通的哭声表示婴儿肚子饿。比如，深深地呼吸一

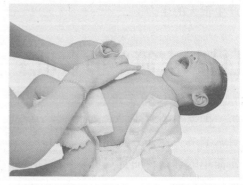

▲ 当婴儿哭闹时，可以用换尿布、改变姿势等方法稳定婴儿的情绪。

次，然后无力、有节奏地哭闹。当父母对第一种哭声没有反应时，为了显示自己的存在，婴儿将发出第二种哭声。这种哭声比较强烈，而且大部分成年人都无法模仿这种哭声。第二种哭声的节奏类似于第一种哭声，但是声音更加强劲。

第三种哭声是因痛苦发出的哭声。突然开始哭闹，并持续一段时间，然后在中间停止呼吸。因此第三种哭声的节

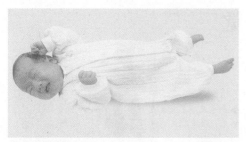

↑ 当婴儿饥饿时，他会深深地呼吸一次，然后无力、有节奏地哭闹。

奏跟第一种、第二种哭声完全不同。

普通哭声、饥饿的哭声：如果因为婴儿的哭闹而中途停止手中的活，大部分妈妈都会生气。婴儿哭闹时，没必要马上放下手中的活匆匆地跑过去。有时，婴儿的哭声会慢慢变弱，最后停止哭闹再次入睡。

如果婴儿继续哭闹，最好用抱婴儿、换尿布、改变姿势等方法哄宝宝入睡。

如果还不能哄婴儿睡觉，聪明的妈妈就会给宝宝喂母乳。如果喂母乳，婴

儿就能得到满足，而且会感激妈妈。在喂母乳的过程中，妈妈和婴儿会频繁地身体接触，因此能增强彼此的感情。

生气的哭声：当表示饥饿的哭声被忽视时，婴儿将发出生气的哭声。在这种情况下，很难哄婴儿平静下来。只有长时间抱婴儿，或者抚慰婴儿，才能使其慢慢地稳定下来。

痛苦的哭声：这种哭声既不能无视也不能等到婴儿停止哭声。痛苦的哭声与前两种哭声不同，会让妈妈和其他人感到紧张。

当婴儿停止呼吸，而且脸色苍白时，大部分妈妈都知道婴儿会继续呼吸，但是总让人提心吊胆。一般情况下，腹痛、尿布里的针、发高烧、突然的噪音、意外的行为都能导致这种哭声。

只有亲热地抱婴儿，并稳定婴儿的情绪，才能让婴儿停止哭闹。如果持续哭闹30分钟以上，就应该带婴儿到医院接受检查。

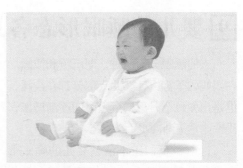

↑ 如果婴儿哭闹30分钟以上，就应该到医院接受检查。

7 对婴儿的哭声，不要过于紧张

婴儿的哭声总是揪着所有妈妈的心。在这种情况下，最好跟别的妈妈或朋友咨询导致婴儿哭闹的原因。

初产妇经常担心由于睡得太沉，听不

到婴儿的哭声，但是面临重要事情的人不会睡得很沉。比如，清晨需要赶火车时，如果担心听不到闹钟，一般会在闹钟响起之前起床。

同样的道理，如果因疲劳入睡，也许听不到闹钟声或消防车报警声，但是一听婴儿的哭声（叫妈妈的声音），就能马上醒过来。

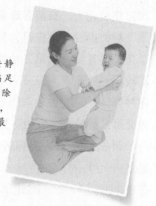

➤ 作为哄婴儿安静的方法，除了满足婴儿的欲望和消除不舒服的因素外，由妈妈抱婴儿是最好的方法。

⑧ 新生儿会一整天都睡觉

如果从医院回到家，大部分婴儿在24小时中睡2/3的时间。刚开始，婴儿会睡一会醒一会，然后再睡觉，但是醒来的时间逐渐增多，而且在夜间和白天有规律地睡觉。另外，父母和家人要有意识地培养婴儿的生活习惯。

如果婴儿白天哭闹，妈妈就能及时地喂母乳，但是晚上妈妈很容易心烦，因此不能像白天一样细心地看护婴儿。

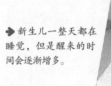

➤ 新生儿一整天都在睡觉，但是醒来的时间会逐渐增多。

⑨ 婴儿的睡眠形态各式各样

人的睡眠分为两种，即沉睡和浅睡。在妈妈的子宫内，婴儿大部分都在浅睡，但是出生11个月后，沉睡时间逐渐增多，浅睡比重逐渐减少。

目前，我们还不清楚婴儿的睡眠形态变化的重要性。为了便于介绍，我们把婴儿的意识状态分为五个阶段。从沉睡阶段开始，翻来覆去的半睡半醒阶段，以及哭闹的阶段，在这三个阶段之间，还可以添加清晰地睡醒阶段和平和地睁大眼睛的阶段。在后两种状态下，

婴儿就能向妈妈和其他人作出很开心的反应。

此时，如果跟婴儿说话，或者陪婴儿玩耍，或者动动嘴，婴儿就会模仿别人

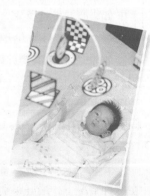

➤ 新生儿期过后，婴儿能区分白天和夜晚，睡眠时间也会变短，看到食物会凝视。

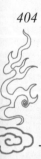

的动作。另外，婴儿会反复地发出自己才会发出的声音，这些行为都是想学习周围环境的一种手段。

10 随着月龄的增长，婴儿就能区分白天和夜晚

每个婴儿都有个性，因此睡眠和活动的时间各不相同。沉睡时很少醒来，但是浅睡时很容易醒来。

婴儿睡醒时，不要保持过于安静的环境，最好播放电视声音，或者给婴儿听上台阶的脚步声音，或者别人的笑声。如果经常听这些声音，婴儿就容易平静下来。

刚开始，新生儿不能区分白天和夜晚，但是逐渐知道晚上是比较安静的事实。在这种气氛下，逐渐掌握一天的节奏，并区分白天和夜晚。

11 婴儿不喜欢过冷或过热的房间

如果房间内的温度过高，婴儿就容易哭闹。按照韩国的传统育儿方式，如果妈妈和婴儿在很热的房间内生活，就容易导致高钠血症或脱水症，严重时还会导致肾不振症。

相反，如果气温过低，不会说话的婴儿就只能忍受寒冷。在这种情况下，皮肤红润，而且血色很好看，但是婴儿不会表达寒冷，而且暴露在外部的皮肤面积比较大，因此体温会逐渐下降。

理想的情况是，室内温度一直保持20℃。在这种环境下，只要穿薄衣服，并盖上薄毛毯，就能保持37℃左右的体温。

低体重儿（体重低于2.3千克）的情况下，应该特别注意防止着凉。

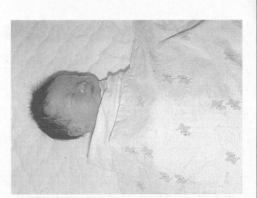

▲ 正常的室内温度为20℃。在这种状态下，只要穿薄衣服，并盖上薄毛毯，就能保持37℃左右的体温。

12 适合婴儿的室内环境

对肥胖的婴儿来说，低温并不是致命的危险。出生6个月后，大部分婴儿都能适应较低的气温。如果在室内安装换气装置，或者挂窗帘，就容易保持恒定的室内温度。购买婴儿用床时，最好选择用木板遮挡侧面的床。用细木条制作的婴儿床不能挡风。如果很难购买用木板制作的床，最好在摇篮边缘挂毛毯，这样就能保持床上的温度。

出生后几周内，最好利用婴儿用椅

孕产育全书
给您最贴心的关怀与照顾

子（婴儿床兼椅子）保持婴儿的体温。在日常生活中，最好在温暖的房间内给婴儿穿柔和的棉料衣服，然后让其躺在暖和的床上睡觉。

要想了解婴儿的体温是否正常，可以把手伸进婴儿的衣服内去触摸肚脐。如果婴儿感到寒冷，肚脐就会冰凉，否则就会稍微发热。

13 最好给婴儿穿宽松的衣服

准备婴儿衣服时，必须注意以下两点。第一，婴儿长大的速度很快，因此尽量买大一点的衣服。第二，根据自己的生活水平购买合适的衣服。

第一次购买婴儿衣服时，最好准备稍微大一点的衣服。亲手给婴儿制作衣服时，最好制作出生6个月的婴儿能穿的衣服。虽然大衣服好，但是如果给新生儿穿一岁婴儿的衣服，新生儿就会被埋在衣服里面，因此要选择合身的衣服。

如果室内温度较高，可以不穿毛衣。购买新生儿的衣服时，最好参考P425"新生儿用品选购指南"的目录。

最好选择便于穿戴的衣服。比如，系纽扣的衣服或系带的衣服。另外，棉料衣服比毛料衣服好。毛料衣服不仅价格昂贵，而且会刺激婴儿的皮肤。

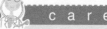

Baby care

给婴儿穿衣服的方法

穿开襟衣服的情况

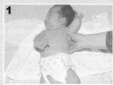

1 重叠摆放内衣和外衣，然后在衣服上面放婴儿。

2 从袖口伸进妈妈的手，然后从衣袖外侧向衣袖内侧拉进婴儿的手臂。

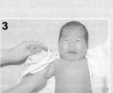

3 用一只手轻轻地托住婴儿的肘部，然后把婴儿的手放在衣袖入口，最后拉起衣服。

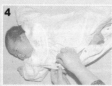

4 系上内衣系带。系纽扣时，最好从纽扣下方伸进妈妈的手，以免纽扣压迫婴儿的腹部。

穿圆领衣服的情况

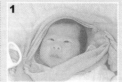

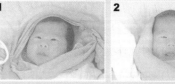

1 最好选择衣领容易伸缩的衣服。在衣领部位卷起衣领，然后尽量张大衣领入口，最后套上婴儿的头部。

2 在不影响婴儿颈部的同时，用另一只手向下拉起衣服。

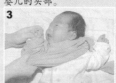

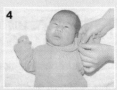

3 卷起衣袖，然后向衣袖内侧伸进妈妈的手。用另一只手托住婴儿的肘部，然后把手放在衣袖入口前面，最后拉出婴儿的手臂。

4 在衣袖入口处轻轻地抓住婴儿的手，然后向肩部拉衣服。如果穿好另一个衣袖，就可以向腰部拉衣服。

14 外出时，宇宙服最方便

室内温度较低，或者跟婴儿一起外出时，最好穿毛衣。开襟衣服或只有2~3个纽扣的衣服比花边衣服方便，而且容易洗涤。穿花边衣服时，婴儿的手容易被花边夹住。

外出时，像宇宙服一样的衣服非常方便，而且保温效果很好。另外，小码宇宙服还带有手套，因此能防止婴儿挠伤脸部。购买宇宙服时，最好选择比较宽松的衣服。

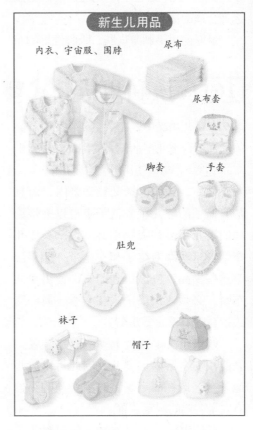

新生儿用品

内衣、宇宙服、围脖　　尿布

尿布套

脚套　　手套

肚兜

袜子　　帽子

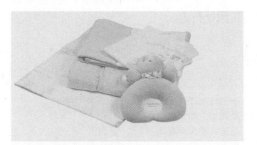

▲ 准备婴儿服装时，最好购买纯棉产品，而且尽量购买稍微大一些的衣服。另外还要准备能清洁地保管衣服的保管箱。

15 应该购买有用的衣服

没必要购买手套或棉鞋。一般情况下，亲戚或朋友会送这些礼物。在幼儿期，如果在外部暴露头部，就容易失去热量，因此外出时最好戴帽子。冬天跟婴儿一起外出时，必须戴防寒帽来保持体温。

另外，没必要给婴儿穿刚好合身的衣服，但是一定要穿内衣。一般情况下，准备开襟内衣。人工纤维材料的衣服不透气，因此妨碍皮肤的氧气供给，最好购买棉料产品。

一般情况下，尿布分为布料尿布和

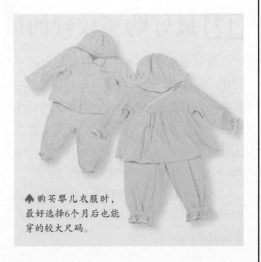

▲ 购买婴儿衣服时，最好选择6个月后也能穿的较大尺码。

一次性尿布两种。这两种尿布的价格和使用方法有很大差异，因此要根据用途选择合适的尿布。

最好使用不刺激皮肤、吸收性好的布料尿布。在外出或晚上睡觉时，最好使用一次性尿布。使用布料尿布时，为了防止尿液渗漏，最好使用能防水的尿布套。

16 应该利用折叠式婴儿车

在婴儿用品中，购买重要物品时，必须选择适合婴儿生活模式的用品。经常坐车的情况下，最好使用折叠式婴儿车。

另外，必须选择又轻又坚固，而且带有篮子的婴儿车。篮子里可以携带简单的婴儿用品和喂奶用具。大部分婴儿车都自带厚厚的垫子和安全带，如果没有这些物品，应该单独购买。使用婴儿车时，必须使用垫子。在春季，最好购买带有遮阳板的婴儿车。

如果在汽车座椅上安装固定装置，就能用安全带固定婴儿，因此可以放心地开车。选择固定装置时，必须购买带有安全装置的固定装置。

在外出时，可以方便地使用婴儿背带或包布。背婴儿时，可以从前面或后面系婴儿背带。另外，在家中哄宝宝睡觉时，可以使用包布。最近出现了很多漂亮的包布，因此外出时也可以使用。

购买步行器时，应该选择根据婴儿的身高可以调节高度的步行器。如果有轮子自锁装置，在危险的地方能防止婴儿到处行走。

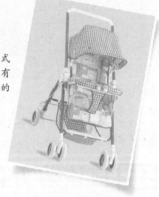

➡ 最好选择折叠式婴儿车，而且带有能收藏婴儿用品的篮子。

17 最好购买较硬的床垫

婴儿用床分为新生儿用床和大孩子用床，而且垫子也有高矮之分。如果使用高床垫，就便于看护婴儿；如果使用低床垫，等婴儿稍微长大后，能防止婴儿爬出床外。有些婴儿床还有收藏婴儿物品的空间。不管怎么样，最好购买较硬的床垫。

大部分婴儿不需要枕头，而且新生儿讨厌枕头。布置婴儿床时，只要能让婴儿舒服就可以。

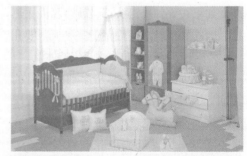

⬆ 最好选择结实的婴儿床。枕头反而会妨碍婴儿的休息，因此暂时不用枕头。另外，在床周围设置毛毯，以免婴儿被床沿撞伤。

很多人准备婴儿用褥子，但是如果过于柔软，反而不适合婴儿。最好提前准备婴儿用褥子，这样褥子就容易定型，而且不会很柔软。刚出生的婴儿不能任意活动颈部，如果褥子过于柔软，就容易导致窒息。另外，婴儿用褥子不一定选择浅颜色。如果用各种图案的布料制作褥子，就能刺激婴儿的视觉。

18 摇椅便于移动

刚出生的婴儿喜欢环顾周围，尤其是喜欢看妈妈，因此最好准备能便于移动的摇椅。

婴儿的沐浴用品包括婴儿浴缸、无刺

必须掌握的知识

装饰婴儿房的方法

父母和婴儿共用一个空间的情况

有些父母认为，应该睡在婴儿身旁，这样就便于换尿布或哺乳。在这种情况下，把婴儿床放在父母床旁边，或者利用厚被褥单独准备婴儿睡觉的空间。一般情况下，把家中的矮柜子作为婴儿用品储藏柜使用，等婴儿稍微长大后，可以利用其他家具。

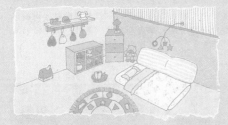

利用帘子分割空间的情况

没有多余房间时，可以利用父母的卧室给婴儿准备单独空间。如果没有婴儿用床，可以用厚被褥或床垫铺床，然后在墙壁上安装支架，这样就形成了很好的婴儿房。给婴儿铺床时，为了防止婴儿撞墙，应该用被子隔离墙壁与婴儿。

给婴儿准备单独空间的情况

即使给婴儿准备单独空间，床铺应该布置在开门就能看到的地方。另外，婴儿房最好布置在距离父母的卧室最近的地方，这样才能安心地睡觉。

购买婴儿用品时，最好选择长大后也能继续使用的大床，以及较大的储藏柜。

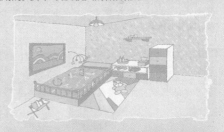

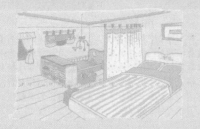

Bonus idea

购买带有抽屉的婴儿床。

调节50%～60%的湿度。

在床铺旁边铺床垫。

最好选择不容易起灰尘的地板材。

墙壁上安装收藏支架。

最好使用接近于白炽灯的照明灯。

用壁纸或彩色贴纸装饰墙壁。

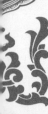
锻炼皮肤，促进血液循环的婴儿指压法

按摩能满足需要身体接触的婴儿的欲望，而且能锻炼皮肤，促进血液循环，是父母了解婴儿的最有效方法。

当妈妈和婴儿互相熟悉时，就可以做按摩。一般情况下，从抚摸头部或后背的动作开始。尤其是婴儿刚学会站立或走动，而且需要身体接触时，婴儿的按摩非常重要。

第一次按摩时，把身体的主要部位按摩几分钟。熟练之后，就慢慢地按摩其他部位。在按摩过程中，应该继续跟婴儿说话，如果婴儿感到不舒服，就应该停止按摩。

不一定每天都要按摩，但是最好每天坚持按摩几分钟。如果不方便特意抽空按摩，则可以在换尿布或换衣服时给宝宝按摩。

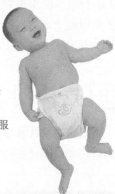

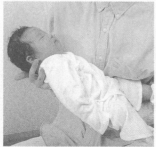

1.抱起婴儿上下活动
用一只手抬起婴儿的腰部和臀部，用另一只手抬起头部和后背上方，然后慢慢地抬高或放低手臂和手。此时，看着婴儿的眼睛，反复地活动。

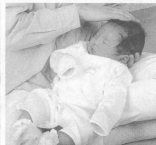

2.抚摸头部
在盘腿的状态下，让婴儿靠着大腿仰卧，然后用一只手支撑婴儿的头部，用另一只手沿着顺时针方向柔和地抚摸婴儿的头部。

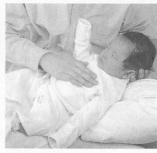

3.按摩胸部
把右手放在婴儿的胸部上方，然后用手指尖沿着顺时针方向按摩胸部和肋骨。另外，上下活动支撑婴儿的腿部。

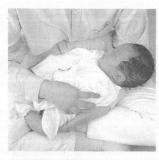

4.揉肩部和手臂
用一只手臂轻轻地抱起婴儿，并用手臂抬起婴儿的头部、后背和臀部。用另一只手揉婴儿的肩部和手臂，然后上下活动抱着婴儿的手臂。用同样的方法反复按摩4~5次。

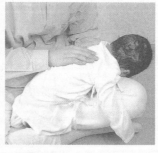

5.按摩后背
让婴儿趴在妈妈的手臂和大腿上面，然后用另一只手沿着顺时针方向轻轻地抚摸婴儿的后背。此时，上下活动妈妈的腿部，并摇晃婴儿。

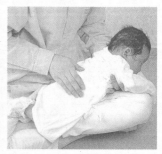

6.按摩侧腰
用5的姿势上下摇晃婴儿，然后用手按摩婴儿的侧腰。沿着顺时针方向轻轻地抚摸后背，然后按摩连接脊椎和骨盆的部位，以及侧腰部位。在脐带完全脱落之前，不能触摸肚脐部位。

激性的婴儿香皂、沐浴露、洗发水，最好准备婴儿用护肤霜。洗澡用毛巾可以利用纱巾或海绵毛巾。另外，为了保持合适的水温，应该准备体温计。

可以购买一个简单的婴儿用浴缸，也可以购买带有辅助装置的浴缸，或者便于使用的沐浴用秋千。

19 最好准备婴儿用品储藏柜

如果有能单独储藏尿布、衣服等婴儿用品的箱子或篮子，会非常方便。婴儿用品储藏柜能储藏被褥、衣服或沐浴用品，因此便于管理。

另外，必须准备两三个塑料箱子。其中，购买一个带有盖子的箱子，这样就能卫生地管理尿布等婴儿用品。

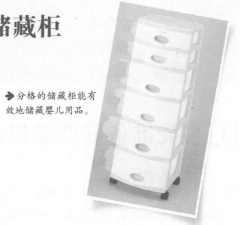

➡ 分格的储藏柜能有效地储藏婴儿用品。

20 定期为婴儿清洗头发

婴儿的新陈代谢旺盛，头部出汗多，不经常洗容易生痱子，因此，宝宝应经常洗头，保持头部皮肤的清洁，也利于头发的生长。给宝宝洗头与洗澡一致，洗澡时先洗头，一般情况下每天洗澡，天气炎热，出汗多，每天洗1～2次澡。冬天，出汗少可2～3天洗一次澡，主要是根据不同的季节决定洗澡及洗头的次数。有许多妈妈发现宝宝的头皮和眉毛上会结一层黄褐色的乳痂，表面有油腻感，这是由头皮皮脂腺的分泌物和脱落的皮屑不断堆积而形成的，又称脂溢性皮炎。从清洁卫生的角度看，头皮乳痂非常不卫生，又影响宝宝外表的美观。因此，婴儿头皮乳痂需要经常清洗去除，以保证婴儿头皮的清洁。

清洗时，要注意动作轻柔，头皮乳痂不要用手指去硬抠，更不要用梳子硬刮，以免损伤头皮而引起感染，可以用清洁植物油涂在头皮乳痂表面，不要立即将油洗掉，需滞留数小时，头皮乳痂就会被植物油泡软，头皮乳痂会自然脱落下来，然后再用温水或婴儿沐浴液洗净头部油污。洗头时不要让水流到宝宝的眼睛及耳朵里。

洗完头用软的毛巾轻轻擦干头上的水，冬季可在洗后戴上小帽子或用毛巾遮盖头部，防止婴儿受凉。

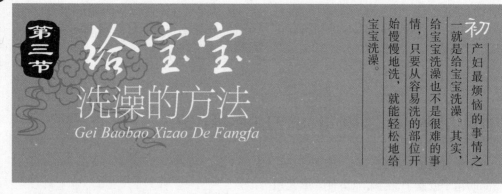

第三节 给宝宝洗澡的方法
Gei Baobao Xizao De Fangfa

初产妇最烦恼的事情之一就是给宝宝洗澡。其实，给宝宝洗澡也不是很难的事情，只要从容易洗的部位开始慢慢地洗，就能轻松地给宝宝洗澡。

1 事先准备好洗澡用品

给宝宝洗澡时，不一定每次都要洗澡。如果婴儿怕洗澡，就只洗身体的某一部分，等适应之后，再洗婴儿的耳朵或其他难洗的部位。给婴儿洗澡之前，应该事先准备好所有婴儿用品（请参考洗澡时所需的婴儿用品清单）。

2 婴儿的状态不佳时，只做局部沐浴

局部沐浴是指，在穿衣服的状态下，用湿毛巾擦脸部或手的洗澡方法。用左手支撑婴儿的头部，放在妈妈的膝盖上面，然后用干净的湿毛巾柔和地擦婴儿的脸部和身体。此时，应该用凉开水洗澡。

如果婴儿有很多眼屎，最好用脱脂棉按照上述方法擦眼睛。此时，必须从鼻子向脸颊方向擦洗。为了防止一只眼睛里的细菌感染另一只眼睛，最好用不同的脱脂棉擦两只眼睛。

另外，不能直接向婴儿的脸部涂抹香皂。如果婴儿的鼻腔里有鼻屎，最好从鼻孔柔和地擦鼻屎。即使用脱脂棉，也不能插入婴儿的鼻腔深处。对成年人来说，脱脂棉是非常柔和的材料，但是婴儿的鼻腔很柔软，因此也容易被脱脂棉损伤。

给婴儿洗脸时，最好不停地说话。洗脸后，还要用柔和的毛巾轻轻地擦拭婴儿的脸部。出生6～8周后，给婴儿洗脸时，可以使用柔和的海绵。在这个时期，不一定每次都要烧开水。

擦脸后，在地板上铺厚毛巾，把婴儿放在厚毛巾上面，然后脱掉裤子和尿

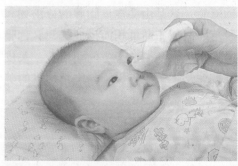

▲ 洗脸时，最好从鼻子向脸颊方向擦洗。

412

布。用左手抓住婴儿的双脚，然后柔和地洗腹股沟。用沾有香皂的脱脂棉擦

洗，然后用毛巾去掉水分，最后在褶皱部位涂上爽身粉，并穿好尿布和裤子。

③ 增强稳定感的毛巾沐浴法

不要让婴儿在赤裸裸的状态下洗澡，而是要用大毛巾裹住婴儿后沐浴。在妈妈的膝盖或地板上面铺大毛巾，然后脱掉婴儿的衣服。按照上面所讲的局部沐浴方法先洗脸部，然后洗身体。尤其要注意清洗腋窝、手臂和颈部的褶皱部位。

④ 洗澡水的温度应该保持35～36℃

洗澡时，房间温度为24～27℃，而且洗澡水的温度应该保持35～36℃。在洗澡之前，应该先倒入凉水。如果在热水中直接放入婴儿，就容易导致烫伤。

在洗澡之前，最好用体温计测量洗澡水的温度。如果没有体温计，可以用妈妈的肘部判断洗澡水的温度。只要不烫不凉，就适合洗澡。

⑤ 向婴儿的腹部和腿部洒水后，慢慢地将其放入浴缸内

脱掉婴儿的衣服，并用毛巾裹住婴儿的身体，然后擦洗婴儿的脸部。洗完脸后，慢慢地脱掉毛巾，然后用双手抱住婴儿。此时，用左手臂支撑婴儿的头部（新生儿的身体中，最重的部位就是头部），然后把婴儿的手臂放在胸口上面，同时用左手紧紧地抓住婴儿。首先用妈妈的右手给婴儿的腹部和腿部洒水，然后用右手支撑婴儿的腿部和下身，并把婴儿轻轻地放入水中。只有婴儿熟悉水，才不会受惊，因此要慢慢地把婴儿放入水中。

⑥ 在洗澡的过程中，不停地跟婴儿说话

给婴儿涂香皂、洒水、洗澡的过程中，妈妈应该不停地跟婴儿说话。

如果从小就跟婴儿说话，或者表扬婴儿很可爱，虽然婴儿听不懂，但是能用心感受。

妈妈最容易看到婴儿的头部，因此每次洗澡时，总想给婴儿洗头发，但是最好在洗澡前或洗澡后给婴儿洗头发。给婴儿洗头发时，不一定每次都要用洗发水。

洗澡后，应该把婴儿放在膝盖上面，并用大毛巾裹住身体，然后彻底地擦干身上的水分。特别要注意擦干褶皱部位的水分，然后涂上爽身粉。

413

7 以愉快的心情洗澡

大部分婴儿都喜欢洗澡，而且很快学会用脚踢水或在水中玩耍。在这个阶段，可以使用成人用浴缸，或者把婴儿浴缸放在成人用浴缸里面。在这种情况下，必须从身后支撑婴儿的头部。

给婴儿洗澡的过程中，爸爸、哥哥和姐姐都能帮妈妈给婴儿洗澡。如果有人抓住婴儿的双臂，婴儿就会有稳定感，因此能开心地戏水。对所有婴儿来说，洗澡是件非常开心的事情。

给婴儿洗澡的方法

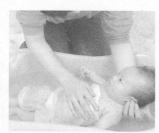

▲把洗澡水的温度控制在35～36℃，然后用薄毛巾或肚兜裹住婴儿，并从脚部开始慢慢地放入浴缸内。

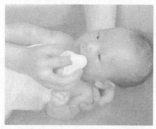

▲用湿毛巾柔和地擦洗婴儿的眼部，然后按照S字形或3字形擦洗婴儿的脸部，最后洗耳朵和耳朵后面，以及鼻子周围。

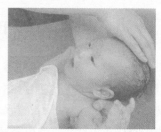

▲用手指柔和地梳头发，同时给婴儿洗头发。出生一个月后，可以使用洗发水。

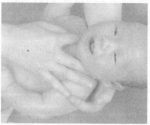

▲用食指和中指夹住婴儿的脖子，同时清洗婴儿的颈部。然后用手掌清洗婴儿的胸部和腹部。

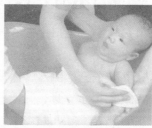

▲轻轻地抓住婴儿的手臂或腿部，然后从上到下柔和地清洗。使用香皂时，婴儿容易滑落，因此要特别注意。

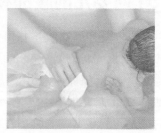

▲在俯卧状态下，用手掌画着圆圈洗后背。冲洗香皂时，应该防止婴儿的眼睛里进入香皂水。

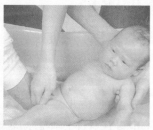

▲转过婴儿后擦洗下身。女婴注意清洗阴唇周围；男婴注意清洗睾丸后面。

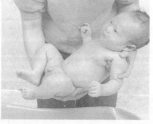

▲用事先准备好的冲洗水冲洗婴儿身上的香皂，然后用干毛巾擦头发，并用大毛巾快速地裹住婴儿。

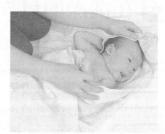

▲用大毛巾仔细地擦拭婴儿的身体各部位，然后涂上爽身粉。

典藏精品版

最全面、系统的孕产育指导

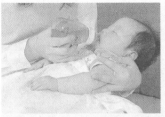
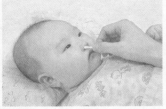
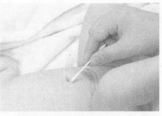

↑ 洗完后彻底地擦拭身体各部位的水分，然后用牛奶或麦茶给婴儿提供水分。

↑ 擦鼻腔时，只能把棉棒的棉花部位插入一半。

↑ 洗澡后，用棉棒擦拭肚脐的水分。此时，不能用力压肚脐。

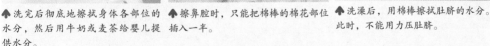

给婴儿洗澡时所需的沐浴用品

● **婴儿用浴缸**——最好准备没有细菌感染危险的干净的浴缸。

● **洗澡水**——洗澡水的温度最好保持35～36℃。

● **温度计**——用温度计测量洗澡水的温度。

● **大毛巾**——洗澡时准备好大毛巾，然后洗澡后马上用大毛巾裹住婴儿。

● **小毛巾**——用大毛巾裹住婴儿后，用小毛巾擦拭婴儿身上的水分。

● **婴儿香皂或洗发水**——给婴儿洗头发时使用。

● **海绵或纱布毛巾**——给婴儿洗身体时使用。

● **脱脂棉**——主要擦拭眼睛周围。

● **婴儿用护肤霜**——刚洗澡后，给婴儿涂上婴儿用护肤霜或护肤油，这样就能防止皮肤干燥。

● **爽身粉**——彻底擦拭水分后，给腋窝、颈部、手臂和臀部涂上爽身粉。

● **棉棒**——洗澡后，用棉棒清除耳孔或肚脐的水分。

● **尿布和干净衣服**——为了洗澡后马上换尿布和新衣服，最好在婴儿床铺上面准备好尿布和干净的衣服。

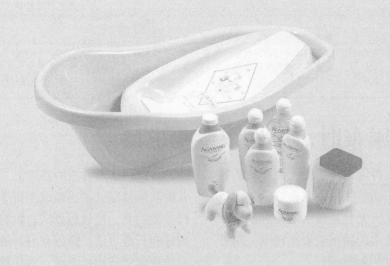

孕产育全书

给您最贴心的关怀与照顾

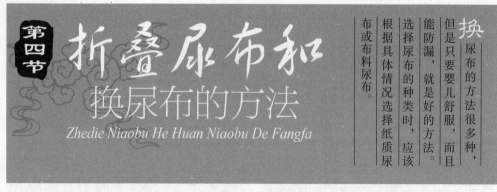

换

尿布的方法很多种，但是只要婴儿舒服，而且能防漏，就是好的方法。选择尿布的种类时，应该根据具体情况选择纸质尿布或布料尿布。

第四节 折叠尿布和换尿布的方法

Zhedie Niaobu He Huan Niaobu De Fangfa

关于折叠尿布的方法，最好多次试验后选择最方便最适合婴儿的折叠方法。请参考下图的尿布折叠方法。

折叠尿布的方法

●三角形折叠法

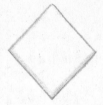

↑铺平尿布，或者折叠出四边形尿布。

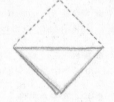

↑沿着对角线对半折叠，使对角线上方的尿布与下方的尿布重叠。

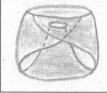

←在婴儿的腿部之间夹尿布的顶角部分，然后重叠尿布的两端，最后用别针固定。

●四边形折叠方法

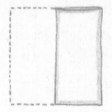

↑如图所示，对半折叠尿布。

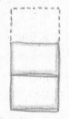

↑沿着距离顶端1/3的线折叠尿布。女婴的情况下，把厚的部分放在臀部下方；男婴的情况下，把厚的部分放在腹部上方。

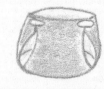

←把下端的尿布夹在双腿之间，然后用别针固定。

---

1 换尿布时，最好跟婴儿说话

使用布料尿布时，较大的婴儿最好采用三角形折叠法，幼儿最好采用四边形折叠方法。尤其是吸水部位应该足够厚，因此女婴的尿布后面比较厚，而男婴的尿布则应该前面厚。

在这些基本方法的基础上，根据婴儿的具体情况，适当地改变折叠方法。最重要的是，应该选择适合妈妈和婴儿的尿布折叠方法。换尿布时，最好把尿布放在床垫或地板上面，这样就能同时

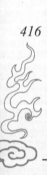

使用双手。

刚开始，换尿布的事情很烦琐，但是很快就会熟悉。换尿布的方法很多，但是只要婴儿舒服，而且能防漏，就是好的方法。折叠尿布时，可以参考下图中介绍的方法。当然，最好开发出让婴儿更舒服的独特折叠方法。换尿布时，为了防漏，最好适当地改变尿布形状。

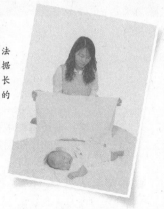

➡折叠尿布的方法很多，但是要根据婴儿的体型和成长程度选择最合适的方法。

2 尽情地享受换尿布的过程

换尿布时，不能单纯地追求速度，应该不停地跟婴儿说话，给婴儿提供积累社会经验的机会，同时让婴儿感受到父母的爱。

换尿布时，可以跟婴儿做手指游戏，也可以做"捉迷藏"游戏（此时，最好多准备几片尿布。如果摘掉尿布，婴儿就容易排尿）。有经验的妈妈不把育儿当成很累的事情，而是尽情地享受育儿的过程。

3 爸爸也能给宝宝换尿布

最近，看护婴儿的爸爸逐渐增多。刚出生的婴儿富有情感，而且非常可爱，会根据照看人的努力做出各种反应。如果爸爸经常给宝宝换尿布，就能加强婴儿与爸爸之间的亲密感。

从出生的瞬间开始，爸爸就为婴儿付出很多努力，因此当妈妈把全部精力放在婴儿身上时，爸爸就容易产生孤独感或冷落感。

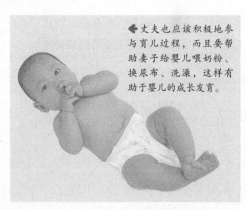

⬅丈夫也应该积极地参与育儿过程，而且要帮助妻子给婴儿喂奶粉、换尿布、洗澡，这样有助于婴儿的成长发育。

4 爸爸积极地参与育儿过程

如果婴儿从医院回到家，家人、朋友、亲戚、妈妈的关心全部集中在婴儿身上。当婴儿成为新的家庭成员时，丈夫就应该跟妻子一起积极地参与育儿过

必须掌握的知识

换尿布的方法和处理方法

换尿布时，如果盲目地脱掉婴儿的衣服，就永远都学不好换尿布的方法。换尿布之前，应该准备好所需物品，然后慢慢地掌握换尿布的方法。

Lesson Point 1
在一个地方集中管理所需的尿布用品

● 护理用品

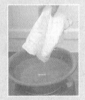

这不是不可缺少的物品，应根据婴儿的皮肤状况适当地准备。比如，纱布、棉棒、卫生棉、婴儿油、消毒药、擦臀部的药品、尿布发疹预防霜。

● 尿布类

根据妈妈的生活方式，分别准备布料尿布和纸质尿布。

● 擦臀部的用品

使用市面上销售的婴儿用湿纸巾，或者用温水弄湿的湿毛巾。排尿后也应该擦臀部，而且要选择较厚较大的毛巾。

Lesson Point 2
必须掌握换尿布的顺序

1.铺上新尿布

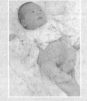

把手伸进婴儿的臀部下方，并抬起臀部，然后铺上新尿布。为了防止从后背渗出尿液，最好把臀部放在尿布中央偏下方。

2.给婴儿戴尿布

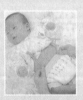

婴儿的皮肤很娇嫩，因此在接触尿布的部位涂上婴儿用软膏。使尿布中心位于婴儿的双腿之间，然后向两侧展开尿布的前端。给婴儿穿尿布时，不能遮挡婴儿的肚脐。

3.固定尿布

以尿布的标记为基准，左右对称地摆放腰部胶带。为了防止从后背渗出尿液，应把尿布紧紧地贴在婴儿身上。另外，腹部需要透气，因此侧腰与尿布之间至少留3～4根手指的空间。

Lesson Point 3
处理尿布的方法

● 布料尿布的情况

换尿布后，马上向便器内抖掉沾在尿布上的大便。此时，可以用旧牙刷刮掉大便，然后用洗涤液搓尿布，并在放入洗涤液的水中冲洗弄脏的部位。平时积存几个脏尿布，然后用洗涤液水浸泡，最后用洗衣机清洗，或者用开水消毒。

洗尿布时，不能使用能刺激婴儿皮肤的漂白粉或纤维柔顺剂。

● 纸质尿布的情况

纸质尿布的情况下，也应该先抖掉大便，然后把沾有大小便的部分向内侧折叠，并用胶带固定。折叠得越小，垃圾量越少。

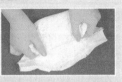

纸质尿布可以直接放入垃圾袋内，但是最好用报纸再包裹一次，这样就能防止气味外泄。

在这种情况下该如何处理？

换纸质尿布时，一不小心就会弄坏尿布固定胶带。在这种情况下，可以继续使用尿布。只要用普通胶带固定尿布，就能充分地使用没有黏接力的尿布。

程。在日常生活中，尽量跟丈夫一起看护孩子，同时建议丈夫积极地帮助妻子看护婴儿。

给婴儿喂奶粉、换尿布、洗澡的过程中，爸爸能感到自己也在育儿，因此产生成就感。

换布料尿布的方法

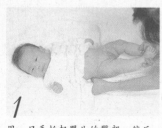

1 用一只手抬起婴儿的臀部，然后向臀部下方塞进尿布套。

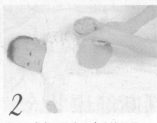

2 用湿纸巾或湿毛巾干净地擦拭婴儿的下身，使皮肤在空气中晾干。

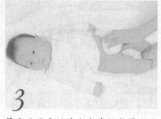

3 等皮肤干爽后涂上爽身粉或婴儿用软膏。

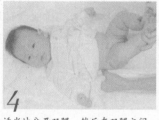

4 适当地分开双腿，然后在双腿之间夹尿布，并自然地调整尿布形状。

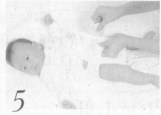

5 使尿布贴紧后背，以免从后背流出尿液。

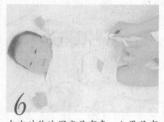

6 左右对称地固定尿布套。如果尿布被挤出尿布套外面，就应该向尿布套里面塞进尿布。

5 不能用尿不湿替代尿布

一些母亲喜欢用尿不湿代替尿布给新生儿垫屁股，认为这样既可免除反复洗刷尿布的麻烦，又防止病菌的感染。其实，这是很不妥的。

因为到目前为止，常见的各种保健、治疗为目的尿不湿，不管其制作工艺多么环保，都不能完全清除纸中残存的碱性物质，也不能完全除去纸中的漂白剂等氧化程度不同的化学物质。这些物质虽然浓度不高，对成人一般不会产生明显的毒副作用，但对皮薄、肉嫩的初生婴儿来说，腐蚀或刺激作用就不可忽视了。因此，千万不能将尿不湿当成尿布来使用。

孕产育全书

给您最贴心的关怀与照顾

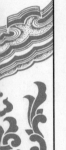

第五节 反映婴儿健康状态的排泄物和尿布的处理

Fanying Yinger Jiankang Zhuangtai De Paixiewu He Niaobu De Chuli

当婴儿还不会说话时,可以通过大小便判断婴儿的健康状态。另外,为了婴儿的健康,必须适当地处理沾有大小便的尿布。

1 通过排泄物判断健康状态

从妊娠期间开始,胎儿就能通过膀胱排尿,或者排泄其他物质,这些排泄物进入羊水里面,大部分通过胎盘排泄到体外。即,在分娩之前,婴儿在胎内也偶尔会排尿。

分娩后的排尿量取决于婴儿摄取的母乳量或奶粉量。分娩后3~4日内,每天排尿3~4次,出生7日后,排尿次数增加两倍。在出生10日后,每天至少排尿12次。

2 应该注意观察大小便

有些婴儿喜欢在准备换尿布时排尿。在这种情况下,应该观察排尿是否顺畅。如果每次都是断断续续地排尿,有可能患有排泄器官障碍,因此需要马上到医院就诊。

出生后,婴儿的肾脏可以发挥比在子宫内更多的功能。在正常条件下,婴儿的肾脏能发挥各种功能,但是在2~3个月还不能完全适应周围环境,因此在婴儿的肾脏能自由地发挥功能之前,最好只喂奶粉。

正常婴儿的大便

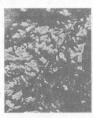

↑新生儿的初便。

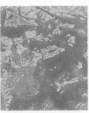

↑喂母乳婴儿的大便。还含有少量的初便。

↑喂奶粉婴儿的大便内也含有少量的初便。

↑喂母乳婴儿的正常大便。

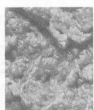

↑喂奶粉婴儿的正常大便。

③ 婴儿的尿液有差异

尿液的颜色随浓度不同而有所差异。早晨尿液的颜色比其他时间段的尿液深，如果尿液的颜色长时间很深，就应该充分地摄取水分。

如果新生儿患有生理黄疸（自然产生的黄疸），由于多余的胆汁，尿液的颜色会呈浅褐色。

④ 随着婴儿的健康程度不同，大便的状态也不同

大便的颜色和形状有很大的差异。当婴儿和产妇刚从医院回到家中时，胎便是在胎盘中积存的大便，因此比较黏糊，而且呈橄榄色。回家几天内，婴儿每天都排便2～3次。一般情况下，喂母乳后（不管喂母乳还是喂奶粉）马上排便。如果在哺乳过程中排便，不能马上中止哺乳换尿布，至少让婴儿吃饱后才能换尿布。

喂母乳的情况下，大便会散发出独特的气味，而且呈现出像搅拌鸡蛋一样的状态。2～3周后，婴儿的大便呈浅黄色，而且转换成黏稠的状态。

2～3周后，虽然没有异常症状，但是偶尔出现含有黏液的草绿色大便，这是非常正常的现象。

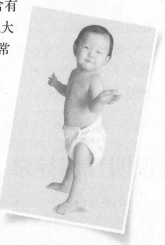

➡ 婴儿的大便状态能反映婴儿的健康状态，但是只要婴儿正常地成长，就不用担心。

让人担忧的异常大便

● 发烧的情况

 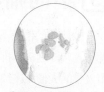

①满4个月。体温38℃。大便的水分较多，而且含有大量的颗粒状物体。

②满12个月。体温37.5℃。大便比较坚硬。退烧后第三天的大便。

● 感冒的情况

①满1个月。由于感冒引起的消化不良，吃什么就排泄什么。大便发出酸味。

②满4个月。喂奶粉的婴儿。大便的水分较多。

③满7个月。冬季感冒，拉肚子。大便有异味。

● 便秘的情况

满7个月。混合食用断奶食品和奶粉的婴儿。灌肠后得到的大便。

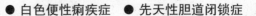

必须马上到医院就诊的大便

● 维生素K缺乏症　● 白色便性痢疾症　● 先天性胆道闭锁症　● 肠重叠症

 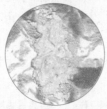 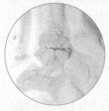 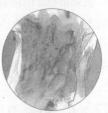

⬆ 由于肠内出血，因此导致血便。大便呈深红色黏糊状。

⬆ 由于轮状病毒导致的痢疾症。像米汤一样的大便。

⬆ 淡黄色大便。

⬆ 含有黏液的血便，比较黏稠。

5 不同哺乳方式下的大便状态

喂奶粉的情况下，出生2~3周后偶尔出现一天或一周都不排便的现象，然后突然排出大量的大便（连续排便两三次），而且又连续2~3日不排便，但这也是很正常的现象。

出生后一周内，有些婴儿每天排几次像水一样的大便。即每次授乳时，都排出水便。

喂奶粉婴儿的大便状态与喂母乳的婴儿完全不同。喂奶粉的婴儿的大便呈黄色，而且像黏土一样黏糊，有时还会呈草绿色。不管是喂母乳还是喂奶粉，偶尔排出像黄豆一样坚硬的大便，此时应该充分地补充水分。即，婴儿还没有充分地摄取母乳或奶粉。如上所述，通过婴儿的大便状态，就能判断哺乳情况。

6 如果肠胃异常，婴儿就马上有反应

即使排出坚硬的大便，只要不导致肛门出血，就不用过于担心。

只要婴儿排便困难，大部分妈妈都怀疑便秘。刚出生的婴儿还没有分化神经组织，因此肠胃异常的婴儿排便时，突然向后抬头，同时手臂和腿部痉挛。

如果直肠异常，全身都会出现相应的反应。即脸部发红，皱起眉头。

过一段时间后，婴儿就能掌握任意活动身体的方法，而且只有排很硬的大便时才会猛烈地用力。

7 如果频繁地排便，就说明胃部异常

如果排出含有大量水分的大便，而且呈草绿色，就说明胃部异常。在这种情况下，排便次数明显超过正常次数，而且排出含有黏液的草绿色大便。如果出现此类痢疾症状，就容易导致脱水现象。脱水现象非常危险，因此必须马上到医院治疗。

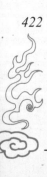

8 偶尔去掉尿布

有些人认为，如果给婴儿戴上厚尿布，婴儿就会不舒服，但是只要婴儿能自由地活动腿部，而且每天去掉尿布一段时间，就不用担心。

使用尿布的目的是吸收大小便的水分。很多妈妈还担心，由于尿布产生的红色斑点。在新生儿时期，大部分婴儿都会出现这种现象。

另外，随着不同的皮肤管理，婴儿的皮肤作出的反应也不同。在这个时期，必须选择适合婴儿皮肤的护肤霜。使用护肤霜时，先把护肤霜挤到妈妈的手上，然后用妈妈的手按摩婴儿的皮肤。每次换尿布时，都应该涂护肤霜。

健康婴儿的尿液中不含任何细菌，但是尿布中含有尿液的氨成分，因此容易繁殖细菌。只要弄湿尿布，最好马上更换新尿布。如果婴儿还在睡觉，就应该等婴儿睡醒后再换尿布。

9 尽量避免一次性尿布

在夜间，很多妈妈重叠使用两片布料尿布。此时，可以使用一次性尿布，但是透气性较差，而且容易生成皮肤红疹，因此不能长时间穿一次性尿布。

如果婴儿能自由地活动腿部，白天最好去掉尿布，然后把婴儿放在毛毯上面。婴儿喜欢这种状态。如果室内的风比较大，就应该把婴儿放在床上。

如果婴儿的皮肤很敏感，就应该延长不穿尿布的时间。

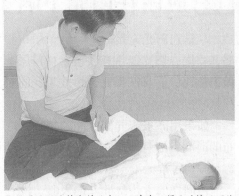

↑尽量使用纯棉布料尿布，只有在不得已的情况下使用一次性尿布。

10 根据不同的用途选择不同的尿布

不仅是婴儿的内衣或外衣，连尿布也要选择透气、不刺激皮肤、吸水性好的产品。最近，比较流行布料尿布和一次性尿布，但是每种尿布各有优缺点，因此要根据不同的用途选择不同的尿布。

第一次购买布料尿布时，需要很多费用，但是能使用几年，而且具有很好的吸水性和透气性。相反，一次性尿布适合在旅行、外出、夜间使用。一次性尿布的费用比较高，但是使用方便，而且能节省洗尿布的时间。

孕产育全书

给您最贴心的关怀与照顾

423

11 应该用婴儿专用洗涤剂洗尿布

在洗尿布之前，最好用热水浸泡一段时间。为了防止尿布上的斑痕洗不掉，尽量马上洗尿布，而且每周用开水消毒两次。

沾有大便的尿布，首先要刮掉大便，然后再用热水清洗。洗尿布时，最好用香皂彻底地搓洗大便痕迹，然后用开水消毒。洗尿布时，最好使用香皂或婴儿专用洗涤剂。

洗尿布时，如果使用香皂，必须彻底地冲洗干净。冲洗尿布的目的是为了彻底地洗掉残留在布料尿布里面的氨细菌。

为了提高尿布的触感，有些人使用纤维柔顺剂，但是纤维柔顺剂容易导致皮肤湿疹，因此要避免使用纤维柔顺剂。

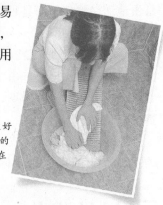

➤ 洗尿布时，最好用不含刺激成分的洗衣粉，然后挂在通风的地方晒干。

12 应该在阳光下晒干尿布和婴儿衣服

尽量在阳光充足的地方晒干尿布和婴儿衣服，阳光能杀死残留在棉料尿布里的细菌，而且能得到漂白效果，同时提高尿布的触感。

如果用滤水篮弄干，能缩短晒干尿布的时间，而且使尿布更加柔和，但是容易损伤尿布。

用同样的方法洗婴儿的衣服。洗衣服时，尽量少用洗涤剂，而且彻底地冲洗干净。毛织衣服必须手洗，而且用大毛巾裹住后晒干。人造纤维衣服比较实用，但是不透气，因此容易刺激皮肤。

新生儿的皮肤很娇嫩很敏感，因此要使用容易冲洗，而且没有泡沫的肥皂。如果婴儿的皮肤出现红色斑点，应该告诉医生所使用的肥皂，同时咨询适合婴儿的肥皂。

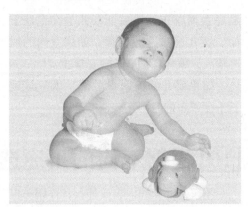

⬆ 为了保护婴儿敏感的皮肤，最好选择透气性较好的尿布。

13 经常洗涤婴儿用品

洗毛毯或婴儿被褥时，最好使用洗涤效果好，而且柔和的肥皂或合成洗涤剂。

洗大件衣物时，更应该注意冲洗干净。

婴儿的脸部或暴露在外面的皮肤直

接接触被套，因此要防止尿液或呕吐物弄脏被套。

在新生儿的情况下，应该经常洗毛毯或被褥。在睡觉或玩耍时，婴儿容易弄脏被褥。婴儿生病之前，应该经常换洗被褥和毛毯。

毛毯或被褥比较厚，因此洗涤液容易残留在被褥里面。在这种情况下，必须多次冲洗。洗尿布时，也应该注意防止残留的洗涤液。

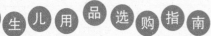
新生儿用品选购指南

● 新生儿衣服类

品名	推荐数量	购买数量
肚兜	3~5	
白大褂	2~3	
新生儿宇宙服	2	
内衣	2~3	
围脖	3	
手套、脚套	1	
尿布	30~40	
尿布套	3~5	
新生儿帽子	1	
新生儿袜子	1	

● 床上用品

品名	推荐数量	购买数量
被褥	1	
毛毯	1	
薄包布	2~3	
厚包布	1	
包囊	1	
枕头（棉枕头、小米枕头）	1	
床	1	

● 哺乳用品

品名	推荐数量	购买数量
奶瓶（大、小）	5~7	
奶瓶刷子	1	
奶瓶夹子	1	
奶嘴（含备用）	5~7	
玩具奶嘴	1	
奶粉盒	1	
消毒器	1	
挤奶器	1	

● 卫生用品

品名	推荐数量	购买数量
婴儿用指甲剪	1	
鼻屎吸入器	1	
婴儿爽身粉	1	
婴儿护肤霜	1	
婴儿护肤油	1	
婴儿洗发水	1	
婴儿香皂	1	
婴儿洁面乳	1	

● 沐浴用品

品名	推荐数量	购买数量
浴巾	2	
纱巾	20~30	
防水套	2	
棉棒	1~2	
爽身粉盒	1	
湿纸巾	1	
体温计	1	
浴缸	1	
沐浴用秋千	1	
牙刷	1	

● 发育器具

品名	推荐数量	购买数量
婴儿背带	1	
包布	1	
Mobile	1	
抽屉柜	1	
蚊帐（夏季用）	1	
摇床	1	
保温瓶	1	
步行机	1	
婴儿车	1	

第十二章

ProductForMyBaby

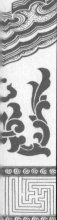

给宝宝的最佳婴儿用品

所有的妈妈是不是都有这种想法？

给宝宝用更好的，更贵的……

我们为这些妈妈提供了最佳婴儿用品清单。

典藏精品版

最全面、系统的孕产育指导

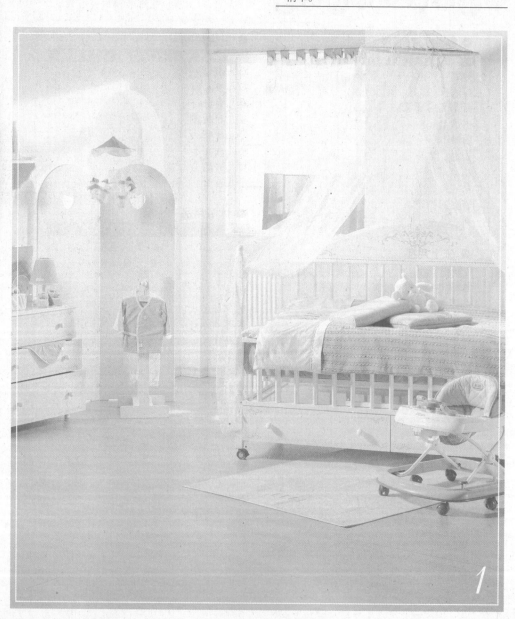

1

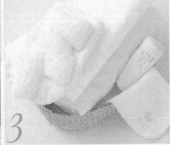

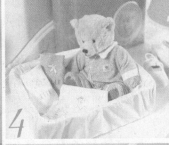

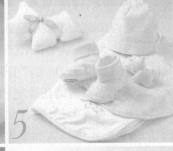

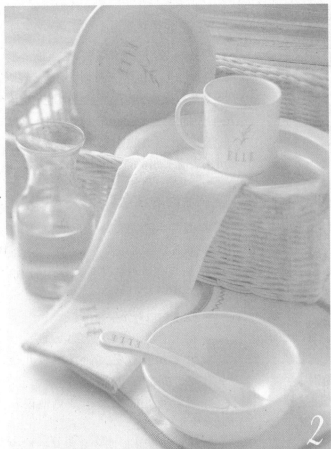

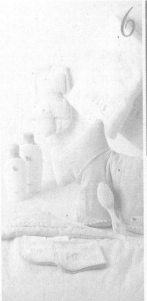

1.让婴儿舒适地睡觉的床，被褥和步行机。为了刚出生的宝宝，装饰一下温馨的婴儿房。2.摔在地上也不破碎的塑料餐具。3.为皮肤柔软的婴儿准备的浴巾。4.给没有朋友的宝宝介绍可信赖的好朋友。5.华丽而可爱的浅黄色帽子、鞋、围脖套装。6.小狗形状的棉枕头和柔软的手巾，放在嘴里也比较安全。7.不同大小的奶瓶，根据婴儿的摄取量，以及饮料种类选择不同的奶瓶。8.像妈妈的怀抱一样温馨的乳白色被褥。

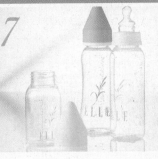

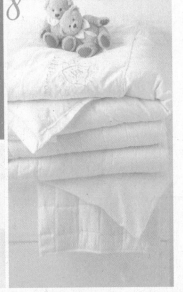

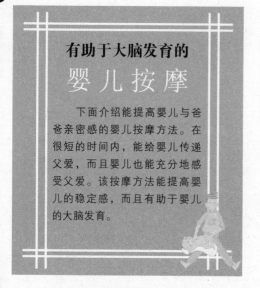

有助于大脑发育的
婴儿按摩

下面介绍能提高婴儿与爸爸亲密感的婴儿按摩方法。在很短的时间内，能给婴儿传递父爱，而且婴儿也能充分地感受父爱。该按摩方法能提高婴儿的稳定感，而且有助于婴儿的大脑发育。

按摩的关键是爸爸的爱

在爸爸和妈妈的呵护下安心地长大的婴儿认为，世界充满爱和信任，但是缺乏父母关爱的婴儿会对世界产生仇恨。

爸爸给婴儿做的按摩能传递父爱，而且能稳定婴儿的情绪，同时培养丰富的情感。尤其是爸爸与婴儿的身体接触，能够促进婴儿的大脑发育。

轻轻地抚摸婴儿

婴儿的皮肤和骨骼都很柔软，因此不能用力按摩婴儿。给婴儿按摩时，只能轻轻地抚摸婴儿的身体各部位。但是婴儿也有血流方向，因此要顺着血流方向按摩婴儿。按摩时，直接接触婴儿的身体，因此很容易掌握婴儿的表情或动作所表示的涵义。

按摩时的注意事项

● 摘掉手表或首饰。

● 修剪指甲，并清洗双手。

● 如果有烦心事或不安感，就应该停止按摩。

● 吵架后最好不要按摩。

● 稳定情绪，然后均匀地深呼吸。

● 给婴儿看双手，而且跟婴儿说话，让婴儿知道开始按摩。

● 看着婴儿的眼睛，亲热地说："哇，宝宝好乖啊。"

● 如果跟婴儿说话，就容易把握婴儿的情绪或感情。

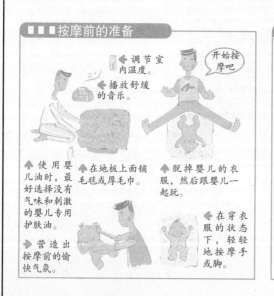

■■■ 按摩前的准备

■ ← 调节室内温度。

← 播放舒缓的音乐。

开始按摩吧

↑ 使用婴儿油时，最好选择没有气味和刺激的婴儿专用护肤油。

↑ 在地板上面铺毛毯或厚毛巾。

↑ 脱掉婴儿的衣服，然后跟婴儿一起玩。

→ 营造出按摩前的愉快气氛。

← 在穿衣服的状态下，轻轻地按摩手或脚。

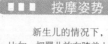
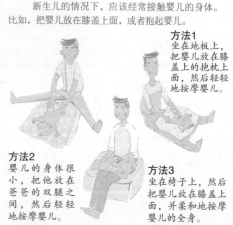

■■■ 按摩姿势

新生儿的情况下，应该经常接触婴儿的身体。比如，把婴儿放在膝盖上面，或者抱起婴儿。

方法1
坐在地板上，把婴儿放在膝盖上的抱枕上面，然后轻轻地按摩婴儿。

方法2
婴儿的身体很小，把他放在爸爸的双腿之间，然后轻轻地按摩婴儿。

方法3
坐在椅子上，然后把婴儿放在膝盖上面，并柔和地按摩婴儿的全身。

按摩要领

放松全身，跟婴儿说话，然后柔和地按摩。

■■■ 双手的使用方法

①用手掌整体按摩。按摩婴儿的后背等较大面积的部位时，最好用手掌整体按摩。

②使用三根或四根手指。按摩婴儿的胸部、肩部、后背或腹部时，用手指按摩。

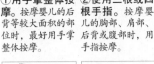

③利用手掌的最厚部位按摩。按摩后背或臀部时，可以稍加力量，因此用手掌的最厚部位按摩。

④使用拇指。按摩婴儿的胸部、脸部和头部时，用拇指按摩。

⑤像抓物体一样按摩。按摩婴儿的手臂或腿部时，就像抓物体一样按摩。

⑥用拇指、食指和中指按摩。按摩新生儿的手臂或腿部等纤细部位时，用拇指、食指和中指做出环形进行按摩。

■■■ 脚趾按摩方法

②从小指到拇指，从外侧到内侧，柔和地按摩每一个脚趾。按摩3～5次。

①用一只手抓住婴儿的脚踝。

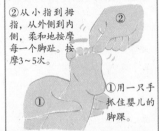

效果： 脚趾上聚集运动神经和感觉神经末梢。如果刺激脚趾，能直接促进大脑发育。

■■■ 全身按摩方法1

必须以自然的感觉开始按摩。用双手轻轻地按摩婴儿的全身。

①从头部开始按摩。

②轻轻地抚摸全身。

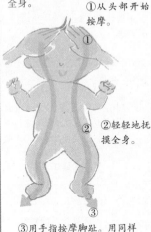

③用手指按摩脚趾。用同样的方法反复按摩2～3次。

■■■ 全身按摩方法2

①从头部两侧开始，慢慢地按摩到手臂。

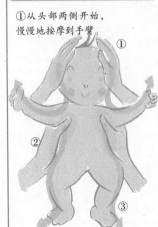

②用双手抓住两侧腋窝，然后沿着上身轻轻地抚摸。

③仔细地按摩双腿和脚趾。

■■■ 腿部按摩方法

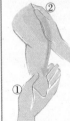

外侧
①用一只手抓住婴儿的脚踝。
②用另一只手抚摸大腿到脚踝。

效果： 消除下半身肌肉的紧张感，而且提高膝盖或关节的柔韧性。

内侧
①用一只手抓住婴儿的脚踝。
②用另一只手依次按摩大腿内侧到脚后跟内侧。

按照外侧→内侧→外侧的顺序，反复按摩3～5次。

■■■ 脚底按摩方法

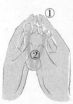

轻轻地指压
①用双手托住婴儿的脚。
②用拇指轻轻地按摩脚后跟到大脚趾。

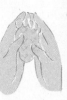

用力按压
③轻轻地按压脚底整体。

效果： 脚底集中了全身的神经，因此能刺激全身，能放松全身的紧张感，从而稳定情绪。此外还能有效地预防和治疗各种疾病。

■■■ 脚背按摩方法

①用双手抓住婴儿的脚部。

②用拇指按摩脚背。

←新生儿的情况下，用双手夹住婴儿的脚部，然后交替地按摩脚底和脚背。

孕产育全书

给您最贴心的关怀与照顾

■■■ 脚踝旋转运动

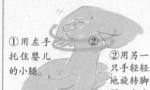

①用左手托住婴儿的小腿。

②用另一只手轻轻地旋转脚踝。向右侧旋转五次，然后向左侧旋转五次。

效果：脚是第二个心脏。如果经常活动脚踝，就有助于爬行、步行、站立等发育。此外，脚踝旋转运动有助于血液循环。

■■■ 双腿伸展运动

①用双手抓住婴儿的大腿，然后轻轻地抚摸到脚尖。

②按摩到脚踝时，轻轻地拉伸婴儿的双腿。

注意事项：分别按摩双腿后，必须用双腿伸展运动收尾。

■■■ 揉腹部的方法

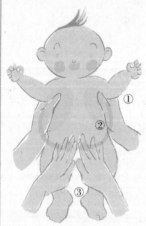

①把双手放在腋窝下方。
②沿着身体往下抚摸。
③在腹部上方，沿着图标曲线轻轻地按摩腹部。
效果：刺激身体侧方的内脏，间接地按摩内脏，因此有助于消化、排泄和解毒。另外，能提高免疫能力和抵抗能力。

■■■ 旋转腿部的方法

①用双手抓住婴儿的腿部，然后轻轻地抚摸。
②继续按摩大腿到脚踝。

用同样的方法按摩另一条腿。

效果：仔细地刺激大腿到脚尖的所有皮肤表面，能促进血液流动，有助于睡眠。

■■■ 摇晃腹部的方法

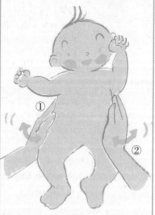

①把双手放在肚脐旁边的腋窝下方。
②左右摇晃婴儿的腹部，就像金鱼摆尾一样，反复实施5~10次。
效果：间接地按摩内脏，因此能提高消化器官和排泄器官的功能，能有效地预防和治疗便秘、腹胀等症状。

■■■ 腹部按摩1

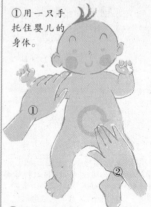

婴儿非常小或还不熟悉按摩时，按照以下方法按摩腹部。

①用一只手托住婴儿的身体。

②用另一只手沿着顺时针方向抚摸腹部。

注意事项：必须柔和地抚摸腹部，而且不能触摸肚脐。
效果：腹部按摩能提高胃肠功能，因此预防或治疗便秘。婴儿经常吐奶时，能减轻婴儿的痛苦。如果经常按摩腹部，就有助于睡眠，因此减少夜间哭闹的次数。

■■■ 腹部按摩2

婴儿稍微长大后，按照以下方法按摩腹部。

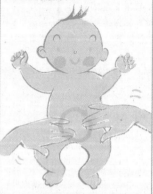

用双手沿着顺时针方向交替地按摩腹部。
注意事项：就像脸部按摩一样，轻轻地抚摸腹部。

■■■ 胸部伸展按摩1

①把双手放在腋窝下方。
②用拇指向两侧拉伸肋骨部位。
③轻轻地抚摸肋骨中央，然后从中央到两侧，从上到下慢慢地按摩。

效果： 胸部伸展按摩促进婴儿的呼吸，因此稳定情绪。另外，有助于睡眠。如果刺激胸部穴位，就能提高免疫力。

注意事项： 新生儿的情况下，用拇指向两侧拉伸肋骨。等婴儿稍微长大后，用四根手指向两侧拉伸。此时，必须轻轻地按摩。

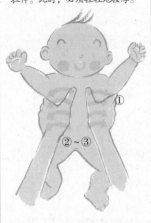

■■■ 胸部伸展按摩2

①从胸部中央开始按摩。
②就像画心形一样，用双手按摩胸部整体。
③反复按摩3～5次。
新生儿时用2～3根手指按摩，稍大一些时可用整个手掌。

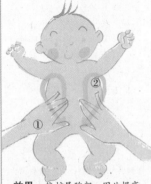

效果： 能扩展胸部，因此提高免疫能力。

■■■ 手臂按摩1

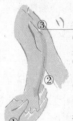

外侧
①用一只手抓住婴儿的手腕。
②从肩部开始按摩到手腕。
③用另一只手抚摸手臂。

内侧
①用一只手托住婴儿的手。
②用另一只手抚摸手臂。
③用手指按摩腋窝内侧到手腕内侧。

效果： 新生儿的手臂肌肉还比较紧张，通过手臂按摩消除这些紧张感，因此能自由地活动手臂。

■■■ 手臂按摩2

新生儿或未熟儿的情况下，按照以下方法按摩手臂。

①用一只手托住婴儿的手腕。
②用拇指和食指做环形，然后柔和地抚摸手臂。
③从上臂开始，慢慢地按摩到手腕。

■■■ 手掌按摩方法

①用双手抓住婴儿的手，然后用拇指柔和地按摩手掌。
②用拇指按压婴儿的手掌。

效果： 手掌是神经聚集的部位。如果柔和地按摩手掌，就能促进大脑发育。

■■■ 手腕回转运动

①用手托住婴儿的手腕。
②用另一只手轻轻地抓住婴儿的手指。
③把婴儿的手腕轻轻地向右侧回转五次，然后再向左侧回转五次。

效果： 如果手腕柔软，有助于大脑发育，而且用手指或指尖能做细微的动作。

■■■ 手指和手背按摩

①用一只手抓住婴儿的手。
②用另一只手分别拉伸手指（如图所示）。
③用双手托住婴儿的手，然后用拇指按摩婴儿的手背。

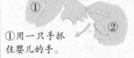

■■■ 抚摸手臂的方法

①用双手夹住婴儿的手臂，然后轻轻地按摩。
②从上臂开始慢慢地按摩到指尖。

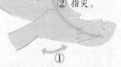

用同样的方法按摩另一只手臂。

效果： 仔细地刺激手臂的所有皮肤，这样就能促进血液流动。

最全面、系统的孕产育指导 典藏精品版

■■■ 脸部按摩1

额头、太阳穴、眼睛周围的按摩方法。

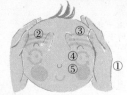

①用双手抓住婴儿的脸部。
②用双手的拇指，从脸部中央开始向两侧按摩。
③轻轻地按摩太阳穴。
④沿着眉毛按摩眼睛上方。
⑤如图所示，轻轻地按摩婴儿的眼睛下方。

效果：消除额头、眼睛周围和太阳穴的紧张感。由于产道的挤压，额头上残留一定的冲击。如果额头紧张，表情就僵硬。通过脸部按摩，能使婴儿的表情变得可爱起来。

■■■ 耳部按摩方法

耳朵是跟身体平衡密切相关的重要器官。如果柔和地按摩耳部，就容易稳定婴儿的情绪。

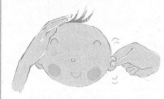

①画圆圈按摩方法
用拇指和食指，沿着圆圈柔和地按摩耳部。

②捏耳朵的方法
用拇指和食指，轻轻地拉捏耳部。

注意事项：在没有熟练之前，最好用一只手托住婴儿的脸部，然后用另一只手按摩。熟练后，最好同时按摩两只耳朵。

■■■ 头部按摩1

主要按摩前额到头顶部位。

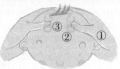

①用双手托住婴儿的头部。
②用拇指按摩婴儿的头皮。
③从前到后，从中央到外侧，仔细地按摩头部。

效果：随着大脑的发育，头部急剧变大。通过头皮按摩促进大脑的发育。

注意事项：不能触摸大泉门或小泉门等柔软的部位。

■■■ 脸部按摩2

主要按摩脸颊和下颌部位。

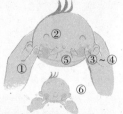

①用双手托住婴儿的下颌部位。
②用双手的拇指按摩眼睛下方（如图所示）。
③从脸颊开始按摩到耳朵周围。
④从鼻子两侧开始，沿着颧骨按摩到嘴上方和耳朵下方。
⑤从嘴下方开始按摩到下颌部位。
⑥从耳朵下方开始，经过下颌部位，沿着脸部两侧曲线，轻轻地按摩。

效果：鼻子、脸颊、嘴、下颌部位的按摩有助于呼吸。如果经常按摩脸颊和嘴周围肌肉，长牙齿时能缓解痒痛症状。

■■■ 头部按摩2

主要按摩后脑勺到颈部。

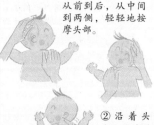

①在俯卧状态下，从前到后，从中间到两侧，轻轻地按摩头部。

②沿着头发，从前到后，从中央到外侧按摩头部。

③最后，柔和地按摩颈部。

■■■ 后背按摩方法

主要按摩颈部到手臂肌肉。

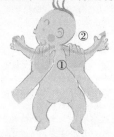

①让婴儿趴在褥子上面。
②用双手按摩婴儿的颈部、肩部和手臂。

■■■ 后背整体按摩方法

主要按摩肩部到脚趾的所有肌肉。

①使用双手的手掌整体。

②依次按摩肩部→后背→臀部→腿部→脚趾尖。用同样的方法反复按摩3～5次。

效果：后背聚集了连接内脏的所有经络。通过柔和的刺激，赋予免疫力和活力，因此能提高婴儿的生命力。

■■■ 后背按摩方法

主要按摩后背到臀部的肌肉。

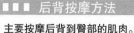

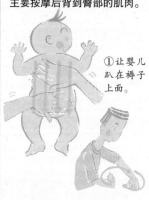

①让婴儿趴在褥子上面。

②让其双臂肘部伸直，然后上下活动肩部，这样就能给婴儿的肩部和臀部施加压力。

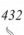

432

第十三章

新生儿常见的症状与治疗方法

新生儿常见的症状中，有很多是急需到医院治疗的疾病，但是过一段时间，大部分症状都能自然地消失，因此上医院之前，应该注意观察婴儿的状态。

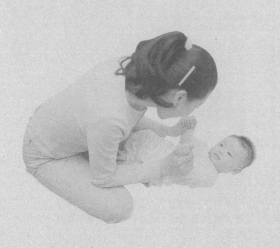

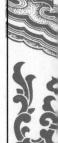

本书中介绍的大部分症状是新生儿常见的症状，非常健康的婴儿也可能出现这些症状。

新生儿常见的症状中，哪些是可以放心的症状呢？这就需要一定的经验。本章节的目的是，单纯地给妈妈提供充分的信息，使妈妈更容易判断婴儿的各种症状。

本章节中介绍的有些症状在婴儿出生几年后也可能出现，但是新生儿和大孩子的病因，以及婴儿对疾病的反应都不一样。

本书中详细地介绍了新生儿常见的主要症状，以及相应的治疗方法。

1 结膜炎——眼睑红肿的情况下，容易导致视力障碍

出生后几天内，大部分婴儿的眼睛里流出淡黄色分泌物，而这些分泌物容易凝结在眼睑上方或眼睛的内侧。在这种情况下，最好用温热的湿毛巾擦掉眼睛周围的异物。

如果患有非特异性结膜炎，就会出现严重的分泌物。如果患有结膜炎，眼睑就会红肿，而且容易导致视力障碍，但是用抗生剂或眼药水能轻松地治疗结膜炎。炎症严重时，必须注射抗生剂，或者经常滴眼药水。除了淋球菌或绿脓杆菌引起的结膜炎外，只要适当地治疗，再严重的炎症也不会损伤眼睛。

新生儿由于还没有完全形成从眼睛向鼻腔输送眼泪的鼻泪管。如果泪管堵塞，眼泪就从眼睛流出，因此容易导致结膜炎。

为了防止结膜炎，滴入抗生剂或软膏后，最好用手按摩内眼角（鼻子与眼睛之间）部位。如果反复地按摩眼睛和鼻子周围，能起到预防泪管堵塞的作用。

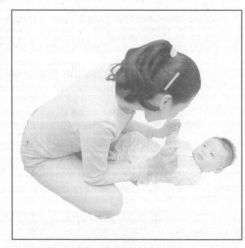

⬆ 非常健康的婴儿也可能出现新生儿常见的症状和疾病。

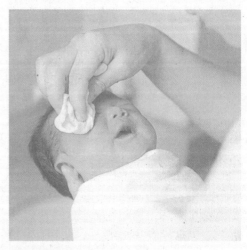

⬆ 新生儿的眼睛里流出黄色分泌物的症状是常见的现象。

434

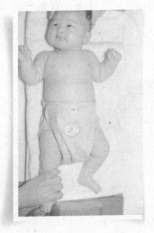
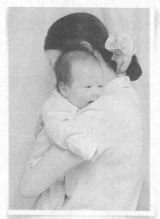
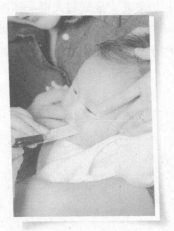

⬆ 出生后几天内，必须注意观察婴儿的身体状态。比如，眼睛里是否严重地出现眼屎，左右腿部是否严重地不均衡等。如果出现异常症状，就应该马上到医院就诊。

2 股关节脱臼——向关节内侧结实地固定股关节是治疗的核心

有些婴儿天生就是股关节异常地松弛。一般情况下，这种现象不属于严重的脱臼状态，只是股关节向内外倾斜的状态。婴儿刚出生时，医生会检查新生儿的股关节状态。

出生时，如果关节的内部状态不合适，随着月龄的增长，股关节愈来愈不稳定，因此导致永久性股关节脱臼症状。

为了使股关节正常地发育，应该向关节内侧结实地固定股关节，这是治疗的核心。如果在初期治疗，就容易治疗，而且成功率也很高。

在家治疗时，如果在双腿之间夹住两张尿布，并适当地分开双腿，就能提高治疗效果。如果这种方法无效，就应该马上到医院进行手术。

3 高渴症与婴儿肥胖症——过量喂奶粉时容易出现的症状

喂母乳的婴儿只吃一定量的母乳，因此不会出现肥胖症状，但是喂奶粉时很难控制喂奶量。当然，喂奶粉时，如果婴儿吃饱，吸吮奶粉的力量会减弱，或者停止喝奶，但是有些婴儿还想继续喝奶，因此很容易出现过量地摄取奶粉的现象。

冲奶粉时，如果过多地放入奶粉，

也容易导致高渴症。如果口渴，大部分婴儿就用"哭声"表示口渴。在这种情况下，很多妈妈不知道哭声的真正涵义，因此继续用奶粉哄婴儿。在育儿过程中，必须有规律地喂奶，而且要纠正"为健康的婴儿"而盲目地喂奶粉的行为。

喂奶粉的婴儿，或者在高温地区成

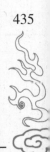

第十三章

典藏精品版

最全面、系统的孕产育指导

长的婴儿，最好每天喂一两次麦茶或稀释的果汁。当婴儿口渴时，如果提供这些水分，婴儿就会很开心。如果过早地

喂硬食品，在出生3个月前，容易导致婴儿肥胖症。

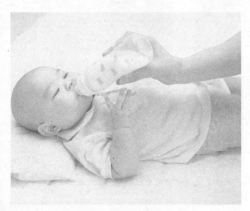

▲ 由于过量地喂奶粉，婴儿容易感到口渴。

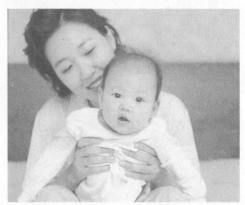

▲ 新生儿容易被细菌感染，因此看护婴儿时，必须先清洗双手。

4 呕吐——如果像喷水一样呕吐，就要怀疑是幽门狭窄症

出生后几天内，新生儿喝的奶水容易从嘴里流出。尤其是刚吃奶后，更容易出现这种现象。一般情况下，持续呕吐几天后，自然地好转，但是低体重儿的呕吐症状会持续很长时间。呕吐症有时给新生儿带来严重的后果，但是大部分情况下没有大碍。

当身体出现异常时，大部分婴儿会呕吐。频繁地呕吐，或者症状严重时，体重会下降或不增长。呕吐与奶的种类无关。如果患有感染症（必须是肠胃感染）或肠闭锁症，就容易导致呕吐症状。

一般情况下，出生2～3周后开始出现肠闭锁症之一的先天性肥厚幽门狭窄症。统计结果表明，男婴更容易出现肠闭锁症。

如果患有先天性肥厚幽门狭窄症，控制肠胃通道的幽门过度发育，因此几乎完全切断胃的出口。幽门是食物从胃部流向直肠的唯一通道，因此会全部吐出吃过的奶，而这种症状又称为喷射性呕吐。如果触摸幽门肌，或者实施腹部超声波检查，就能检查出幽门狭窄症，而且要实施手术。

5 尿布发疹——换尿布后，最好在空气中晾干皮肤

婴儿的下身经常跟被尿液和其他排泄物弄湿的尿布接触，因此婴儿的柔软皮肤容易受到刺激。

由于尿液，即尿液主要成分氨的影响，婴儿的皮肤容易出现被称为氨皮肤病的发疹。洗尿布时，如果

不把洗涤剂冲洗干净，就容易刺激皮肤。一般情况下，由于白色念珠菌（导致念珠菌的霉菌）感染，容易导致被称为"脂漏性皮炎"的皮肤炎症。

为了防止皮肤发疹，必须经常更换尿布，然后涂抹保护婴儿皮肤的护肤霜。如果出现发疹症状，最好脱掉尿布，然后在清爽的空气下晾干皮肤。

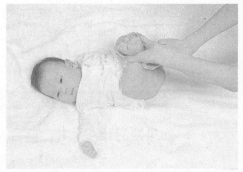

⬆ 要想预防尿布发疹症状，必须经常更换尿布，以防婴儿的下身潮湿。

最关心的问题

容易被细菌感染的新生儿

刚出生的婴儿具有对细菌或病毒感染的抵抗力，但是抵抗力比较弱，因此容易被感染。在新生儿期，必须注意看护婴儿。

●**皮肤** 婴儿的皮肤又薄又嫩，因此容易受伤，而且看不见的伤口也能导致细菌的入侵。在新生儿期，必须使用消毒过的衣服或尿布，而且看护婴儿时必须清洗双手。一般情况下，由尿布引起的皮肤病比较严重。如果尿布湿了，应该马上换新尿布，而且彻底地冲洗尿布后在太阳下晒干。不便于消毒时，也可以用熨烫的方法消毒。

●**脐带** 一般情况下，出生一周后，脐带就自然地脱落。未熟儿的情况下，会稍微推迟。脐带脱落后，从肚脐流出黏液，或者伴随少量的出血现象。另外，在肚脐深处能看到粉色的脐肉芽肿。在这种情况下，为了防止尿布感染肚脐，最好用酒精消毒肚脐，然后用杀菌纱布包

裹，这样在2～3周内就能恢复正常。肚脐是最容易被细菌感染的部位，因此特别要注意。

●**授乳工具引起的感染** 喂奶粉或混合哺乳，必须彻底地消毒奶瓶、奶嘴。

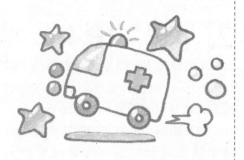

437

[6] 头颅血肿——分娩时头盖骨与骨膜之间有积血，易致头颅血肿

在分娩过程中，头盖骨与覆盖头盖骨的骨膜之间积存少量的血液，因

此偶尔导致头颅血肿。由于血管的破裂，头部积存体液，因此出生几天后

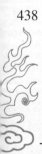

会出现柔软的肿瘤。有些婴儿在两侧头顶骨（覆盖大脑顶部的头骨）长出肿瘤，但是这种肿瘤没有任何影响。

有时肿瘤持续2～3个月，但是大部分在2～3周后逐渐消失。

必须掌握的知识

如果缺乏维生素K，就容易导致吐血的"新生儿黑便症"

有时，出生2～3日的婴儿会吐出鲜红的血或类似于咖啡渣的褐色液体。另外，婴儿的大便比正常的婴儿黑，而且含有鲜红的血。

这种疾病称为"新生儿黑便症"，是由于婴儿的肠胃出血引起的疾病。

出生后几天内，大部分婴儿都缺乏维生素K。如果严重地缺乏维生素K，就容易导致新生儿黑便症。

清洗后用毛毯裹住婴儿，然后给婴儿注射维生素K，或者输血。在这种情况下，不要惊慌，应该马上叫医生或到医院治疗。

"假性血便"的情况下，出现类似的症状，不会导致严重的后果。在分娩过程中吞血，或者授母乳时吞下乳头血液的情况下，容易出现假性血便症。

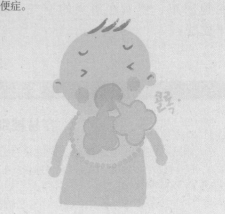

---

7 内翻足与外翻足——腿部向一侧弯曲的脚部畸形

正常情况下，新生儿的脚部与小腿呈90°角，但也有腿部向一侧弯曲的情况，而这种畸形称为弯曲足。

如果脚部与小腿之间的角度过小，就无法形成90°角。哺乳过程中，如果经常按摩脚部，就容易矫正弯曲足。此时，必须用力按摩，但是不能让婴儿感到疼痛。随着脚部的活动范围增大，这种畸形就会逐渐消失。

虽然很少见，但是也有内翻足的情况。内翻足是比较严重的畸形，因此需要到医院治疗。

8 头部左右不对称——保持一种睡姿太长时间，易致头部不对称

婴儿的头骨非常柔软，而且一整天躺在婴儿床或被褥上面，因此容易出现头部左右不对称的现象。过一段时间后，婴儿就能自由地活动头部，因此经常改变头部方向，但是在新生儿期，妈妈要注意调节婴儿的姿势。随着月龄的增长，婴儿的头部逐渐变大，而且头盖骨也愈来愈坚硬。在这

个时期将决定婴儿的头部形状，因此要特别注意。

经过妈妈的努力，不对称的头部形状会逐渐恢复正常。

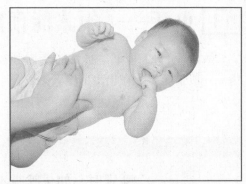

➡ 婴儿的头骨又软又嫩，因此随着躺卧姿势改变头部形状。要想得到漂亮的头部形状，最好经常改变头部方向。

9 发热——如果穿过多的衣服，就容易出现发热症状

婴儿疾病中，最常见的症状之一就是发热症状。如果怀疑发热原因，或者婴儿特别难受，就应该到医院就诊。即使是健康的新生儿，如果穿过多的衣服，就容易导致发热症状（如果穿衣服过少，体温就会下降，因此比发热还严重）。新生儿最好穿比成人厚一倍的衣服。

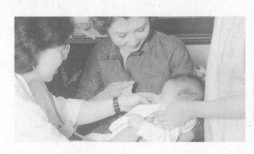

⬆ 婴儿的发烧症状是最常见的现象。如果婴儿非常痛苦，就应该到医院就诊。

10 便秘——找出便秘的原因，并增加水分的摄取量

喂母乳的健康婴儿一周排便一次，或者婴儿的大便坚硬和排便困难，或者排便次数很少的情况称为便秘。如果排出坚硬的大便，婴儿就会很疼痛，而且偶尔导致肛裂、出血等症状。

目前还没有发现导致便秘的正确原因，但是在以下情况下，容易出现便秘症状。比如，母乳的摄取量不足，或者因呕吐等原因大量地损失水分。另外，先天性巨大结肠也是导致

便秘的主要原因之一。先天性巨大结肠是直肠下部局部闭锁的疾病。

如果出现便秘症状，就应该找出根本原因。如果找不出便秘的原因，就应该先服用各种简单的药物。新生儿或幼儿首先要补充足够的水分。

比如，给婴儿喂白糖水，或者单独喂蔬菜汁、果汁。另外，可以使用专治便秘的坐药。大便坚硬或排便困难时，还可以把肛门体温计插入肛门内，这样就容易排便。

11 虫牙——氟素能预防虫牙，而且能坚固牙齿

氟素能预防虫牙，而且能坚固牙齿。一般情况下，在出生前就开始发育永久齿，因此从幼儿期开始，必须充分地提供氟素。

B a b y　c a r e

睡觉时，如果呼吸不均匀，就可能患有疾病

新生儿每分钟呼吸40次左右，如果每分钟的呼吸次数超过80次，就说明婴儿的健康出现异常。

未熟儿由于肺透明膜症，即肺部未充分地开启，导致各种疾病。如果患有肺炎或肺出血，婴儿的呼吸就不均匀。

出生时喝羊水，或者肺部积水，或者患有脑部疾病、心脏病、横膈膜等异常症状时，容易导致呼吸困难症。如果出现异常症状，就应该马上到医院就诊。

另外，有些婴儿的咽喉软骨过于柔软，因此呼吸时喉咙变窄，导致喉咙堵塞。喉咙畸形或喉咙长出肿瘤时，也会出现呼吸困难症状，因此要到医院接受精密检查。呼吸是判断健康状态的主要依据。

12 斜视——随着视力的发达，斜视症状就会消失

双眼不能正常地看事物，而且斜着看其他方向时，应该怀疑斜视症状。

出生后2～3周内，很容易出现假性斜视症状。如果控制眼睛活动的六块肌肉失去平衡，就会导致斜视症状，但是还没有发现导致斜视的真正原因。

随着视力的发达，婴儿能正确地调节眼睛的活动，因此斜视症状自然地消失。如果婴儿的斜视很严重，或者持续3个月以上，就应该到医院就诊。

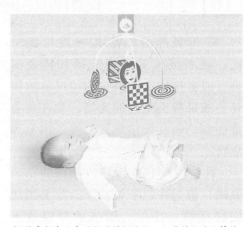

▲ 很多新生儿出现假性斜视症状，如果斜视症状持续3个月以上，就应该到医院就诊。

13 贫血——如果增加铁粉摄取量，贫血症状就能好转

如果血液内缺乏输送氧气的血红蛋白含量，就容易导致脸色苍白、容易疲劳的贫血症状。未熟儿或患有疾病的婴儿特别容易出现贫血症状。只要症状轻微，就没有大碍，而且血红蛋白含量会逐渐恢复正常。

如果缺乏铁粉或维生素K，就应该服用药物。贫血严重的，还需要进行简单、安全的输血。

14 哭闹——只要满足基本欲望，就能恢复平静

在新生儿期，大部分婴儿频繁地哭闹。大部分情况下，只是因为单纯地寻找妈妈，或者肚子饿，或者弄湿尿布而哭闹，因此只要满足基本欲望，就能恢复平静。喂母乳的情况下，不能过于严格。为了哄哭闹的婴儿，抱婴儿是单纯地满足婴儿基本要求的行为，如果婴儿经常要妈妈抱，就应该用摇床稳定婴儿的情绪。

如果情绪不安，婴儿就会强烈地哭闹。就算比平时更猛烈地哭闹，也可能没有任何身体疾病。但如果婴儿强烈地哭闹，有可能导致如下恶性循环。

如果身体不舒服，婴儿就不能充分地摄取母乳，因此很容易饥饿，而且很快就睡醒。如果缺乏睡眠，婴儿就不能充分地吃奶。

猛烈地哭闹后，婴儿就会着急地吃奶，因此吸入大量的空气。由于空气的影响，婴儿不能充分地吃母乳。此时，打嗝的同时，还会吐出母乳，因此要柔和地拍打婴儿的后背。

在这种情况下，即使婴儿在沉睡，但没过多久就会因为肚子饿而醒过来。此时，妈妈会非常紧张，因此很难让婴儿平静下来。如果加上分娩后妈妈承受的疲劳，育儿就变得极其痛苦。

在这种情况下，最需要的是亲戚朋友的帮助。首先要稳定紧张的情绪，然后让婴儿安静地睡觉。如果坚信婴儿不会有异常，或者有信心解决任何问题，就能顺利地渡过难关。

如果肠胃膨胀，或者因肠胃强烈地收缩导致痛症，婴儿就容易哭闹。另外，3个月的产痛（出生3个月后会自然地消失）或夜间的腹痛也是婴儿哭闹的主要原因。

在喂母乳的情况下，婴儿夜间不经常哭闹，但是因为产痛或腹痛，白天经常哭闹。事实上，经常哭闹的婴儿很少出现肠胃异常症状。

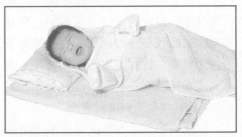

↑ 大部分情况下，婴儿不是因为身体疾病，而是因为弄湿尿布或肚子饿才哭闹。只要满足婴儿的基本生理需要，他就能恢复平静。

441

15 打喷嚏——正常的生理反射作用

打喷嚏是为清洁鼻孔出现的正常生理反射，并不是因为疾病所导致的。

如果鼻腔内有鼻屎，婴儿就会感到不舒服，因此最好用吸水性较强的湿棉棒轻轻地擦鼻孔。此时，应该注意避免刺伤鼻腔。

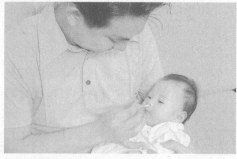

⬆ 用湿棉棒去掉鼻屎。

16 肚脐炎症——为防止脐带脱落时细菌感染，必须彻底清洁肚脐

分娩时剪切的脐带留在婴儿的肚脐上，但是过几天就会脱落。一般情况下，脐带脱落的部位有很小的伤痕，但是很快就会痊愈。

如果脐带周围被细菌感染，肚脐会潮湿，而且流出分泌物。大多数能自然地恢复，但感染严重时就需要进行治疗。在日常生活中，必须保持肚脐周围的清洁，如果被细菌感染，最好到医院就诊。一般情况下，脐带脱落后逐渐形成肚脐。

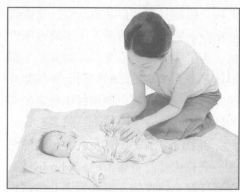

⬆ 切断脐带后，由于细菌性感染，肚脐周围容易出现分泌物。肚脐炎症能自然地好转，但是最好到医院就诊。

17 拉肚子——易导致脱水，故要多喝水，并换用痢疾用奶粉

拉肚子是指频繁地排便的症状。正常情况下，婴儿的大便非常柔和，而且排便次数比较多，因此稍微有异常也不用过于担心。拉肚子时，如果婴儿不喝水，或者伴随呕吐症状，就容易导致脱水症，因此要马上到医院就诊。

拉肚子并不是因为吃得过多或突然改变牛奶成分导致的现象，但是在喂母乳的妈妈服用缓和剂的情况下，缓和剂通过乳腺进入婴儿的体内，因此会导致拉肚子症状。在幼儿期或婴儿期，细菌感染是导致拉肚子症状的主要原因。如果细菌感染扩散到直肠（肠炎），或者感染其他部位，就会出现拉肚子症状。

作为最有效的治疗方法，那就是给婴儿多喝水。另外，只要中断喂奶粉，拉肚子症状就会消失。由于拉肚子大量地消耗体内体液时，必须通过充分的水

分供给恢复体液状态。如果拉肚子症状消失，就可以重新喂奶粉。

拉肚子症状很严重时，不能盲目地用药，也不能采用民间疗法，最好到医院治疗。如果是新生儿，更应该选择适合其体质的药物。

18 神经过敏——难产或早产情况下，易出现神经过敏症状

容易受惊的婴儿可能患有神经过敏症。患有神经过敏症的婴儿非常性急。他们知道很难调节吸吮母乳的动作，因此害怕吃奶。另外，难产或早产，以及血液中缺糖缺钙的情况下，容易出现神经过敏症状，但是大部分找不出正确的原因。如果遇到这种情况，妈妈和家人都会很着急，但是此症不会导致严重的问题，因此要耐心地看护婴儿。

19 体重减轻——若婴儿体重突然减轻，就要到医院就诊

出生后几天内，婴儿的体重会有所减轻（出生时体重的5%～10%），但是从第七天开始，体重重新增加。

如果体重明显减轻或持续减轻，就说明婴儿没有充分地吃饱，或者生病。如果体重突然减轻，就应该到医院找出导致体重减轻的原因。

喂母乳的情况下，如果减少喂乳量，就能刺激婴儿的食欲，而且能刺激母乳的分泌。

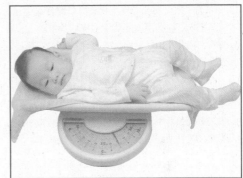

↑ 孩子的体重突然减少或者停止增加，应该去医院检查。

20 脂漏性皮炎——稍后就会自然消失，因此不用刻意刮掉

"乳痂"是聚集在婴儿头皮上面的鱼鳞形状分泌物，对婴儿的健康没有任何威胁，而且几个月后自然地消失。即使刮掉乳痂还会重新形成，因此要按照医生的指示用洗发水洗头皮，然后涂上婴儿油。另外，经常涂抹婴儿油，然后柔和地梳头，这样就能去除乳痂。

21 嘴唇水泡——过一段时间，就会自然地消失

婴儿经常吸吮母乳，因此嘴唇逐渐变厚。在医学上，这种嘴唇称为吸

443

乳唇。表面上看起来很像小水泡，但是不影响婴儿的健康，而且过一段时间就会自然地消失。

22 出血——利用维生素K治疗

女婴的出生后几天内偶尔出现阴道出血症状。在脐带脱落时，容易出现轻微的出血症状。即使是很少量的出血，在新生儿期都能导致严重的贫血，因此不能掉以轻心。

最近，很少出现因维生素不足导致的出血症状。如果出现严重的出血症状，就应该用维生素K来治疗。

什么时候适合做包茎手术？

为了改善婴儿的卫生状态，目前普遍实施包茎手术。包茎手术是切除包皮的手术。一般情况下，在婴儿出院前一天实施包茎手术，有时在分娩室实施。

在美国，由于文化的影响，大部分的婴儿实施包茎手术，但是也有为预防包茎或嵌顿性疝气实施包茎手术的情况。包茎手术能减少阴茎癌，而且能减少婴儿的尿道感染发病率。

在新生儿期，如果实施包茎手术，偶尔出现败血症、龟头断裂、过多地去除包皮、尿道皮肤漏管等综合征。

如果是犹太人，会作为宗教仪式实施包茎手术。一般情况下，出生一周后实施包茎手术。包皮正常的情况下，没必要实施包茎手术。

23 呼吸困难——未熟儿常见的症状

未熟儿严重地缺乏帮助肺部扩张的物质，即缺乏表面活性剂（Surfactant），因此很容易导致呼吸困难症状。如果缺乏表面活性剂，不仅呼吸困难，而且降低呼吸效率。很多情况下，需要供给氧气，严重时还需要人工呼吸器。这种状态可能带来致命的危险，但是只要肺部能生成表面活性剂，就能逐渐好转。

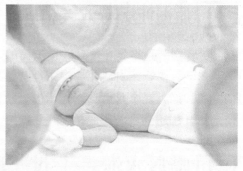

▲ 未熟儿经常出现呼吸困难症状，严重时还需要人工呼吸器。

24 疝气——疝气是男婴常见的症状

局部器官通过肌肉的缝隙脱离正常位置的症状称为疝气。如果因疝气堵住肠胃，就切断了血液循环，因此导致严重的痛症。

肚脐或腹部中的疝气症状是最常见的，但是不会导致严重的问题。出生后一周内，疝气症状不明显，但是脱肠2厘米左右时，会产生剧烈的痛症。目前还没有发现真正的原因，但是黑人出现疝气的比例较大。如果患有疝气，婴儿会有些不舒服，但是一两年后会自然地恢复正常。另外，很少导致综合征，因此没必要动手术。

如果3～5岁时依然有疝气症状，或者导致综合征，或者1～2岁后疝气逐渐严重，就应该动手术。

25 败血性斑点——在肌肉重叠的部位出现的斑点

婴儿很少出现斑点症状，但是有时会形成败血性斑点。这些斑点很小，而且像白色或黄色水疱。一般情况下，在手臂下部或颈部肌肉重叠的部位出现败血性斑点。

这些斑点不会影响婴儿的成长发育，但是严重时会转换成炎症，或者传染给其他婴儿。如果出现3个以上的斑点，就应该马上治疗。用稀释的消毒水擦拭皮肤，就能充分地治疗，但是严重时还需要抗生剂。

26 黄疸——严重时应该到医院治疗

随着红血球的破坏，体内生成黄色色素（胆红素），但是肝脏会去除这些色素。在胎儿期间，胎盘会清除生成的胆红素，然后排到妈妈的肝脏内。出生后，婴儿的肝脏负责清除这些胆红素。排泄这些胆红素需要2～3天，在这期间，色素会渗透到皮肤表面，因此导致黄疸症状。出生后几天内，几乎所有的新生儿都出现不同程度的黄疸症状。

如果黄疸症状愈来愈严重，就应该采取相应的措施。未熟儿的肝脏发育缓慢，因此彻底排泄胆红素需要较长的时间。肝炎会降低肝脏的工作效率，而且母乳内的有些成分也能导致类似的症状。

比平时生产更多的胆红素时，也会加重黄疸症状。在这种情况下，容易出现淤血症状。如果皮肤下方的血液被破坏，就变成胆红素，因此导致淤血症状。另外，Rh-血型的妈妈的抗体进入Rh+血型的婴儿的血液时，将破坏大量的红血球，因此生成大量的胆红素。

严重的黄疸症状还能导致听力障碍，或者损伤大脑，但是通过防止措施能预防这种后果。如果经常晒太阳或照射霓虹灯（又称为"光线疗

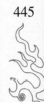

法"），就能把胆红素转换成没有危害的化学物质，因此能快速地清除体内的胆红素。如果光线疗法无效，就应该交换血液。反复地清除少量的血液，然后补充新鲜的血液，这样就能逐渐地更换婴儿的血液。

通过血液的交换过程，不仅能清除胆红素，还能更换血色素。如果破坏导致黄疸的这些细胞，就容易导致Rh血型疾病。

一般情况下，出生2～3日后就会出现生理黄疸症状，而出生第一天开始出现病态黄疸症状。病态黄疸的症状比较严重，而且持续很长时间。

27 鹅口疮——因霉菌感染引起，在舌头或脸颊内侧出现溃烂症状

鹅口疮又称为"念珠菌症"。鹅口疮是由白色念珠菌引起的疾病，容易形成白色斑点。如果患有鹅口疮，就会出现类似于牛奶凝固物的斑点，而这些斑点紧紧地粘在舌头或脸颊内侧。

鹅口疮和白色念珠菌还会导致尿布发疹。有时，患有鹅口疮的婴儿会不肯吃奶，但是很少出现严重的症状。

每天给鹅口疮部位涂抹1%的龙胆紫1～2次，但是最好不要超过4～5天。严重时，如果使用抗真菌性药剂，就能较快地治疗炎症。

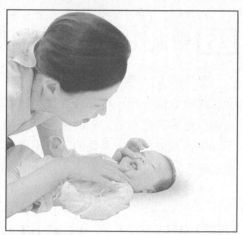

▲ 如果婴儿突然不吃奶，口腔就可能被霉菌感染，因此导致痛症。

Baby care

怎样才能提高抗过敏能力？

●**授母乳** 初乳中含有防止两种蛋白质进入肠胃的免疫球蛋白，因此必须喂初乳。

●**不能过早地喂断奶食品** 如果在消化功能不完善时喂各种食品，容易导致过敏反应，因此最好在出生6个月以后开始喂断奶食品。

●**经常清扫加湿器和空调过滤器** 霉菌和灰尘是导致过敏性皮肤炎和哮喘的主要原因。加湿器或空调过滤器是细菌和霉菌的温床，因此要经常清扫加湿器和空调过滤器。

●**最好穿棉料衣服** 动物性纤维和化学纤维容易刺激皮肤，因此导致皮肤炎。

●**最好在婴儿长大后饲养宠物** 宠物有利于情绪教育，但是宠物身上的细菌、绒毛是导致过敏反应的主要原因，因此最好在婴儿长大后饲养宠物。

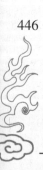

28 犯困症——若婴儿睡觉太多，就要到医院检查

新生儿大部分时间都在睡觉，但是随着月龄的增加，睡觉的时间愈来愈短。有些婴儿在喂乳过程中睡觉，这都是很正常的现象。

分娩后的几天内，由于分娩过程中注射的药物，妈妈很容易发困。黄疸症状严重时，也会出现发困症，但是随着黄疸的消失，婴儿的意识会逐渐清晰。

如果平时很精神的婴儿突然发困，就说明身体不舒服。如果症状严重，就应该马上到医院就诊。

能通过预防疫苗治疗的疾病

预防疫苗是在人体内少量注射导致感染的细菌，刺激人体产生足够抗体的方法。注射预防疫苗后，即使出现很轻微的症状，也应该携带婴儿的预防疫苗记录卡到医院检查。

B型肝炎

预防B型肝炎的疫苗是非活性疫苗（inactivated vaccine）。一般情况下，出生2个月后开始接种。第一次接种1个月后，进行第二次接种，第二次接种5个月后进行第三次接种。

麻疹

只要注射一次麻疹疫苗，就能得到麻疹免疫力。一般情况下，婴儿出生12~15个月后从妈妈身上得到的免疫力逐渐消失，因此在这个时期要接种麻疹疫苗。该疫苗接种后容易发热，因此最好避免在酷热的夏天接种。

卡介苗（B.C.G）

美国等先进国把结核预防接种卡介苗（B.C.G）接种纳入少儿预防接种计划，而韩国等结核比较严重的国家在出生4周内实施结核预防疫苗（B.C.G）。
接种B.C.G后，2~3周内出现红肿或溃烂症状，但是在4周后结痂。此时，不能盲目地扯掉这种痂。

风疹

女婴特别需要注射风疹预防疫苗。一般情况下，出生15个月到青春期之间接种预防疫苗。缺乏自然免疫力的成年人也可以接种，但是注射3个月内必须避孕。只要打一次预防疫苗，就能完全预防风疹。

D.T.P

D.T.P是预防百日咳、白喉、破伤风3种疾病的混合疫苗，而且比单独疫苗更有效。一般情况下，在出生2~6个月内，间隔3~4周接种两三次D.T.P疫苗。另外出生18个月和4~6周岁时追加疫苗。尤其是12周岁时，用白喉、破伤风两种混合疫苗第三次接种。

小儿麻痹（T.O.P.V）

小儿麻痹的接种可分为沙宾疫苗和沙克疫苗。沙宾疫苗可以口服，但是沙克疫苗只能注射。口服小儿麻痹接种的情况下，在出生2、4、6个月后接种，而且在出生18个月和4~6周岁时追加疫苗。

腮腺炎

男婴特别需要注射腮腺炎预防疫苗。腮腺炎容易导致睾丸炎或睾丸痛症，因此必须接种。只要打一次预防针，就能预防腮腺炎。在出生15个月后接种。

日本脑炎

日本脑膜炎主要发生在酷热的夏天，因此被称为流行性脑炎。一般情况下，出生后12个月内，间隔一周至10日接种两次，然后从第二年开始每年接种一次。另外，最好保持清洁的周围环境。

水痘

预防水痘的疫苗是生疫苗。只需打一次，但是形成抗体的概率比麻疹低，因此预防接种后会有10%的婴儿出现轻微的水痘症状。一般情况下，几乎没有预防接种引起的副作用。

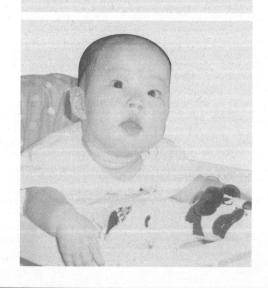

第十四章

培养婴儿正确的饮食习惯

每个妈妈都想培养出聪明、健康的宝宝。本章节详细介绍培养正确饮食习惯的方法和聪明宝宝的初期、中期、后期断奶食品。

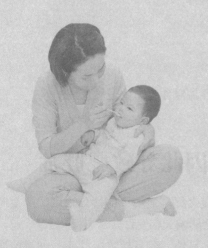

喂断奶食品的注意事项

第一节

Wei Duannai Shipin De Zhuyi Shixiang

宝宝断奶的最佳时间是在八至十个月，完全断奶的最佳时间是在十至十二个月。

在挑选断奶食品时，应根据孩子的成长情况，既要注意孩子的营养，也要注意孩子的情绪，以免给婴儿的身体健康带来负面的影响。

刚出生的婴儿只能吃妈妈给的奶粉或母乳，但是随着月龄的增长，还要吃其他食品，这种食品称为断奶食品。

1 如果过早地喂断奶食品，反而会带来危险

目前，有很多关于喂断奶食品的方法和时期的研究。20世纪20年代的"婴儿营养增进"研究表明，美国和欧洲的断奶食品以谷类为主，而且从出生6个月后就可以进入断奶期。20世纪40年代的研究中，明显提前了婴儿的断奶期。

提前断奶期的理由有两个。第一，如果吃断奶食品，婴儿能得到比母乳或牛奶更好的满足感。第二，如果吃断奶食品，婴儿的体重能快速增长。

没有育儿经验的妈妈容易被断奶食品公司的广告或"婴儿越胖越好"等错误认识所迷惑。

最近的研究结果表明，不能过早地喂各种食品。如果过早地给婴儿吃较硬的食品，就容易导致以下几种问题。

2 容易导致过敏反应

新生儿体内还没有形成酵素或抗体，因此不能消化所有食物，而且长大后容易对食物产生过敏反应。

3 容易摄取过多的盐分，因此导致肥胖症

如果摄取过多的盐分，婴儿的肾脏就不断地生成尿液。如果长时间持续这种现象，就容易导致脱水症。严重的脱水症会提高血液中的盐分浓度，严重时还会影响大脑发育。

另外，容易导致肥胖症。如果给婴

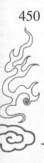

儿吃富含糖分的谷类或饼干，就会摄取过量的卡路里，而且多余的营养会转换成脂肪。

新生儿期的肥胖症不一定都导致幼儿肥胖症和成人肥胖症，但是可能性比较大。肥胖的婴儿会存在呼吸困难或肺部的抵抗力很弱等症状，因此容易被传染病感染。

笨重的体重还会影响正常的活动。另外，肥胖婴儿的脂肪层很厚，因此即使出现脱水症状也很难发觉。在这种情况下，必须注意调节饮食习惯。

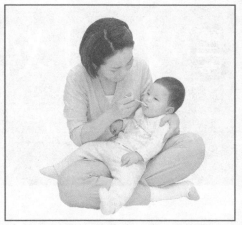

↑ 大部分婴儿只想吃特定食品，或者拒绝某些食品。在这种情况下，妈妈的态度非常重要。

④ 容易导致慢性消化障碍

在美国，1/1800的人由于面粉中的谷蛋白质的作用而出现慢性消化障碍。婴儿对谷蛋白敏感的情况下，如果过早地食用面食，就会出现慢性消化障碍。更严重的是，即使出现这些症状，婴儿表面上没有任何症状，因此容易加重病情。

⑤ 在出生后4个月内，最好不要喂断奶食品

在20世纪70年代中期，科学家对早期断奶进行了很多研究。研究结果表明，在出生后4个月内，最好不要喂固态食品或谷类食品。如果过早地喂断奶食品，就容易影响婴儿的成长发育。不管有什么原因，每个婴儿都有一定的个人差异。世上没有完全符合标准的父母和婴儿，而且每个人都有自己的意愿，因此对断奶食品没有明确的标准。另外，不能强迫婴儿吃断奶食品，最好耐心地等到婴儿独自吃断奶食品。

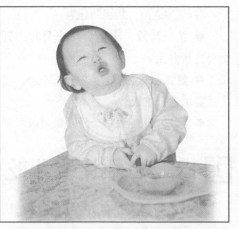

↑ 不能强迫婴儿吃断奶食品，应该耐心地等到婴儿独自吃断奶食品为止。

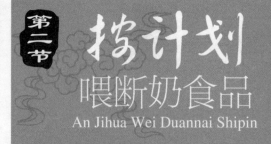

第二节 按计划喂断奶食品
An Jihua Wei Duannai Shipin

喂断奶食品之前，必须制订详细的计划，但是断奶食品的种类和断奶时间因人而异。

要想在1周岁之前结束断奶，首先制订详细的断奶计划，然后按照计划慢慢地改变每天的饮食习惯。即使是双胞胎，一种方法不一定都适合两个孩子。本书中介绍的断奶期只供读者参考。根据本书的内容，请大家选择适合宝宝的断奶方法。

如果每天的生活有节奏，就比较容易，但是必须随机应变。只要婴儿健康，而且顺利地解决所有琐事，即使每天的生活没有规律也无大碍。陪婴儿开心地玩的时间才是最重要的事情。

在1周岁之前，断奶期分为三个阶段。

● 第一阶段：出生4～6个月时，开始喂乳状食品。

● 第二阶段：从6～7个月开始，婴儿就尝试独自吃饭。

● 第三阶段：从9个月开始可以跟家人一起吃饭，而且能吃跟家人一样的食品。

如果顺利地经过这个阶段，就能减少每天吃奶的次数（原先每天吃奶5次以上），而且每天吃三顿饭，同时喝2～3杯牛奶。如果断奶食品的摄取量增加，授乳量就逐渐减少，最后自然地断奶。

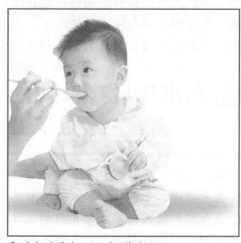

▲ 出生5个月后，可以喂不辣的汤饭。

1 白天必须让婴儿吃饱

刚开始断奶时，最好在白天喂断奶食品，而且要在喂奶粉或喂母乳之前，即饥饿状态下喂断奶食品。如果早上肚子饿，可以在早上喂断奶食品。有些妈妈认为，只要让婴儿吃饱，晚上就会沉睡。如果晚上喂断奶食品，为了消化食物，婴儿就睡不好觉。晚上妈妈也比较忙，因此最好在白天喂断奶食品。

2 逐渐增加断奶食品的量

开始断奶1周后，在喂奶粉或喂母乳之前，最好喂4小勺断奶食品，然后在早上只喂断奶食品。

作为早餐，最好选择谷类（米粉或面粉）、牛奶和蛋黄。从第二周开始，可以喂蔬菜或果汁，但是不能突然增加断奶食品的量，必须慢慢地增加。

大部分婴儿不喜欢在深夜或清晨吃断奶食品，但是在这个时期，婴儿每天都能吃三次断奶食品。

3 夜间最好不要喂断奶食品

不吃饭直接睡觉的情况下，只要安稳地睡觉，就不用叫醒婴儿吃断奶食品。另外，如果婴儿睡懒觉，就可以取消早餐，但是婴儿想吃时，随时都能喂断奶食品。不喂断奶食品时，必须保证每天的牛奶摄取量（50毫升）。

4 出生9个月后，可以从奶粉转成牛奶

在一定的阶段，婴儿就逐渐少吃牛奶或母乳，而且形成一定的饮食习惯。每天给婴儿吃三顿断奶食品，而且保证每顿的摄取量相等。

大部分婴儿喜欢在清晨或晚上用杯子喝奶。一般情况下，婴儿会在出生6～9个月之间形成这种习惯。此时，最好用普通的牛奶代替婴儿用奶粉。必要时还可以添加维生素或酸奶。

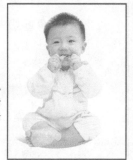

➜ 随着月龄的增长，婴儿对断奶食品的摄取量逐渐增多，因此授乳量会逐渐减少。

5 由妈妈和婴儿决定断奶时间

1周岁后，有些婴儿还想吃奶。此时，不要强行断奶，只要妈妈和婴儿愿意，可以推迟断奶时间。只要妈妈的身体状态良好，就没必要为断奶服用防止母乳分泌的药物。如果服药强制停止母乳分泌，一到哺乳时间，乳房会肿胀，但是几天后就能自然地恢复正常。

6 从出生后6～9个月开始，要杀菌消毒婴儿餐具

只要是婴儿使用的餐具，都要杀菌消毒。出生6～9个月时，婴儿的活动量

较大，经常会把餐具放入嘴里。在这种情况下，不管怎么消毒都没有用，但是必须保持整洁的卫生环境。

婴儿饮用的水必须干净，且准备低温杀菌的牛奶。如果无法保持婴儿食品的卫生，在1周岁之前，最好继续用开水煮餐具。

断奶食品时间表

● 断奶初期的时间表 （每天吃一次或两次的情况）

早上6点钟	上午10点钟	下午2点钟	下午6点钟	晚上10点钟

5个月

| 母乳或奶粉（满足婴儿的需求） | 断奶食品+母乳或奶粉 | 母乳或奶粉（满足婴儿的需求） | 母乳或奶粉（满足婴儿的需求） | 母乳或奶粉（满足婴儿的需求） |

6个月

| 母乳或奶粉（满足婴儿的需求） | 断奶食品+母乳或奶粉 | 母乳或奶粉（满足婴儿的需求） | 断奶食品+母乳或奶粉 | 母乳或奶粉（满足婴儿的需求） |

● 断奶中期的时间表 （每天吃三次的情况）

早上6点钟	上午10点钟	下午2点钟	下午6点钟	晚上10点钟

| 母乳或奶粉（满足婴儿的需求） | 断奶食品+母乳或奶粉 | 断奶食品+母乳或奶粉 | 母乳或奶粉（满足婴儿的需求） | 母乳或奶粉（满足婴儿的需求） |

● 断奶后期的时间表 （每天吃三次的情况）

早上6点钟	上午10点钟	下午2点钟	下午6点钟	晚上10点钟

      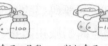      

| 母乳或奶粉（满足婴儿的需求） | 断奶食品+母乳或奶粉（只要婴儿不要求，可以取消饭后的哺乳） | 断奶食品+母乳或奶粉（只要婴儿不要求，可以取消饭后的哺乳） | 断奶食品+母乳或奶粉（只要婴儿不要求，可以取消饭后的哺乳） | 母乳或奶粉（满足婴儿的需求） |

※根据不同的成长阶段，把奶粉换成断奶食品。

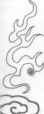

典藏精品版

最全面、系统的孕产育指导

● 适合婴儿的断奶食品食谱

	5个月开始	8个月开始
清晨	·母乳或奶粉	
上午	·加奶粉的米粥、面粉（蛋黄与苹果汁的混合物）和果汁 ·母乳或奶粉（早上不吃断奶食品的情况下）	·米饭、半生不熟的鸡蛋，或者煮鸡蛋、煎鸡蛋 ·西红柿丝 ·1杯牛奶
中午	·蔬菜肉汤和果汁 ·蒸鸡蛋 ·水果 ·牛奶或母乳	·剁碎的肉类、马铃薯和蔬菜 ·酸奶 ·稀释的果汁
晚上	·糊状断奶食品 ·香蕉或果冻 ·牛奶或母乳	·三明治、水果、面包 ·1杯牛奶（奶瓶装牛奶）
睡觉前	牛奶或母乳（还吃奶的情况下）	·牛奶或母乳

1周岁时，婴儿可以跟家人一起吃早餐、午餐和晚餐，而且在早餐后、睡觉前和下午分别喝一次牛奶。

7 从出生5个月开始，按照家人的就餐时间喂断奶食品

从出生5个月开始，最好跟家人一起吃断奶食品。在这个时期，可以吃不咸不辣的汤饭。

8 在出生后6个月之内，不能喂蛋清

蛋黄能提供铁，因此有利于婴儿的成长发育，但是蛋清含有很难消化的蛋白质，因此在出生6个月之前，最好不要喂蛋清。此外还有很多婴儿对白蛋白过敏。

如果单独喂果汁，就能改变断奶食品的种类，而且能预防便秘。

从出生8个月开始，可以喂成年人吃的谷类（米饭、马铃薯）。在这个时期，婴儿长出1～2颗牙齿，因此喜欢嚼坚硬的食物。此时，最好喂西红柿丝。

9 中午喂各种断奶食品

在中午，可以喂各种断奶食品。刚开始时可以喂市面上销售的断奶食品。出生6个月时，逐渐增加断奶食品的量，至少喂一瓶断奶食品。

在下一个阶段，可以喂剁碎的肉、烤鱼（应该注意鱼刺）、蔬菜和马铃薯肉汤。出生6个月后，作为餐后食品可以喂水果、牛奶、果冻、酸奶等食品。

455

10 晚上最好准备不甜的简单食品

大部分妈妈会为晚餐而感到烦恼。另外，好不容易给宝宝准备晚餐，如果婴儿不吃或呕吐，就容易上火。在这种情况下，可以准备市面上销售现成的断奶食品。如果不满意市面上销售的断奶食品，就可以准备果冻、香蕉、果汁等容易制作的断奶食品。

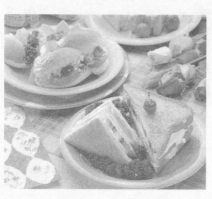

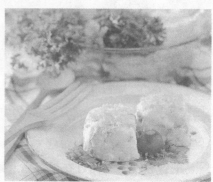

◀ 有些小孩在出生6个月后就长牙齿，因此可以吃色拉或三明治。

➡ 晚上最好准备香蕉或马铃薯等容易制作的断奶食品。

11 从出生6个月开始，可以喂柔软的三明治

如果把柔软的三明治切成丝，就能培养婴儿独自吃饭的习惯。三明治可以用剁碎的烤肉、牛油、奶酪、凤尾鱼等不刺激消化器官的食品来制作。

12 饭后喂甜食

过一段时间后，可以喂蛋糕，不含花生、杏仁颗粒的饼干，巧克力等甜食，但是这些食物容易影响婴儿的食欲，因此必须在饭后喂甜食。另外，白糖容易导致蛀牙，因此要注意防范。

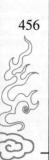

第三节 婴儿的饮食习惯
取决于妈妈的态度
Yinger De Yinshi Xiguan Qujueyu Mama De Taidu

妈妈对婴儿的态度将决定婴儿的饮食习惯。刚开始需要较长的时间，但是只要制订详细的计划，就能顺利地培养婴儿良好的饮食习惯。

有些婴儿不爱吃饭，或者只想吃特定食品，或者吃饭时间过长。一般情况下，2周岁时这些问题比较严重，而且出生7~9个月开始出现，但是不能把这些问题和拒绝食物的味道的问题混淆在一起。另外，有些婴儿可能根本不饿。

➤ 不能因为没吃饭，就喂其他食品，这样容易让婴儿形成偏食的习惯。

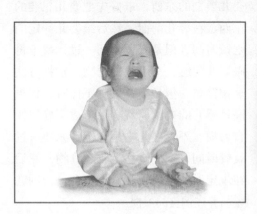

1 婴儿只想吃特定食品是正常的现象

孩子遇到非常喜欢的食品时，在一段时间内可能只想吃这种食物。遇到这种情况时，父母不必过于担心和焦虑。其实，婴儿只想吃特定食品是非常正常的现象，只要婴儿选择的食物糖分、脂肪或盐不是太多，且保持平均体重和身高，即使他只吃一种食物，或者口味容易变化，父母就不要反对，也不用过于担心。

同时可以采取其他的方法，增加婴儿饮食的多样性。比如，让他品尝一点点其他食品，鼓励他吃其他食物，不要坚持让他吃自己完全不熟悉的食品，这样他就会慢慢开始接受其他的食物。最后他会逐渐习惯健康饮食，最终对某种特定食品的欲望会明显下降。

457

2 父母的态度决定婴儿偏食与否

只要父母不理睬婴儿的要求，或者以"不吃吗？""知道了"等方式处理，就能纠正婴儿偏食的习惯。如果过于在意，婴儿就开始以不吃饭、慢慢地吃、要求特别的食物等方式引起父母的关心。另外，如果妈妈慌张，婴儿就比妈妈更着急，因此要绝对地镇定。

③ 根据健康状态调节饮食习惯

从培养婴儿的饮食习惯的瞬间开始，妈妈对婴儿的态度就成为非常重要的因素。如果婴儿成功一次，就很难纠正婴儿的饮食习惯。在就餐时间，如果婴儿要别的东西，最好先把婴儿想要的东西放在婴儿前面，然后给婴儿一定的吃饭时间，但是只要时间一过，就不再跟婴儿纠缠，马上收拾食物。这种方法非常简单，但是婴儿哭闹不停时，如果满足婴儿的要求，就容易形成不好的饮食习惯。不管婴儿吃不吃饭，只要一过就餐时间，就应该马上收起食物，然后在规定时间只喂规定量的零食，否则就容易养成偏食的习惯。

错误的饮食习惯经常让妈妈很头痛，但是不管需要多长时间，都要制订详细的计划，然后培养婴儿正确的饮食习惯。一般情况下，婴儿不会忍到饥饿难耐的程度，因此不用过于担心，但是如果婴儿的体重明显减轻，就应该跟医生商议后调节饮食习惯。

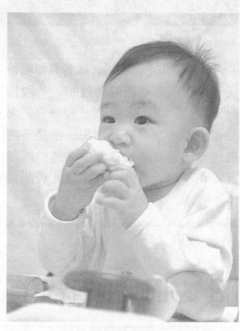

▲ 婴儿不会忍到饥饿难耐的程度，因此必须耐心地等待，这样才能成功地改变婴儿的饮食习惯。

典藏精品版

最全面、系统的孕产育指导

不要着急，
最好使用不易碎的餐具
Buyao Zhaoji Zuihao Shiyong Bu Yisui De Canju

目前有很多干净漂亮的婴儿用塑料餐具，而且有很多方便使用的餐具，因此要慎重地选择婴儿餐具。

刚开始喂断奶食品时，如果用塑料勺、围脖、不透水的防水褥子，就能减轻负担。

1 在断奶之前，应该准备好断奶用餐具

　　如果使用市面上销售的断奶食品，还应该遵守制造公司规定的食用方法和储藏方法。给婴儿喂断奶食品之前，应该准备好水杯、小勺、水碗等餐具。

　　打开瓶盖时，如果用锋利的东西击打瓶底，瓶口的小玻璃渣滓会掉入食物内，因此要特别小心。

　　刚开始时，婴儿会吃得很少，但是只要熟练地掌握了用勺子吃饭的方法和习惯了各种断奶食品，婴儿的食物摄取量会逐渐增大。

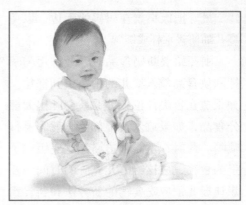

▲ 只要熟悉了用勺子吃饭的方法和习惯了各种断奶食品，婴儿的食物摄取量会逐渐增大。

2 适当地准备断奶食品

　　使用瓶装断奶食品时，每次要倒出婴儿能吃的量，然后盖好瓶盖，并放入冰箱内保存。喂断奶食品之前，把冷藏的断奶食品倒在杯子或碗内，然后用开水加热。

　　如果婴儿能吃一种食物，就应该让他再尝试其他食物。

3 喂断奶食品时，最好给婴儿围上围脖

　　为了防止婴儿弄脏衣服，大部分妈妈使用围裙。此时，不一定要购买新围

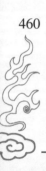

裙，最好利用丈夫的旧衬衫或睡衣。当然，要选用质感柔和、清洁的衣服。

另外，最好使用能覆盖婴儿前胸的塑料围脖，但是如果塑料围脖过薄，就容易被撕裂，因此要选择较厚的塑料围脖。吃饭后，必须摘掉婴儿的围脖，这样就能防止窒息的危险。在就餐之前，必须注意检查婴儿的状态。只要喜欢断奶食品，不管坐在妈妈的腿上，还是坐在椅子上，都能吃得很好，因此最好在婴儿用椅子上喂断奶食品，而且使用安全的围脖和餐具。

4 最好消除紧张感

喂断奶食品的姿势跟喂母乳的姿势不同，必须挺直腰部坐下来吃断奶食品。在这种情况下，必须用一只手抓住婴儿的肩部，以免婴儿倒下去。

5 用勺子把断奶食品放入婴儿的舌头中间部位

最好把饭桌放在妈妈的旁边，以免婴儿随便碰水杯或饭碗。

刚开始喂断奶食品时，最好用勺子把断奶食品放入婴儿的舌头中间部位。如果放在舌尖部位，婴儿就会吐出大部分食品，如果放入舌根部位，就容易打喷嚏。此时，不能强迫婴儿吃完饭勺里的食物，应该给婴儿充分的时间。要想让婴儿适应吃食物的新方法和新食物的味道，就需要一定的时间。

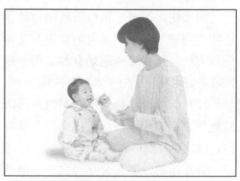

↑ 刚开始喂断奶食品时，最好使用塑料饭勺或不容易破碎的餐具。如果婴儿能正常地吃一种断奶食品，就应该尝试其他食品。

6 以宽松的心态喂断奶食品

喂断奶食品时，妈妈的态度非常重要。如果妈妈着急不安，婴儿就马上感受到紧张感，因此要放松自己的心态。另外，如果用妈妈的饭勺喂断奶食品，就容易导致感染，因此要避免这种行为。

7 保持餐具的清洁卫生，准备清淡的断奶食品

妈妈亲手制作断奶食品时，必须保证烹饪工具、妈妈的双手、制作方法的清洁卫生。此时，尽量使用新鲜的材料，不急于添加白糖或食盐。在这个时

期，婴儿需要吃乳状断奶食品，如果按照妈妈的口味加工，婴儿就很难消化，而且很难喂断奶食品。

随着月龄的增长，婴儿就能接受成年人吃的食物。此时，可以利用粉磨机（可以用捣碎机捣碎）准备婴儿食品，因此能减少单独准备婴儿食品的麻烦。

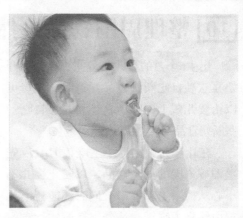

➡ 要想适应新味道，婴儿需要一定的时间。

8 用冰箱保存剩下的断奶食品

即使婴儿能吃成年人的食物，摄取量也会比较少。在这种情况下，每次制作一顿饭量两三倍的断奶食品，然后用冰箱保存剩下的断奶食品，这样就能节约每次制作断奶食品的时间。此时，必须使用消毒过的餐具。

9 必须分类保存断奶食品

最好使用像奶瓶一样可以用开水消毒的餐具。温热的断奶食品是细菌繁殖的最佳场所，因此要马上冷冻加工的断奶食品。另外，最好在断奶食品融化之前加热。

必须掌握的知识

婴儿的断奶食品餐具

就像准备婴儿吃的断奶食品一样，也要准备婴儿专用餐具。需要注意的是，孩子在幼儿期逐渐形成独自吃饭的能力，因此要选择不容易破碎的塑料制品。

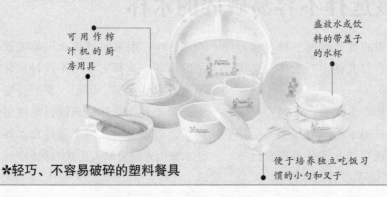

可用作榨汁机的厨房用具

盛放水或饮料的带盖子的水杯

※轻巧、不容易破碎的塑料餐具

便于培养独立吃饭习惯的小勺和叉子

461

孕产育全书

给您最贴心的关怀与照顾

10 整理周围物品，然后让婴儿独自拿饭勺

出生6个月的婴儿自理能力增强，开始喜欢独自吃断奶食品。这时，父母可以给婴儿戴上围脖后，让婴儿独自吃一些断奶食品。

在让婴儿独立椅子上吃饭时，应先整理好周围的危险物品，以防止婴儿不小心从椅子上掉下来，同时还能让婴儿集中注意力吃饭，培养出良好的饮食习惯。最好在地板上铺报纸或塑料布，这样就容易收拾掉在地板上的食物。

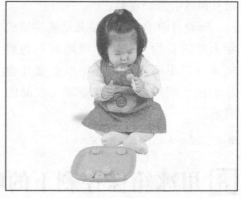

▲ 婴儿6个月大后，就可以让他尝试独立进食。

11 婴儿把勺子当做玩具玩

一般情况下，给婴儿准备塑料勺，但是最好选择较浅、边缘圆润的勺子。在能完全独自用勺子吃饭之前，婴儿喜欢把勺子当做玩具使用，因此要用其他勺子给婴儿吃断奶食品。如果使用底部有吸盘的餐具，即使碰到餐具，也不会掉到地板上，因此比较安全。

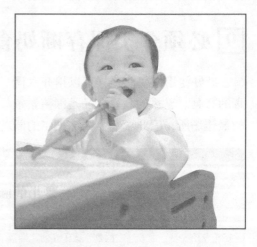

➤ 坐在椅子上吃饭时，为了防止婴儿从椅子上跌下来，必须牢靠地固定椅子，然后在地板上铺报纸，这样就容易收拾掉在地板上的食物。

12 应该选择不容易破碎的水杯

市面上销售的婴儿水杯多种多样，要挑选到最适合婴儿使用的水杯，父母必须注意以下事项。

年幼的婴儿动手欲望大，很喜欢摔东西或撕东西。喝水后，有些婴儿会摔杯子，因此挑选婴幼儿水杯首先要选择不容易摔碎或不容易咬坏的水杯。

另外，很多妈妈喜欢用带吸管和盖子的水杯，这样宝宝使用这种水杯时就不会把水洒出来。但是，要想让婴儿学会正确地使用水杯，只能暂时使用这种杯子，否则婴幼儿对于怎样拿水杯不会让水撒出来就会缺失正确的观念。

13 应该选择不压迫婴儿鼻子的水杯

婴幼儿使用的水杯，口径不宜过大也不宜过小。如果口径过大，婴儿喝水时，嘴和鼻子就容易被杯口堵住，容易导致窒息状态；如果口径过小，婴儿就不容易喝到杯中的水，从而打击婴儿独立喝水的积极性，因此要特别注意。

另外，在刚开始训练婴儿独立喝水时，最好选择带有两个手柄的水杯。这样喝水时，就可以让婴儿和妈妈分别抓一个手柄，从而帮助婴儿更快掌握用水杯喝水的方法。

必须掌握的知识

制定营养均衡的断奶食品食谱

如果婴儿的断奶食品量增加，就应该增加材料的选择范围。在这种情况下，如果利用食品分类表，就容易制定营养均衡的断奶食品食谱。在

日常生活中，最好把营养分类表贴在冰箱或厨房里面，以便在制作断奶食品时作参考。

●培养力量的食品　　　●促进血液生成的食品　　　●保持身体均衡的食品

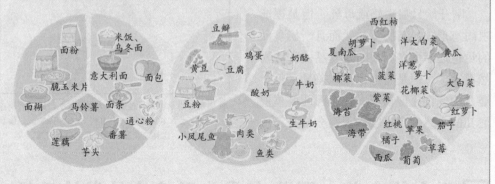

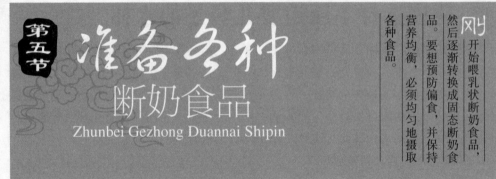

第五节 准备各种
断奶食品
Zhunbei Gezhong Duannai Shipin

刚开始喂乳状断奶食品，然后逐渐转换成固态断奶食品。要想预防偏食，并保持营养均衡，必须均匀地摄取各种食品。

1 适当地改变断奶食品的量和种类

在1周岁之前，大部分婴儿都形成一定的饮食习惯，而且积累各种新经验。一般情况下，在1周岁前后，婴儿的食物经常变化。

刚开始只喂牛奶或母乳，但是逐渐喂固态形式的断奶食品，而且断奶食品的量也逐渐增多。喂断奶食品的方法固然很重要，但是要考虑个人差异。每个婴儿的发育速度都不一样，因此要重视婴儿的自然发育速度，否则会带来不良影响。

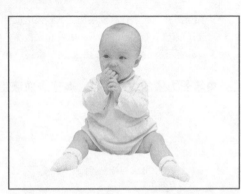

▲ 通过喂断奶食品的过程，让婴儿熟悉新的味道和感觉，就此培养不偏食的饮食习惯。在断奶期，应该准备各种食品，这样就能防止婴儿养成偏食习惯。

2 吞食物之前，婴儿享受着用舌头品尝的乐趣

在每个阶段，父母的态度非常重要，因此要开心地度过给婴儿喂断奶食品的时间。喂断奶食品时，不能操之过急，也不能总训斥婴儿。喂新的断奶食品时，婴儿在吞食物之前用舌头慢慢地享受味道，并熟悉新食物，因此要耐心地等待。

3 即使第一次吐出食物，第二天还应该尝试

给婴儿喂新食物时，即使第一次吐出食物，也不用过于担心。如果遇到跟以往不同的感觉，大部分婴儿都会出现这种现象。在这种情况下，不要大声呵斥婴儿，

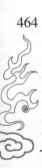

应该慢慢地反复尝试。如果婴儿不喜欢新食物，最好在第二天继续尝试。不管吃什么东西，都不能强迫婴儿。

在断奶期，必须耐心地等待，而且遇到疑难问题时，应该根据常识解决。

比如，婴儿疼痛或长牙齿时，如果盲目地强迫婴儿吃断奶食品，只能加重婴儿的负担。如果一次带来过多的变化，会让婴儿更加混乱。只要耐心地克服出现的各个问题，就能取得很好的结果。

4 喂断奶食品还能预防偏食习惯

不管是喂妈妈亲手制作的断奶食品，还是使用从市面上购买的断奶食品，喂断奶食品的目的都一样。即，让婴儿熟悉新的味道和感觉，培养不偏食的饮食习惯。在断奶期，应该准备各种食品，这样就能防止婴儿养成偏食习惯。

5 4～6个月

● 少量地喂非常稀薄、柔软的断奶食品

在出生4个月之前，没必要喂断奶食品，但是出生6个月后，婴儿将耗尽体内的铁，因此最好从出生6个月开始喂断奶食品。

第一次喂的断奶食品是婴儿第一次接触的食品，因此熟悉这种新味道需要几天时间。

刚开始喂断奶食品时，最好少量地喂非常稀薄、柔软的断奶食品，而且继续喂母乳或喂奶粉。

在这个时期，比较适合喂肉汤或谷类食品。一般情况下，用母乳或牛奶混合谷类，然后用饭勺慢慢地喂。用饭勺喂断奶食品时，如果婴儿拒绝食用，就说明婴儿还没有作好吃固态食品的准备。

● 商品化的断奶食品反而更便宜

在这个阶段，婴儿所需的断奶食品很少，因此商品化的断奶食品反而更便宜。这些断奶食品的食用方法简单又便宜，而且容易调节断奶食品的黏稠度，因此非常适合该时期的婴儿。

● 在冰箱内冷藏剩下的断奶食品

如果是瓶装的断奶食品，只要打开瓶盖，就必须在冰箱内冷藏剩下的断奶食品。如果添加白糖，就容易导致肥胖症或蛀牙，因此要特别注意。为了熟悉各种食品，必须不断地改变断奶食品的种类，但是要避免含盐分的食品。

● 不能根据妈妈的口味制作婴儿的断奶食品

给婴儿喂断奶食品之前，很多妈妈先品尝婴儿的食品，因此容易按照自己的口味添加白糖或食盐。

● 不能急于增加婴儿的摄取量

新生儿只靠母乳和奶粉也能充分地摄取人体所需的营养，因此不用担心婴儿吃不饱。婴儿的摄取量每天都在变化，

因此只要隔几周少量地增加断奶食品的摄取量，就能自然地减少哺乳量。在这个时期，婴儿只能吃果汁或非常稀释的断奶食品，因此需要通过母乳或奶粉补充所需的营养。

6 7～9个月

● 应该鼓励独自吃饭的行为

随着独立性的加强和活动量的增加，婴儿的摄取量也会逐渐增多。

从出生6个月开始，大部分婴儿喜欢独自吃饭。在这种情况下，应该鼓励独立吃饭的行为。如果婴儿独自吃饭，就容易弄脏周围环境和衣服，因此最好在地板上铺报纸或塑料布，这样就容易打扫卫生。

出生6～7个月的婴儿虽然没长出牙齿，但是能做出嚼食物的动作。一般情况下，为了更柔和地捣碎第一次接触的断奶食品，婴儿就做出这种行为。

在这个时期，婴儿能掌握嚼食物的方法。如果错过合适的食品，就容易失去决定性时机和最敏感的机会，而且形成不良的饮食习惯。

随着独立性的加强，婴儿对断奶食品的认识和兴趣也逐渐增强，因此经常用心看妈妈加工断奶食品的过程，而且还未到就餐时间，也会高兴得呱呱叫。

● 让婴儿感受到食品的丰富感

利用肝、鲜鱼、肉类、水果、蔬菜、鸡蛋、奶酪、牛油、面包等食品丰富婴儿的断奶食品。在这个时期，食品的颜色和形状是刺激婴儿兴趣的重要要素，因此要特别注意。

如果准备白色洋白菜、煮熟的马铃薯、白色调味料、白色鲜鱼肉和白色饼干，婴儿跟成年人一样，感觉不到食物的变化，因此会对食物失去兴趣。如果用漂亮的餐具盛放各种颜色的蔬菜，婴儿会作出很愉快的反应，而且形成强烈的食欲。

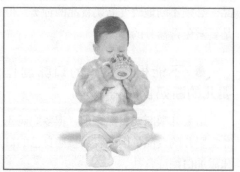

▲ 随着独立性的形成，婴儿对食品的兴趣和认识逐渐加强，因此喜欢独自吃饭。此时，必须鼓励婴儿的独立行为。

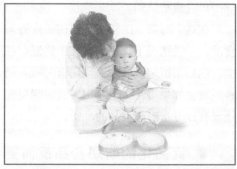

▲ 利用婴儿喜欢的餐具或颜色刺激婴儿对断奶食品的兴趣。

● 如果婴儿的摄取量增多，妈妈就应该亲手制作断奶食品

如果婴儿的断奶食品摄取量增多，妈妈亲手制作断奶食品就比商品化的断奶食品更实惠。另外，婴儿逐渐喜欢跟家人一起坐在餐桌前吃饭，但是要避免油炸食品和过于刺激的食品以及黄豆、洋葱等不容易消化的食品。

● 喂断奶食品时，应该适当地补充水分

在就餐过程中，必须适当地补充水分。喂断奶食品时，如果婴儿哭闹或停止吃饭，就说明婴儿比较口渴。此时，最好喂用凉开水稀释的果汁，或者凉开水。婴儿跟成年人不同，不能独自寻找自己想要的东西。

跟商品化的果汁相比，未加工的生果汁的糖分比较少，而且富含维生素，因此更有利于婴儿的牙齿健康和身体健康。

7 10～12个月

● 吃成年人的食物

在这个时期，婴儿喜欢独立地活动。比如，独自爬行，到处攀爬，甚至不靠别人独自站立或走路。此时，没有成年人的帮助也能独自吃饭、喝水。

● 想独自吃饭时，最好多给予鼓励

不管怎么样，父母都应该鼓励婴儿的独立精神。在这个阶段，婴儿能吃成年人的食物，而且能按照成年人的时间

● 如果婴儿想嚼食物，就应该给他准备大块的苹果

如果长出牙齿，婴儿就想嚼食物，因此最好准备大块的苹果或胡萝卜。此时，如果喂小块的食物，就容易卡住喉咙，严重时还会导致窒息。

在这个时期，婴儿会学会用杯子喝水。如果能用杯子喝水，就说明婴儿学习性比较强。全家人吃饭时，婴儿喜欢跟家人一起坐，而且想吃其他新食物。

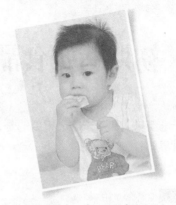

▲ 如果长出牙齿，最好喂能嚼得动的食品。

就餐。如果能熟练地用水杯喝水，就可以不用奶瓶喝水，但是牛奶仍是非常重要的营养来源。

● 不能强行断奶

有些婴儿在两周岁时还喜欢喝奶，因此不能强行断奶。

给婴儿喂奶粉的情况下，有些妈妈特意制作跟牛奶成分相同的断奶食品，但是只要断奶顺利，就不用这么做。喂奶粉的情况下，跟医生商议后最好补充维生素。

有助于大脑发育的婴儿断奶食品

　　出生后只吃母乳的婴儿会逐渐喜欢其他食品，因此逐渐进入断奶期。除了母乳和牛奶外，应该让婴儿均匀地接触各种食品，这样就能熟悉丰富的味道。在断奶期，应该根据婴儿的月龄和食欲，逐渐进入断奶初期、中期、后期和12个月以后的各个阶段。

小米营养粥

材料：小米2小勺，白米2小勺，水1/2杯。

制作方法：①清洗2小勺小米和2小勺白米，然后用清水充分地浸泡1小时左右。②用温火慢慢地煮熟浸泡的白米和小米。③等米粥煮熟后，用过滤网过滤。

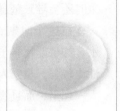

软豆腐粥

材料：米粥30克，软豆腐5克，肉汤30毫升。

制作方法：以1：10的比例混合白米和水，然后用温火熬成米粥。②把煮熟的软豆腐放入捣碎机内，然后均匀地捣碎。③在米粥内倒入肉汤，然后添加捣碎的软豆腐，并继续熬粥。

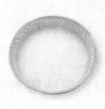

初期断奶食品（出生4~6个月）

　　刚开始喂米粥等乳状断奶食品，然后换成半乳状断奶食品。在这个时期，还应该让婴儿熟悉新味道和勺子。最重要的是，必须采用婴儿能接受的断奶食品。

牛奶营养粥

材料：白米3小勺，水1杯，牛奶10大勺。

制作方法：①清洗3小勺白米，然后用1杯水充分地浸泡，最后用温火熬粥。②用过滤网过滤米粥内的白米颗粒，添加10大勺牛奶均匀地搅拌，并继续加热。

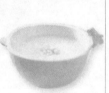

蛋黄粥

材料：蛋黄1/3个，肉汤1大勺。

制作方法：①用饭勺捣碎煮熟的1/3蛋黄。②在捣碎的蛋黄里添加1大勺肉汤。

南瓜粥

材料：南瓜10克，肉汤3大勺。

制作方法：①挑选熟透的南瓜，并去掉南瓜核，然后切成5毫米宽的细条。②在锅内添加3大勺肉汤，并加入切好的南瓜，然后用温火熬粥。③等南瓜煮熟后，用饭勺均匀地捣碎，然后继续加热。

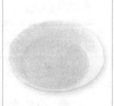

香蕉脆玉米片

材料：脆玉米片10克，牛奶100毫升，香蕉20克。

制作方法：①混合热牛奶和脆玉米片。②用饭勺均匀地捣碎脆玉米片。③混合脆玉米片和捣碎的香蕉。

白肉鲜鱼牛奶粥

材料：白肉鲜鱼10克，牛奶、淀粉若干。

制作方法：①用开水烫熟白肉鲜鱼。②用粉碎机捣碎烫熟的白肉鲜鱼，然后跟牛奶一起煮熟，最后添加少量的淀粉。

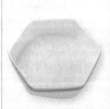

鲜鱼番薯粥

材料：白肉鲜鱼1/4条，捣碎的番薯4大勺，海带汤若干。

制作方法：①用开水煮熟1/4条白肉鲜鱼，然后用粉磨机捣碎。②在4大勺番薯内添加捣碎的鲜鱼和海带汤，然后继续加热。

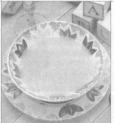

468

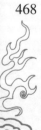

绿色炖汤

材料：马铃薯1/3个，豌豆3大勺，蔬菜汤、牛奶若干。

制作方法：①均匀地捣碎煮熟的1/3个马铃薯和3大勺豌豆。②把捣碎的马铃薯和豌豆放入锅内，然后添加蔬菜汤，并用温火加热。③等汤煮开后，添加少量的牛奶，并均匀地搅拌。

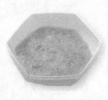

奶酪粥

材料：米饭50克，奶酪5克，水1/2杯。

制作方法：①均匀地剁碎5克奶酪。②准备开水，然后用开水熬米粥。③在米粥内添加奶酪，然后等奶酪开始融化时关火。

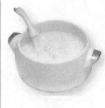

菠菜粥

材料：菠菜5克，米粥30克，豆粉若干。

制作方法：①把菠菜择好洗净，然后用开水烫熟。②用凉水冲洗煮熟的菠菜，并挤掉水分，然后用粉磨机捣碎。③在1∶10的米粥内添加菠菜，而且煮一段时间，然后撒上豆粉。

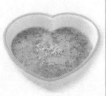

胡萝卜面包粥

材料：捣碎的胡萝卜1大勺，蔬菜汤500毫升，面包1/6片。

制作方法：①煮熟去皮的胡萝卜，然后均匀地捣碎。②锅内放入500毫升蔬菜汤和去掉边缘的面包，然后用温火加热。③在面包粥内放入1大勺捣碎的胡萝卜，然后继续熬粥。

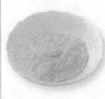

中期断奶食品（出生后7～9个月）

在这个时期，逐渐增加食品的种类和分量，让婴儿逐渐熟悉新的味道。婴儿的摄取量会增多，因此要通过不同的制作方法准备更丰富的食物。

小凤尾鱼粥

材料：白米4小勺，小凤尾鱼粉1小勺，香油1/2小勺，水1杯。

制作方法：①用清水浸泡4小勺白米，然后用粉碎机捣碎。②在炒熟的米粥内添加水和小凤尾鱼粉，然后慢慢地熬粥。③等粥煮开后，用小火继续加热。

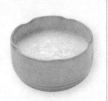

蔬菜粥

材料：白米4小勺，胡萝卜、菠菜、南瓜各10克，香油、水若干。

制作方法：①均匀地剁碎去皮的南瓜和胡萝卜，然后把烫熟的10克菠菜也切成小段。②混合白米和适量水。③煮一段时间后，添加剁碎的蔬菜，并继续加热，然后添加少量的香油。

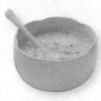

鸡胸脯肉粥

材料：鸡胸脯肉10克，米粥30克，菠菜10克。

制作方法：①均匀地剁碎鸡胸脯肉。②用开水烫熟菠菜叶，然后均匀地剁碎。③在1∶10的米粥内添加剁碎的鸡肉和菠菜，然后用温火熬粥。

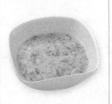

蛋黄马铃薯粥

材料：马铃薯20克，肉汤1/2大勺，蛋黄1/2个。

制作方法：①把去皮的马铃薯切成一口大小。②把马铃薯放入开水内，而且均匀地捣碎，然后添加肉汤。③均匀地捣碎1/2个蛋黄，然后撒在马铃薯上面。

苹果面包粥

材料：面包1/4片，牛奶50毫升，苹果1/8个，葡萄干、柠檬汁若干。

制作方法：①均匀地剁碎葡萄干，然后撕碎面包片。②在上述材料内倒入牛奶，然后用温火加热。③去掉苹果皮和核，用粉碎机捣碎，并洒上柠檬汁。④用盘子盛面包粥，然后洒上苹果汁。

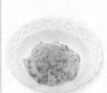

南瓜柠檬粥

材料：老南瓜10克，水、柠檬汁若干。

制作方法：①清洗10克老南瓜，然后去皮，并均匀地剁碎。②小锅内添加适量的水，然后添加剁碎的南瓜和柠檬汁。③慢慢地加热，然后均匀地捣碎。

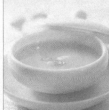

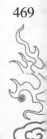

孕产育全书

给您最贴心的关怀与照顾

469

豆腐芝麻团

材料： 豆腐1/4块，黄瓜10克，胡萝卜10克，芝麻1大勺，大葱若干。

制作方法： ①用开水烫豆腐。②均匀地捣碎烫熟的豆腐，并去掉水分，然后跟黄瓜、胡萝卜和大葱一起搅拌。③混合豆腐、黄瓜、胡萝卜、大葱和芝麻，然后揉成团。

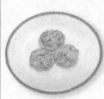

花椰菜牛奶粥

材料： 花椰菜10克，牛奶1大勺，淀粉若干。

制作方法： ①清洗花椰菜，然后用盐水煮熟。②用流动的水冲洗花椰菜，然后用粉碎机捣碎，并添加牛奶。③把花椰菜和牛奶混合物倒入锅内，然后添加少量的淀粉，并继续加热。

豌豆粥

材料： 捣碎的豌豆2大勺，牛油1大勺，面粉1大勺，牛奶3大勺，食盐若干。

制作方法： ①用粉碎机均匀地捣碎煮熟的豌豆。②用牛油炒熟面粉，然后添加牛奶，并制作白色调味品。③均匀地搅拌白色调味品和捣碎的豌豆，然后用温火熬成粥。

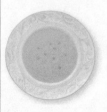
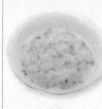

白肉鲜鱼和大白菜牛奶汤

材料： 白肉鲜鱼1/4条，牛奶1/2杯，胡萝卜、大白菜、淀粉若干。

制作方法： ①用粉碎机均匀地捣碎1/4条白肉鲜鱼。②用开水煮熟剁碎的胡萝卜。③剁碎几片大白菜叶，然后倒入1/2杯牛奶。④在盛有牛奶的小锅内倒入鲜鱼肉、胡萝卜和大白菜，然后添加淀粉。

后期断奶食品（出生后10～12个月）

为了让婴儿练习嚼食物的方法，最好准备有颗粒的断奶食品，而且要保证营养。在这个时期，应该靠断奶食品摄取大部分营养，因此让婴儿接触更多的味道。

蔬菜肉粥

材料： 白米2大勺，牛肉20克，南瓜20克，胡萝卜20克，水、味噌若干。

制作方法： ①牛肉、胡萝卜、南瓜分别清洗剁碎。②先炒熟牛肉。③加入米、水、南瓜和胡萝卜，用温火煮熟。④加入味噌，加热即成。

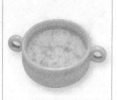

菠菜鸡蛋糕

材料： 菠菜10克，牛奶1/8杯，面粉1/2大勺，鸡蛋1/4个，牛油若干。

制作方法： ①菠菜洗净，切碎。②将牛奶、面粉、蛋黄搅匀，放入锅中熬汤，煮开后放菠菜、蛋清。③炒锅内涂牛油，倒入熬好的汤，放入180℃的微波炉内烘烤10分钟。

黄豆粥

材料： 煮熟的黄豆1大勺，水1.5杯，白米1大勺。

制作方法： ①用豆浆机打磨煮熟的黄豆。②用豆浆煮白米，然后均匀地搅拌，并慢慢地加热。

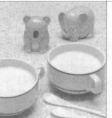

奶酪马铃薯

材料： 马铃薯1/4个，奶酪1/2片。

制作方法： ①煮熟1/4个去皮的马铃薯。②均匀地剁碎1/2片奶酪，撒在捣碎的马铃薯上面，并放入微波炉内加热。

豆腐和西红柿色拉

材料： 豆腐15克，西红柿5克，鸡胸脯肉5克，食醋、酱油若干。

制作方法： ①均匀地剁碎豆腐，然后用开水烫熟，并挤掉水分。均匀地剁碎去皮的西红柿。②用开水煮鸡胸脯肉，然后均匀地撕碎。③按1：2混合食醋和酱油，然后洒在以上材料上面。

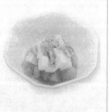

凉拌蔬菜花生

材料： 胡萝卜7克，洋大白菜20克，花生牛油（无加糖）1/2大勺，花生、肉汤、白糖若干。

制作方法： ①胡萝卜切片，洋大白菜剁碎，花生去皮。②将胡萝卜、洋大白菜、花生牛油、白糖和肉汤，一起用开水煮熟。③起锅凉凉，与花生一起凉拌。

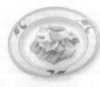

营养三明治

材料： 面包2片，熟鸡蛋1/2个，黄瓜10克，色拉酱1大勺，牛油1/2小勺。

制作方法： ①熟鸡蛋剁碎，黄瓜去皮剁碎，用色拉酱搅拌。②面包片涂上牛油，并铺上以上材料，然后盖上另一张涂有牛油的面包片。③切成小块。

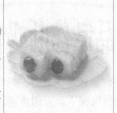

面包果冻

材料： 面包1/6片，牛奶、蛋黄、葡萄干、橘子、牛油若干。

制作方法： ①均匀地搅拌牛奶和蛋黄，然后均匀地捣碎面包、葡萄干和橘子。②向模具内倒入剁碎的面包、葡萄干、橘子、蛋黄、牛奶和牛奶。③把模具放入蒸锅内，然后用温火蒸20分钟。

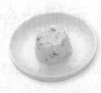

西红柿牛肝

材料： 牛肝20克，洋葱1/10个，西红柿1/5个，西红柿汁、香油若干。

制作方法： ①均匀地剁碎牛肝、洋葱和西红柿。②用香油炒熟剁碎的牛肝、洋葱和西红柿，然后适当地调味。③倒入1/4杯西红柿汁，然后继续加热。

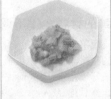

豆腐奶酪饼

材料： 豆腐1/2块，紫苏2片，奶酪2片，面粉、香油若干。

制作方法： ①把豆腐切成5毫米厚，2~3厘米大小的小块，然后用纱布挤掉水分。②跟豆腐一样，把奶酪和紫苏切成小块。③用豆腐蘸面粉，然后隔着紫苏和奶酪粘贴两块豆腐。④用香油烤熟豆腐。

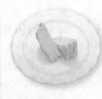

12个月以后的断奶食品

在这个时期，婴儿跟成年人一样，能吃各种食品，但是缺乏消化能力和嚼食物的能力，因此还不能完全吃成年人的食品。另外，为了防止偏食现象，必须提供丰富的食品。

牛肉营养汤

材料： 牛肉25克，胡萝卜1/10个，香菇、豌豆、肉汤、淀粉若干。

制作方法： ①把牛肉，1/10个胡萝卜和1/2个香菇切成丝。②用肉汤煮熟上述材料。③煮一段时间后，添加1小勺豌豆，然后用淀粉勾芡。

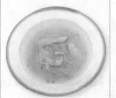

鲜鱼肉肠

材料： 白肉鲜鱼30克，牛奶、淀粉若干。

制作方法： ①用粉碎机捣碎白肉鲜鱼，然后跟牛奶、淀粉一起均匀地搅拌。②把调好味的鲜鱼肉揉成肉肠形状，然后在蒸锅内蒸熟。

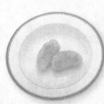

白肉鲜鱼西红柿汤

材料： 白肉鲜鱼1/2条，胡萝卜、洋葱、西红柿粉、欧芹肉汤若干。

制作方法： ①把白肉鲜鱼切成小块，剁碎洋葱和胡萝卜。②把上述材料倒入肉汤内，加入西红柿粉，加热。③等肉汤煮开后，添加少量的欧芹，继续加热。

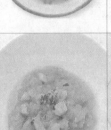
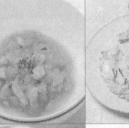

西班牙式煎蛋

材料： 鸡蛋1个，马铃薯1/6个，牛奶1/2大勺，菠菜、西红柿、牛油若干。

制作方法： ①煮熟马铃薯薄片。②均匀地搅拌鸡蛋和牛奶。③把烫熟的菠菜切成小块，并剁碎去皮的西红柿，并用牛油炒熟。④炒熟菠菜和西红柿后，倒入鸡蛋和牛奶，然后跟煮熟的马铃薯一起炒熟。

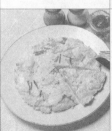

新鲜的水果色拉

材料： 苹果1/4个，奇异果1/2个，草莓2个，色拉酱2大勺。

制作方法： ①用盐水清洗草莓，然后切成4块。②根据草莓的大小，把苹果切成银杏叶形状。把去皮的奇异果也切成小块。③用盘子盛放切好的水果，然后洒上色拉酱。

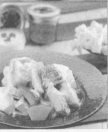

鸡蛋团

材料： 鸡肉20克，鸡蛋、胡萝卜、洋葱、淀粉、海带汤若干。

制作方法： ①均匀地剁碎鸡肉，然后跟1个鸡蛋一起混合。②在调味的鸡肉内添加淀粉，并揉成鸡蛋团，然后用开水煮熟。③用海带汤煮熟剁碎的胡萝卜和洋葱，然后添加淀粉，最后把调味汁洒在鸡蛋团上面。

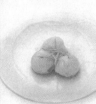

利用爸爸、妈妈的食品制作断奶食品的方法

只要每天吃三次断奶食品，婴儿的就餐时间接近于爸爸、妈妈的就餐时间。在这个时期，不需要单独准备婴儿的断奶食品。一般情况下，可用爸爸、妈妈的饭菜简单地制作断奶食品。

做父母的饭菜时应该考虑婴儿的断奶食品

各种汤或营养粥可以成为断奶食品材料。味噌汤或胡萝卜粥的情况下，在初期，调味之前倒出一部分汤和胡萝卜，然后均匀地捣碎，并作为婴儿的断奶食品使用。在中期，直接给婴儿吃煮烂的胡萝卜。在后期，可以直接喂跟父母一样的食品。

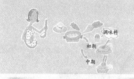

最好利用新鲜的材料

购买鲜鱼或蔬菜时，最好选择新鲜的材料。在日常生活中，最好确定可信任的食品店，然后选择材料时征求店主的意见。

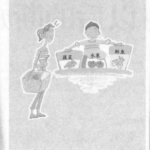

不调味或少加调味料

咸味或甜味容易给婴儿增加负担。在调味之前，最好先倒出给婴儿吃的食物，然后再做父母的料理，这样就能同时完成父母和婴儿的食品。

尽量使用没有脂肪的部分

去除鲜鱼或肉的油脂后制作断奶食品。使用猪肉或牛肉时，主要使用瘦肉部分。如果在煮熟后再制作，就能去除油脂。

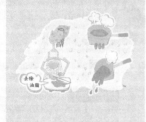

尽量避免调味酒和胡椒粉

需要添加调味酒时，应该先倒出给婴儿吃的部分。虽然大部分酒精都会挥发，但是在断奶期，最好让婴儿熟悉自然的味道。在成长过程中，婴儿会慢慢地熟悉各种味道，因此不用过早地接触这些味道。

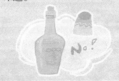

应该注意加工食品的添加剂

市面上销售的肉肠、热狗等加工食品大部分含有添加剂，因此最好避免这些加工食品。只要习惯于加工食品的味道，婴儿就容易沉迷于这些食品。

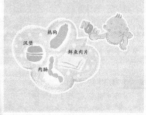

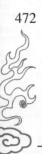

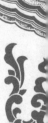

第十五章

婴儿的第一个365日

对父母来说，最开心的事情莫过于看着婴儿逐渐地成长。

在出生后一年内，婴儿会快速地成长。除了体重和身高外，智力也突飞猛进。在本章节中，主要介绍不同月龄婴儿的成长速度和育儿要点。

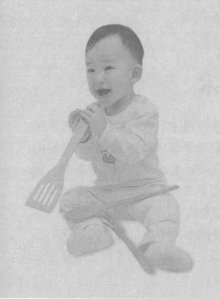

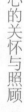

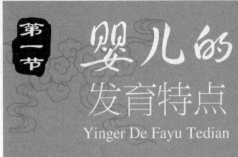

典藏精品版

最全面、系统的孕产育指导

第一节 婴儿的发育特点
Yinger De Fayu Tedian

婴儿是指一周岁以内的孩子，在这个阶段婴儿的生长发育特别迅速，是人一生中生长发育最旺盛的阶段。那么，在婴儿的第一个三百六十五日里，婴儿的生长发育特点有哪些呢？

1 每个婴儿的成长发育速度有所差异

婴儿靠遗传基因和周围环境，独立学习社会知识。随着影响婴儿成长发育的因素不同，婴儿的成长有所差异。

即使婴儿学习特定功能的速度比其他婴儿慢，也不用过于着急。由于婴儿的疾病导致成长发育缓慢的情况下，只要治愈疾病，婴儿的成长速度就能赶上其他婴儿。早产儿只要过一段时间，都能正常地发育。

2 新生儿靠反射作用活动

新生儿没有对自我行为的控制能力，主要依靠反射作用活动。有些反射作用还会持续一生。比如，只要苍蝇在眼前飞来飞去，婴儿就本能地眨眼睛。

如果触摸热钢板，很快就缩手。这些反射作用有利于婴儿的自身健康，因此将保持一辈子。

3 通过反射运动能掌握新技术

大部分反射运动逐渐被有控制力的行为所代替，而且有些反射作用在掌握新技术方面发挥非常重要的作用。

如果用手或其他物体刺激婴儿的脸颊，婴儿就向有刺激的方向扭头，而且自然地张嘴。这种觅食反射有助于婴儿寻找妈妈的乳头，而且帮助婴儿区分妈妈的气息。

另外，通过左右不对称的紧张性反射能掌握跟手部活动协调地使用眼睛的方法。在仰卧状态下，如果看右侧，就能伸直右手臂和右腿，但是左手臂和左腿就贴近身体。

但是出生一年后，这种原始反射几乎都会消失，因此逐渐靠自己的意志来控制身体。

4 从距离大脑最近的部位开始成长发育

在成长发育过程中，距离大脑最近的部位的神经最先成熟，但是手臂和腿部的神经最晚成熟。这种发育现象都很正常。在给定的环境下自由自在地活动之前，婴儿需要判断和理解所有状况，因此先从距离大脑最近的部位开始发育。

另外，如果仔细观察婴儿的成长过程，就容易发现不同部位的成长发育有着密切的关系。比如，只要能安全地控制头部，婴儿就能同时利用双眼正确地判断距离，而且通过眼睛的活动和双眼的协调掌握抓事物的方法。即，头部控制，手的动作，视觉的发育形成密切相关的一个行为。

如果婴儿的大脑判断声音的来源，就能回头发现发出声音的人或事物。通过这种过程，开始认识声音。另外，婴儿很快就能看到为自己准备食物的妈妈，而且通过制作食物的过程，产生强烈的食欲。

5 婴儿的所有发育都独立完成

在出生后一年内，特定功能的发育跟其他功能有密切关系，但是在原则上，婴儿的所有发育都独立完成。

这些不同的功能逐渐反映出婴儿在出生后一年内经历的成长阶段，因此在本章节中，将详细地介绍婴儿控制身体的方法和掌握眼睛、手、听觉、语言能力的方法。

如果认真地阅读本章节中介绍的婴儿成长过程，会对你的育儿的过程有所帮助。但是过分地跟其他婴儿比较，反而会带来不良的效果，因为每个婴儿的成长发育各不相同。

➡ 在出生后一年内，婴儿的特定功能的发育与其他功能有密切的关系。

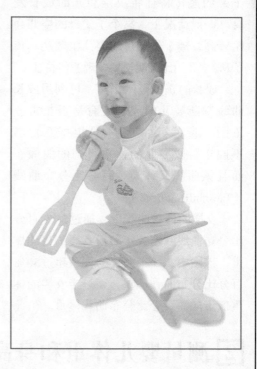

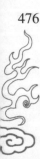

476

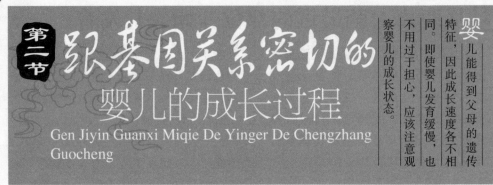

第二节 **跟基因关系密切的**

婴儿的成长过程

Gen Jiyin Guanxi Miqie De Yinger De Chengzhang Guocheng

婴儿能得到父母的遗传特征，因此成长速度各不相同。即使婴儿发育缓慢，也不用过于担心，应该注意观察婴儿的成长状态。

① 遗传特征严重地影响婴儿的成长发育

只要自己宝宝的成长发育比其他婴儿慢，大部分父母都会很着急。在婴儿健康和充分吸收营养的情况下，父母传下来的遗传特征将决定婴儿的成长发育。一般情况下，高个子父母的婴儿会比较高，矮个子父母的婴儿比较矮。孩子从2岁开始比较明显地显现遗传特征。

成长的正常范围很广，可利用成长曲线判断婴儿的成长发育是否正常。下图（参考第409页）是根据几百名不同年龄段婴儿的体重得到的曲线，而且该曲线又称为"百分比分布曲线（Percentile curve）"。

女婴的体重曲线中，通过50%百分比分布曲线判断各年龄段女婴的平均体重。该图中，一半女婴的体重超过50%百分比分布曲线体重，而一半女婴的体重低于50%百分比分布曲线体重。由此

可见，不同年龄段的100名女婴中，10名女婴的体重会低于10%百分比分布曲线体重，而100名女婴中，3名女婴的体重会超过10%百分比分布曲线体重。通过该曲线，可以找到自己的宝宝所对应的曲线。

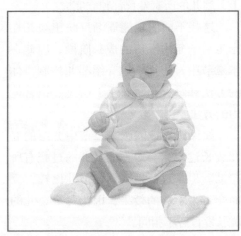

▲ 要想了解婴儿的成长状态，最好利用婴儿的成长曲线。

② 测量婴儿体重和身高的方法

要想利用成长曲线，必须正确地测量婴儿的体重和身高。有时婴儿的尿布

会很重，因此测量体重时，应该脱掉婴儿的衣服和裤子。

首先检查体重计的平衡状态。使用弹簧称时，首先确认指针是否对准"0"。一般情况下，最准确的体重计是平衡体重计。如果没有医生特别的指示，每周只需测量一次。

哺乳前后或排便前后的体重不同，因此每次都要在同一个时间测量。其实，婴儿的体重允许存在一定的误差。

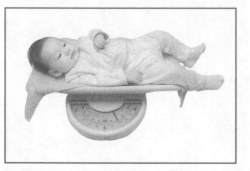

⬆ 每周测量一次体重。要想记录婴儿的成长过程，最好使用正确的体重计和量身高计。

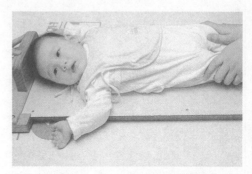

⬆ 大部分婴儿弯曲双腿，可利用特殊的测量桌子量身高。把婴儿放在桌子上面，然后使婴儿的头部贴近顶板，并拉直婴儿的双腿，同时把移动式脚板贴近婴儿的脚后跟。

③ 测量婴儿的身高时利用特殊的测量桌子

大部分婴儿弯曲腿部，因此很难准确地测量婴儿的身高。在这种情况下，必须由两个人一起量婴儿的身高。有些儿科医生会使用特殊的身高测量桌子，该桌子的一端有固定的顶板，另一端有可移动的脚板。

把婴儿放在桌子上面，然后使婴儿的头部贴近顶板。此时，护士抓住婴儿的头部和顶板。医生或其他护士拉直婴儿的双腿，同时把移动式脚板贴近婴儿的脚后跟，然后根据脚板上的刻度量出婴儿的身高。

④ 在这种情况下使用成长曲线

婴儿刚出生时，医院会测量婴儿的体重、身高和头围。有些医院把测量结果写在婴儿床头上的记录表内，如果看不懂记录的内容，可以向医生咨询。

从出生时的测量值开始绘制成长曲线。请仔细阅读图标下方的注意事项，然后正确地选择相应的曲线。男婴比女婴大，因此要区分男婴和女婴的成长发育曲线。

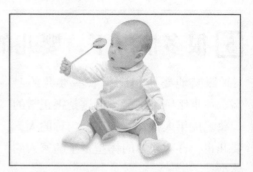

⬆ 男婴和女婴的成长发育不同，因此要分别使用男婴成长曲线和女婴成长曲线。

477

婴儿的成长发育曲线

● 婴儿的发育曲线（男婴0～36个月）

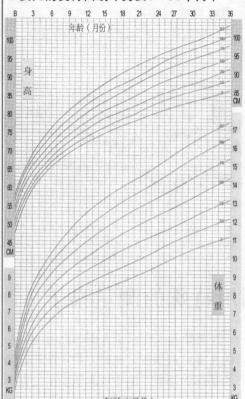

● 婴儿的发育曲线（女婴0～36个月）

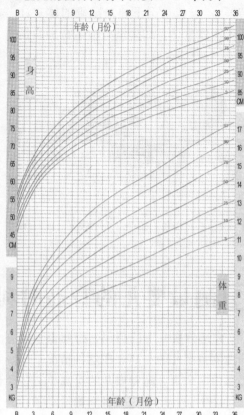

◆ 婴儿的体重与身高

按36个月区分婴儿的发育曲线，然后分别表示男婴和女婴的标准值。在横坐标中查找婴儿的年龄，然后在纵坐标中查找婴儿的成长速度。画出纵坐标和横坐标相交的点。蓝线表示身高曲线，红线表示体重曲线。每个月连接一个点，然后比较每个月的体重和身高成长曲线。

◆ 婴儿的身体发育标准值

婴儿的身体发育标准值是评价国民营养状态的主要指标之一。在过去50年内，全世界婴儿的发育标准值逐渐增加，而且成长速度也逐渐加快。

5 很多情况下，婴儿的成长发育不均衡

跟其他婴儿相比，有些婴儿的身高、体重比例不平衡，但这是很正常的现象。成年人很难看到完全匀称的人，婴儿也一样。婴儿的体型多半随家人的体型。

提前几周出生的早产儿，如果用正常的方法绘制出生时的测量值，就会觉得成长发育不正常，但是如果把按照正常预产期重新测量的数值当做正常出生时的数值，就会很正常。

⑥ 大部分婴儿在出生后第一周内体重有所下降

只有用几次的测量值绘制成长曲线后才能看出婴儿的成长发育情况。一般情况下，出生后第一周内，大部分婴儿的体重都会有所下降。

随着哺乳量增加，婴儿的体重很快恢复正常。出生2周后，连早产儿也能恢复出生时的体重，而且以后的成长速度比较快，因此位于成长曲线前面的曲线会形成很陡的角度。出生几周后，大部分婴儿的成长曲线平行于百分比分布曲线，但是头围、体重和身高会位于不同的百分比分布曲线上面。

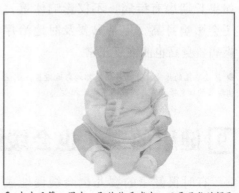

▲ 出生后第一周内，即使体重减少，只要母乳的摄取量增加，婴儿很快就恢复正常。

⑦ 过一段时间后，原先成长缓慢的婴儿也能正常地成长

在前几个月内，有些婴儿快速成长，甚至这些婴儿的成长曲线超过百分比分布曲线，但是只要体重、身高和头围都均匀地增长，就说明婴儿的状态很正常。

在妊娠后期发育缓慢的婴儿或分娩时比较轻的婴儿都以这种形式快速成长，最后平行于正常的成长曲线，因此不用过于担心分娩时体重较轻的婴儿。

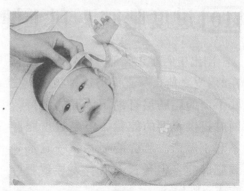

▲ 刚出生的婴儿都会测量头围，跟身高和体重一样，应把每一次测量结果记录下来。

⑧ 婴儿的健康与体重有密切的关系

有些婴儿明显小于其他婴儿，因此让父母焦急万分。如果婴儿的成长曲线不平行于百分比分布曲线，而且向下滑落，就说明婴儿的成长比较缓慢。一般情况下，婴儿的健康与体重有密切的关系，因此最好跟医生商议。

婴儿的体重变化受婴儿疾病的影响很大。如患有感冒、拉肚子、呕吐等疾病，就会导致体重的下降。婴儿的体重越轻，体重的减少量越大。

如果婴儿的体重下降5％以上，就应该住院治疗。对10千克的婴儿来

479

孕产育全书 给您最贴心的关怀与照顾

说，5％就等于500克，对3千克的婴儿来说，5％就等于150克。一般情况下，婴儿的健康很快就会恢复正常。如果长期患有疾病，不仅影响体重，还会影响身高，但是只要及时地治疗疾病，身高也能恢复正常。

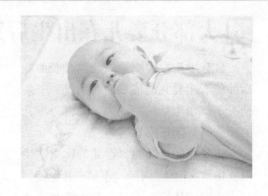

➡ 只要婴儿的体重、身高和头围都均匀地增长，就说明婴儿的状态很正常，因此不用过于担心。

9 健康的婴儿也会缓慢地成长

有时很健康的婴儿也会缓慢地成长。表面上看起来没有任何异常症状，但是体内缺乏成长所需的部分激素，或者对牛奶中的蛋白质过敏，因此导致成长缓慢的症状。缓慢地成长只不过是由这些现象导致的暂时性现象而已，只要提早发现原因，就能取得很好的治疗效果。

10 过度肥胖不利于健康

刚出生的婴儿大部分比较胖，而且在2周岁之前，一直保持这种状态。皮肤下面的脂肪层有助于体温的维持，同时提供重要的能量，但是过度肥胖不利于健康。肥胖的婴儿不一定都导致肥胖症，但是长大后容易导致肥胖症或心脏病。

除了通过外表判断健康状态外，还可通过拇指和食指判断婴儿的肥胖程度。如果过于肥胖，拇指和食指的重叠皮肤比较厚。

一般情况下，通过成长曲线能判断婴儿的肥胖状态。身高曲线几乎不变的情况下，如果只有体重曲线向上穿过标准百分比分布曲线，就属于肥胖症。

如果出现这种症状，首先要检查婴

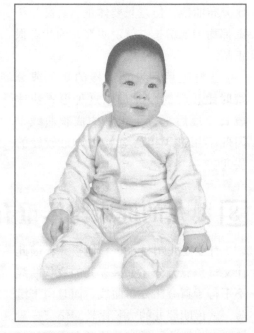

⬆ 如果担心婴儿的肥胖症，就应该避免富含淀粉或谷物的断奶食品。

儿的饮食。出生后4个月内只喂母乳，因此不会有太大的问题，但是喂固态断奶食品时，应该限制富含淀粉的白米或谷类断奶食品。

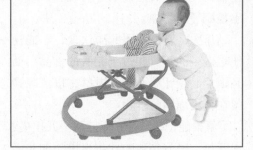

➤ 即使自己的宝宝比其他婴儿轻，也不用过于担心。如果婴儿的健康状态异常，就会导致暂时性体重下降现象。

11 出生后6～10个月内长出牙齿

一般情况下，婴儿从出生后6～10个月开始长出牙齿。一般情况下，婴儿的成长越快，长牙的时间越早，双胞胎或早产儿长牙齿的时期较晚。

下图表示长牙的顺序。大部分情况

下，三周岁时基本上长出完整的"乳牙"。乳牙促进下颚骨的成长，而且确定永久齿的位置，因此要小心地观察"乳牙"。如果失去一颗乳牙，就很难保证整齐的永久齿。

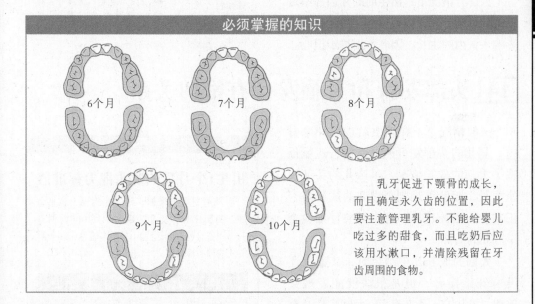

必须掌握的知识

6个月　　7个月　　8个月

9个月　　10个月

乳牙促进下颚骨的成长，而且确定永久齿的位置，因此要注意管理乳牙。不能给婴儿吃过多的甜食，而且吃奶后应该用水漱口，并清除残留在牙齿周围的食物。

12 从小就应该进行护理牙齿的训练

婴儿的护齿训练必须从小开始进行，既包括牙齿的清洁习惯，还包括饮食习惯。

首先，应在婴儿牙齿开始发育的时候，在婴儿的床边挂柔软的牙刷，给他讲解悉牙刷的使用方法，这样就容易让婴儿慢慢养成应该刷牙的观念，培养出他刷牙的习惯。

其次，要控制婴儿的饮食，不能让他吃过多的甜食和过于刺激的食品。而且饭后必须让婴儿用水漱口，以清除残留在牙齿周围的食物。

氟素能预防蛀牙，因此从婴儿出生2周开始，最好在他的饮用水里添加几滴氟素。

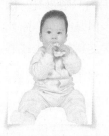
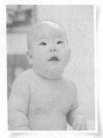

▲ 如果长牙齿，婴儿就喜欢嚼东西。此时，如果使用牙齿发育器，就能促进牙齿的发育。

▲ 如果在饮用水里滴入几滴氟素，就能预防蛀牙。

13 最好拔掉不必要的牙齿

有些婴儿在出生之前就开始长牙。在喂母乳时，这些牙齿容易出现溃疡，因此最好到医院拔掉不必要的牙齿。

大部分情况下，出生时的牙齿并不是正常的乳牙。即使拔掉这些牙齿，也不会影响永久齿的生长，因此不用过于担心。

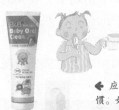

◀ 应该培养婴儿饭后刷牙的习惯。如果把牙刷当成玩具，婴儿就容易熟悉牙刷，而且容易掌握刷牙的方法。

14 头部发育和大脑发育有密切关系

一般情况下，在出生后12～18个月内，婴儿的头部发育速度最快，这就反映了大脑的成长情况。早产儿的头部快速成长，因此很难判断婴儿的成长是否正常。正因为这样，每次都要仔细检查早产儿的头部。

大脑的成长几乎结束时，头盖骨还没有开始接合，但是很快就能发现头盖骨之间的旋涡（泉门：头顶上没有头骨的柔软部分）逐渐减小。一般情况下，脑膜保护大脑，随便触摸头顶也无大碍。当婴儿安静地呼吸时，能看到头顶的跳动。

必须掌握的知识

出生1个月后的婴儿视力标准值

随着月龄的增加，新生儿的视力愈来愈好。刚出生时，婴儿的视力不到0.05，但是5～6周岁时视力能达到1.0。下表表示不同月龄婴儿的视力标准值。

月龄	视力	视角	焦距
新生儿～出生1个月	低于0.05	90°以内	0.25m
出生6个月	0.21	180°	约1.5m
1～2周岁	0.5	180°	约2.5m
3～4周岁	0.5～0.7	180°	3～4米

不同月龄婴儿的育儿要点

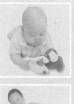

在出生后1年内，婴儿的成长发育非常快。在婴儿的成长过程中，父母能感受到无法用语言表达的喜悦和幸福。对初产妇来说，沉重的育儿负担也不亚于喜悦感。如果父母能够了解婴儿的成长发育平均值，就容易把握婴儿的成长状况。但是受环境、体质等的影响，每个婴儿的成长速度都不一样，因此即使自己的宝宝成长缓慢，也不用过于担心。

1～2个月能扭头或吸吮手指

在这个时期，婴儿愈来愈可爱，但是要承受夜间喂母乳或换尿布的痛苦。由于过度疲劳和睡眠不足，很难度过这个时期。在这个时期，妈妈的身体很虚弱，因此要特别注意健康。婴儿睡觉时，妈妈也应该充分地睡觉。

能长多少，能做什么？

- 能随便扭头。
- 能做出胎内的动作。
- 能区分白天和夜间。
- 开始吸吮手指。

能随便扭头

成长发育较快的婴儿开始控制头部。在仰卧状态下，可以扭头看妈妈。如果听到较大的声音，还会做出惊讶的表情。

在这个时期，婴儿能凝视妈妈，而且哄一哄就能平静地睡觉。另外，对鲜明的颜色和明亮的颜色感兴趣。肚子饿时，如果抱起婴儿，他就会扭头寻找母乳。吸吮手指的动作，也表明婴儿的成长情况。

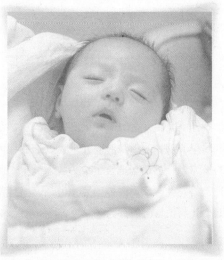

⬆ 新生儿70％的时间都在睡觉。在睡觉过程中，还会做出胎内的微笑动作。

典藏精品版

最全面、系统的孕产育指导

能做出胎内的动作

在睡觉过程中，有些婴儿会发笑，这种行为就是胎内微笑。即使没人逗婴儿，他也会不停地微笑，或者做出认真地思考的表情。

目前还没有发现引起这种微笑或行为的原因，但是父母应该积极地鼓励婴儿的表现。

能区分白天和夜间

新生儿不分昼夜，70％的时间都在睡觉，但是出生1个月后，婴儿的睡眠时间会逐渐减少。在这个时期，婴儿就能感受外部的刺激，因此婴儿清醒的时间会有所增加，而且培养晚上跟妈妈一起熟眠的习惯。

妈妈的生活节奏应该适应婴儿的生活节奏。如果晚归的爸爸弄醒婴儿，或者深夜看电视，疲倦的不只是妈妈。在这种情况下，婴儿的神经也很敏感，因此很难熟眠。为了形成正确的生活节奏，爸爸和妈妈必须共同努力。

开始吸吮自己的手指

婴儿吸吮手指是非常自然的成长行为，同时能锻炼嘴和手指的肌肉。

刚开始时，只能把手指放到嘴附近，但是不知不觉中开始吸吮自己的手指。虽然是很简单的动作，但是对婴儿来说，需要很大的努力。有时还想把整个拳头放入嘴里。此时，妈妈就应该积极地跟婴儿说话，而且帮助婴儿纠正自己的行为。

如何看护，应该教什么？

· 刚出生的婴儿也有五感。
· 对于妈妈说的话，婴儿能作出反应。
· 按照婴儿的模式慢慢地说话。

刚出生的婴儿也有五感

在这个时期，妈妈能默默地完成给婴儿换尿布、喂母乳、喂奶粉、洗澡等任务，但是有时还需要跟婴儿说话。

其实，刚出生的婴儿也有五感，因此能用眼睛看，用耳朵听，也能闻到妈妈的气味。在哺乳过程中，通过妈妈抱婴儿的行为（触觉），抬头看妈妈的行为（视觉），说话的行为（听觉），品尝味道的行为（味觉），闻气味的行为（嗅觉），能发挥出各种感觉能力。

很多人把哺乳行为当成简单地填饱肚子的过程，但是通过哺乳过程能刺激一系列感官，而且能培养丰富的感觉。

应该经常跟婴儿说话。当然，即使跟婴儿说话，他也不会回答或作出反应，但是婴儿一定在听妈妈的话。如果愉快地跟妈妈说话，婴儿就会凝视妈妈的眼睛。

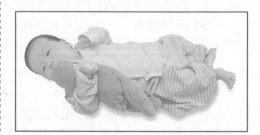

▲ 在新生儿期，对外部刺激没有具体的反应，但是五感的功能已经开始形成。

对于妈妈说的话，婴儿能作出反应

出生1~2个月时，婴儿的反应并不明显，但是只要积极地跟婴儿说话，并仔细观察，就能发现婴儿在聆听妈妈的话。如果不是因为肚子饿或弄湿尿布哭闹，就可以利用跟婴儿说话的方式让婴儿平静下来。

另外，最好看着婴儿，同时抓住他的双手亲切地说话。在这种情况下，婴儿会伸直腿部，或者抬起头部，努力作出相应的反应。

即使没有任何回答，这些肢体语言是最好的反应。对这个时期的婴儿来说，哭闹、凝视妈妈、活动手脚等行为都是一定的表达方式，也是婴儿的回答。

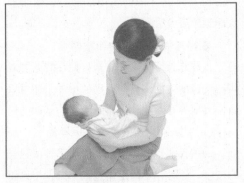

▲ 如果经常亲切地跟婴儿说话，或者表达妈妈的感情，就有助于婴儿的大脑发育。

按照婴儿的模式慢慢地说话

有些妈妈担心，如果不跟婴儿说话，就会变成"沉默寡言的婴儿"，因此刻意跟婴儿说话。但是大部分妈妈都能在不知不觉中，自然地跟婴儿说话。

"哎哟，宝宝醒啦？"或者"饿不饿啊？是不是尿尿啦？"等对话本身就是很自然的对话方式。

新生儿只能看近距离的事物，因此不要在远处说话，最好靠近婴儿看着婴儿的眼睛说话。30厘米的距离相当于妈妈抱着婴儿的距离。

只要熟悉妈妈的声音，婴儿对妈妈的声音能马上作出反应。听到妈妈的声音，婴儿就想活动身体，或者突然停止活动。

爸爸也应该积极地跟婴儿对话

在过去，有很多兄弟姐妹，而且由父母或亲戚朋友帮产妇看护婴儿，因此很容易跟婴儿对话，但是现在除了妈妈几乎没有人能跟婴儿说话，而且妈妈也不知道该如何跟婴儿对话。

如果一整天跟婴儿在一起，就没有心情跟婴儿说话，或者刚下班的妈妈疲惫不堪，因此没有更多的精力跟婴儿对话。

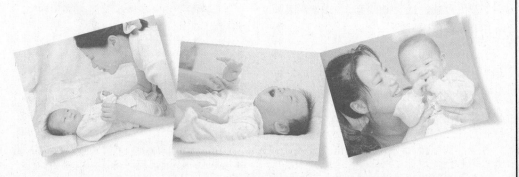

▲ 出生1~2个月的婴儿只能看到近处的事物，因此最好在30厘米左右的距离，看着婴儿的眼睛亲切地说话。

孕产育全书

给您最贴心的关怀与照顾

485

当然，突然跟陌生的婴儿说话是比较困难的事情，而且在独自跟婴儿在一起的情况下，更容易产生尴尬的气氛。但是最好自然地跟心爱的宝宝说话。

如果没有心情跟婴儿说话，就应该反省自己的情绪。另外，跟婴儿说话的事情不能成为妈妈的负担，因此爸爸也应该积极地跟宝宝说话，这样才能度过快乐的时光。

如果不知道该怎么跟婴儿说话，就应该准备好不同情况下的对话内容。如果熟悉跟婴儿的说话方式，就能自然地沟通、交流。

丰富的语言生活能培养丰富的情感

如果经常跟婴儿说话，能使婴儿感受到丰富的语言生活，同时能培养丰富的情感，而且能稳定情绪。在育儿过程中，不能厌烦跟婴儿的说话，也不能忽视跟婴儿的说话。

如果经常跟婴儿说话，婴儿就容易学会说话

出生2～3个月后，大部分婴儿能发出"咿呀"的声音，其实在这之前，婴儿就能用语言表达自己的意愿。当妈妈跟婴儿说话时，婴儿就能通过手脚的活动、表情和眼神作出相应的反应。

很多人认为，只有婴儿说出"爸爸，妈妈"才算开始说话，但是婴儿学说话的过程并不是瞬间进行的。其实，通过跟周围人的反复"对话"，婴儿才逐渐掌握语言。

适合这个时期的游戏

- 关节运动
- 脚尖运动
- 手臂和腿部的按摩
- 到室外活动

开始做基础运动

在新生儿期，婴儿进行的训练称不上真正意义上的训练，只不过是一种游戏。如果帮宝宝做轻微的运动，就能锻炼婴儿的关节，而且能培养运动能力。另外，婴儿的运动还可以成为调节情绪的时间和婴儿的游戏时间。刚开始要很细心，但是要大胆地给婴儿做运动。

●经常做关节运动和按摩

换尿布或穿衣服时，最好抓住婴儿的双脚做交替地弯曲膝盖的运动。另外，还可以做慢慢地分开双腿或者蜷缩双腿的运动。用同样的方法，可以做手臂运动。

做关节运动时，最好同时做手臂或腿部的按摩。此时，不能用力过猛，只能用妈妈的手轻轻地揉关节。

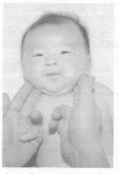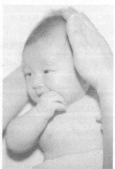

▲ 给婴儿洗澡或换尿布时，可以做简单的关节运动。另外，可以轻轻地按摩婴儿的身体。

●经常做手部和脚部运动

把婴儿放入浴缸内时，最好让婴儿站起来。刚开始，婴儿也许不能伸直双腿，但是腿部逐渐形成力量，因此很快就能学会站立。即使不能站稳，也要让婴儿多活动脚踝和脚尖。

●开始进行户外活动

出生一个月后，可以适当地带婴儿到室外接触外面的空气。刚开始，可以在阳台或院子里活动，逐渐到安静的公园或小区大院里活动，而且出生2个月时，活动时间也从5~10分钟延长到30分钟左右。户外活动能有效地刺激婴儿的身心，而且能调节妈妈的情绪。

在这个时期，婴儿还处于初生儿阶段，因此最好避免日光强烈或刮大风的天气。

另外，如果婴儿的情绪低落，或者出现发烧等感冒症状，就应该避免户外活动。如果连续打喷嚏，或者哭闹，就应该停止户外活动。

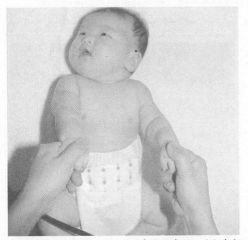

▲ 即使婴儿站不稳，也应该反复地做脚踝运动和脚尖运动。

必须掌握的知识

应该从什么时候开始带婴儿外出？

一般情况下，出生1个月后进行健康检查，然后可以带婴儿到室外吸收新鲜的外部空气。

新鲜的空气能锻炼婴儿的肺部，而且能改善情绪，但是第一次接触外部空气时，容易刺激婴儿，因此到室外散步之前，必须进行热身运动。

在日常生活中，不需要选择特别的场所。在天气晴朗、不刮风的时候，打开婴儿房的窗户，让婴儿接触阳光和外面的空气。

●出生2个月开始可以到室外散步

出生2个月开始，可以带婴儿到室外散步。

最好在不刮风、阳光明媚的时候，带婴儿到公园或小区大院慢慢地散步。在外出前，应该准备好尿布、奶粉、温水等婴儿用品。另外，为了便于活动手脚，应该少穿衣服。

➤ 在不刮风、阳光明媚的时候，带婴儿到公园或小区大院慢慢地散步。

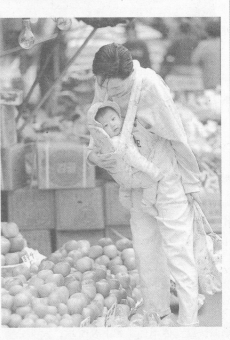

2~3个月能控制颈部，而且对声音作出反应

在这个时期，婴儿手脚的活动更加自由，而且脸部表情也比较丰富。另外，发出"呜呜""咿呀"声音的次数也逐渐增多。如果逗婴儿，他就会开心地发笑，而且可以跟爸爸、妈妈交流。应该注意观察婴儿的情绪，而且不停地跟婴儿对话，或者利用玩具做各种游戏。

能长多少，能做什么？

· 手脚的活动比较活跃。
· 开始控制颈部。
· 颈部的控制是身体发育的第一步。
· 向有声音的方向扭头。

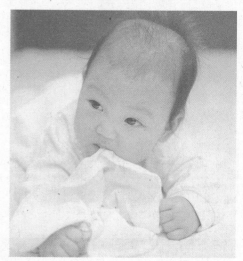

▲ 如果能控制颈部，在俯卧状态下，能做出爬行动作。

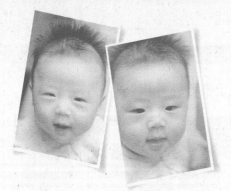

▲ 逐渐能看到周围事物，而且看到妈妈就会微笑。

手脚的活动比较活跃

如果心情好，婴儿就会频繁地活动手脚，而且经常吸吮手指。在仰卧状态下，如果用手巾盖住婴儿的脸部，婴儿就会挣扎着拿掉手巾，这就说明婴儿的手脚活动比较活跃。

开始控制颈部

在俯卧状态下，婴儿就会尝试抬头，但是很快就支撑不住。如下表所示，大部分婴儿从出生6个月开始可以正确地控制颈部。

但是婴儿的成长速度因人而异。如果出生3~4个月后还不能控制颈部，大部分妈妈就会担心，但是不用过于着急，应该耐心地等待。即使不能控制颈部，只要不影响其他功能的发育，就不用担心。这个时期的发育状态不会严重地影响婴儿的运动能力和成长发育。

如果因大脑麻痹或肌肉异常不能控制颈部，就应该马上到医院接受检查。如果确诊为异常症状，就应该马上采取相应的措施。

控制颈部是身体发育的第一步

在出生1年内，婴儿的成长速度非常快。在基础阶段，婴儿就从上到下支撑身体。比如，用手臂支撑上身，然后平衡腰部。如果

能坐稳，就能进入站立的阶段。

这个过程的第一步就是颈部的控制。婴儿控制颈部，不仅仅是身体的变化。

如果自由地活动头部，婴儿的视野会变得很宽阔。如果在站立的状态下抱婴儿，就能以相同的视角看妈妈。另外，在俯卧状态下，也能扭头看周围的事物。

如果能控制颈部，就能开阔婴儿的视野，在这个时期，妈妈也会更加轻松。在控制颈部之前，必须小心翼翼地用手支撑婴儿的头部。但是从这个时期开始，就能用一只手抱婴儿或背婴儿。给婴儿洗澡或换衣服时，也不用特意扶住婴儿的头部，因此比较轻松。另外，如果能控制颈部，婴儿就显得很结实。

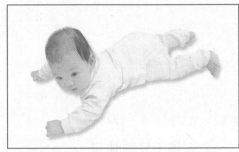

⬆ 在俯卧状态下，如果能抬头看前方，就说明婴儿能自由地控制颈部。

● 婴儿能控制颈部的比例（%）

月龄	占总数比例	男婴	女婴
1~2个月	4.0%	6.0%	2.2%
2~3个月	17.0%	19.7%	13.6%
3~4个月	73.9%	74.4%	73.4%
4~5个月	96.9%	98.7%	94.4%
5~6个月	98.8%	98.9%	98.7%

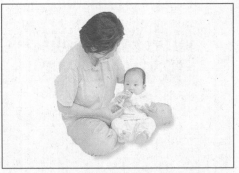

⬆ 如果能自由地控制颈部，妈妈就能用一只手抱婴儿。

那么，如何判断婴儿能自由地控制颈部呢？抱起婴儿时，他不会摇晃头部，或者抱住腋窝时，能抬起头部。另外，在俯卧状态下，如果能抬头看前方，就说明婴儿能控制颈部。每个婴儿都有一定的个人差异，但是出生5~6个月时，大部分婴儿都能控制颈部，而且能独自坐稳。

向有声音的方向扭头

婴儿开始分辨事物的形态和颜色，有时静静地看妈妈的脸部，或者跟着妈妈的活动转移视线。另外，如果听到妈妈的声音或其他声音，就会向有声音的方向扭头。通过听声音和用眼睛确认的过程，婴儿就能掌握声音和事物的关系。

如果能用眼睛确认事物，婴儿就会看着对方开心地发笑。新生儿的"胎内微笑"跟外部事物毫无关系，但是这个时期的微笑具有一定的社会性。即，这是由于外部刺激产生的微笑，也是跟婴儿交流的第一步。

在这个时期，婴儿经常发出"咿呀"的声音，心情好时还会"呱呱"地叫。此时，妈妈应该积极地鼓励宝宝的反应，这样就能提高婴儿的表现能力。

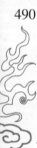
如何看护，应该教什么？

· 给婴儿穿薄衣，这样就能提高抵抗力。
· 在室内最好不要穿袜子。
· 用干布轻轻地按摩。
· 让婴儿坐在家人的餐桌前面。

给婴儿穿薄衣，这样就能提高抵抗力

如果给婴儿穿薄衣，就能提高抵抗力，这也是众所周知的育儿方法之一。但是如果有人问"为什么"，就很难说出理由。

婴儿随着月龄的增长，运动量急剧增加，因此如果穿很厚的衣服，就很难自由地活动身体。在锻炼运动能力时，应该尽量消除妨碍运动的因素。

曾经统计比较过穿厚衣服的婴儿和穿薄衣的婴儿运动量。统计结果表明，穿薄衣服的婴儿在室外活动的时间比穿厚衣服的婴儿长，而且更加灵活地活动。该统计主要以幼儿园的孩子为对象，但是对婴儿教育也有借鉴作用。

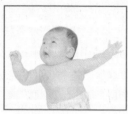
▲ 如果穿薄衣服，有利于体温调节和自律神经的锻炼，而且能预防感冒。

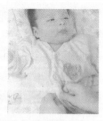
▲ 如果穿厚衣服，就很难调节体温，因此容易感冒。在日常生活中，最好少穿衣服，而且保持合适的室内温度。

跟妈妈穿一样厚的衣服

在这个时期，最好跟妈妈穿一样厚的衣服。如果妈妈穿厚衣服，宝宝也应该穿厚衣服。有些妈妈穿很少的衣服，但是给婴儿穿厚厚的衣服，这种做法不利于婴儿的成长发育。

虽然说起来简单，但是实践起来还是很难。很多妈妈生怕婴儿生病，所以尽量给婴儿穿厚衣服。在育儿过程中，应该遵守"不能给婴儿穿比我更多的衣服""怕婴儿生病时，应该少穿衣服"等原则。

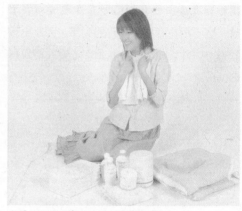
▲ 最好给婴儿穿跟妈妈一样厚的衣服。

应该便于发散体温

如果穿很多衣服，就很难活动，因此影响婴儿的活动性。另外，还带来不能发散体温的问题。婴儿产生热量的能力比成人强，因此体温容易上升。在这种情况下，如果穿厚衣服，在冬季也会流很多汗，而且随着汗液的蒸发带走大量的热量，因此很难调节体温，而且容易导致感冒。

为了防止这些现象，最好穿薄衣，使婴儿便于散发体温。

在室内最好不要穿袜子

大部分婴儿通过手脚散发热量，并调节

490

体温，因此不要用袜子或手套妨碍手脚的散热过程。在冬季，也应该让婴儿光脚玩耍。

如果看到冰冷的手脚，父母会很心疼，恨不得马上给宝宝穿袜子，但是手脚通过与外部空气的接触散发热量，因此自然地冰凉。如果手脚发热，更应该注意观察是否穿过厚的衣服。

能锻炼自律神经

在体温升高时，自律神经能让身体流汗，或者扩张血管便于散热。在体温下降时，自律神经就会关闭毛孔，并在体内产生热量，因此发挥调节体温的作用。如果锻炼自律神经，就能提高对外界变化的适应能力，如果自律神经不发达，身体就不能应对外部的变化，因此容易患感冒。

要想锻炼如此重要的自律神经，首先要让皮肤多接触外部空气，使皮肤敏感地感受气温的变化。如果穿薄衣服，就能促进自律神经的发育，因此能提高对感冒的抵抗能力。

为了增强体力经常散步

室外散步是第一步。在这个时期，散步也能发挥非常大的作用。散步不仅能刺激皮肤，还能有利于呼吸器官的发育，因此要积极地到室外散步。

除了夏天外，都应该选择暖和的气候到室外散步，而且要避免寒冷的气候或刮风的天气。在夏天，最好利用清晨时间或傍晚时间。另外，即使没有散步计划，也可以利用购物的时间带婴儿到室外活动。如果婴儿比较重，就可以利用婴儿车或背带。在外出时，也应该给婴儿穿跟妈妈一样厚的衣服。

用干布轻轻地按摩

干布摩擦是利用干毛巾或纯棉布料（手巾）按摩皮肤的方法，可以增进婴儿的健康。在日常生活中，应该习惯性地持续按摩。如果强化皮肤本身，就能促进扩张或缩小血管的体温调节功能。

在这个时期，婴儿的皮肤比较娇嫩，因此不能像擦桌子一样用力按摩。只能用妈妈的手柔和地抚摸婴儿的皮肤。一般情况下，可利用换尿布或换衣服的时间，适当地按摩皮肤。

让婴儿坐在家人的餐桌前面

在这个时期，还没有开始喂断奶食品，但是可以让婴儿坐在家人的餐桌前面。通过这种训练，就能培养坐在餐桌前面吃饭的习惯。

刚开始，如果抱着婴儿看父母就餐的情景，婴儿就会跟着父母的饭勺移动视线。

适合这个时期的游戏

这是婴儿的活动比较活跃的时期，因此最好做稍微刺激的游戏。如果猛地抱起婴儿，宝宝就会非常开心。

婴儿喜欢刺激的游戏

在这个时期，婴儿的手脚动作活跃，因此非常让父母操心，就怕婴儿受伤。在这个时候，应该由爸爸出马。婴儿很喜欢爸爸的粗暴动作，特别喜欢高高地把自己举到头顶，或者抱着婴儿摇晃的游戏。如果婴儿还不能完全控制颈部，就应该用一只手支撑婴儿的后背。

491

必须掌握的知识

给婴儿穿衣服之前必须检查的事项

1.必须先摘掉价格牌或夹子

一般情况下，用塑料别针或夹子固定价格牌。为了防止婴儿受伤，必须在穿衣服之前摘掉价格牌或夹子。

2.摘掉直接接触皮肤的洗涤注意事项标示

粘贴在衣领或缝合的洗涤注意事项标示大部分采用化学纤维，因此必须用剪刀剪掉这些标示。即使是采用棉料，也最好摘掉。

3.新内衣必须先清洗一次

新内衣在给婴儿穿之前，必须先清洗一次。清洗时，不能使用洗涤液或纤维柔顺剂，只能用清水清洗。

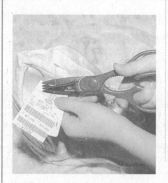
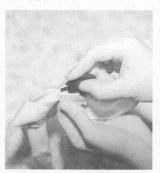
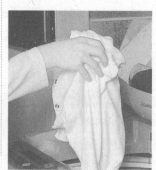

3~4个月能抓住眼前的玩具，而且能做万岁动作

出生3个月以后，婴儿的体重达到出生时的2倍左右。在这个时期，婴儿可以自由地控制颈部，因此很容易看护婴儿。另外，婴儿的大脑与神经快速发育，因此能表达自己的感情，而且能按照自己的意愿活动。有时能大声发笑，如果遇到不愉快的事情，就会哭闹或发火。

能长多少，能做什么？

· 能抓住眼前的玩具。
· 肌肉活动比较活跃，而且体重明显增加。
· 能做万岁动作。
· 由于大脑的发育，感情愈来愈丰富。

能抓住眼前的玩具

如果眼前出现物体，婴儿就会眨眼睛，这就说明大脑的神经在起作用。新生儿眨眼睛是对光线的自然反应，但是3个月的婴儿能认识事物，因此有意识地眨眼睛。

另外，手部动作越来越活跃，因此能自由地活动双手，甚至抓破脸部。有时，向前伸直双手，然后静静地看着自己的双手。在仰卧状态下，能伸手抓住眼前的玩具。

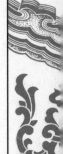

肌肉的活动比较活跃，而且体重明显增加

出生3个月后，身高比出生时高10厘米左右，体重达到出生时的2倍。从表面上看来，全身都长出胖乎乎的肉，而且控制肌肉的神经作用比较发达。跟腿部一样，手部肌肉的作用也比较发达，因此能抓住玩具摇晃。

另外，颈部肌肉也比较结实，因此能自由地控制颈部。如果拉起婴儿的双手，就能将身体一起抬起。婴儿的身体达到四等身，虽然头部相对于身体较大，但是颈部或后背的肌肉比较发达，而且能顺利地协调各种肌肉的活动，因此能支撑笨重的头部。

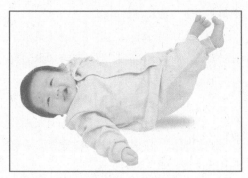

⬆ 在这个时期，婴儿的肌肉活动比较活跃，而且能平衡颈部，或者自由地抬腿。

能做出万岁动作

万岁动作是双手举到肩部上方的动作，也是新生儿很难做的动作。在出生2个

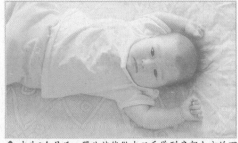

⬆ 出生3个月后，婴儿就能做出双手举到肩部上方的万岁动作。

月之前，大部分行动是反射动作，因此身体左右的活动各自独立。

为了稳定自己的颈部，或者做出万岁动作，这是婴儿按照大脑的指示，通过不同肌肉的协同工作，做出抬头或万岁动作。

由于大脑的发育，婴儿的感情越来越丰富

在这个时期之前，大部分动作都是由于单纯的本能和反射引起的动作，但是在这个阶段，随着大脑的发育，婴儿能通过动作反映出自己的意愿。

喂母乳的情况下，婴儿在开始时寻找乳头，然后贴近妈妈，而且用力吸吮母乳。这一切都是本能的反射动作，只要吃饱就会结束。

但是在这个时期，除了为吃饱而寻找乳头外，更喜欢摸妈妈的乳头，或者趴在妈妈的怀抱里。如果感到"讨厌"，就会流泪或哭闹，如果心情好，就会大声发笑。当婴儿发出"咿呀"的声音或心情好时，如果作出相应的反应，婴儿就不停地发出"咿呀"的声音，或者努力表达自己的感情。在这种情况下，必须以平静的态度对待婴儿的反应，这样有助于婴儿的情绪或语言发育。

如何看护，应该教什么？

· 确定适合自己生活方式的育儿方法。
· 寻找导致育儿不安情绪的主要原因。
· 不能只靠自己育儿。

在这个时期，容易对育儿产生不安感

在这3个月内，一直都拼命地应付婴

孕产育全书

给您最贴心的关怀与照顾

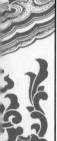

儿。在这个时期，逐渐对育儿失去信心，而且产生不安感。

"成为妈妈是多么惊奇、幸福的事情啊！"以前，非常快乐地对待育儿，而且认真地看护宝宝，但是现实生活让人疲惫不堪。有些人会想"是不是只有我一个人有这种不安感"，其实有很多产妇都有这种不安感。

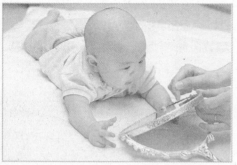

⬆ 对育儿的不安感并不代表缺乏对婴儿的关爱。为了让育儿更加快乐，最好适当地变化育儿方法。

必须确定适合自己生活方式的育儿方法

随着生活节奏的加快，很多妈妈把育儿时间当成是一种时间的耗损。

妈妈上班或参与各种活动时，如果一味地坚持"必须由父母抚养孩子"等思维方式，就容易产生沉重的心理负担。另外，上一辈传统妈妈的育儿方法存在很多不符合现实生活的部分，如果盲目地追随这种育儿方法，就容易加重不安感。

要想消除这种心理负担，首先要熟悉"育儿方法没有唯一的正确答案"的事实。传统的育儿方法不一定都正确，而且妈妈成天陪婴儿也不一定能培养婴儿很好的性格。在这个阶段，必须充分地考虑所有状况，而且根据周围人的建议创造出只属于自己的育儿模式。

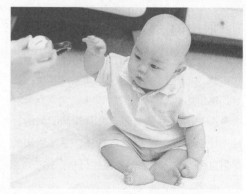

⬆ 育儿并不是一个人的任务，应该适当地与家人分担育儿重任。

导致育儿不安情绪的主要原因

过去，对婴儿的看护或疾病的担忧是导致育儿不安情绪的主要原因，但是现在很多妈妈把育儿当成精神负担。

从长期角度来看，这些不安感不局限于看护婴儿，而是逐渐扩大到对婴儿的成长过程和生活的担忧，以及妈妈对人生的不安感。

上一代的人有很多子女，但是现在的人只给一两个子女投入很多时间，而且长期关注子女的成长。在这个过程中，逐渐形成必须成为"好妈妈"的不安感。

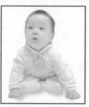 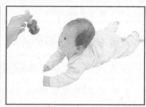

⬆ 颈部和后背的肌肉比较结实，因此能抬起头部。　⬆ 成天陪婴儿玩也不是很好的育儿方法。

必须坦然地面对妈妈的育儿不安心理

由此看来，现代妈妈常见的育儿不安感是很自然的事情。对育儿的不安感或不满并不代表缺乏对婴儿的关爱。不要错误地认识问题的本质，也不要过分地担心。

　　大部分妈妈都有不安情绪，但是都能按照自己的方式很好地育儿。

应该适当地确保自己的时间

　　统计资料表明，家庭主妇出现育儿不安感的比重高于上班族妈妈。换句话说，成天只照顾婴儿的妈妈比独立生活的妈妈更容易产生不安感。

　　上班族妈妈给婴儿投入的时间比较短，但是不安感相对比较少。当然，也不能轻易地下结论上班族妈妈更好。不管怎么样，对妈妈来说，没有工作或没有自己的时间是非常凄凉的事情。

　　即使不找保姆，也能通过各种方法确保自己的时间。

每周至少让爸爸看护婴儿一次，妈妈去过自己的趣味生活

　　如果能让邻居帮自己看护婴儿当然很好，即使没有这样的好朋友，也不用过于担心。

　　当婴儿睡午觉时，可以放开家务，做自己喜欢的事情。另外，每周至少让爸爸看护婴儿一次，然后妈妈去过自己的趣味生活。即使属于自己的时间很短，为了快乐地育儿，也应该确保拥有只属于自己的时间。

　　其实，婴儿也不喜欢把自己的所有时间和精力献给育儿，然后像空壳一样感到虚脱感的妈妈。为了更好地育儿，必须适当地调节时间和空间。

不能让妈妈独自育儿

　　从韩国社会结构来看，爸爸很难参与育儿。在休息日，大部分爸爸都无法完全放松疲惫的身体，因此很难帮妻子看护宝宝或陪婴儿

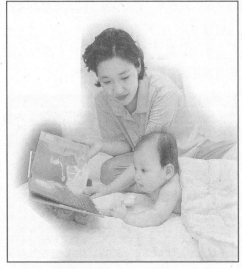

▲ 不要受传统育儿方法的约束，应该开发出只属于自己的育儿模式。不要惧怕育儿任务，应该对自己有信心。

做游戏。

　　在这种环境条件下，很多妈妈认为"育儿是妈妈的任务，必须好好地养孩子"。

　　如果把育儿当成只属于自己的任务，就容易导致严重的育儿不安症。

　　表面上看起来，"育儿是只属于我的任务！"等想法很不错，但是从另一个角度来看，这也是一种自满的表现。在育儿过程中，不能由妈妈独占育儿任务，应该跟家人一起适当地分担。

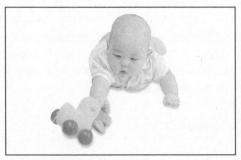

▲ 婴儿也喜欢跟更多的人接触。

婴儿也需要父爱

　　如果家人更多地参与照看婴儿，妈妈就能

第
十
五
章

典藏精品版

最全面、系统的孕产育指导

轻松地面对育儿。其实，婴儿也喜欢跟更多的人接触。

另外，如果由爸爸帮妻子照看婴儿，就能有效地消除妈妈的育儿不安感。

适合这个时期的游戏

· 给婴儿听舒缓的音乐。
· 做简单的运动或按摩，同时听音乐。

妈妈和婴儿一起欣赏音乐

婴儿能听到周围的声音，因此扭头看着声音的方向。在这个时期，最好给婴儿听舒缓的音乐。在厨房做简单的家务时，最好培养跟婴儿一起听音乐的习惯。

跟婴儿做游戏或做简单的运动、按摩时，如果听各种音乐，就有助于婴儿的大脑发育。

好音乐不仅有利于胎教，还有助于育儿。跟节奏感很强的音乐相比，舒缓的歌曲更适合婴儿。

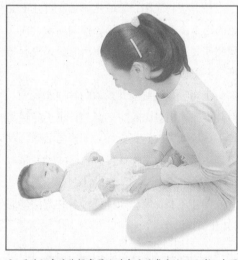

▲ 通过好音乐能提高婴儿对音乐的感受性。另外，在厨房做简单的家务时，最好培养跟婴儿一起听音乐的习惯。

必须掌握的知识

出生3个月后进行健康检查

一般情况下，出生1个月后进行1次健康检查。出生3个月后，即使没有异常症状，也应该进行1次健康检查。

大部分情况下，都到儿科检查，但是只要没有特别的症状，也可以到保健所检查。在这个时期，为了B.C.G接种，还要实施结核菌素试验（Tuberculin test）。阴性的情况下，应该跟医生商议后决定是否接种预防疫苗。

出生3个月后的健康检查中，跟出生1个月的健康检查一样检查体重的增加量。另外，还要检查股关节的开启程度、颈部控制能力、听觉和视觉。

另外，应该确认智力发育状态。如果在日常生活有异常症状，就应该向医生咨询。

在健康检查过程中，应该咨询奶瓶奶嘴孔的大小或喂蔬菜营养粥的方法，以便为将来的断奶食品作准备。

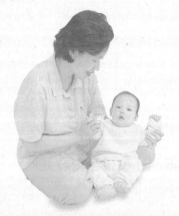

▲ 定期检查后，根据婴儿的状态实施预防接种。

496

4～5个月可以自行翻身，而且作爬行准备

婴儿能完全自由地活动颈部，而且能灵活地活动手部。如果看到喜欢的玩具，就会伸手去抓，而且消极的行为变成积极的行为，同时用行动表达自己的意愿。

能长多少，能做什么？

· 活动身体的智慧更加丰富。
· 为爬行作准备。
· 能自行翻身。
· 体重的增长速度下降。

活动身体的智慧更加丰富

在这个时期，婴儿的视力能达到0.02～0.05，因此能看到远处的事物，而且能分辨不同的颜色。另外，能认出妈妈，而且看到喜欢的人就开心地笑起来。即使重复同样的游戏，也不会疲倦或厌烦，依然不停地发笑。如果遇到不愉快的事情，就会胡乱翻身或哭闹。

如果听到喜欢的声音，就会认真地聆听，如果突然听到很大的声音，就容易受到惊吓。如果听到自己的名字，就会向有声音的方向扭头，或者喜欢看少儿电视节目。

婴儿的视线随着事物移动180°以上，因此在仰卧状态下也能看周围的事物。如果看到喜欢的玩具，就会伸手去抓。如果抓到玩具，就会猛烈地摇晃。在这个时期，婴儿活动身体的智慧更加丰富。

为爬行作好准备

在这个时期，可以轻松地做出"大"字形仰卧姿势，或者万岁姿势等左右对称的姿势。在俯卧状态下，可以抬头环顾周围。在仰卧状态下，还能把头部抬到胸部，这就说明婴儿的颈部、胸部、手部肌肉比较发达。在俯卧状态下，婴儿会胡乱地活动手脚，这也是为爬行所作的准备运动。一般情况下，出生4个月后，能做出90%的颈部运动。

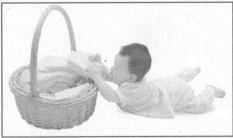

▲ 在俯卧状态下，能抬头凝视前方。

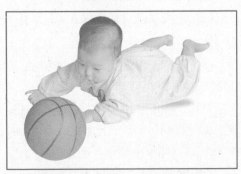

▲ 如果看到活动或喜欢的事物，就努力伸手去抓。

能自由地翻身

出生4个月后，自由地翻身是婴儿的典

孕产育全书

给您最贴心的关怀与照顾

497

型活动之一。刚开始时，无力地抬起一只手、肩部或后背。有时翻起一半身体，就没有了力气。如果妈妈在身边鼓励或帮助，婴儿很快就能掌握翻身的要领。

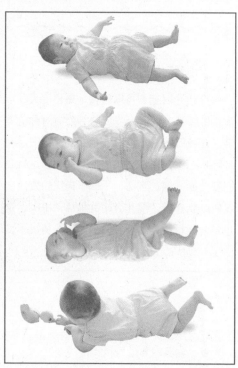

⬆ 能独自翻身，而且能抬头环顾周围，同时任意活动手脚。

体重的增长速度下降

从出生1～2个月开始到出生3～4个月，婴儿每天的体重能增加20～30克，但是在出生4～5个月后，婴儿的体重增长速度明显地下降。

其实，刚出生时的体重增长速度跟青春期的成长速度不一样，而且出生3个月之前的婴儿期和青春期的体重增长速度最快。出生4～5个月时，已经经过了体重剧增的时期，因此体重的增长速度明显地变慢。在1个月内，如果婴儿的体重没有变化，就可能患有疾病，因此要到医院就诊。

如何看护，应该教什么？

· 如果无缘无故地哭闹，就应该寻找原因。
· 喜欢哭闹也是一种个性。
· 不能无视婴儿的哭声，必须马上采取措施。

如果无缘无故地哭闹，就应该寻找原因

大部分情况下，如果遇到不愉快的事情，婴儿就会哭闹不停。如果听到哭声，

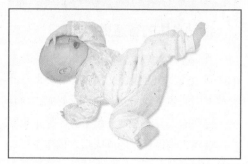

⬆ 如果婴儿无缘无故地哭闹，首先要找出哭闹的原因，然后采取相应的措施。

妈妈就应采取相应的措施，尽快消除婴儿的不愉快感。"只要哭闹，就会有人消除不快感"，为了让婴儿形成这种思维，必须马上应对婴儿的哭声。如果婴儿哭闹，最好检查以下几个方面：

● 是否肚子饿

首先要确认是否缺乏母乳或牛奶摄取量。如果摄取过多的母乳或牛奶，也会导致异常症状。如果奶粉浓度过高，就容易口渴，因此要适当地降低奶粉浓度。

●注意观察婴儿的身体状态

如果婴儿抓耳朵或摇头，就可能身体不舒服，因此要检查衣服是否过紧，或者是否有受伤部位。

●婴儿的尿布

如果使用一次性尿布，婴儿就容易烦闷。在这种情况下，应该注意观察尿布是否磨伤皮肤。

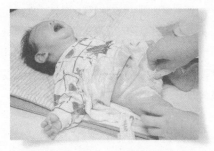

⬆ 应该检查尿布是否湿透，或者有没有磨伤的皮肤。

●是否到了睡觉的时间

如果疲倦，婴儿就会不停地翻身体，或者情绪低落，有些婴儿还会哭闹不停，因此有睡意时，应该引导婴儿舒适地睡觉。

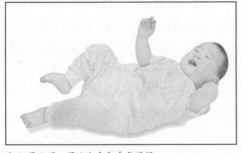

⬆ 如果犯困，婴儿也会翻身或哭闹。

●周围温度是否过高

如果穿很多衣服，就会流很多汗。在这种情况下，婴儿就容易口渴，因此会不停地哭闹。

除了以上原因外，还有很难发现的心理原因。即出现心理不安感、焦虑感或恐惧感时，婴儿就会神经质地哭闹，因此要尽量地稳定婴儿的情绪。

喜欢哭闹也是一种个性

有些婴儿一出生就喜欢哭闹。研究机构调查了出生一个月的婴儿在一天内哭闹的时间。调查结果表明，最多的婴儿在一天内哭了240分钟，最少的婴儿在一天内哭了40分钟。

对喜欢哭闹的婴儿应在各方面都仔细照顾。虽然是婴儿，也有自己的表达个性，应该把哭闹当做一种个性，但是喜欢哭闹的婴儿让人厌烦，而且给妈妈增加很多负担。

婴儿只能用哭声表达不满

从医学角度来看，不哭的婴儿反而隐藏着更多的问题，因此不要为哭闹的宝宝担心。从婴儿的角度来看，哭闹是一种表达方式。其实，哭闹并不是问题，应该更重视哭闹的原因。从表面上看，婴儿的哭声都一样，但是随着时间的推移，妈妈的观察力逐渐提高，而且婴儿的表达能力也有所提高，因此容易区分不同的哭声所代表的涵义。

如果无视哭声，就会让婴儿感到不安

对婴儿来说，哭声是唯一的表达方式。如果无视"哭—抱—平静"的过程，婴儿就容易感到不安。比如，婴儿哭闹时，如果不及时地抱婴儿，或者责骂婴儿，"哭声"的表达方

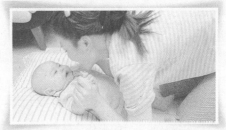

⬆ 有时婴儿会因心理原因哭闹，因此要温柔地哄宝宝，尽量稳定婴儿的情绪。

孕产育全书　给您最贴心的关怀与照顾

式会失去意义。如果长期累积这种经验，婴儿就不再哭闹，或者没完了地哭闹。

妈妈的职责是把不稳定状态的婴儿引向稳定状态，并不是盲目地强迫婴儿停止哭闹。另外，不能听到婴儿的哭声就慌慌张张。

有些妈妈认为，如果经常抱婴儿，就容易形成坏习惯，但是抱婴儿的行为并不单纯地为哄婴儿安静。

如果改变抱婴儿的姿势，也能让婴儿停止哭闹

婴儿还不能完全靠自己的力量改变姿势，因此只要把躺卧姿势换成抱的姿势，也能让婴儿感到高兴。另外，通过抱的行为，能加强婴儿与妈妈的情感交流，因此能消除婴儿的不安感。

最重要的是，应对哭声时，妈妈不能慌张。在不能马上采取措施的情况下，如果妈妈紧张，只能加重婴儿的不安感，因此婴儿就会更强烈地哭闹。

为了哄婴儿平静，如果盲目地摇晃，只能刺激婴儿。在这种情况下，首先要找出婴儿哭闹的原因，然后采取相应的措施。

适合这个时期的游戏

· 用玩具做游戏。
· 爸爸、妈妈给婴儿制作玩具。
· 到公园或广场散步。

在这个时期，婴儿就需要玩具

如果能分辨事物的形状、颜色和活动，婴儿就会需要玩具。在这个时期，如果用玩具适当地刺激婴儿，有助于他的成长发育。另外，如果培养独自用玩具做游戏的习惯，也能减轻妈妈的负担。

可以为婴儿购买玩具，也可以由父母亲手制作玩具。在婴儿的床上面，可以挂用彩纸折叠的小船或纸鹤，或者挂各种气球。大部分婴儿都喜欢被风吹动的事物。此时，爸爸最好发挥出一定的创造力。

如果婴儿能用手抓住事物，就可以制作能发出声音的玩具或放入嘴里也安全的玩具。

为了锻炼牙齿，有些父母给没有长乳牙的婴儿准备能嚼的玩具，但是这种玩具没有任何效果，而且也不卫生。

积极地到室外做游戏

如果天气晴朗，最好利用上午时间到室外散步。比如，带着水杯、尿布等婴儿用品，到附近的公园或广场散步。婴儿也喜欢透过树叶照射的光线或清爽的微风。跟玩具完全不同的风景也能吸引婴儿的好奇心。

如果遇到带婴儿出来的妈妈，就应该积极地与对方交谈。也许能获得宝贵的育儿信息，而且能交流或反省自己的育儿方法。此时，婴儿也会用大人听不懂的"咿呀"声音互相交流。

这种散步不仅能调节婴儿的情绪，也能消除妈妈的精神压力。

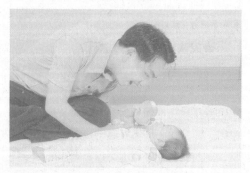

▲ 爸爸也应该拿着玩具跟婴儿做游戏。

必须掌握的知识

从出生2个月开始，最好穿薄衣

出生2个月后，婴儿的汗腺比较发达，因此开始全面地流汗，但是身体的活动还不是很充分。如果穿得太薄，就会降低抵抗力，而且容易患上感冒，因此要特别注意。在这个时期，还不能完全穿薄衣服，但是也不能像新生儿那样进行全面的保护。

在完全穿薄衣之前，如果天气暖和，就应该增加穿薄衣的次数。

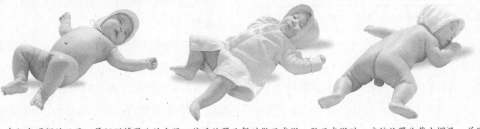

↑ 在阳光明媚的日子，最好脱掉婴儿的衣服，然后让婴儿暂时做日光浴。做日光浴时，应该让婴儿戴上帽子，并穿上薄衣服，但是不能长时间让婴儿照射阳光。

5~6个月会把抓住的东西全部放入嘴里

如果掌握翻身的技术，婴儿就逐渐积极地活动，有时用手抓自己的脚尖或脚趾。在这个时期，最大的变化就是开始吃断奶食品。吞咽食物的功能逐渐完善，因此为吃饭作准备。

能长多少，能做什么？

· 腿部有力量。
· 快速地做重复的动作。
· 把抓住的东西全部放入嘴里。

作。另外，手指的活动更加灵活，因此能抓住乒乓球大小的物体，而且不轻易松开抓住的物品。特别喜欢抓玩具或喜欢的物体，因此积极地活动身体。

腿部有力量

如果把婴儿放在膝盖上面，他就会不停地蹦跳，或者用力伸直双腿，做出站立的动

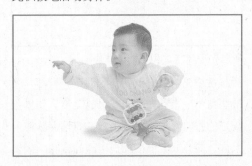

↑ 腿部逐渐有力气，而且手指的活动也更加灵活，因此伸手抓住喜欢的玩具。

孕产育全书

给您最贴心的关怀与照顾

最全面、系统的孕产育指导

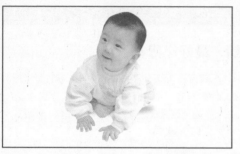

▲ 在坐着，双手撑地的状态下，能抬头凝视前方。

在这个时期，婴儿就能自由地翻身。在俯卧状态下，能轻松地抬起头或胸部，而且用一只手支撑上身，然后用一只手抓玩具。

有些婴儿还不能自由地翻身，但是能左右活动身体，或者能侧身看旁边的事物，这也是翻身的预备动作。即使不能翻身，只要身体健康，就不用担心。

快速地做重复的动作

出生4~5个月开始喜欢做反复的动作，如果妈妈重复做婴儿熟悉的动作就很开心，

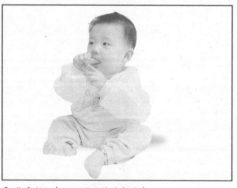

▲ 熟悉断奶食品，因此能吃各种食品。

而且希望妈妈继续做同样的动作。有时，还能想象下一个动作，因此提前发笑。如果在规定的方向发出声音或拍掌，而且突然伸出头部，婴儿就会继续注视同样的方向。如果

从反方向看到妈妈，就感到很惊奇，但是也很喜欢。如果反复做这种游戏，婴儿就能不停地环顾周围，因此提高婴儿的智力。

在这个时期，婴儿还会形成一定的记忆力，因此给婴儿听简单的音乐，然后做出一定的动作，这样婴儿就能记住音乐和动作的关系。如果听到同样的歌曲，婴儿就能做出相应的动作。

通过反复的语言或动作，婴儿就能掌握语言和动作的关系，而且提高记忆力。

在这个时期，婴儿的手部动作比较活跃，而且能按照自己的意愿活动，因此轻松地伸手抓住自己喜欢的东西。不管是枕头、围脖，还是衣袖，只要看到喜欢的东西，都会抓住不放。如果用手巾或毛巾覆盖婴儿的头部，他就会拼命地拽掉上面的东西，一旦拽不掉时，就会神经质地哭闹。

另外，如果抓到喜欢的东西，不只会简单地观察，还要放入嘴里确认味道和跟舌头

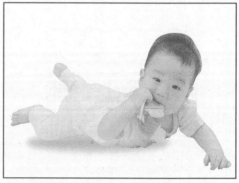

▲ 只要抓住物体，就会放入嘴里确认触感和味道。

的接触感。在这个时期，容易发生吞安全别针或烟头的事故，因此要清除危险的物品或不干净的物品。

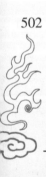

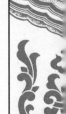

孕产育全书

给您最贴心的关怀与照顾

如何看护，应该教什么？

· 行动范围变大。
· 开始认生。
· 每隔一个月测量体重。
· 注意预防肥胖症。

体重的增长速度下降

出生5个月后，婴儿的饮食出现变化，因此体重的增长速度明显下降。

在喂母乳的情况下，妈妈的母乳分泌量也明显地减少。另外，只喂奶粉的婴儿就应该积极地喂断奶食品。在这个时期，婴儿的食欲也不稳定，因此有时吃得多，有时吃得少，而且容易失去饮食平衡。这只是暂时的状态，因此不用过于担心，应该以长远的眼光注意管理婴儿的断奶食品。

行动范围变大

在这个时期，婴儿会任意翻滚或活动身体，或者自由地伸手抓东西，因此婴儿的行动

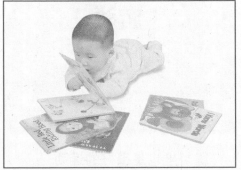

▲ 婴儿能到处爬行，因此要清除地板上的尖锐物品或危险物品。

范围明显地变大。此时，应该考虑婴儿的身高2~3倍范围内的安全。更严重的是，婴儿喜欢把抓住的东西放入嘴里，因此一刻都不能松懈。为了婴儿的安全，必须培养整理物品的习惯。在这个时期，婴儿还不能站立，因此不用担心高处的物品，但是必须彻底地清除地板上的烟灰缸、尖锐物体、灰尘、头发、废纸等物。尤其是地毯容易积存灰尘，因此要经常打扫卫生。

如果在狭窄的婴儿床内翻滚，就容易撞到玩具或栏杆，因此要在婴儿床周围铺上厚毛巾或薄被褥。

开始认生

能认识经常接触的妈妈和爸爸，而且能区分经常见到的家人和其他人。从这个时期开始，婴儿就开始形成社会性。成长较快的婴儿能分辨周围的人，但是还不能完全区分家人的陌生人。

每隔一个月测量体重

如果在母子手册里记录每个月的婴儿体重，就能一目了然地掌握婴儿的身体发育状况。

如果婴儿适应断奶食品的速度较慢，或者缺乏母乳，大部分妈妈恨不得每天都测量体重，但是最好隔一周测量一次。即使在同一个时间测量体重，在排尿排便前后，哺乳前后的体重都不一样，因此不用过于担心。如果频繁地测量体重，只能让婴儿和妈妈更加疲惫。

根据百分比分布曲线评价婴儿的成长速度

记录在母子手册里的婴儿体重是反应体重增长状况的最有力手段。一目了然地反映婴儿成长发育状态的成长发育曲线（请参考第409页）称为百分比分布曲线。根据不同月龄婴儿

的体重和身高，把10％刻度规定为10％曲线，把90％刻度规定为90％曲线。比如，100名相同月龄婴儿中，10％曲线表示从下到上第十条曲线，50％曲线表示中间曲线，90％曲线表示从下到上第一条曲线。

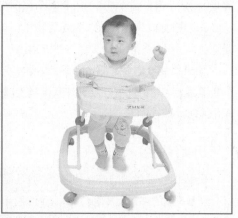

⬆ 如果学会走路，婴儿就会变瘦，因此不能盲目地减少进食量。

婴儿的体重与身高的增长率因人而异

跟百分比分布曲线比较时，大部分妈妈会受到50％曲线的影响，但是每个婴儿的体重和身高增长率都不一样，因此不用过于担心。

在成长百分比分布曲线中，最重要的还是各月龄段身高与体重的连接曲线的形状，只要各阶段的数值都在正常范围内，而且呈现出与发育曲线平行的趋势，即使百分比分布值高于或低于50％曲线，也不会影响婴儿的成长发育。

如果位于发育曲线上方的成长曲线突然下移到发育曲线下方，就说明婴儿的发育速度急剧下降，因此要到医院接受检查。同样的道理，如果婴儿的成长曲线突然上升，也可能存在问题。

最重要的是成长曲线的平衡，只要成长曲线稳定，就不用受中间值的约束。

应该注意防止肥胖症

胖乎乎的婴儿非常可爱，但是如果过于肥胖，就会影响运动神经的发育，因此要引起注意。一般情况下，根据计算身高与体重平衡的身体质量指数判断婴儿的肥胖程度。身体质量指数是体重（克）除以身高（厘米）的平方，然后乘以10的值。如果身体质量指数超过20，就属于肥胖，因此要引起注意。

但是身体质量指数的计算方法比较麻烦，因此根据婴儿的发育曲线判断肥胖程度。

如果大幅度地超过发育曲线，就应该适当地减少牛奶、断奶食品和糖的摄取量，然后继续观察婴儿的状况。一般情况下，随着婴儿运动量的增加，婴儿的身体会更加结实，而且会调整体重，因此没必要盲目地减少婴儿的进食量。

另外，只要过一段时间，缓慢的运动神经发育也能恢复正常。在婴儿时期，大部分婴儿都比较胖，但是开始学会走路后，体重会逐渐下降，因此不用过于担心，应该适当地调节母乳、牛奶或断奶食品的摄取量，而且做适当的运动。

适合这个时期的游戏

· 进行坐的练习。
· 利用镜子玩捉迷藏游戏。
· 利用手电筒玩捉迷藏游戏。
· 玩敬礼的游戏。

练习坐也是很好的运动

一般情况下，婴儿出生6～7个月开始能

独自坐稳，但是在前期，最好做准备运动。把婴儿放在妈妈的膝盖上面，然后摇晃膝盖活动婴儿的腿部，这样婴儿会非常高兴。另外，扶住婴儿的身体，然后让婴儿坐稳。刚开始时，婴儿会弯曲后背，但是逐渐能挺直。在这个时期，婴儿能学会新的姿势，因此非常开心。

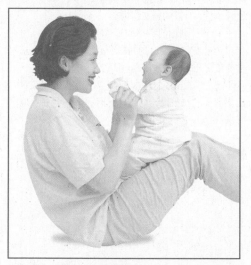

▲ 进行坐的练习时，应该同时做各种游戏。在婴儿能熟练地坐稳之前，都应该由妈妈帮忙。

通过游戏培养婴儿的社会性

一般情况下，通过照在镜子或玻璃窗上

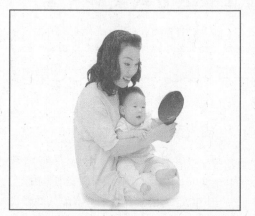

▲ 如果看到镜子里的妈妈或自己的脸，婴儿就觉得非常神奇。此时，最好跟镜子里的人说话，或者跟镜子里的人一起玩捉迷藏游戏。

面的自己的形象，婴儿会逐渐培养社会性。

●**游戏1……寻找镜子内婴儿的游戏**

让婴儿看看镜子里面的人，然后对婴儿说："宝宝原来在这里哦。"如果婴儿对镜子里的自己的形象不感兴趣，就可以照家人的脸。此时，可以利用手绢遮挡婴儿的脸，然后跟镜子里的人一起玩捉迷藏游戏。

●**游戏2……利用手电筒玩捉迷藏游戏**

用手电筒照射镜子。如果婴儿看着镜子微笑，就应该对婴儿说："我们看光线吧。"在晚上，对着玻璃窗或关闭的电视机前面跟婴儿玩捉迷藏游戏，"哇，我看到★★★啦"。

●**游戏3……教婴儿简单的日常用语**

在这个时期，婴儿能用各种方式微笑或叫喊，表达自己的感情，同时努力跟周围的人交流。在这个时期，可以促进婴儿的社会性，也可以给婴儿介绍不同年龄段的人。另外，应该教诲婴儿待人之道。比如，"你好"，"再见"，"谢谢"等。

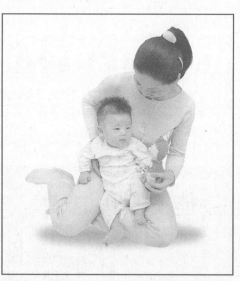

▲ 婴儿虽然还不会说话，但是应该反复地教他不同的问候语。

孕产育全书

给您最贴心的关怀与照顾

505

必须掌握的知识

低体重婴儿的成长速度是怎么样的?

婴儿的成长发育各不相同,因此不用为低体重儿担心。有些婴儿刚出生时很小,但是成长速度非常快,而有些婴儿过了许多天还跟刚出生时差不多,成长速度比较缓慢。

● 妈妈患有妊娠中毒症的情况

成长速度因人而异,但是也能找出一些相关的原因。从妈妈的角度来看,如果患有妊娠中毒症,就不能充分地给婴儿供给所需的营养,因此婴儿的体重不能正常地增长。

在这种情况下,如果出生后不受妈妈的影响,而且能顺利地摄取母乳或奶粉,很快就会恢复正常的体重。

如果不是因妈妈的原因导致体重缓慢地增长,就很难超过普通水平的婴儿。在这种情况下,刚出生时很小的婴儿只能缓慢地成长。

● 婴儿比预产期提前出生的情况

比预产期提前出生的情况下,婴儿的出发点容易脱离百分比分布曲线的正常值,因此很难

追上正常值。在这种情况下,应该以预产期为基准,适当地降低百分比分布曲线的标准值。

比如,预产期提前2~3个月的情况下,应该把百分比分布曲线的正常值降低2~3个月,然后比较体重、身高的增长趋势。

即预产期提前2~3个月的情况下,不能以出生日为基准计算婴儿的月龄,必须以预产期为基准衡量婴儿的成长速度。

预产期提前1个月的情况,有很多婴儿跟正常出生的婴儿几乎没有差别。此时,没必要刻意地降低百分比分布曲线的正常值。

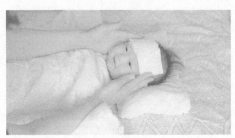

▲ 婴儿的成长速度因人而异。

6~7个月能独自坐稳,而且表达方式更加丰富

在睡觉过程中,大部分婴儿能自由地活动身体,而且能自由地从仰卧状态翻身。在这个时期,婴儿的肌肉和神经慢慢地发育,因此很快就能坐稳。另外,利用身体和手指技术,逐渐开阔对外面世界的认识。

能长多少,能做什么?

· 成为翻身高手。
· 能自由地活动手部。
· 感情的表达更加丰富。
· 能独自坐稳。

成为翻身高手

在这个时期,婴儿的视力能达到0.06~0.08,因此能清晰地看到室内事物。

出生7个月的婴儿大部分都能从仰卧状态翻身。如果学会匍匐前进的本领,就不愿意安静地躺在床上,因此经常翻来翻去。

能自由地活动手部

如果用小手巾覆盖婴儿的脸部或头部，他能轻松地摘掉手巾。另外，他可以把一只手里的玩具放到另一只手上面，但是还不能用力抓住很小的物品。

婴儿可以用双手分别抓住饼干或水果，然后交替地吃手里的食物。如果饼干进入气道，就容易导致咳嗽症状，因此要防止婴儿抓较硬的饼干。

感情的表达更加丰富

随着大脑的发达，出生3～4个月开始，婴儿的感情表达逐渐丰富，因此在这个时期能表达更丰富的情感。跟成年人一样，能自由地表达开心、悲伤、生气、恐惧、高兴、

讨厌、有趣、疲倦、发困等快感或不适感。

如果经常只跟妈妈接触，就容易认生，因此见到妈妈以外的人就会扭头。为了提高婴儿的社会性，应该给婴儿提供能接触更多人的机会。第一次由奶奶或保姆看护婴儿的情况下，婴儿容易认生，因此熟悉妈妈的脸以后，必须培养跟周围的人接触的能力。

能准确地分辨声音

在这个时期，婴儿的视力和听力都比较发达，因此分辨声音的能力明显提高。如果听到好听的声音，还会感到快感。在日常生活中，婴儿就喜欢爸爸、妈妈的慈爱声音，而且在公园或院子里能独自坐稳。

能独自坐稳

如果有可依靠的地方，婴儿就能独自坐稳。此时，不能盲目地强迫婴儿。只要适当

扶身体或支撑后背，婴儿就能逐渐地摆脱妈妈的控制范围，而且能独自坐稳。

只要能独立地坐稳，婴儿就能用一只手支撑地面，平衡身体，然后用另一只手抓住玩具或尝试其他游戏。但是不能长时间坐稳，因此过一段时间就会无力地瘫倒。

如果学会坐稳，婴儿的活动范围急剧变大。对婴儿来说，这些变化都是让人激动的事情。

如何看护，应该教什么？

- 帮助婴儿掌握坐稳的要领。
- 为防止事故，必须采取安全措施。
- 就像做游戏一样愉快地进行坐稳练习。
- 营造出适合爬行的环境。

帮助婴儿掌握独自坐稳的要领

在这个时期，婴儿还不能独立坐稳，如果盲目地强迫婴儿坐稳，就容易向前瘫倒。有些人担心，如果过早地让婴儿坐，就容易导致后腰弯曲、挤压内脏等后果，但是不用

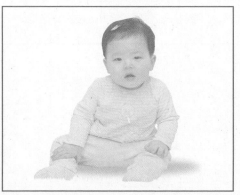

▲ 如果不能支撑自己的身体，婴儿就会自然地倒下去，因此要清除婴儿周围的危险物品。

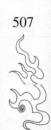

担心的。只要无法支撑自己的身体，婴儿就会自然地瘫倒。

有时，婴儿还会向后瘫倒，而且容易撞伤头部，因此要彻底地清除婴儿周围的危险物品。

为了防止事故，必须采取安全措施

如果向前倾倒，最好由妈妈支撑婴儿的后背，或者扶住婴儿的肩部，或者利用抱枕或沙发锻炼坐稳的姿势。

只要婴儿喜欢，可以练习到熟练地掌握坐稳的要领为止。当其他婴儿都能坐稳时，如果自己的宝宝还不能坐稳，有些妈妈就会很着急，但是只要在发育过程中没有异常症状，就不用过于担心。如果还不能放心，最好到附近的医院就诊，这样有利于妈妈的精神稳定。

有些婴儿即使坐不稳，只要抓住周围的事物，就能站立，但是一松手就会瘫倒。由此可见，在某些方面婴儿的发育比较快，但是在某些方面婴儿的发育比较慢。在这种情况下，为了防止事故，必须采取安全措施。

如果婴儿能自由地翻身，或者顺利地爬行，就能进入坐稳的前期阶段。即，在俯卧状态下，能向前爬行，但是还不能独立坐稳。当然，只要过一段时间，婴儿就能独立坐稳。

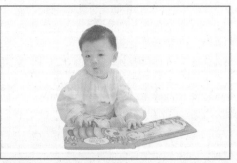

▲ 如果能独自坐稳，并保持身体平衡，就能自由地活动手脚，因此能独自做各种游戏。

就像做游戏一样愉快地进行坐稳练习

如上所述，如果长期躺卧，婴儿就会觉得很无聊。为了转换情绪，应该偶尔进行坐稳练习，但是只要婴儿不喜欢，就应该停止训练。

此时，应该像做游戏一样快乐地进行坐稳练习。如果同时做婴儿体操，就能促进感官的发育。在育儿过程中，父母应该积极地帮助婴儿的成长发育。

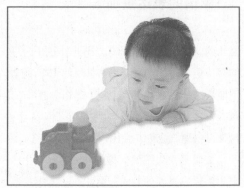

▲ 爬行运动能刺激婴儿对事物的兴趣，而且有助于精神的成长发育。

应该营造出适合爬行的环境

爬行动作是利用手脚运动到达目的地的运动，因此最好让婴儿多体验爬行运动。当然，即使越过爬行阶段，也不会影响手脚的发育。

有些妈妈担心，如果爬行时期较迟，会不会影响走路时期，但是爬行和走路时期几乎没有任何关系。

爬行运动是水平面的移动运动，因此跟走路运动属于完全不同的领域。

在爬行时期，妈妈也应该跟婴儿一起爬行

即使不做爬行运动也不会影响婴儿的成

长发育，但是最好充分地体验爬行的过程。游泳是全身运动，从而促进肌肉的发育，培养平衡感，同时提高身体调节能力。如果在室内爬行，就能看到更多的事物，因此有利于精神的发育。

如果妈妈也趴在身边跟婴儿说话，或者把婴儿喜欢的玩具或饼干放在婴儿的眼前，并吸引婴儿爬行，婴儿就能自然地产生爬行的冲动。

通过游戏诱导翻身运动

很难翻身的婴儿大部分不悉爬行运动。尤其是肥胖的婴儿很难爬行，因此最好用脚尖帮助婴儿翻身，或者跟婴儿一起趴在地上快乐地做游戏。不能因为婴儿重就不经常抱，也不能因为婴儿温顺就让婴儿长时间坐在地板上。如果不关心婴儿，就会失去这个时期的运动发育机会。

有些婴儿不会向前爬行，只能向后爬行，或者在原地打转，但这都是爬行的一种过程，因此不用担心。

适合这个时期的游戏

· 最好准备能发出声音的玩具。
· 喜欢做甩玩具的游戏。
· 跟婴儿一起做抛球游戏。
· 经常做利用双手的玩具游戏。

最好准备能发出声音的玩具

如果简单地抓住玩具，婴儿就会觉得有些不满足，因此最好准备能发出声音的玩具。如果妈妈给婴儿作示范，婴儿就学会模仿，了解玩具用双手抓住的状态下才能发出声音的事实，从而不停地重复同样的动作。

经常做抓住或松手的游戏

跟爸爸、妈妈一起吃饭时，婴儿喜欢丢掉饭桌上的饭勺，或者故意丢掉手里的玩具，然后等着别人给他捡东西。如果捡起来，婴儿又会故意地丢掉。如果在前些阶段丢东西，有可能是因为握力不足引起的现象，但是在这个时期婴儿完全有力量拿好手中的玩具，这种行为其实是婴儿自我意识发展的表现。

在这个时期，抛球游戏也具有很好的运动效果。利用布料球、海绵球等做滚球或抛球的练习。不管做什么游戏，只有父母的关心，才能让婴儿更加开心。

必须掌握的知识

在这个时期，婴儿主要的变化

●厚软的被褥容易导致呼吸困难

跟厚软的被褥相比，较硬的被褥更适合婴儿。在练习翻身动作时，如果使用厚软的被褥，婴儿身体就容易被被褥所包围，因此很难翻身。另外，在俯卧状态下睡觉时，厚厚的被褥容易捂住婴儿的脸部，因此容易导致呼吸困难。

●长乳牙时，莫名其妙地发烧

身体各部位都没有异常症状，但是莫名其妙地发烧。一般情况下，过几个小时或1～2日后自然地恢复正常，因此被称为"智慧热"。在这个时期，婴儿就形成能翻身的智慧，因此被称为"智慧热"。一般情况下，长乳牙时，容易出现智慧热症状。

●不能过早地喂断奶食品，应该慢慢地进入断奶期

在这个时期，可以从母乳或其他液态食品逐渐转换到带有少量颗粒的断奶食品。进入断奶期的时间因人而异，不能操之过急。一般情况下，根据婴儿的状态，耐心地进入断奶期。

爸爸看护婴儿的方法

育儿不仅仅是妈妈一个人的任务。近年来，参与育儿的爸爸逐渐增多，这也是非常积极的变化，有利于婴儿的成长发育。因为婴儿都需要母爱和父爱。

请不要错过婴儿发出的讯号

爸爸也能很好地解释婴儿的动作和发出的各种讯号，而且跟妈妈一样好好地照看婴儿。育儿的本能不属于女人的专利，男人也能很好地养育孩子。其实，育儿是通过关爱和理解，信念和价值观的传递，收容与付出的过程，跟其他人形成某种关系的一种方式。

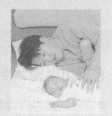

身体接触非常重要

从出生的那一时刻开始，婴儿能得到妈妈和爸爸的关爱，同时得到爷爷、奶奶、兄弟姐妹的关心。一般情况下，通过长时间的身体接触和面对面的交流逐渐形成纽带感。刚出生的婴儿最容易感受亲密感的对象是妈妈，但是很多婴儿对爸爸的微笑或亲热作出积极的反应。也有很多婴儿第一次感受亲密感的对象是爸爸。

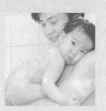

应该接受妻子的建议

即使爸爸参与育儿，也不能忽视妈妈的作用。如果帮妻子育儿，婴儿既能感受到稳定的母爱，还能感受到父爱。

如果得到妻子的帮助和鼓励，爸爸就能更轻松地看护婴儿，而且对育儿产生自信心。如果缺乏父爱，婴儿的智力、身体发育比较缓慢，而且性格也比较内向。

跟爸爸亲密的婴儿更加聪明

如果爸爸积极地参与育儿，婴儿的创意性、智力和社会性会比较出色，而且能减少各种心理问题。另外，能确立正确的性意识和自我道德性。

只有爸爸和妈妈尊重彼此的差异，共同负责育儿任务时，婴儿才能健康地成长。在这种情况下，婴儿能从父母身上感受到无限的献身感，而且能促进信赖感、稳定感、自信心和积极性的开发。

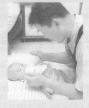

7~8个月喜欢模仿别人的行为，并且开始长出乳牙

从出生7~8个月开始，婴儿就能独自坐稳。在这个时期，几乎不会出现因无力而向前倾倒的事情，而且没有父母的支撑也能长时间坐稳。另外，能多方面地看事物，而且自由地使用双手，因此进一步开阔婴儿的世界。

能长多少，能做什么？

· 开始做爬行运动。
· 喜欢模仿别人的行为。
· 开始长出乳牙。
· 形成自我意识。

开始做爬行运动

能利用腹部到处爬行，而且喜欢匍匐前进。在这个时期，婴儿的手臂肌肉很结实，因此能用双手支撑上身后环顾周围，或者抬起臀部，或者为抓住面前的玩具活动身体。

在这个时期，婴儿能独自坐稳，因此要清除周围的危险物品。如果准备一两种容易抓的玩具，只要不发困或不厌倦，婴儿就会安静地用玩具做游戏。此时，妈妈应该在婴

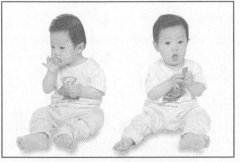

▲ 能独自坐稳，因此利用容易抓的玩具做游戏。

儿的视野里经常跟婴儿说话。此时，婴儿已能理解妈妈的意思。

腿部肌肉也逐渐发达。以前，如果是站立着的婴儿，大部分弯曲着膝盖，但是在这个时期，婴儿就能伸直双膝。这就说明，愈来愈临近站立或走路的时期。

喜欢模仿别人的行为

在这个时期，婴儿就喜欢模仿别人的行为，而且主动地模仿。如果妈妈拍掌，婴儿就做出拍掌的动作，如果用物体敲打书桌，婴儿也想用同样的物体敲打书桌。

如果婴儿能模仿各种动作，妈妈就想教更多的新知识。在婴儿的发育过程中，模仿是非常重要的环节。婴儿的发育包括自然发育和模仿别人的行为，但是如果过分地模仿，就应该适当地限制。

每次来客人时，有些妈妈反复地让婴儿做"拍掌，握拳"等动作，但是最好教"您好，谢谢"等问候语。

开始长出乳牙

成长较快的婴儿是从出生6个月开始长出乳牙。如果长出门牙，婴儿就更加可爱。接着长出上面的两颗门牙。一般情况下，出生8个月时，有很多婴儿都长出上下四颗门牙。

但这只是平均值，长牙齿的速度也是因人而异的。在这个时期，即使不长出乳牙，也不用过于担心。另外，长牙齿的顺序也可

511

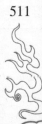

能不同，因此不用为这些事情烦恼。

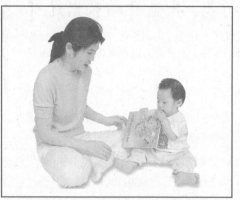

⬆ 如果长出乳牙，婴儿就经常把东西放入嘴里咬。

自我意识比较明显

在这个时期，婴儿就开始认生，这也是自我感情的表达方式之一。除了陌生人外，还可以明确地表达出自己喜欢的事情和不喜欢的事情。比如，不喜欢擦嘴或鼻子，因此不停地扭头，如果抢走喜欢的玩具，就会哭闹。

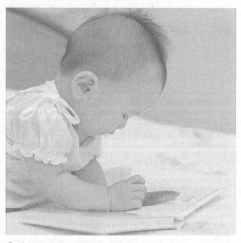

⬆ 在这个时期，婴儿的自我意识比较强烈，因此任何事情都想独自完成。

婴儿喜欢同龄哥哥或姐姐，因此要经常跟周围的小朋友做游戏。现在大部分都是独生子女，因此很少有机会跟同龄小朋友玩。在日常生活中，应该经常带宝宝到邻居家串

门，让宝宝也能认识更多的小朋友。

在下雨天，可以跟有婴儿的妈妈们聚会，这样就有机会让同龄小朋友接触。出生7～8个月时，妈妈提供的免疫力基本上消失，因此特别要注意看护。

如何看护，应该教什么？

- 应该培养正确的睡眠规律。
- 应该纠正半夜哭闹的习惯。
- 应该改正睡觉前哭闹的习惯。
- 应该培养早起早睡的习惯。

应该培养正确的睡眠规律

每个婴儿的睡眠时间有很大的差异，因此有些婴儿一出生就温顺地睡觉，而且很少半夜哭闹，但是有些婴儿每天都要夜间醒来喝奶。另外，有些婴儿成天都在睡觉，而有些婴儿很少睡觉，而且经常哭闹不停。不管睡眠时间多长，只要婴儿顺利地成长发育，就不用刻意改变婴儿的生活习惯。

应该纠正半夜哭闹的习惯

●首先要找出婴儿哭闹的原因

不管周围多么吵闹，有些婴儿都能安稳地睡觉，而且从晚上一直睡到第二天早上，但是有些婴儿在夜间至少要哭闹三次，有些婴儿甚至能哭1个小时。另外，有些婴儿至今都很温顺，但是出生7个月开始经常半夜醒来哭闹。

——如果肚子饿，婴儿就容易哭闹

有些婴儿睡得很浅，因此很容易被吵醒。这些婴儿基本上隔一小时哭闹一次，或

者间隔两小时哭闹一次。

另外，如果肚子饿，婴儿就容易哭闹。在睡觉前，如果喝奶较少，婴儿就会夜间醒来。但是在大部分情况下，并不是因为肚子饿才哭闹，而是已经形成夜间醒来的习惯。在夜间，最好不要哺乳，但是如果婴儿吃奶

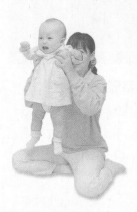

后能马上睡觉，就可以适当地喂奶。只要纠正半夜哭闹的习惯，婴儿就不会在夜间吃奶。在睡觉之前，应该给婴儿洗澡，然后充分地喂奶。如果婴儿口渴，就可以适当地喂麦茶。

↑ 现在的孩子都是独生子女，妈妈更应该和孩子在一起相处、做游戏。

——如果室温过高，就容易哭闹

如果室温过高，婴儿就容易哭闹。在酷热的夏天，大部分都是因气温过高哭闹。在其他季节，如果穿很多厚衣服，婴儿就会哭闹。如果从婴儿的后背摸到汗水，就说明穿衣服过多，因此最好穿薄衣服或盖薄被褥。

——如果缺乏运动量，也会哭闹

在这个时期，如果白天的运动量过少，在夜间很难调节白天和夜间的呼吸节奏，因此出现夜间哭闹的现象。在这种情况下，白天最好到游乐园充分地玩耍，或者长时间散步，或者在室内做各种游戏。只要身心都得到满足，在夜间就能自然地进入休息状态。

但是原因明确的情况很少，大部分情况下，婴儿会无缘无故地哭闹。

如果在夜间严重地哭闹，有些妈妈就会担心婴儿一直这样闹下去，但是不用过于担心。在1周岁前后，大部分婴儿都会彻底地纠正夜间哭闹的习惯。

1周岁时，大部分婴儿都能爬行或走路，因此运动量剧增，而且形成白天和夜间的节奏，因此会从晚上一直睡到第二天早上。

●需要爸爸的协助

如果在夜间严重地哭闹，需要爸爸的协助。

当然，爸爸也会很疲倦，但是父母双方必须共同承担育儿任务，而且经过这个过程，能加强家庭的纽带感。即使妈妈的育儿方法不正确，爸爸也不要轻易地评价对方的育儿方法。另外，应该给妈妈一定的自由时间。

应该改正睡觉前哭闹的习惯

有些婴儿吃奶后很快就能睡觉，但是有些婴儿抱一个小时都不会睡，即使睡着了也很容易惊醒。

这种现象也跟夜间哭闹一样折磨着妈妈，但是每个婴儿的情况有所不同。成年人也有容易睡眠的人和经常失眠的人，因此婴儿也有各种类型。不能因为睡觉前哭闹，就认为婴儿有神经质，也不能因为轻易入睡，就认为婴儿的性格温顺。

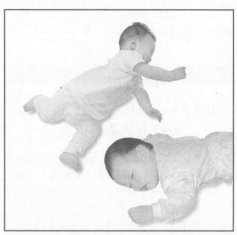

↑ 在这个时期，婴儿能明确地区分白天和夜间，因此睡午觉的时间缩短，而且在夜间能睡很长时间。

——最好给婴儿听摇篮曲

大部分妈妈都希望自己的宝宝能早点入睡，但是又担心婴儿很快就醒来，因此以焦虑的情绪抱着婴儿。在这种情况下，婴儿能感受到妈妈的情绪，只能增加不安感，而且很难入睡。

在睡觉之前，如果适当地摇晃婴儿，或者给婴儿听摇篮曲，就容易入睡，因此要多尝试各种方法。

——经常到室外做游戏

随着月龄的增加，婴儿白天活动的机会愈来愈多，因此夜间容易睡觉。在天气好时，应该充分地到室外做游戏，而且吃晚饭后不能让婴儿过度兴奋。另外，睡觉前，最好给宝宝洗澡。

应该培养早睡早起的习惯

一般情况下，由于父母的生活模式，婴儿在夜间很难入睡。大部分情况下，如果父母很晚睡觉，婴儿就很晚都不睡觉。

在日常生活中，很难一下子就能改变生活节奏，但是最好利用这个机会改变父母的生活习惯。如果婴儿睡懒觉，父母就能顺利地完成家务，因此容易培养婴儿睡懒觉的习惯，但是最好适当地提前起床时间，并逐渐调整婴儿的生活节奏。

必须掌握的知识

出生7～8个月时，妈妈提供的免疫力基本上消失

在出生6个月之前，婴儿的体内还有妈妈提供的免疫力，而且很少跟病人接触，因此很少出现感冒或发烧等症状。但是出生7～8个月时，妈妈提供的免疫力基本上消失，而且经常跟感冒的成年人接触，因此很容易被传染疾病。

适合这个时期的游戏

- 经常做用饭勺吃饭的游戏。
- 合理地利用能发挥创造性的生活用品。
- 在各种生活用品中，应该选择安全的玩具。

应该培养独自吃饭的习惯

在断奶初期，妈妈给婴儿喂断奶食品，但是最好培养婴儿独自吃饭的习惯。刚开始，婴儿只能用手直接吃断奶食品，但是逐渐学会用饭勺吃饭。

在这个时期，还不能用饭勺吃饭，但是喜欢用饭勺做游戏，因此容易弄脏衣服或地板。只要耐心地教导，婴儿很快就能学会用饭勺吃饭的要领。

▲ 应该培养独自吃饭的习惯。

跟玩具相比，更喜欢日用品

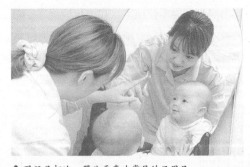

▲ 跟玩具相比，婴儿更喜欢常见的日用品。

大部分婴儿都喜欢玩具，但是很快就会厌倦一成不变的玩具。

在这个时期，婴儿更喜欢成年人觉得毫无意义的饭勺、茶盘、钥匙链、钱包、安全带、绳子、抽屉把手、电视开关、报纸、杂志等家庭日用品，因此要先确认日用品的安全性后，才能让婴儿接触。父母应该认可婴儿的创造性，而且要积极地寻找能成为玩具的日用品。另外，应该注意观察婴儿特别喜欢的游戏方法。

B a b y   c a r e

应该注意这些问题！

Q 在夜间，婴儿很少睡觉。听说充分地睡觉，才能健康地成长，少睡觉会不会影响性格呢？

A 一般情况下，很难纠正婴儿的睡眠习惯。只要解决哭闹的理由，就能让婴儿熟眠。如果无缘无故地哭闹，最好不要搭理婴儿。如果哭累了，婴儿就会独自睡觉，而且逐渐形成习惯。此时，父母就应该一贯性地对待婴儿。

Q 在喂母乳时，婴儿经常用牙齿咬乳头，怎样才能纠正这种习惯呢？

A 对婴儿的这种行为，绝对不能露出笑脸。咬乳头就说明婴儿已经充分地吃饱。此时，如果发出惨叫声，婴儿就认为妈妈在跟自己做游戏，因此会更用力地咬乳头。如果对婴儿的行为露出笑脸，就很难纠正这种习惯。在这种情况下，应该果断地停止哺乳。

Q 爷爷经常把宝宝抛到空中，虽然婴儿喜欢，但是不知道该不该继续做这种游戏？

A 这种游戏不适合2岁以下的婴儿。在这个时期，婴儿的头部比身体的其他部位重，因此容易损伤头盖骨。另外，颈部肌肉不完全发育，因此容易导致颈部肌肉的异常症状。不仅如此，还会导致眼部外伤或视神经损伤，因此尽量避免这种游戏。

8~9个月扶着周围的物体能站立，而且能听懂简单的语言

如果能独自坐稳，很快就能学会爬行的要领。此时，婴儿的行动半径进一步变大，而且对周围事物的关心和好奇心也得到加强，因此一时都不能松懈。在日常生活中，必须清除婴儿周围的危险物品，而且要适当地吸引婴儿的好奇心。

能长多少，能做什么？

- 开始进入走路的第一阶段。
- 能用手指抓小东西。
- 能听懂简单的语言。

开始进入走路的第一阶段

在这个时期，婴儿可以自由地活动双手，能抓住喜欢的物品，而且用左右手抓住不同形状的物品。另外，能抓住身后的物品，而且逐渐趴在地上向喜欢的物品爬过去。

扶着身边的事物能站立。如果扶住婴儿

第
十
五
章

典藏精品版

最全面、系统的孕产育指导

的身体，就能站立一段时间，但是还处于开始阶段，因此不能过于疲劳。

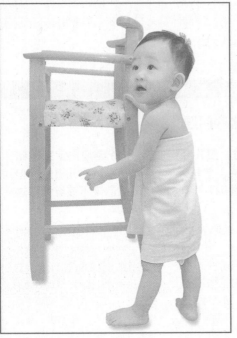

↑ 刚开始学走路时，总想扶着周围的东西站立，因此要清除周围的危险物品。

有些婴儿越过爬行过程，直接学会走路

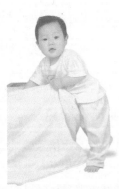

作为爬行练习，让婴儿趴在地面上，然后在婴儿前面放玩具，并利用玩具引导婴儿向前爬行。有些婴儿越过爬行过程，直接学会走路。即使越过爬行过程，也不用过于担心。

能用手指抓住物品

随着手脚肌肉的发育，婴儿逐渐独立坐稳，而且扶着周围的事物站立，或者独自走

路。在这个时期，婴儿的运动功能快速发展。

除了这些大运动外，小运动的发育也很快。比如，以前婴儿就很难用手指抓住小物品，但是在这个时期，能用拇指和食指轻松地抓住小物品。

在大脑运动中枢神经的作用下，活动手指的很多肌肉协调地运动。

能听懂简单的语言

过去教"再见"时，边挥着手边引导婴儿理解这句话的意思，但是随着智力的发育，只要说出"再见"，婴儿就能挥手。

只听到"爸爸"或"您回来啦"之类的话，就知道爸爸即将出现的事实。在这个时期，父母或家庭成员都能感受到婴儿已经成为家庭的一分子。

如何看护，应该教什么？

· 在天气晴朗时，最好带着婴儿到奶奶家串门。
· 在旅行之前，应该检查婴儿的身体状态。
· 长途旅行时，应该事先制订好计划。
· 乘坐火车时，最好购买卧铺票。

天气晴朗时，到公园或动物园散步，或者到奶奶家串门

在天气晴朗时，最好带着婴儿到奶奶家串门。在奶奶家，有很多人看护婴儿，而且费用比较少。最重要的是，奶奶和爷爷非常高兴。

如果奶奶家比较远，可以到附近的公园或动物园散步，尽量不要超过2个小时，否则很容易疲劳。

在过夜的旅行中，最适合的目的地是度

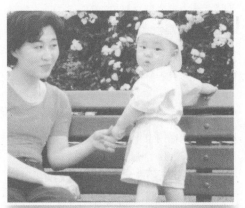

⬆ 在天气晴朗时，可以带婴儿到公园或动物园散步，使婴儿尽情地享受大自然。

假村或温泉。只要能跟婴儿一起轻松地度过快乐时光，任何地方都可以。但是富含硫磺成分的温泉会刺激婴儿的皮肤，因此最好避免这种地方。

另外，海边疗养院或避暑山庄等幽静、休闲的地方也适合长期旅行。

不管怎么样，只要跟婴儿一起旅行，最好选择能长时间滞留的旅行地。另外，必须根据婴儿的生活节奏制订旅行计划。

在外出之前，必须确认婴儿的身体状态

要想带婴儿外出，首先要确认婴儿的身体状态。为了防止旅行中婴儿的健康状态突然恶化，在出发之前，必须仔细地检查婴儿的身体状态。

此时，应该注意检查婴儿的食欲和感冒症状。比如，注意检查是否正常地吃饭，大便状态是否正常，是否流鼻涕或咳嗽等情况。

刚生过病的婴儿，身体抵抗力明显下

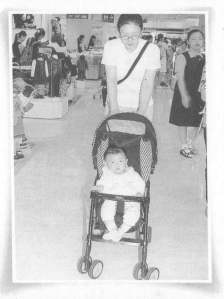

⬆ 跟婴儿一起外出时，最重要的是婴儿的身体状态。在旅行中，如果婴儿的身体状态恶化，就应该马上回家。

降，因此要避免旅行或外出。如果有异常症状，就应该事先到医院就诊。

如果在婴儿的状态异常的情况下外出旅行，就会担心婴儿的健康，因此不能尽情地享受旅行时光，而且妨碍周围的人。在旅行中，如果婴儿的身体状态恶化，就应该马上回家。

长途旅行之前，必须制订详细的计划

为了愉快地旅行，必须制订详细的计划。在节假日，游客特别多，因此最好避开节假日。

由于父母的工作等原因，只能在节假日集中旅行，但是最好避免人多的时间，而且选择人少的地方。另外，尽量提前预约房间，而且告诉旅行社要带孩子一起去。

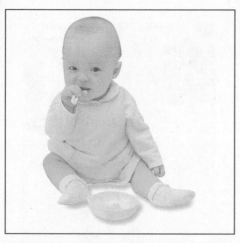

⬆ 在旅行中，为了应对堵车等情况，最好充分地准备婴儿食品。

必须掌握的知识

这个时期的注意事项

● 应该防止滚落或吞咽危险物品

婴儿不能观察四面八方，因此应由妈妈防止让婴儿处于危险状态的因素。在日常生活中，应该注意整理房间内的危险物品。

在这个时期，婴儿喜欢把手里的物品放入嘴里，因此容易吞咽垃圾或纽扣。为了防止这些事故，必须彻底地清理各种危险物品。

即使发生安全事故，也不能惊慌失措，应该及时地采取应急措施。

● 培养少穿衣服的习惯

如果穿很多厚衣服，就很难控制身体，而且婴儿的活动比较笨拙，因此不便于锻炼身体。

从秋季转入冬季时，应该逐渐培养给婴儿穿薄衣的习惯，不能在冬季突然穿薄衣服。

乘坐列车旅行时，最好单独准备婴儿的铺位

如果只是成年人旅行，就可以按照当时的情况活动，但是带婴儿一起出游时，必须单独准备婴儿的铺位。如果购买站票，必须提前排队上车，否则要长时间站在过道上。

在禁烟席中，也应该选择靠过道的座位。如果选择出入口附近的座位，当婴儿哭闹时，便于到车厢连接处活动。

尤其是刚学会爬行或站立的婴儿一时都不能安静，如果跟父母坐在一个座位上，父母和婴儿都容易疲惫。

如果为婴儿准备单独的座位，旅行就会更加轻松。另外，婴儿睡觉时，也可以有足够的空间躺在座位上休息。

应该选择适合婴儿的住所

酒店、旅馆和民房各有优缺点，因此要根据婴儿的月龄和住宿时间，选择适合婴儿的住所。

在酒店，随时都可以要求客房服务，但是没有适合婴儿就餐或休息的场所。相比之下，民房具有各种厨房设施，因此适合在带婴儿旅行时使用。旅馆采用韩式房间，因此可以让婴儿安全、自由地玩耍。另外，在民房可以保持跟家里一样的规律，而且住宿费便宜。

如果堵车，可适当地休息

不管怎么注意，总会遇到堵车的情况。为了应对堵车的情况，必须充分地准备婴儿食品、纸质尿布、换洗衣服、玩具等婴儿用品。

如果堵车几十公里，就应该下车果断地休息。如果吸收新鲜的空气，就能调节婴儿的情绪，而且充分地玩耍后，还能马上睡觉。

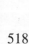

旅行之前必须检查的事项

●应该准备好奶粉和零食

用奶瓶准备一次分量的奶粉，然后用保温瓶准备足够的热水。旅行中很难马上清洗奶瓶，因此最好准备3～4个奶瓶。

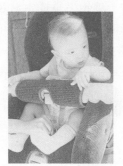

另外，必须准备好零食。如果放入密封的容器内，还可以作为能发出声音的玩具使用。

在旅行地，有可能买不到婴儿用食品，因此要事先准备好婴儿用果汁和断奶食品。

◄ 应该准备4个左右的奶瓶。如果携带一次性奶瓶，就不需要清洗或消毒，因此非常方便。

●充分地准备婴儿衣服、尿布和大毛巾

在旅行之前，应该充分地准备纸质尿布，而且以每天换两件的标准准备衣服。在旅行中，如果准备衣服和裤子分开的服装，就可以根据具体情况适当地调节，因此上下分开的服装比宇宙服更适合旅行。

早上和夜间的温度会突然下降，因此还要准备小毛毯。当婴儿睡觉时，可以作为被子使用，给婴儿换尿布时，还可以作为褥子使用。另外，还应该充分地准备手巾或纱巾。

●需要准备的其他物品

医疗保险卡、母子健康手册、应急药品、创可贴、卫生纸、湿纸巾、塑料袋、玩具、漫画册、便携式婴儿车等。

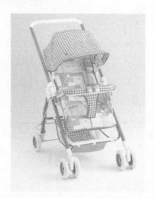

在旅行中，教婴儿走路的方法

出生8～9个月后，为了学习走路，应该适当地做婴儿体操。

除了在家练习走路外，到户外旅行时，也可以练习走路。如果有沙地或草坪，就应该让婴儿光脚感受沙子和草坪的触感。这种练习有助于婴儿的健康，而且能刺激婴儿的大脑发育。

如果在野外光脚练习走路，婴儿就能体验到新的快乐，而且为了再次体验这种感觉，婴儿就会积极地学习走路。

适合这个时期的游戏

·积极地到户外做游戏。
·应该准备能发出声音的玩具。

积极地享受户外游戏

如果婴儿能离开妈妈的怀抱独自玩耍，室外空间就会成为婴儿的训练场或运动场。应该让婴儿积极地利用全身肌肉做

游戏。婴儿喜欢泥土或草的触感，有时倒在草坪上滚来滚去。充满草香的空气有利于婴儿皮肤和呼吸器官的生长，因此做户外游戏，还能预防感冒。

应该给婴儿准备能发出声音的玩具

在这个时期，婴儿能自由地用双手抓

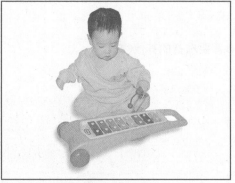

↑ 利用能发出声音的玩具掌握节奏感。

住玩具，而且能熟练地摇晃，因此最好准备能发出声音的玩具。比如，准备能发出

声音的小鼓或摇铃。

如果反复地听到单调的声音，婴儿就容易厌烦，因此最好跟婴儿一起演奏简单的曲子。即使用小鼓棒击打其他玩具，只要不危险，就可以不管。

婴儿喜欢敲打不锈钢书桌或木制餐桌，并享受不同的声音。如果有钢琴，可以抱着婴儿一起弹奏曲子。

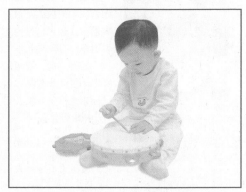

↑ 婴儿喜欢击打小鼓、摇铃或书桌，同时享受不同的声音。

如果会弹钢琴，可以给婴儿弹童谣。即使敲打两个饭勺或积木块，婴儿都会很开心。

9~10个月扶着周围的物体站立，而且开始走路

出生9个月的婴儿能扶着周围的事物站立。抓住婴儿床的栏杆后，能上下活动身体，或者慢慢地向前移动，因此进入走路时期。每天能吃三顿断奶食品，而且断奶食品的种类也愈来愈丰富。另外，婴儿的味觉也逐渐发达。

能长多少，能做什么？

· 在站立状态下，逐渐学会走路。
· 能区分好印象和坏印象。
· 自我主张很强烈。

在站立状态下，逐渐学会走路

如果抓住周围的事物，就能依靠这些事物站立，而且能保持一段时间。如果成功地站立，婴儿就会很高兴，因此总想伸手抓住前面的事物。在这个时期，婴儿经常站立或爬行，因此比较繁忙。

如果扶着带轮子的婴儿车站立，轮子滚

动时容易摔倒，因此要清理容易活动的事物。

在日常生活中，应该在婴儿的周围准备坚固的支撑物，这样婴儿就能扶着这些支撑物学习走路。

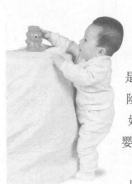

厨房里有很多事物，因此容易引起婴儿的兴趣，但是也充满着各种危险。在这种情况下，妈妈一刻都不能离开婴儿。

在这个时期，婴儿喜欢拉开抽屉。此时，婴儿能拉出行动范围内的所有抽屉，因此最好整理好抽屉里的物品。

对抽屉特别感兴趣

婴儿不喜欢空空的抽屉，更喜欢从抽屉里翻出各种物品，因此最好响应婴儿的这种兴趣。另外，婴儿能理解简单的语言，而且语言的理解速度很快。

如果指着婴儿的手说"给我手"，或者"手在哪里？"，他就会伸出自己的手。

能区分好印象和坏印象

在这个时期，婴儿能区分父母和其他人，因此能记忆好印象和坏印象。被穿白大褂的医生打针后，一看到医生就哭，甚至不肯进类似于医院走廊的房间。

另外，能明确地区分喜欢的物品或讨厌的物品、想吃的食物或讨厌的食物，因此有些妈妈会担心婴儿是不是过于挑剔。其实，婴儿的这些行为都是智力发育的一种过程，总有一天会消失，因此不用过于担心。

自我主张逐渐强烈

在这个时期，婴儿还能知道对方的意图或感情，这就说明已经具备表达喜怒哀乐、

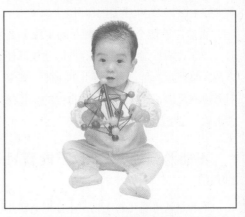

↑ 在这个时期，婴儿的自我主张很强烈，而且比较倔强。

"想做"、"不想做"等意愿的能力，因此换一次尿布也要跟婴儿磨蹭半天。吃饭时，总想独自吃饭，因此经常跟妈妈发生战争。

如何看护，应该教什么？

· 应该让婴儿知道"你的主张已经被采纳"。
· 为了防止安全事故，必须清除周围的危险要素。

应该让婴儿知道"你的主张已经被采纳"

在这个时期，婴儿的自我主张很强烈，因此应该让婴儿知道周围的人接受他的意见，或者让婴儿体验靠自己的努力完成任务的感受。

比如，当婴儿独自用杯子喝水时，不仅

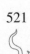

能满足自己的意愿，而且能体验自己对周围人的影响力。

如果婴儿的主张得到认可，就有助于"自我意识"的形成。这种体验对"欲望"和"自主性"产生很重要的作用。

当然，不能全部接受婴儿的主张。此时，应该说明被拒绝的理由，同时建议其他方法。最严重的是，无视婴儿的主张。如果对方没有反应，婴儿就不知道自己的主张是否正确，会对自己失去信心。

不能勉强地OK，也不能盲目地NO

不管是认可婴儿的主张，还是拒绝婴儿的要求，都必须保持一贯的态度。有些妈妈为了防止婴儿哭闹，就勉强地答应婴儿的要求，即经常跟婴儿妥协。有些妈妈却不听婴儿的主张，盲目地反对婴儿的主张。

在日常生活中，应该耐心地听取婴儿的主张，然后说明拒绝的原因。比如，"因为这样那样的原因，不能满足你的要求"。只要用这种方式保持一贯的态度，就不会影响婴儿的自信心。

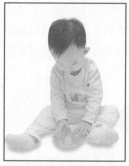
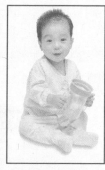

▲ 在这个时期，婴儿能自由地使用手，因此总想抓住看到的物品。

▲ 独自用水杯喝水时，婴儿就觉得很有成就感。

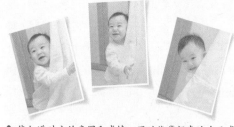

▲ 能知道对方的意图和感情，同时能掌握表达自己感情的方法。

为了防止安全事故，必须清除周围的危险要素

只要能站立，婴儿的视野就变得更加宽阔。另外，婴儿喜欢利用身边的事物站起来，因此经常发生意外的事故。

比如，拉住桌布弄掉餐桌上的所有物品，或者拉住电子产品的插座，因此弄坏各种电子产品，或者弄翻装有食物的锅盆……在这个时期，危险始终伴随着婴儿，因此要特别注意防止烧伤或撞伤。

在蹲坐的状态下，以婴儿的高度观察房间内的物品，然后彻底地清除婴儿能够得着的危险物品。另外，应该及时地处理能撞伤头部的家具边缘。如果不能挪开，就应该用海绵或毛巾包裹，或者盖上棉料罩子。

在婴儿车上，婴儿也会突然站起身，因此必须系好安全带，以免发生意外事故。

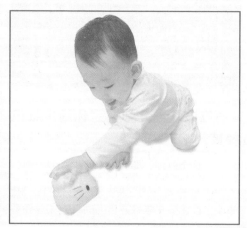

▲ 在这个时期，婴儿利用自己的手脚完成某种任务的体验非常重要。

另外，学习站立或走路时，尽量不要穿袜子。虽然有防滑袜子，但是只要不是很冷，就可以光脚活动。

适合这个时期的游戏

· 跟婴儿一起做堆抱枕的游戏。
· 做寻找抽屉内物品的游戏。
· 跟妈妈一起看画册。
· 让婴儿独自用水杯喝水。

经常开发新游戏

最好由爸爸教婴儿在房间内滚来滚去的游戏。另外，在房间内堆抱枕或坐垫，然后

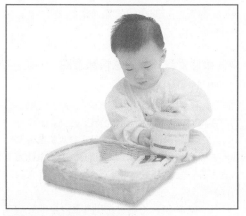

▲ 婴儿喜欢翻弄整理好的物品。

跟婴儿一起做翻越高山的游戏。

把婴儿喜欢的玩具放入抽屉内，并让婴儿看到玩具，然后趁婴儿不注意拿出玩具藏到别的地方。如果重新打开抽屉给婴儿看，并说"没有玩具啦"，婴儿就会觉得很奇怪。此时，如果从身后拿出玩具，并对婴儿说"在这里呢！"，这样就能再次激发婴儿

的好奇心。

洗澡时，不能局限于洗澡，还可以用动物形状的海绵擦身体，同时告诉婴儿"膝盖"、"肚脐"等身体各部位。

在游乐园，把婴儿放在滑梯上面，然后在滑梯下面接婴儿，或者跟婴儿一起骑木马。在日常生活中，应该积极地开发新游戏。

跟妈妈一起看画册

在这个时期，应该给婴儿看画有大图案

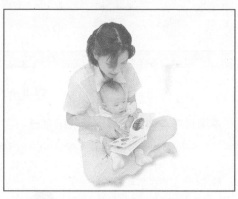

▲ 如果看着画册讲故事，就能丰富婴儿的理解力。

的画册。可以让婴儿到户外做游戏，也可以在室内跟婴儿一起看画册、讲故事。没必要详细地说明故事的内容，但是最好从固有名词开始，慢慢地教新名词。"小鸡，小鸡，去哪里呢？""啊，原来去找妈妈啊。"如果用这种简单的方式讲故事，就能自然地提高婴儿的语言理解能力。通过这种过程，能丰富婴儿的理解力，同时能培养各种兴趣。

寻找玩具的游戏

在婴儿面前，把喜欢的玩具或饼干放入空箱子内，然后用报纸或手巾盖住箱子。此时，不要完全藏玩具，最好露出一部分，让婴儿知道玩具并没有完全消失。"小熊在哪里呢？"用这种方式引导婴儿

孕产育全书

给您最贴心的关怀与照顾

寻找玩具。如果找出箱子里的玩具，就应该鼓励婴儿。

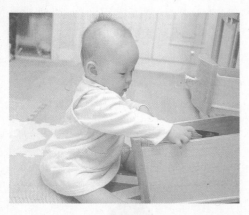

经常做用双手喝水的游戏

首先准备婴儿喝的牛奶或水。如果盛得太多，婴儿就很难拿稳水杯，而且容易洒出水杯里的牛奶或水，因此尽量少盛。妈妈坐在婴儿的身后，然后抓住婴儿的双手，教婴儿用双手拿水杯的方法和用水杯喝水的方法。刚开始用较重的不锈钢水杯练习，等婴儿熟练后可以使用塑料杯。

◀ 在这个时期，婴儿的好奇心很强，因此会经常打开抽屉翻弄整理好的物品。

必须掌握的知识

婴儿的自我发育过程

●通过对身体的理解逐渐认识自己

出生6个月时，婴儿最喜欢的玩具就是自己的手。"看到手——手碰到脸部——感受到手部的触感——知道手部是身体的一部分"，通过这种形态的理解，逐渐扩大理解的范围。有时，亲自用嘴吸吮手指后才知道手是身体的一部分。

另外，通过吸吮被褥或玩具的过程，逐渐知道自己的身体不同的感觉。在反复地进行这种行为的过程中，逐渐形成自我与其他事物之间的界限，并形成自身的感觉。从这个时期开始，婴儿就知道妈妈与自己是完全独立的。

▲ 对婴儿来说，最好的玩具就是自己的手。

●如果能坐稳，就能扩大好奇心的范围

如果能坐稳，视野会开阔，因此感兴趣的事物也愈来愈多。如果学会爬行，好奇心的范围逐渐扩大，而且能向感兴趣的事物自由地移动，因此婴儿的世界逐渐变大。

在这个时期，有些妈妈认为"由于婴儿到处走动，无法做家务"，但是这就说明婴儿逐渐形成自我意识。即，婴儿开始认识自身感觉，而且知道妈妈和自己是完全不同的，因此更喜欢跟在妈妈后面。一般情况下，出生几个月后，就能形成妈妈的概念，因此产生"虽然是不同的存在，但是想跟妈妈在一起"等想法。

●开始感受到妈妈的感情和意图

婴儿不只关注看得见的一面，还能理解其他人的感情。在这个时期，婴儿逐渐感受到隐藏在喂牛奶、换尿布、递玩具等直接行为背后的妈妈的感情。

在这种情况下，虽然跟以前一样吸吮或触摸妈妈，但是感受完全不同。即过去只关心事物或人物本身，但是从这个时期开始，开始关注人物的行为或表情，并关心背后的精神状态。

比如，即使被妈妈制止任意丢卫生纸的行为，也会故意重复同样的动作。

在这个时期，逐渐关心自己的行为和妈妈的感情，而且通过这些行为了解妈妈的反应。

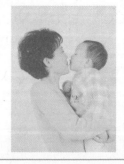

➡ 逐渐感受到隐藏在妈妈行为背后的感情。

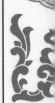

10~11个月扶着周围的物体站立，而且开始学说话

如果能扶着周围的事物站立，就能学会走路。跟爬行时期相比，婴儿的视野更加开阔，因此更多地使用手脚，而且更加淘气。在这个时期，婴儿的危险性也逐渐增加，因此要特别注意安全。

能长多少，能做什么？

- 任意走动，而且比较淘气。
- 开始学会说话。
- 手指活动更加灵巧。
- 能理解父母的语言。

任意走动，而且比较淘气

在这个时期，婴儿不仅能扶着周围事物站立，而且能熟练地爬行，因此能越过障碍或爬上台阶。虽然容易爬上去，但是很难爬下来。

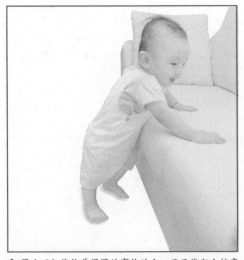

⬆ 婴儿不仅能扶着周围的事物站立，而且能爬上较高的地方，因此要特别注意婴儿的行为。

如果住在二楼，就应该利用安全门保护婴儿。一般情况下，在台阶周围设置栏杆，以免婴儿滚下去。

在这个时期，如果婴儿着急就会爬行，心情好就抓住周围的事物站立，而且按照自己的意愿任意走动。另外，还比较淘气。婴儿会观察父母的表情，只要父母不制止，就会随心所欲地活动。

在日常生活中，经常发生爬到化妆台上弄翻化妆品、乱丢书、满屋子丢卫生纸等事情。

开始学会说话

在学习语言的过程中，应该凝视婴儿慢慢地重复简单的词语。跟婴儿说话时，应该像跟外国人说话一样，利用夸张的音调和表情让婴儿理解语言的涵义。

有些婴儿学说话的速度很慢，尤其是男婴的语言能力较差。虽然不会说话，大部分婴儿都能理解语言的内容，而且突然张口说话。这时，即使听不懂婴儿的话，也应该注视着婴儿的眼睛，认真地听婴儿说话。

手指活动更加灵巧

在这个时期，婴儿能捡起很小的垃圾，而且能打开箱子或瓶盖。另外，喜欢玩汽车或电车玩具，而且经常推倒堆砌

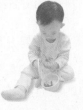

➤ 在这个时期，婴儿能自由地打开瓶盖或饭盒盖。

的积木。另外，还喜欢拨弄八音盒或电话按钮。

能理解父母的语言

在这个时期，婴儿能理解父母的语言，而且能把握周围的气氛。如果妈妈穿外出服或跟家人说"我出去一会"，就会抓住妈妈不放。另外，婴儿知道趁自己睡觉外出的父母的意图，因此不肯睡觉。

另外，能说"给我"等语言，并伸手表达自己的要求。不仅如此，还能在鞠躬的同时说"谢谢"，或者亲热地跟父母亲嘴。

如何看护，应该教什么？

· 不能长时间收看电视节目。
· 只给婴儿看少儿节目。
· 联系实际体验和电视内容。
· 尽量跟妈妈一起看电视。

不能长时间收看电视节目

婴儿收看电视节目的形态各有特点。一岁半到两岁的婴儿只看感兴趣的场面，其余时间做其他的事情。

调查结果表明，两周岁的婴儿只能认真地看节目2分40秒。当然，更小的婴儿看节目的时间会更短。从生理上，婴儿容易疲倦，因此不能长时间看电视节目。

只给婴儿看少儿节目

刚开始，婴儿只能反射性地关注电视，但是随着月龄的增加，能理解电视节目的意思，因此不停地发笑，或者活动身体。

出生3～4个月的婴儿比较喜欢能发出声音或能活动的场面，而且关注强烈的颜色等能刺激视觉和听觉的节目，因此反射性地反应电视中发出的强烈声音或颜色。

在这个时期，婴儿开始喜欢适合自己的音乐节目或漫画，因此会静静地看各种少儿节目。

一周岁以后，还会对其他人物感兴趣。一岁半时，会喜欢广播或广告节目，因此一听到广播的声音，就开心地叫起来。

在这个时期，经常出现理解电视节目的行为。

联系实际体验电视内容

大部分婴儿很早就把电视里的事物跟实际体验联系起来，因此看到小狗，就会说"汪汪"，而且指着画面向妈妈表达某种意思。

但是此时婴儿还不能理解故事情节，也不能整理几个信息。即，能局部理解，但是还不能理解整体情节。在一周岁之前，婴儿只能理解一点点内容。

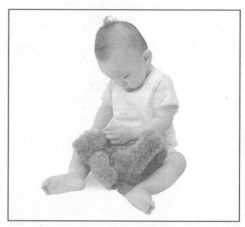

▲ 如果联系电视内容和实际经验，电视也能成为很好的教育资料。

最好让婴儿亲身体验看、听、摸的感觉

很多妈妈想通过电视增加婴儿的知识面，但是很多研究结果表明，婴儿只能通过电视重新认识自己实际体验的内容而已，因此无法从电视得到从未体验过的知识。

虽然不能得到新知识，但是只要补充说明电视中看到的事实，就能确认实际体验，并能整理以前学过的知识。

比如，在电视中看到小狗时，应该跟实际体验联系，"跟奶奶家的小狗一样哦"。相反，在散步时，如果看到小狗，就可以联系电视内容和实际生活，"啊，这不是电视上看到的小狗吗？"通过这种确认过程，能巩固婴儿的知识。

为了有效地利用电视节目，不得不丰富实际生活。只要积累用眼睛看、用耳朵听、用手触摸的实际经验，就能充分地利用电视节目。

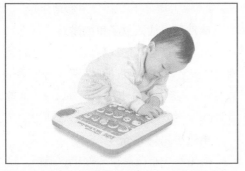

在这个时期，用眼睛看、用耳朵听、用手触摸的实际体验非常重要。

应该跟妈妈一起收看电视节目

有些妈妈认为"只要婴儿喜欢看电视，就可以抽空做家务"。其实，很多妈妈都想利用婴儿看电视的时间做家务或给朋友打电话。也许这也是妈妈们唯一能喘气的机会吧。

我们完全可以理解妈妈们的这种心情，

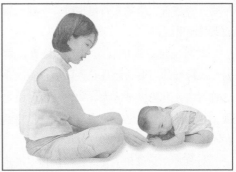

虽然婴儿还不会说话，但是能听懂父母的语言，并快速作出反应。在这个时期，可以教"给我"、"谢谢"等语言。

但是婴儿看电视时，妈妈最好陪着婴儿一起收看节目。研究结果表明，如果让婴儿独自看电视会导致很多问题。比如，随着电视机的普及，自闭儿明显增多。三岁后不会说话的婴儿中，有很多独自看电视的婴儿。

当然，这不能说明让婴儿看电视不好，只是让婴儿独自看电视会影响母子关系。

在妈妈和婴儿之间充分地形成对话之前，如果形成婴儿与电视之间的亲密关系，就很难恢复母子关系。

如果婴儿小时候过于依赖电视，容易导致上述问题，因此电视只能是母子之间对话的工具。

适合这个时期的游戏

· 经常跟同龄小朋友做游戏。
· 可以做词语游戏。
· 喜欢做把玩具放入盒子里的游戏。
· 喜欢模仿妈妈的行为。

边看电视边做游戏

如果是有利于婴儿的少儿节目，就应该

孕产育全书

给您最贴心的关怀与照顾

陪婴儿一起看。给婴儿看电视时，不能吃饭或做其他事情。

如果父母边看电视边吃饭，婴儿就容易形成同样的习惯，而且长大以后很难改正这种习惯。有些妈妈认为，如果吃饭时看电视，婴儿就安静地坐在餐桌前吃饭，但是这种习惯不利于婴儿的成长发育。

就餐时，父母和子女应该愉快地交流感情。给婴儿看电视时，最好把婴儿放在父母的膝盖上面，或者坐在距离电视机1～2米的沙发上面。如果近距离看电视，眼睛就容易疲劳，因此特别要注意。

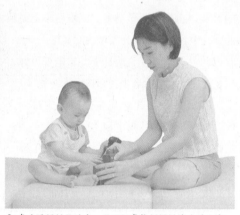

⬆ 喜欢跟妈妈做游戏，而且经常推倒妈妈堆砌的积木。

应该经常跟同龄小朋友做游戏

随着自我意识的形成，婴儿开始关心自己周围的世界。在这个时期，婴儿喜欢跟同龄小朋友做游戏，而且对同龄或比自己大的小朋友感兴趣。

在游乐园或公园里，婴儿会注意观察在那里玩耍的哥哥姐姐，有时跟同龄小朋友一起做游戏。

虽然对小朋友感兴趣，但是跟同龄小朋友在一起时，不能很好地适应对方。彼此为一个玩具互相拉扯，结果都哭成一团。

刚开始不能适应，而且经常打架，但是很快就能成为好朋友。在日常生活中，最好带婴儿到小朋友多的地方玩，尽量给婴儿提供学习和享受的机会。

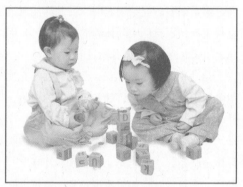

⬆ 通过跟同龄小朋友的交流，能培养社会性。

通过游戏能提高认知能力和语言能力

● 词语游戏

给婴儿反复地听两个字的词语，然后让婴儿模仿。跟婴儿说话时，应该慢慢地大声说话。如果婴儿做得好，就应该积极地称赞。

● 把玩具放入盒子里的游戏

跟婴儿一起玩把玩具放入盒子里的游戏。"宝宝，把球扔进桶里吧"。如果婴儿做得好，就应该给予鼓励。另外，应该准备各种物品，然后引导婴儿独自放入或取出。

● 模仿妈妈的行为

跟妈妈一起做触摸、仰望、遥指、模仿等游戏。"小熊的鼻子在哪里呢？"然后让婴儿指出相应的部位，这样就能熟悉身体的各个部

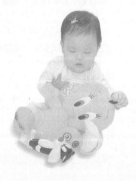

➡ 经常做指出鼻子、眼睛、嘴的游戏。

位。如果婴儿做得好，就应该充分地鼓励。

●发出各种声音

利用能发出声音的玩具做游戏。先让婴儿知道摇晃或按压时能发出声音的事实，然后让婴儿独自让玩具发出声音。

在饮料瓶或小盒子内放入纽扣、黄豆或沙子，并盖上盖子，然后摇着饮料瓶发出各种声音。

如果婴儿能猜出盒子里的物品名称，就应该积极地鼓励。

B a b y　c a r e

该如何应对以下问题？

Q 婴儿有咬别人的习惯，前些天还咬过邻居家的小朋友，因此惹出了不小的麻烦。怎样才能改正这种习惯？

A 在日常生活中，爸爸、妈妈或爷爷、奶奶经常用咬婴儿的脸、臀部或手背的方式表达自己的感情，但是这种行为不知不觉中培养婴儿咬人的习惯。如果婴儿咬妈妈或小朋友，就应该及时地制止，并告诉婴儿不能再做这种行为。

Q 喜欢用头部撞击地板或墙壁。婴儿的性格是否有问题？

A 一般情况下，婴儿出生6个月开始能抬头。在成长过程中，不知不觉中形成用头部撞击的习惯，但是三周岁后自然会消失。如果这种行为持续很长时间，而且身体出现异常症状，就应该到医院就诊。

11~12个月可以一步一步地向前走，而且快速地长高

只要能独自站立，很快就能迈出第一步。终于临近了与婴儿时代告别的时刻。对爸爸、妈妈来说，走路是惊奇和喜悦的连续。伴随着婴儿的成长，父母也一起成长。

能长多少，能做什么？

· 手脚的活动非常灵活。
· 智力发育非常快。
· 随着身高的增长，体重也在增长。

手脚的活动非常灵活

在这个时期，婴儿的形态丰富多彩。有些婴儿能撅起屁股爬行，有些婴儿能扶着墙壁走路，有些婴儿能熟练地走路，有些婴儿会说话，有些婴儿还不能说话……总有一天，婴儿都会说话走路，但是在这个时期，婴儿的形态千差万别。

手脚的发育速度也让人吃惊。在这个时期，婴儿能熟练地上下椅子，甚至能爬到很高的地方。另外，喜欢拖着带轮子的汽车做

游戏，而且逐渐熟悉堆积木的技巧，因此能堆砌几块积木。

对妈妈的化妆台特别感兴趣，因此经常用梳子模仿妈妈梳头的动作，或者到处涂抹妈妈的唇膏，或者胡乱地摆弄闹钟。

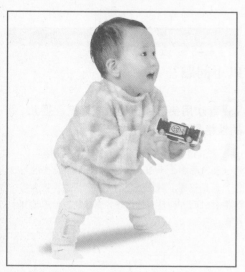

↑ 有些婴儿学会爬行，有些婴儿开始走路，可见婴儿的形态千差万别。

智力发育非常快

不仅能单纯地模仿"给我"、"谢谢"等语言，而且能正确地使用简单的词。另外，知道"再见"是分手时用的语言，"亲嘴"是跟亲人之间的行为。在这个时期，婴儿的模仿行为逐渐转变成受意识控制的行为。在这个时期，婴儿的智力发育和手指发育非常快，因此能熟练地使用不同的物品。模仿梳头的动作，或者跑过去接电话，

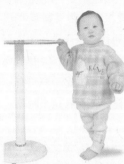

↑ 一周岁时，婴儿的成长发育很快，但是每个婴儿会有所差别。

或者到处涂鸦等行为都是智力和手指充分发育的表现。在日常生活中，婴儿经常模仿父母或比自己大的小朋友，并用铅笔到处涂鸦。此时，最好让婴儿尽情地享受涂鸦的快乐。

喜欢看画册或电视，但是不能集中注意力，而且很快就会厌烦，因此粗暴地扔画册，或者不停地换电视节目。当然，这个时期的行为并不代表将来的性格，因此不用过于担心。

随着身高的增长，婴儿的体重也在增长

一般情况下，出生12个月之前，喝奶时期的婴儿称为"乳儿"，但是一周岁后能走路的婴儿称为"幼儿"。

喝奶时期的婴儿与断奶后婴儿的最大差

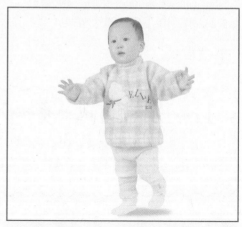

↑ 从幼儿期到少年期，宝宝有时会经历体重突然增加，或者身高突然增长等过程。只要宝宝身体健康，就不用过于担心。

别是体重的增加速度，在乳儿期，婴儿就像雪人一样胖乎乎，而且体重的增长很快。出生一年后，婴儿的体重会达到出生时的3倍左右。如果刚出生时的身高为50厘米，一年后会达到75厘米。即婴儿的身高增加1.5倍时，体重会增加3倍左右。

但是从一周岁开始，身材和脸部都会变

瘦，而且体重的增加量很少。从三周岁开始，婴儿的身高达到一周岁时的1.5倍，而且体重也达到一周岁时的1.5倍。

一周岁以后，身材和脸部会变瘦

这种增加形态称为"蘑菇形状"。蘑菇的柱子和斗笠厚度有所不同，但是从成长形态来看，只要高度增加2倍，体重也随之增加2倍。

如果知道幼儿期的体重状态呈蘑菇形状，就不会为"最近为什么体重不长？""是不是身体不舒服？"等事情烦恼。从幼儿期到少年期，宝宝有时会体重突然增加，或者身高突然增长等过程。只要婴儿身体健康，就不用过于担心。

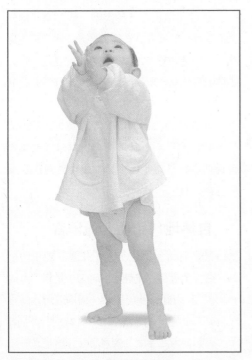

↑ 一周岁以后，婴儿的脸部或身材变瘦，而且体重增加量也比较少，因此逐渐拥有匀称的身材。

全面开始走路练习

如果能扶着周围的事物站立或走路，就应该在不远的前方向婴儿伸手，并引导婴儿慢慢地向前走路。另外，让婴儿踩住爸爸的脚背，然后跟婴儿一起走路，或者通过抓住婴儿的双手站起身的训练和游戏锻炼婴儿的腿部力量。不管走路多慢，每个婴儿的成长速度也只有几个月的差距，而且总有一天都能学会走路，因此不用过于担心。

慢慢地结束断奶期

出生12个月后，最好停止哺乳。凭借早上、中午、晚上三顿断奶食品和每顿饭之间喂的奶粉，能充分地补充营养。如果还是用奶瓶喝牛奶或水，就应该进行用杯子喝水的训练。

在睡觉前，很多婴儿会吸吮自己的手指，甚至有些婴儿不吸吮奶嘴或毛巾就无法入睡。这些行为能稳定婴儿的情绪，因此不用刻意制止。

应该培养饭后刷牙的习惯

一般情况下，婴儿出生6～7个月后长出前面的门牙。在这个时期，上下会各长出4颗牙齿。开始长牙齿后，必须注意预防蛀牙。

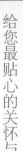

吃完母乳或断奶食品后，应该培养漱口或用纱布擦食物残渣的习惯。

在睡觉过程中，有些婴儿还要含着奶瓶奶嘴才能睡觉，因此容易导致蛀牙。睡觉之前，并不是因为肚子饿才哭闹，而是睡不着才翻来覆去，因此不能盲目地给婴儿喂奶。

如果在睡觉之前吃饭，就很难消化，而且容易导致蛀牙，因此要培养睡觉前不吃饭的习惯。一般情况下，睡觉一小时之前给婴儿喂奶，然后培养漱口的习惯。父母刷牙时，也应该准备幼儿用牙刷，然后引导婴儿刷牙。

在学会说话之前，应该不停地跟婴儿说话

学习说话时，每个婴儿的个人差异较大，有些婴儿在一周岁时能说几个简单的词语，而有些婴儿在两周岁时才能说一两个词。说话跟开花一样，到一定时期总能学会说话，因此不用过于担心。为了让鲜花盛开，必须提供充分的营养。在这个时期，如果婴儿能用手指指出想要的东西，或者说出"给我"等简单的词语，很快就能学会说话。

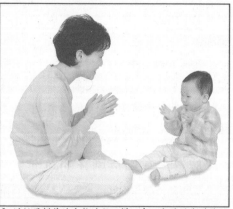

▲ 说话跟鲜花的生长过程一样，在一定的时期总能绽放，因此要认真地跟婴儿说话。

婴儿首先学会的是"爸爸"、"妈妈"、"奶"等有一定涵义的词语。当然，婴儿会按照自己的方式区分物品或人物，因此都用"妈妈"表示喜欢或亲近自己的人。有时，把爷爷、奶奶也叫成妈妈。

说话早的婴儿不一定最聪明

有些婴儿说一句话以后能继续说出很多话，而有些婴儿只能说"妈妈"一个词语。从父母的角度来看，"既然能说一句话，应该还能说其他词语"，但是刚开始学会说话时，婴儿会反复地练习一个词语。

有些妈妈认为，说话早的婴儿会很聪明，但是学习说话跟婴儿的智力没有太大的关系。只要耐心地等待，婴儿总能学会说话。

有听力障碍时应该到医院就诊

就像父母也有各种类型一样，婴儿也分为沉默寡言的婴儿，贫嘴的婴儿，比说话更喜欢行动的婴儿等各种类型。如果能通过声音、表情或身体动作跟婴儿沟通，父母和婴儿之间很快就能对话。

在有听力障碍的情况下，婴儿会听不清楚声音，如果不及时地治疗，就永远都学不会说话。在日常生活中，如果婴儿对声音反应迟钝，就应该到医院治疗。

自然地纠正幼儿的语言

随着词汇量的增加，婴儿逐渐能用两个词语造一个短句。正确地讲，句子是指"主语+谓语"，因此只要能用两个词语造句，就可以当成一个句子。比如，用"妈妈，牛奶"表示"妈妈，给我牛奶"的意思时，这也是一个句子。另外，"汪汪，拜拜"也算是最简单的句子。

典藏精品版

最全面、系统的孕产育指导

有时，两周岁的婴儿还不能用两个词语造句。在这种情况下，也不用过于着急。只要两周岁以后逐渐用两个词语造句，很快就能赶上说话较早的婴儿。

另外，当婴儿说话慢时，也应该适当地反省父母的态度。当婴儿想说话时，不要打断，应该以"你想要什么？"等方式耐心地等婴儿说话。

两岁后，很多妈妈特别在意婴儿能否说话，但是最好耐心地等到婴儿自然地说话为止。上幼儿园之前，婴儿就自然地结束婴儿语言，开始学习普通话。在这个时期，父母也能自然地跟婴儿交流。

最好准备能吹出声音的玩具

在这个时期，最好准备小号等能吹出声音的玩具。口腔内装满空气，然后从嘴唇之间吹出空气的动作与语言的发育有深刻的关系。

如果能用铅笔到处涂鸦，就说明手指与智力比较发达。对婴儿来说，这也是非常巨大的进步。在这种情况下，最好给婴儿准备大白纸，然后让婴儿尽情地涂鸦。另外，在墙壁上粘贴大白纸，或者准备大黑板，然后让婴儿自由地涂鸦，这也是锻炼手指与智力的很好方法。

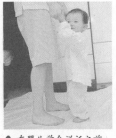

▲ 在婴儿学会说话之前，应该认真地跟婴儿说话，而且自然地纠正幼儿错误的语言。

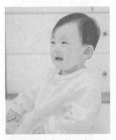

▲ 当婴儿想说话时，不要打断，应该耐心地等婴儿说话。

刚开始看不出婴儿在画什么，但是没必要刻意限制婴儿的行为。能跟婴儿一起开心地涂鸦，也是件非常快乐的事情。在日常生活中，应该让婴儿享受涂鸦的快乐。

适合这个时期的游戏

- 从篮子里拿出玩具的游戏。
- 说出身体各部位名称的游戏。
- 寻找宝藏的游戏。
- 模仿父母行为的游戏。

边玩边学习的智力游戏

●从篮子里拿出玩具的游戏

让婴儿从篮子里拿出喜欢的玩具，然后说出拿出的玩具名称。如果说得正确，就应该给婴儿拥抱或鼓励。

●说出身体各部位名称的游戏

让婴儿说出身体各部位的名称。眼睛在哪里？鼻子在哪里？如果婴儿正确地指出相应的部位，就应该给予鼓励。

●寻找宝藏的游戏

在被褥或婴儿身后藏各种玩具。然后让婴儿找出相应的物品。如果找出物品，就问婴儿"这是什么？"然后让婴儿重复几次物品的名字。

●模仿父母的行为

在现实生活中，跟婴儿一起做各种动作。如，拿起玩具电话，然后对着电话说"您好，您好"，或者模仿喝水的动作。另外，跟婴儿一起看画册，然后模仿书中人物或动物的动作。如果做得好，就应该夸奖。

●拉玩具的游戏

在这个时期，婴儿喜欢拉着带有牵引带的玩具或推着带轮子的玩具。通过推或拉的玩具，婴儿能掌握运动技巧。利用量杯、木勺、空奶粉盒和牵引带也能做出各种玩具。这种玩具有助于走路练习。

●经过箱子隧道的游戏

这是学会爬行或开始走路的婴儿都能做的游戏。剪切两三个大纸箱子的两端，排成一列，并用胶带连接几个纸箱子。把婴儿放在纸箱子的一侧，然后在另一侧摆放婴儿喜欢的玩具，引导婴儿经过纸箱隧道。

必须掌握的知识

产生想说话的冲动

●在学会说话之前，将经过无形的阶段

大部分妈妈都着急地等待婴儿第一次张嘴说话的时刻。怎样才能让婴儿早点说话？应该教什么？

为了学会走路，必须经过控制颈部、坐稳、爬行、扶着周围的事物站立等阶段。世上没有不经过这些过程的婴儿。说话也一样，不会没有任何征兆就突然说出"爸爸，妈妈"。

●婴儿的第一个对话对象是妈妈

一般情况下，婴儿在出生的瞬间即进入与世界对话的第一阶段。婴儿第一次接触的世界是自我和周围环境融为一体，而且随着不同的感情而产生喜怒哀乐。在喂母乳、说话、亲热等过程中，逐渐跟妈妈形成对话。

语言是交流的手段，如果没有想说话的冲动和很好的纽带关系，婴儿就不会轻易说话。语言是通过这些阶段形成的产物，因此每个婴儿最后都能说话。在这个阶段，沉默寡言并不重要。

●应该积极地对婴儿"咿呀"的声音作出反应

婴儿最早说出的语言就是"咿呀"的声音。一般情况下，出生5～6个月开始能发出"咿呀"的声音，但是心情好时出生2～3个月的婴儿也能发出"呜呜"等声音。这种"咿呀"的声音才是妈妈与婴儿之间的第一次对话。

出生5～6个月时，婴儿能说出"妈妈，爸爸"等比较清晰的"咿呀"的声音。如果聆听婴儿的声音，能感受到某种意思，但是"咿呀"只

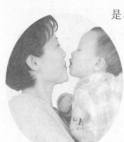

是单纯的声音而已，没有真正的涵义。"咿呀"的声音并不能直接转换成人们的语言。

▲ 应该积极地对婴儿"咿呀"的声音作出反应。

●"咿呀"的声音是世界共同的语言

什么时候会发出"咿呀"的声音呢？研究结果表明，从出生7～9个月开始，婴儿独自待在房间里的机会增多，因此婴儿就通过各种声音享受其中的变化。

只要认真地听，就会发现"咿呀"的声音也非常丰富多彩。最神奇的是，"咿呀"的声音竟是世界共同的语言。通过"咿呀"声音不能区分韩国人或外国人。

虽然"咿呀"的声音不是完整的语言，但是也不能熟视无睹。在日常生活中，必须认真地对待婴儿的"咿呀"的声音。

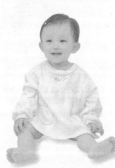

◀ 必须认真地对待婴儿的"咿呀"的声音。

534

第十六章

针对不同症状的治疗方法

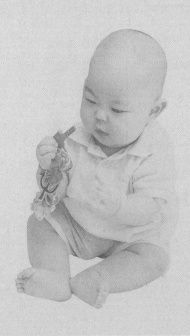

在成长过程中，婴儿会经历大大小小的事故和疾病。比如，在不经意的瞬间受伤，或者在深夜突然发烧，因此要掌握各种应急处理方法。

典藏精品版

最全面、系统的孕产育指导

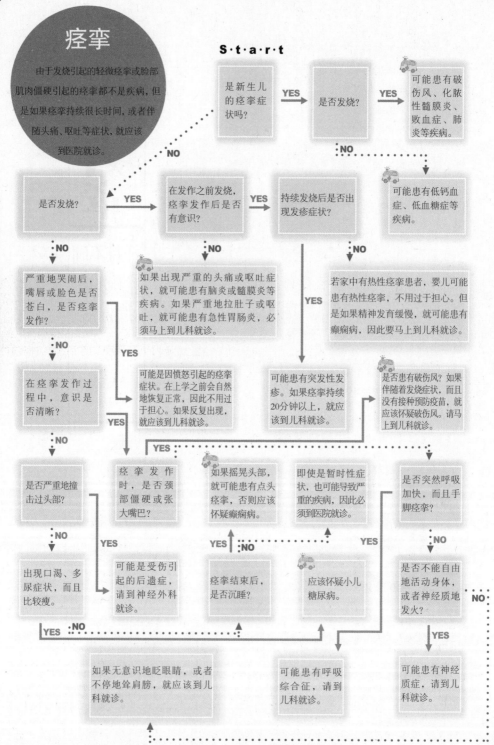

痉挛

由于发烧引起的轻微痉挛或脸部肌肉僵硬引起的痉挛都不是疾病，但是如果痉挛持续很长时间，或者伴随头痛、呕吐等症状，就应该到医院就诊。

S·t·a·r·t

是新生儿的痉挛症状吗？ → **YES** → 是否发烧？ → **YES** → 可能患有破伤风、化脓性髓膜炎、败血症、肺炎等疾病。

NO

是否发烧？ → **YES** → 在发作之前发烧，痉挛发作后是否有意识？ → **YES** → 持续发烧后是否出现发疹症状？ → 可能患有低钙血症、低血糖症等疾病。

NO

严重地哭闹后，嘴唇或脸色是否苍白，是否痉挛发作？

如果出现严重的头痛或呕吐症状，就可能患有脑炎或髓膜炎等疾病。如果严重地拉肚子或呕吐，就可能患有急性胃肠炎，必须马上到儿科就诊。

若家中有热性痉挛患者，婴儿可能患有热性痉挛，不用过于担心。但是如果精神发育缓慢，就可能患有癫痫病，因此要马上到儿科就诊。

NO

在痉挛发作过程中，意识是否清晰？

可能是因愤怒引起的痉挛症状。在上学之前会自然地恢复正常，因此不用过于担心。如果反复出现，就应该到儿科就诊。

YES

可能患有突发性发疹。如果痉挛持续20分钟以上，就应该到儿科就诊。

是否患有破伤风？如果伴随着发烧症状，而且没有接种预防疫苗，就应该怀疑破伤风。请马上到儿科就诊。

NO

是否严重地撞击过头部？

痉挛发作时，是否颈部僵硬或张大嘴巴？

如果摇晃头部，就可能患有点头痉挛，否则应该怀疑癫痫病。

即使是暂时性症状，也可能导致严重的疾病，因此必须到医院就诊。

是否突然呼吸加快，而且手脚痉挛？

NO

出现口渴、多尿症状，而且比较瘦。

可能是受伤引起的后遗症，请到神经外科就诊。

痉挛结束后，是否沉睡？

应该怀疑小儿糖尿病。

是否不能自由地活动身体，或者神经质地发火？

YES / **NO**

如果无意识地眨眼睛，或者不停地耸肩膀，就应该到儿科就诊。

可能患有呼吸综合征，请到儿科就诊。

可能患有神经质症，请到儿科就诊。

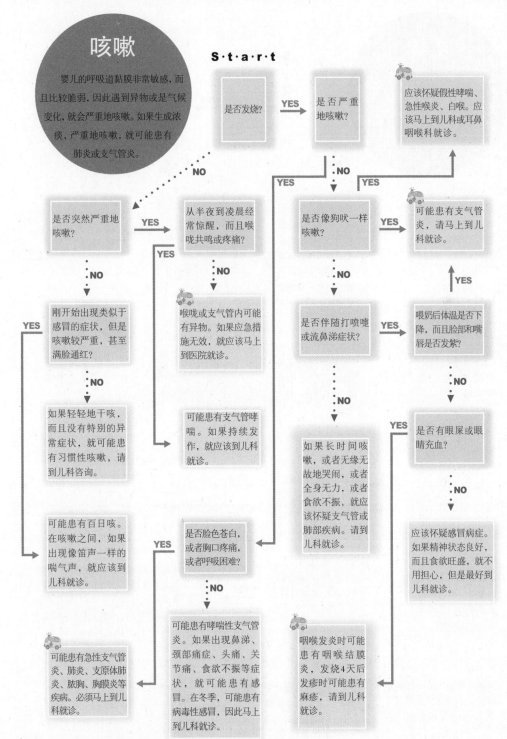

咳嗽

婴儿的呼吸道黏膜非常敏感，而且比较脆弱，因此遇到异物或是气候变化，就会严重地咳嗽。如果生成浓痰，严重地咳嗽，就可能患有肺炎或支气管炎。

S·t·a·r·t

是否发烧？ —YES→ 是否严重地咳嗽？

应该怀疑假性哮喘、急性喉炎、白喉。应该马上到儿科或耳鼻咽喉科就诊。

NO

是否突然严重地咳嗽？ —YES→ 从半夜到凌晨经常惊醒，而且喉咙共鸣或疼痛？

YES

是否像狗吠一样咳嗽？ —YES→ 可能患有支气管炎，请马上到儿科就诊。

NO

刚开始出现类似于感冒的症状，但是咳嗽较严重，甚至满脸通红？

喉咙或支气管内可能有异物。如果应急措施无效，就应该马上到医院就诊。

是否伴随打喷嚏或流鼻涕症状？ —YES→ 喂奶后体温是否下降，而且脸部和嘴唇是否发紫？

YES

NO

如果轻轻地干咳，而且没有特别的异常症状，就可能患有习惯性咳嗽，请到儿科咨询。

可能患有支气管哮喘。如果持续发作，就应该到儿科就诊。

如果长时间咳嗽，或者无缘无故地哭闹，或者全身无力，或者食欲不振，就应该怀疑支气管或肺部疾病。请到儿科就诊。

YES

是否有眼屎或眼睛充血？

NO

应该怀疑感冒病症。如果精神状态良好，而且食欲旺盛，就不用担心，但是最好到儿科就诊。

可能患有百日咳。在咳嗽之间，如果出现像笛声一样的喘气声，就应该到儿科就诊。

是否脸色苍白，或者胸口疼痛，或者呼吸困难？ —YES→

NO

可能患有急性支气管炎、肺炎、支原体肺炎、脓胸、胸膜炎等疾病。必须马上到儿科就诊。

可能患有哮喘性支气管炎。如果出现鼻涕、颈部痛症、头痛、关节痛、食欲不振等症状，就可能患有感冒。在冬季，可能患有病毒性感冒，因此马上到儿科就诊。

咽喉发炎时可能患有咽喉结膜炎，发烧4天后发疹时可能患有麻疹，请到儿科就诊。

孕产育全书

给您最贴心的关怀与照顾

537

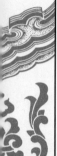

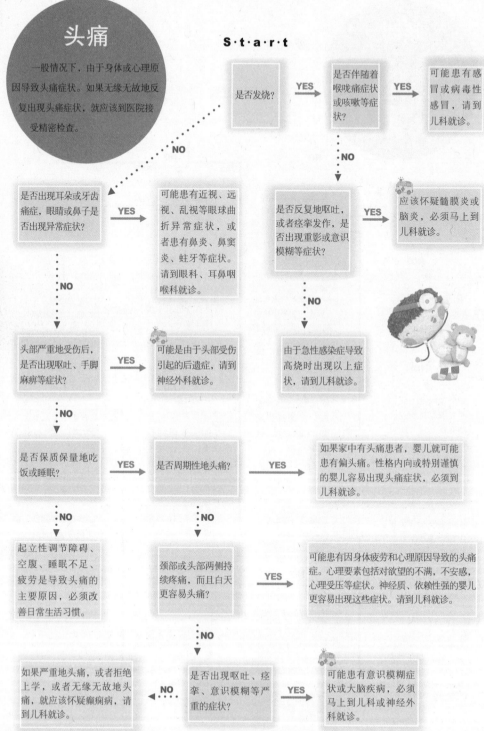

头痛

一般情况下，由于身体或心理原因导致头痛症状。如果无缘无故地反复出现头痛症状，就应该到医院接受精密检查。

S·t·a·r·t

是否发烧？ → **YES** → 是否伴随着喉咙痛症状或咳嗽等症状？ → **YES** → 可能患有感冒或病毒性感冒，请到儿科就诊。

NO ↓（向左）

是否出现耳朵或牙齿痛症，眼睛或鼻子是否出现异常症状？ → **YES** → 可能患有近视、远视、乱视等眼球曲折异常症状，或者患有鼻炎、鼻窦炎、蛀牙等症状。请到眼科、耳鼻咽喉科就诊。

NO ↓

是否反复地呕吐，或者痉挛发作，是否出现重影或意识模糊等症状？ → **YES** → 应该怀疑髓膜炎或脑炎，必须马上到儿科就诊。

NO ↓

头部严重地受伤后，是否出现呕吐、手脚麻痹等症状？ → **YES** → 可能是由于头部受伤引起的后遗症，请到神经外科就诊。

由于急性感染症导致高烧时出现以上症状，请到儿科就诊。

NO ↓

是否保质保量地吃饭或睡眠？ → **YES** → 是否周期性地头痛？ → **YES** → 如果家中有头痛患者，婴儿就可能患有偏头痛。性格内向或特别谨慎的婴儿容易出现头痛症状，必须到儿科就诊。

NO ↓ ／ **NO** ↓

起立性调节障碍、空腹、睡眠不足、疲劳是导致头痛的主要原因，必须改善日常生活习惯。

颈部或头部两侧持续疼痛，而且白天更容易头痛？ → **YES** → 可能患有因身体疲劳和心理原因导致的头痛症。心理要素包括对欲望的不满，不安感，心理受压等症状。神经质、依赖性强的婴儿更容易出现这些症状。请到儿科就诊。

NO ↓

如果严重地头痛，或者拒绝上学，或者无缘无故地头痛，就应该怀疑癫痫病，请到儿科就诊。 ← **NO** ← 是否出现呕吐、痉挛、意识模糊等严重的症状？ → **YES** → 可能患有意识模糊症状或大脑疾病，必须马上到儿科或神经外科就诊。

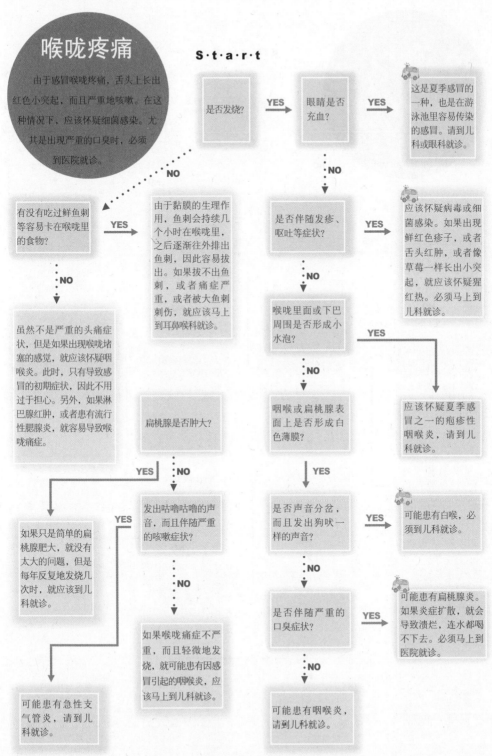

典藏精品版

最全面、系统的孕产育指导

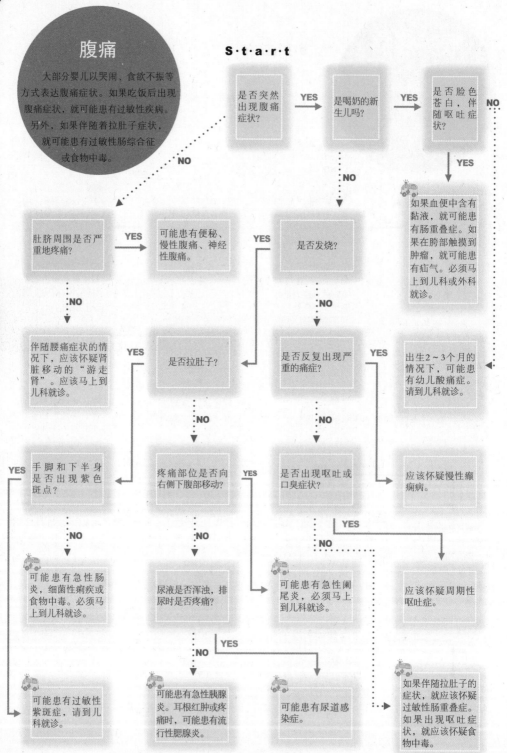

腹痛

大部分婴儿以哭闹、食欲不振等方式表达腹痛症状。如果吃饭后出现腹痛症状，就可能患有过敏性疾病。另外，如果伴随着拉肚子症状，就可能患有过敏性肠综合征或食物中毒。

S·t·a·r·t

是否突然出现腹痛症状？ —YES→ 是喝奶的新生儿吗？ —YES→ 是否脸色苍白，伴随呕吐症状？

NO →

如果血便中含有黏液，就可能患有肠重叠症。如果在脐部触摸到肿瘤，就可能患有疝气。必须马上到儿科或外科就诊。

肚脐周围是否严重地疼痛？ —YES→ 可能患有便秘、慢性腹痛、神经性腹痛。

是否发烧？

出生2～3个月的情况下，可能患有幼儿酸痛症。请到儿科就诊。

伴随腰痛症状的情况下，应该怀疑肾脏移动的"游走肾"。应该马上到儿科就诊。

是否拉肚子？

是否反复出现严重的痛症？

应该怀疑慢性癫痫病。

手脚和下半身是否出现紫色斑点？

疼痛部位是否向右侧下腹部移动？

是否出现呕吐或口臭症状？

应该怀疑周期性呕吐症。

可能患有急性肠炎，细菌性痢疾或食物中毒。必须马上到儿科就诊。

尿液是否浑浊，排尿时是否疼痛？

可能患有急性阑尾炎，必须马上到儿科就诊。

可能患有过敏性紫斑症，请到儿科就诊。

可能患有急性胰腺炎。耳根红肿或疼痛时，可能患有流行性腮腺炎。

可能患有尿道感染症。

如果伴随拉肚子的症状，就应该怀疑过敏性肠重叠症。如果出现呕吐症状，就应该怀疑食物中毒。

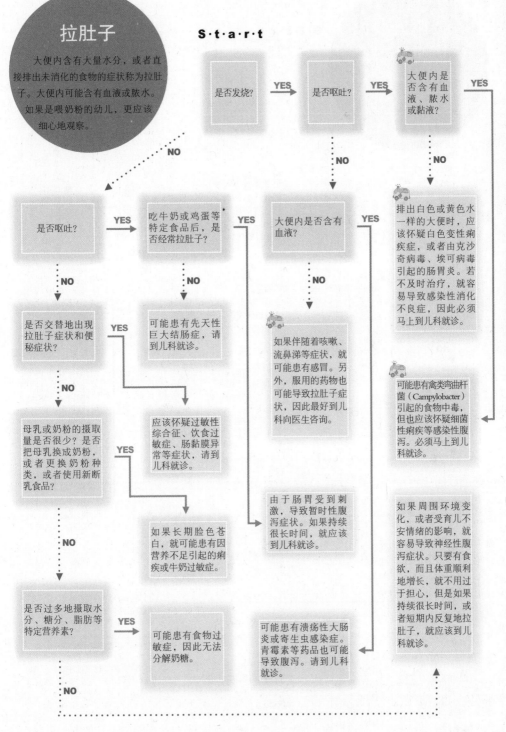

拉肚子

大便内含有大量水分，或者直接排出未消化的食物的症状称为拉肚子。大便内可能含有血液或脓水。如果是喂奶粉的幼儿，更应该细心地观察。

S·t·a·r·t

是否发烧? —YES→ 是否呕吐? —YES→ 大便内是否含有血液、脓水或黏液? —YES→

是否呕吐? —YES→ 吃牛奶或鸡蛋等特定食品后，是否经常拉肚子? —YES→

大便内是否含有血液? —YES→

排出白色或黄色水一样的大便时，应该怀疑白色变性痢疾症，或者由克沙奇病毒、埃可病毒引起的肠胃炎。若不及时治疗，就容易导致感染性消化不良症，因此必须马上到儿科就诊。

是否交替地出现拉肚子症状和便秘症状? —YES→

可能患有先天性巨大结肠症，请到儿科就诊。

如果伴随着咳嗽、流鼻涕等症状，就可能患有感冒。另外，服用的药物也可能导致拉肚子症状，因此最好到儿科向医生咨询。

可能患有禽类弯曲杆菌（Campylobacter）引起的食物中毒，但也应该怀疑细菌性痢疾或感染性腹泻。必须马上到儿科就诊。

母乳或奶粉的摄取量是否很少? 是否把母乳换成奶粉，或者更换奶粉种类，或者使用新断乳食品? —YES→

应该怀疑过敏性综合征、饮食过敏症、肠黏膜异常等症状，请到儿科就诊。

由于肠胃受到刺激，导致暂时性腹泻症状。如果持续很长时间，就应该到儿科就诊。

如果周围环境变化，或者受育儿不安情绪的影响，就容易导致神经性腹泻症状。只要有食欲，而且体重顺利地增长，就不用过于担心，但是如果持续很长时间，或者短期内反复地拉肚子，就应该到儿科就诊。

如果长期脸色苍白，就可能患有因营养不足引起的痢疾或牛奶过敏症。

是否过多地摄取水分、糖分、脂肪等特定营养素? —YES→

可能患有食物过敏症，因此无法分解奶糖。

可能患有溃疡性大肠炎或寄生虫感染症。青霉素等药品也可能导致腹泻。请到儿科就诊。

典藏精品版

最全面、系统的孕产育指导

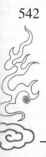

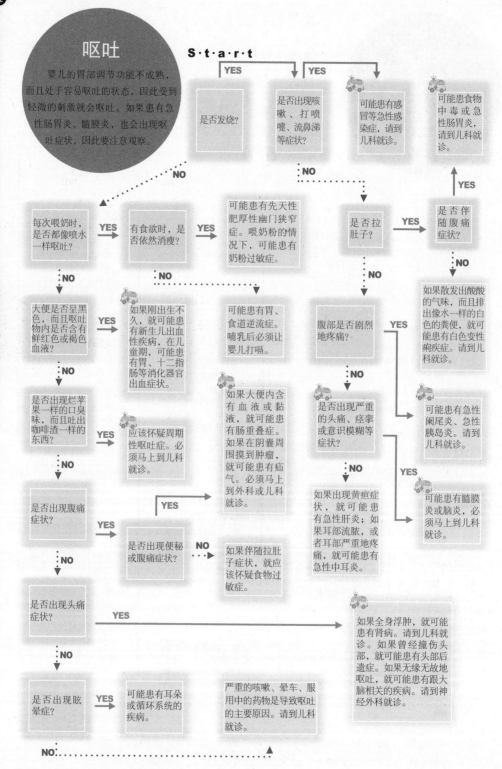

呕吐

婴儿的胃部调节功能不成熟，而且处于容易呕吐的状态，因此受到轻微的刺激就会呕吐。如果患有急性肠胃炎、髓膜炎，也会出现呕吐症状，因此要注意观察。

S·t·a·r·t

YES → 是否发烧？

YES → 是否出现咳嗽、打喷嚏、流鼻涕等症状？

YES → 可能患有感冒等急性感染症，请到儿科就诊。

可能患食物中毒或急性肠胃炎，请到儿科就诊。

NO（是否发烧？）→ 每次喂奶时，是否都像喷水一样呕吐？

NO（咳嗽等症状？）→ 是否拉肚子？

是否拉肚子？ —YES→ 是否伴随腹痛症状？

是否伴随腹痛症状？ —YES→ 可能患食物中毒或急性肠胃炎，请到儿科就诊。

是否伴随腹痛症状？ **NO** → 如果散发出酸酸的气味，而且排出像水一样的白色的粪便，就可能患有白色变性痢疾症。请到儿科就诊。

每次喂奶时，是否都像喷水一样呕吐？ —YES→ 有食欲时，是否依然消瘦？

有食欲时，是否依然消瘦？ —YES→ 可能患有先天性肥厚性幽门狭窄症。喂奶粉的情况下，可能患有奶粉过敏症。

有食欲时，是否依然消瘦？ **NO** → 可能患有胃、食道逆流症。哺乳后必须让婴儿打嗝。

每次喂奶时是否像喷水一样呕吐？ **NO** → 大便是否呈黑色，而且呕吐物内是否含有鲜红色或褐色血液？

大便是否呈黑色，而且呕吐物内是否含有鲜红色或褐色血液？ —YES→ 如果刚出生不久，就可能患有新生儿出血性疾病，在儿童期，可能患有胃、十二指肠等消化器官出血症状。

NO → 是否出现烂苹果一样的口臭味，而且吐出咖啡渣一样的东西？

是否出现烂苹果一样的口臭味，而且吐出咖啡渣一样的东西？ —YES→ 应该怀疑周期性呕吐症。必须马上到儿科就诊。

NO → 是否出现腹痛症状？

是否拉肚子？ **NO** → 腹部是否剧烈地疼痛？

腹部是否剧烈地疼痛？ —YES→ 如果大便内含有血液或黏液，就可能患有肠重叠症。如果在阴囊周围摸到肿瘤，就可能患有疝气。必须马上到外科或儿科就诊。

腹部是否剧烈地疼痛？ **NO** → 是否出现严重的头痛、痉挛或意识模糊等症状？

是否出现严重的头痛、痉挛或意识模糊等症状？ —YES→ 可能患有急性阑尾炎、急性胰岛炎。请到儿科就诊。

是否出现严重的头痛、痉挛或意识模糊等症状？ **NO** → 如果出现黄疸症状，就可能患有急性肝炎；如果耳部流脓，或者耳部严重地疼痛，就可能患有急性中耳炎。

是否出现严重的头痛、痉挛或意识模糊等症状？ —YES→ 可能患有髓膜炎或脑炎，必须马上到儿科就诊。

是否出现腹痛症状？ —YES→ 是否出现便秘或腹痛症状？

是否出现便秘或腹痛症状？ **NO** → 如果伴随拉肚子症状，就应该怀疑食物过敏症。

是否出现腹痛症状？ **NO** → 是否出现头痛症状？

是否出现头痛症状？ —YES→ 如果全身浮肿，就可能患有肾病。请到儿科就诊。如果曾经撞伤头部，就可能患有头部后遗症。如果无缘无故地呕吐，就可能患有跟大脑相关的疾病。请到神经外科就诊。

是否出现头痛症状？ **NO** → 是否出现眩晕症？

是否出现眩晕症？ —YES→ 可能患有耳朵或循环系统的疾病。

严重的咳嗽、晕车、服用中的药物是导致呕吐的主要原因。请到儿科就诊。

NO ....

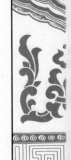

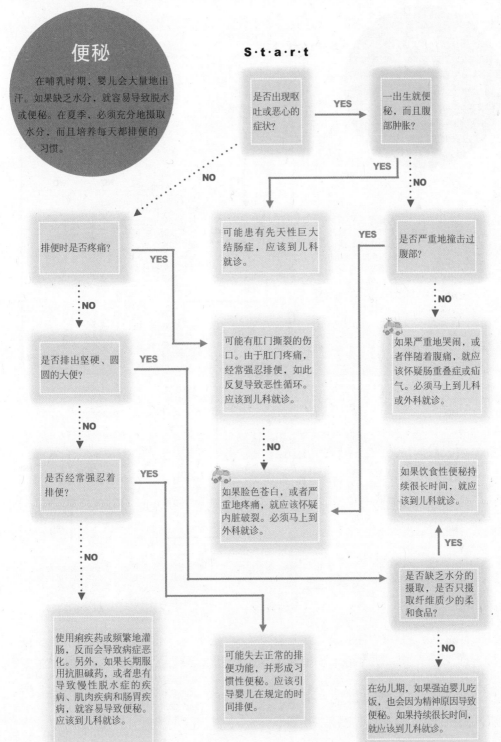

便秘

在哺乳时期，婴儿会大量地出汗。如果缺乏水分，就容易导致脱水或便秘。在夏季，必须充分地摄取水分，而且培养每天都排便的习惯。

S·t·a·r·t

是否出现呕吐或恶心的症状？ —YES→ 一出生就便秘，而且腹部肿胀？

NO ↓

YES ↓

排便时是否疼痛？ —YES→

可能患有先天性巨大结肠症，应该到儿科就诊。

YES→ 是否严重地撞击过腹部？

NO ↓

是否排出坚硬、圆圆的大便？ —YES→

可能有肛门撕裂的伤口。由于肛门疼痛，经常强忍排便，如此反复导致恶性循环。应该到儿科就诊。

NO ↓

如果严重地哭闹，或者伴随着腹痛，就应该怀疑肠套叠症或疝气。必须马上到儿科或外科就诊。

NO ↓

是否经常强忍着排便？ —YES→

NO ↓

如果脸色苍白，或者严重地疼痛，就应该怀疑内脏破裂。必须马上到外科就诊。

如果饮食性便秘持续很长时间，就应该到儿科就诊。

YES ↑

是否缺乏水分的摄取，是否只摄取纤维质少的柔和食品？

使用痢疾药或频繁地灌肠，反而会导致病症恶化。另外，如果长期服用抗胆碱药，或者患有导致慢性脱水症的疾病、肌肉疾病和肠胃疾病，就容易导致便秘。应该到儿科就诊。

可能失去正常的排便功能，并形成习惯性便秘。应该引导婴儿在规定的时间排便。

NO ↓

在幼儿期，如果强迫婴儿吃饭，也会因为精神原因导致便秘。如果持续很长时间，就应该到儿科就诊。

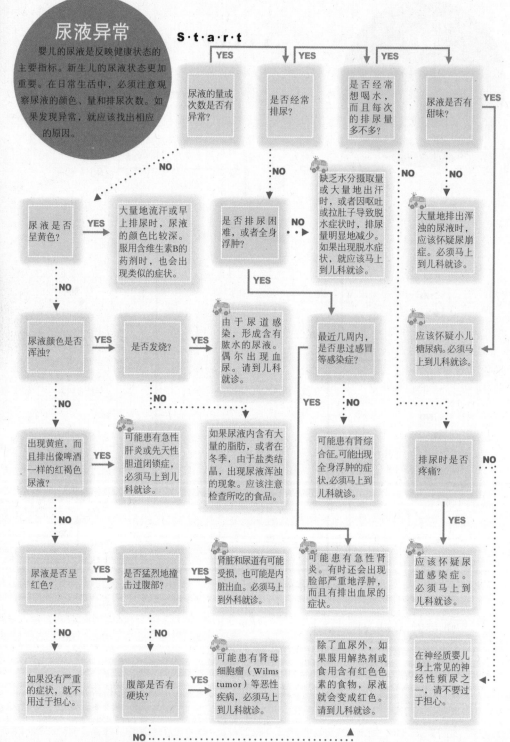

流鼻涕、鼻血

如果出现鼻塞、打喷嚏等症状，就可能患有过敏性鼻炎。在没有受到直接冲击的情况下，如果依然流鼻血，就可能患有贫血或其他血液疾病。

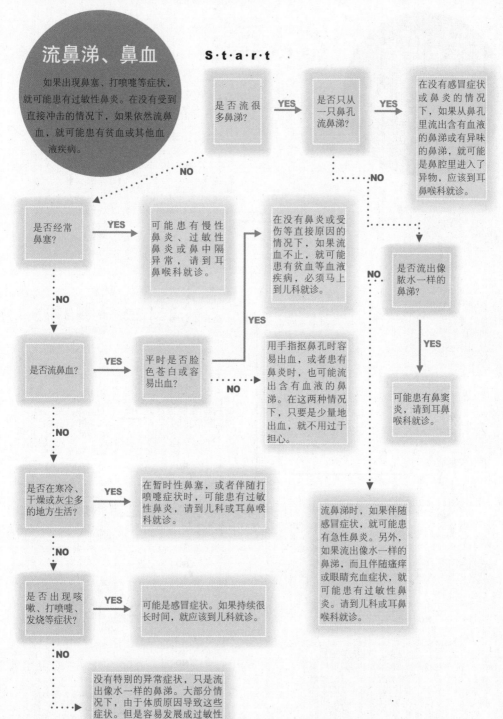

S·t·a·r·t

是否流很多鼻涕？ —YES→ 是否只从一只鼻孔流鼻涕？ —YES→ 在没有感冒症状或鼻炎的情况下，如果从鼻孔里流出含有血液的鼻涕或有异味的鼻涕，就可能是鼻腔里进入了异物，应该到耳鼻喉科就诊。

（是否流很多鼻涕？）NO↓

是否经常鼻塞？ —YES→ 可能患有慢性鼻炎、过敏性鼻炎或鼻中隔异常，请到耳鼻喉科就诊。

（是否只从一只鼻孔流鼻涕？）NO↓

在没有鼻炎或受伤等直接原因的情况下，如果流血不止，就可能患有贫血等血液疾病，必须马上到儿科就诊。

是否流出像脓水一样的鼻涕？

（是否经常鼻塞？）NO↓

是否流鼻血？ —YES→ 平时是否脸色苍白或容易出血？

—YES→ 用手指抠鼻孔时容易出血，或者患有鼻炎时，也可能流出含有血液的鼻涕。在这两种情况下，只要是少量地出血，就不用过于担心。

（平时是否脸色苍白或容易出血？）NO→

（是否流出像脓水一样的鼻涕？）YES↓

可能患有鼻窦炎，请到耳鼻喉科就诊。

（是否流鼻血？）NO↓

是否在寒冷、干燥或灰尘多的地方生活？ —YES→ 在暂时性鼻塞，或者伴随打喷嚏症状时，可能患有过敏性鼻炎，请到儿科或耳鼻喉科就诊。

（是否在寒冷、干燥或灰尘多的地方生活？）NO↓

流鼻涕时，如果伴随感冒症状，就可能患有急性鼻炎。另外，如果流出像水一样的鼻涕，而且伴随瘙痒或眼睛充血症状，就可能患有过敏性鼻炎。请到儿科或耳鼻喉科就诊。

是否出现咳嗽、打喷嚏、发烧等症状？ —YES→ 可能是感冒症状。如果持续很长时间，就应该到儿科就诊。

（是否出现咳嗽、打喷嚏、发烧等症状？）NO↓

没有特别的异常症状，只是流出像水一样的鼻涕。大部分情况下，由于体质原因导致这些症状。但是容易发展成过敏性鼻炎，因此马上到儿科或耳鼻喉科就诊。

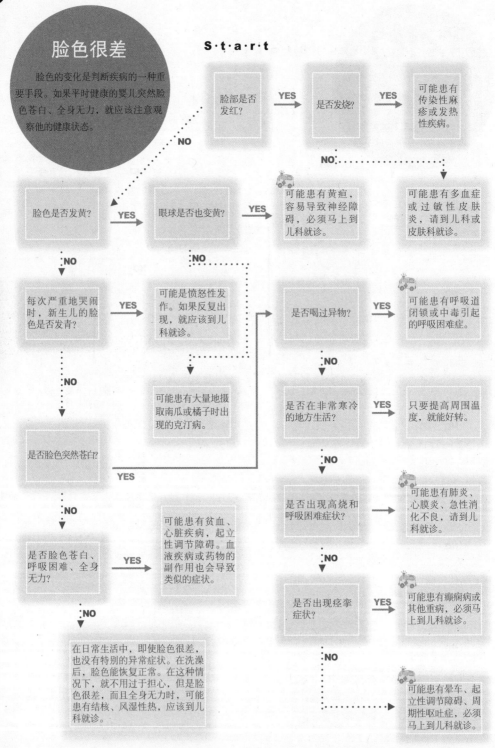

脸色很差

脸色的变化是判断疾病的一种重要手段。如果平时健康的婴儿突然脸色苍白、全身无力,就应该注意观察他的健康状态。

S·t·a·r·t

脸部是否发红? —**YES**→ 是否发烧? —**YES**→ 可能患有传染性麻疹或发热性疾病。

NO ↓

脸色是否发黄? —**YES**→ 眼球是否也变黄? —**YES**→ 可能患有黄疸,容易导致神经障碍,必须马上到儿科就诊。

NO(眼球) → 可能患有多血症或过敏性皮肤炎,请到儿科或皮肤科就诊。

NO ↓

每次严重地哭闹时,新生儿的脸色是否发青? —**YES**→ 可能是愤怒性发作。如果反复出现,就应该到儿科就诊。

是否喝过异物? —**YES**→ 可能患有呼吸道闭锁或中毒引起的呼吸困难症。

NO ↓ → 可能患有大量地摄取南瓜或橘子时出现的克汀病。

是否在非常寒冷的地方生活? —**YES**→ 只要提高周围温度,就能好转。

NO ↓

是否脸色突然苍白? —**YES**→

是否出现高烧和呼吸困难症状? —**YES**→ 可能患有肺炎、心膜炎、急性消化不良,请到儿科就诊。

NO ↓

是否脸色苍白、呼吸困难、全身无力? —**YES**→ 可能患有贫血、心脏疾病,起立性调节障碍。血液疾病或药物的副作用也会导致类似的症状。

是否出现痉挛症状? —**YES**→ 可能患有癫痫病或其他重病,必须马上到儿科就诊。

NO ↓

在日常生活中,即使脸色很差,也没有特别的异常症状。在洗澡后,脸色能恢复正常。在这种情况下,就不用过于担心,但是脸色很差,而且全身无力时,可能患有结核、风湿性热,应该到儿科就诊。

NO → 可能患有晕车、起立性调节障碍、周期性呕吐症,必须马上到儿科就诊。

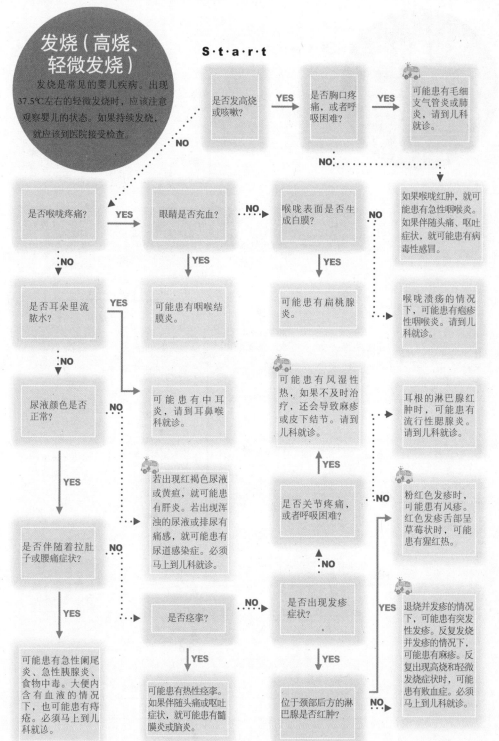

发烧（高烧、轻微发烧）

发烧是常见的婴儿疾病。出现37.5℃左右的轻微发烧时，应该注意观察婴儿的状态。如果持续发烧，就应该到医院接受检查。

S·t·a·r·t

是否发高烧或咳嗽？ **YES→** 是否胸口疼痛，或者呼吸困难？ **YES→** 可能患有毛细支气管炎或肺炎，请到儿科就诊。

NO

NO

是否喉咙疼痛？ **YES→** 眼睛是否充血？ **NO→** 喉咙表面是否生成白膜？ **NO→** 如果喉咙红肿，就可能患有急性咽喉炎。如果伴随头痛、呕吐症状，就可能患有病毒性感冒。

NO

YES

YES

是否耳朵里流脓水？ **YES→** 可能患有咽喉结膜炎。 可能患有扁桃腺炎。 喉咙溃疡的情况下，可能患有疱疹性咽喉炎。请到儿科就诊。

NO

尿液颜色是否正常？ **NO→** 可能患有中耳炎，请到耳鼻喉科就诊。 可能患有风湿性热，如果不及时治疗，还会导致麻疹或皮下结节。请到儿科就诊。 耳根的淋巴腺红肿时，可能患有流行性腮腺炎。请到儿科就诊。

YES

YES

若出现红褐色尿液或黄疸，就可能患有肝炎。若出现浑浊的尿液或排尿有痛感，就可能患有尿道感染症。必须马上到儿科就诊。

是否伴随着拉肚子或腰痛症状？ **NO→** 是否关节疼痛，或者呼吸困难？ **NO→** 粉红色发疹时，可能患有风疹。红色发疹舌部呈草莓状时，可能患有猩红热。

YES

NO

可能患有急性阑尾炎、急性胰腺炎、食物中毒。大便内含有血液的情况下，也可能患有痔疮。必须马上到儿科就诊。 是否痉挛？ **NO→** 是否出现发疹症状？ **YES→** 退烧并发疹的情况下，可能患有突发性发疹。反复发烧并发疹的情况下，可能患有麻疹。反复出现高烧和轻微发烧症状时，可能患有败血症。必须马上到儿科就诊。

YES

YES

可能患有热性痉挛。如果伴随头痛或呕吐症状，就可能患有髓膜炎或脑炎。 位于颈部后方的淋巴腺是否红肿？ **NO→**

孕产育全书

给您最贴心的关怀与照顾

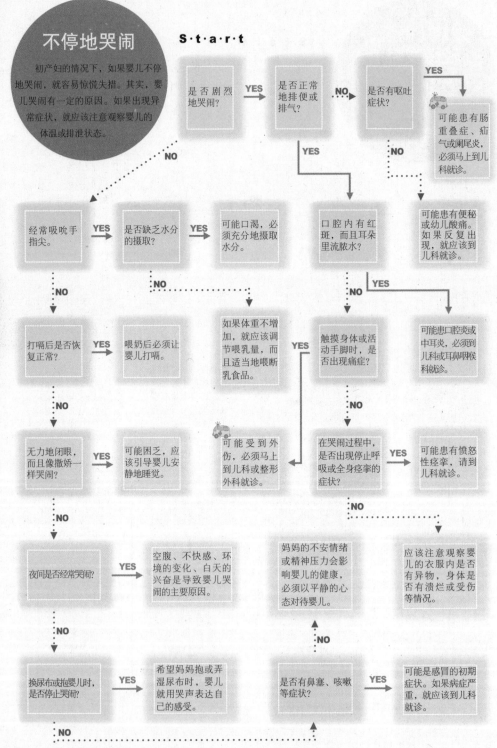

不停地哭闹

初产妇的情况下，如果婴儿不停地哭闹，就容易惊慌失措。其实，婴儿哭闹有一定的原因。如果出现异常症状，就应该注意观察婴儿的体温或排泄状态。

S·t·a·r·t

是否剧烈地哭闹？ — YES → 是否正常地排便或排气？ — NO → 是否有呕吐症状？ — YES → 可能患有肠重叠症、疝气或阑尾炎，必须马上到儿科就诊。

是否正常地排便或排气？ — YES ↓
是否有呕吐症状？ — NO → 可能患有便秘或幼儿酸痛。如果反复出现，就应该到儿科就诊。

经常吸吮手指尖。 — YES → 是否缺乏水分的摄取？ — YES → 可能口渴，必须充分地摄取水分。

口腔内有红斑，而且耳朵里流脓水？ — YES → 可能患口腔炎或中耳炎，必须到儿科或耳鼻咽喉科就诊。

打嗝后是否恢复正常？ — YES → 喂奶后必须让婴儿打嗝。

如果体重不增加，就应该调节喂乳量，而且适当地喂断乳食品。

触摸身体或活动手脚时，是否出现痛症？ — YES →

无力地闭眼，而且像撒娇一样哭闹？ — YES → 可能困乏，应该引导婴儿安静地睡觉。

可能受到外伤，必须马上到儿科或整形外科就诊。

在哭闹过程中，是否出现停止呼吸或全身痉挛的症状？ — YES → 可能患有愤怒性痉挛，请到儿科就诊。

夜间是否经常哭闹？ — YES → 空腹、不快感、环境的变化、白天的兴奋是导致婴儿哭闹的主要原因。

妈妈的不安情绪或精神压力会影响婴儿的健康，必须以平静的心态对待婴儿。

应该注意观察婴儿的衣服内是否有异物，身体是否有溃烂或受伤等情况。

换尿布或抱婴儿时，是否停止哭闹？ — YES → 希望妈妈抱或弄湿尿布时，婴儿就用哭声表达自己的感受。

是否有鼻塞、咳嗽等症状？ — YES → 可能是感冒的初期症状。如果病症严重，就应该到儿科就诊。

口腔内有异常症状

如果患有感染症或营养障碍，口腔内会出现变化，而且出现异常症状。如果是新生儿，会流大量的口水，而且哭闹不停。

S·t·a·r·t

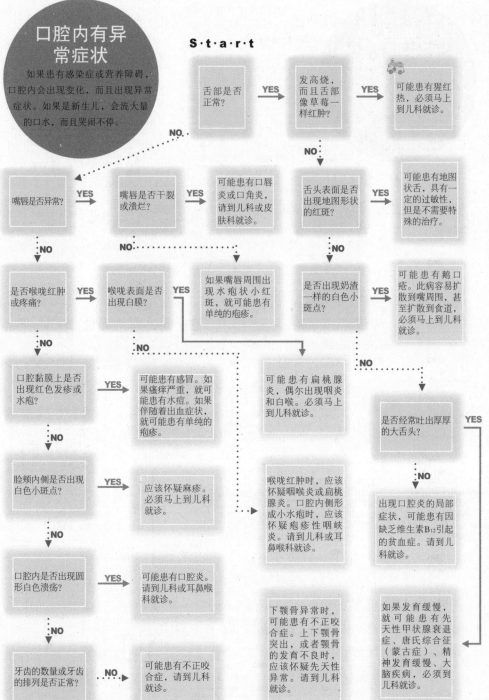

舌部是否正常？ → **YES** → 发高烧，而且舌部像草莓一样红肿？ → **YES** → 可能患有猩红热，必须马上到儿科就诊。

NO

嘴唇是否异常？ → **YES** → 嘴唇是否干裂或溃烂？ → **YES** → 可能患有口唇炎或口角炎，请到儿科或皮肤科就诊。

舌头表面是否出现地图形状的红斑？ → **YES** → 可能患有地图状舌，具有一定的过敏性，但是不需要特殊的治疗

NO

是否喉咙红肿或疼痛？ → **YES** → 喉咙表面是否出现白膜？ → **YES** → 如果嘴唇周围出现水疱状小红斑，就可能患有单纯的疱疹。

是否出现奶渣一样的白色小斑点？ → **YES** → 可能患有鹅口疮。此病容易扩散到嘴周围，甚至扩散到食道，必须马上到儿科就诊。

NO

口腔黏膜上是否出现红色发疹或水疱？ → **YES** → 可能患有感冒。如果瘙痒严重，就可能患有水痘。如果伴随着出血症状，就可能患有单纯的疱疹。

可能患有扁桃腺炎，偶尔出现咽炎和白喉。必须马上到儿科就诊。

是否经常吐出厚厚的大舌头？ → **YES**

NO

脸颊内侧是否出现白色小斑点？ → **YES** → 应该怀疑麻疹。必须马上到儿科就诊。

喉咙红肿时，应该怀疑咽喉炎或扁桃腺炎。口腔内侧形成小水疱时，应该怀疑疱疹性咽峡炎。请到儿科或耳鼻喉科就诊。

NO

出现口腔炎的局部症状，可能患有因缺乏维生素B$_{12}$引起的贫血症。请到儿科就诊。

口腔内是否出现圆形白色溃疡？ → **YES** → 可能患有口腔炎。请到儿科或耳鼻喉科就诊。

NO

牙齿的数量或牙齿的排列是否正常？ → **NO** → 可能患有不正咬合症，请到儿科就诊。

下颚骨异常时，可能患有不正咬合症。上下颚骨突出，或者颚骨的发育不良时，应该怀疑先天性异常。请到儿科就诊。

如果发育缓慢，就可能患有先天性甲状腺衰退症、唐氏综合征（蒙古症）、精神发育缓慢、大脑疾病，必须到儿科就诊。

YES

孕产育全书

给您最贴心的关怀与照顾

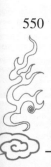

眼睛异常

如果眼睛有异物感或瘙痒，婴儿就会不停地揉眼睛，因此愈来愈恶化症状。尤其是患有急性结膜炎或流行性角膜炎等严重的眼部疾病时，必须更加细心地观察婴儿的状态。

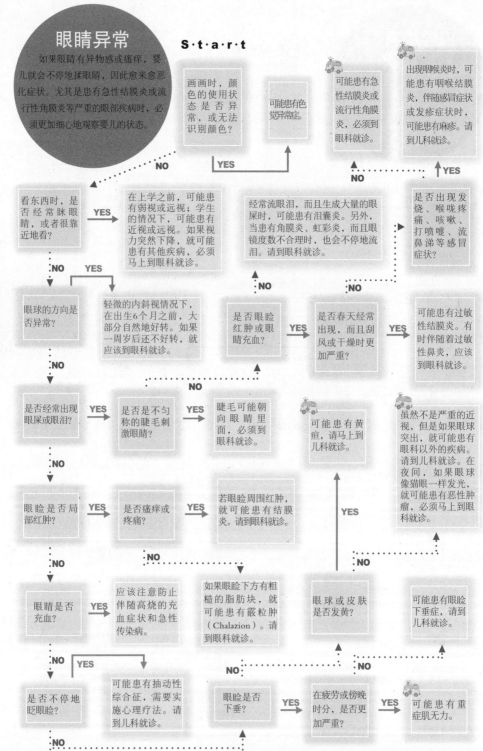

S·t·a·r·t

画画时，颜色的使用状态是否异常，或无法识别颜色？

可能患有色觉异常症。

可能患有急性结膜炎或流行性角膜炎，必须到眼科就诊。

出现咽喉炎时，可能有咽喉结膜炎，伴随感冒症状或发疹症状时，可能患有麻疹。请到儿科就诊。

看东西时，是否经常眯眼睛，或者很靠近地看？

在上学之前，可能患有弱视或远视；学生的情况下，可能患有近视或远视。如果视力突然下降，就可能患有其他疾病，必须马上到眼科就诊。

经常流眼泪，而且生成大量的眼屎时，可能患有泪囊炎。另外，当患有角膜炎、虹彩炎，而且眼镜度数不合理时，也会不停地流泪。请到眼科就诊。

是否出现发烧、喉咙疼痛、咳嗽、打喷嚏、流鼻涕等感冒症状？

眼球的方向是否异常？

轻微的内斜视情况下，在出生6个月之前，大部分自然地好转。如果一周岁后还不好转，就应该到眼科就诊。

是否眼睑红肿或眼睛充血？

是否春天经常出现，而且刮风或干燥时更加严重？

可能患有过敏性结膜炎。有时伴随着过敏性鼻炎，应该到眼科就诊。

是否经常出现眼屎或眼泪？

是否是不匀称的睫毛刺激眼睛？

睫毛可能朝向眼睛里面，必须到眼科就诊。

可能患有黄疸，请马上到儿科就诊。

虽然不是严重的近视，但是如果眼球突出，就可能患有眼科以外的疾病。请到儿科就诊。在夜间，如果眼球像猫眼一样发光，就可能患有恶性肿瘤，必须马上到眼科就诊。

眼睑是否局部红肿？

是否瘙痒或疼痛？

若眼睑周围红肿，就可能患有结膜炎。请到眼科就诊。

眼睛是否充血？

应该注意防止伴随高烧的充血症状和急性传染病。

如果眼睑下方有粗糙的脂肪块，就可能患有霰粒肿（Chalazion）。请到眼科就诊。

眼球或皮肤是否发黄？

可能患有眼睑下垂症，请到儿科就诊。

是否不停地眨眼睑？

可能患有抽动性综合征，需要实施心理疗法。请到儿科就诊。

眼睑是否下垂？

在疲劳或傍晚时分，是否更加严重？

可能患有重症肌无力。

NO YES YES NO NO YES YES YES YES YES NO YES NO NO NO YES

婴儿常见意外与急救方法

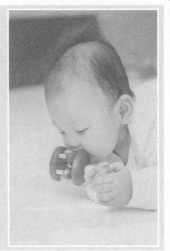

婴儿自卫能力弱，可能会因各种危险因素引发意外。当看到孩子因为突发的事故而受伤时，很多父母往往会手足失措，不知道如何去应对，有时候往往是几分钟的耽搁就会对婴儿造成重大影响。为了避免婴儿因为意外受到巨大的伤害，父母应该掌握一些常见的突发事故知识及其处理技巧，给宝宝更多一重保障。

婴儿常见的突发事故

在出生一年中，婴儿会遇到父母来不及应对的困难。温顺的婴儿突然学会爬行，也可能经常到危险的角落和缝隙里玩耍。

在日常生活中，必须从婴儿的安全角度仔细观察婴儿的周围环境。通过这种基本注意力和关心，能有效地找出危险的地方。

虽然疾病的预防和治疗相当好，但是在幼儿期经常遇到突发事故。在日常生活中，应该让婴儿自由自在地活动，但是要适当地监督。

有些妈妈担心婴儿出现突发事故，因此过分地保护婴儿，但是这样就容易使婴儿失去自我保护的能力。

窒息事故

●枕头

如果趴在枕头上睡觉，就容易妨碍呼吸，因此要注意使用枕头。在日常生活中，偶尔发生这些危险情况，因此在婴儿车上最好不要使用枕头。

●塑料袋

不能让婴儿拿塑料袋玩耍。如果把塑料袋套在头上，就容易贴近脸部，因此很难呼吸。应该及时地处理不用的塑料袋，而且放在婴儿够不到的地方。保管塑料袋时，最好给塑料袋打孔，或者系上开口。

●冰箱

废旧的冰箱也很危险。保管废冰箱时，应该拆掉冰箱门。玩捉迷藏时，婴儿喜欢躲到废弃的冰箱内。如果关闭冰箱门，就很难从里面打开，因此导致窒息事故。

触电事故

在日常生活中，应该防止婴儿拉电线或者向插座孔内塞进手指等触电事故。

●插座、插线板

最好把插座安装在婴儿够不到的墙壁上面。且最好使用带有安全盖的插线板。

交通事故

在一周岁之前，基本上不会发生街上的交通事故，但是学会走路的婴儿容易发生各种交通事故。很多婴儿喜欢在大街上玩耍，因此发生交通事故的概率很大。在日常生活中，应该防止婴儿独自到户外做游戏。

●人行横道

在大街上，需要经过人行横道时，必须特别注意。在这个时期，父母就应该教育婴儿过人行横道时的注意事项。过马路时，必须让婴儿走人行横道。另外，必须培养过天桥的习惯。

●倒车

开车时，必须注意大街上玩耍的小孩。有些婴儿喜欢钻进停止的汽车下面，或者突然从小胡同跑出。从车库倒车时，特别要注意路边的小孩。目前，倒车时撞伤的婴儿愈来愈多，因此要格外小心。

滑倒事故

●书桌、装饰柜

书桌、橱柜等较重的家具应该摆放在安全的地方，而且确保不翻倒。婴儿使用的所有物品都必须安全。另外，椅子等家具容易翻倒，因此要特别注意。

●地毯、地板

应该暂时收起松弛或破旧的地毯，以免婴儿滑倒。另外，注意防止婴儿在光滑的地板上滑倒。地板光滑时，最好铺上游戏用垫子。

●门窗

婴儿喜欢爬到门窗上面。在门窗上，最好安装铁锁，以免婴儿从窗户跌落。如果在窗户外面设置铁栏杆，就能防止这些事故。另外，应该预防爬家具等危险。为了突发火灾或危险，必须事

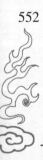

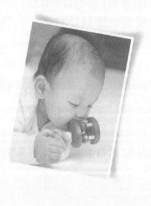

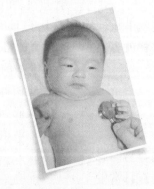

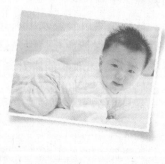

先观察好紧急出口。

●台阶、床

婴儿容易从台阶跌落。如果婴儿在第一层生活，为了防止爬台阶，最好在台阶下方安装单独的门。另外，为了防

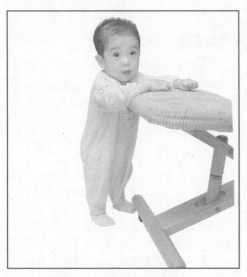

➜ 刚学会走路的婴儿特别喜欢爬桌子等地方，但是爬上台阶或橱柜后，大部分婴儿都不会爬下来。在这种情况下，很容易跌落，因此要特别注意。

止婴儿从台阶跌落，在台阶入口处，最好安装安全门。在日常生活中，必须检查台阶或床的边缘，而且要防止婴儿从床上跌落。

为婴儿使用移动茶几时，不能把婴儿独自放在茶几上面。

●婴儿车

外出时，应该系好婴儿车的安全带。让婴儿独自坐在婴儿车里面时，应该特别小心，一不小心就会从婴儿车里滚下来撞伤头部。在婴儿车里，不能放菜篮子之类的东西，以免压住婴儿。一般情况下，婴儿不能控制婴儿车的制动器。

●危险的玩具

在日常生活中，教导婴儿不要往嘴里放塑料哨子或铅笔等危险的玩具。如果突然摔倒，就容易刺伤喉咙。

被宠物咬伤的事故

●小狗和小猫

婴儿根本不防备小狗和小猫。即使家养的宠物很安全，也不能把婴儿和宠物放在一个地方。宠物也可能会嫉妒婴儿，因此容易咬伤婴儿。

到户外散步时，如果拉起婴儿车的遮阳板，就能防止小猫或其他动物的攻击，也能防止昆虫的袭击。

化学物质事故

●化学药品

在日常生活中，必须把药品或化学物质保管在婴儿够不到的地方。另外，最近出现了很多含有化学物质的餐具，因此要慎重地选择餐具。最好把具有潜在危险性的东西放在较高的架子上面。比如，洗涤剂、消毒液等。

●处方药

很多药品的外形类似于饼干。其中，含铁制剂的形状很容易让人产生误解。药品厂商既要考虑药品成分，又要考虑婴儿的口味，因此这种药物能吸引婴儿的眼球。

在日常生活中，必须把药物放在婴儿够不着的地方。另外，把药丸放在药瓶内保管。

成年人常用的药品中，最不利于婴

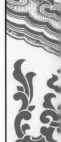

孕产育全书

给您最贴心的关怀与照顾

553

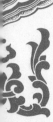

必须掌握的知识

被小狗或蛇咬伤，消毒后马上到医院治疗

被小狗或老鼠咬伤时，即使是很小的伤口，也会被病菌感染。在这种情况下，首先要挤出伤口的污血，并充分地消毒，然后到医院治疗。

被毒蛇咬伤时，先系好离心脏近的部位，然后挤出伤口的毒液。只要口腔内没有伤口，就可以用嘴吸毒，然后喝大量的水，这样就能降低血液中的毒素浓度。

●被蜜蜂蛰伤的情况

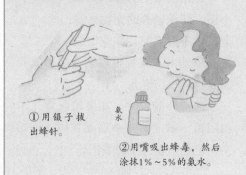

①用镊子拔出蜂针。

氨水

②用嘴吸出蜂毒，然后涂抹1%～5%的氨水。

●被蚊子等小虫叮咬的情况

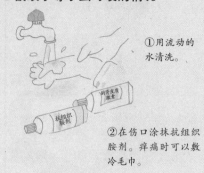

①用流动的水清洗。

②在伤口涂抹抗组织胺剂。痒痛时可以敷冷毛巾。

儿的药品是阿司匹林和含铁制剂。如果婴儿大量地吞食这些药品，就应该马上到医院接受治疗。

●漂白粉、化学物质

普通家庭中，大量地使用化学物质。其中，最危险的化学物质是漂白粉。一般情况下，把漂白粉放在厨房或浴室内。这些药物容易被误解成对人体

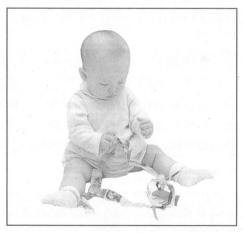

⬆ 婴儿喜欢把东西放在嘴里，因此最好把危险的药品或物品放在婴儿够不到的地方。

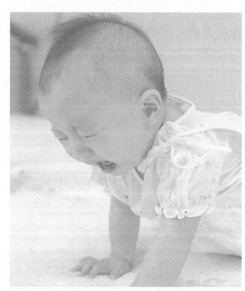

⬆ 在爬行过程中，婴儿有可能吞下危险的药丸，因此最好把危险物品放在婴儿够不到的地方。

无害的液体，但是实际上含有非常危险的成分。如果放在瓶子里面，就更容易刺激婴儿的好奇心。

●有毒物质

在日常生活中，还应该检查院子里有没有有毒的树或果子。另外，还要防止用含铅的涂料粉刷家具或玩具。为了婴儿的安全，最好清除房子周围的所有化学物质。

溺水事故

●荷花池、浴池

婴儿在很浅的荷花池内也可能发生溺水事故，因此要注意院子里的水池或浴池。另外，不能把婴儿独自放在浴池里面。大部分婴儿都喜欢游泳，但是必须跟父母在一起。

●游泳池

要想享受游泳，就应该从小教婴儿游泳。在游泳池里，不能强迫婴儿入水。另外，乘坐快艇时，必须穿上救生衣。

吞异物的事故

●危险的小物品

婴儿喜欢把小物品塞进耳朵、鼻子、嘴、阴道等部位，因此最好把珠子、石头、坚果等小物品藏在婴儿看不到的地方。另外，还要注意别针、发卡、纽扣、玻璃球、能粘贴的玩具动物眼睛等，也不能给婴儿玩。

阳光灼伤事故

●阳光

婴儿的皮肤很嫩，因此容易被阳光灼伤，但是每天最好晒太阳30分钟左右。全面地进行日光浴的情况下，第一天晒太阳10~20分钟，然后逐渐增加日光浴的时间。

日光浴时，必须遵守以下注意事项。如果长时间晒太阳，就容易被阳光灼伤。为了避免这种事故，在日光浴之前，必须涂上防晒霜，然后穿薄衣服，戴上带遮阳板的帽子。此时，必须避开直射光。直射光线的后遗症并不会马上出现，但是过一段时间就会发作。

如果被阳光灼伤，就会出现呕吐或发烧等症状。如果出现这些症状，就应该到医院就诊。在灼伤部位完全恢复之前，必须细心地治疗。

吞咽硬币、别针的事故

●坚果类、坚硬的小物品

在吃固态食品之前，不能让婴儿独自进食。尤其是花生等坚果类和坚硬的小食品特别危险。这些食物容易进入呼吸道，因此会严重地伤害肺部。

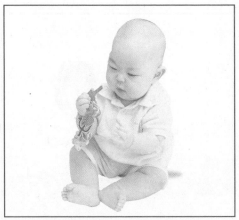

🔺 婴儿对异物非常感兴趣，而且喜欢把异物放入嘴、耳朵、鼻子等部位，因此要事先清理纽扣、针、珠子、钥匙、花生等危险物品。

孕产育全书

给您最贴心的关怀与照顾

●异物

婴儿容易吞咽异物，因此导致窒息的概率很大。在日常生活中，必须注意管理纽扣、硬币、针等容易放入嘴里的小物品。

烧伤或烫伤事故

●火

有时很轻微的烧伤也要住院几周，因此特别注意安全。

●电炉

在日常生活中，应该小心使用电炉等设备。如果抓住通电的电器，婴儿的手部就容易烧伤。如果电流进入婴儿的手部，就无法松手。

●熨斗

熨斗也是非常危险的家电。当熨斗还有余热时，婴儿如果触摸熨斗，就容易被烧伤。

●取暖设备

在日常生活中，应该让婴儿知道火的危险性。另外，突出的取暖设备也比较危险。要想使用取暖设备，就应该放在婴儿够不到的地方。

●开水、蒸汽

由于开水或蒸汽引起的烫伤事故比因火引起的烧伤多。喝热咖啡时，特别要注意。如果婴儿弄翻热咖啡，马上就会烫伤皮肤。

做料理时，也应该特别注意。把所有餐具的手柄都要朝向里面。如果看到手柄，婴儿就容易拉餐具，因此容易被开水烫伤。

●咖啡机

在日常生活中，不能把咖啡机放在餐桌布上面。如果婴儿拽餐桌布，开水就容易倒在婴儿身上，因此导致严重的烫伤事故。经常检查咖啡机或水杯是否摆在餐桌中央，餐桌本身是否稳定等。在幼儿期，最好不要使用餐桌布。

●滚烫的浴缸水

往浴缸里倒水时，必须同时倒开水和凉水。在倒入凉水之前，婴儿很容易爬进滚烫的浴缸里面。

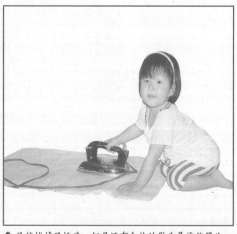

▲虽然拔掉了插座，但是还有余热的熨斗易烫伤婴儿。

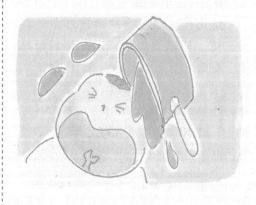

必须掌握的知识

骨折和脱臼时的应急措施

骨骼折断的状态称为骨折。骨骼弯曲或通过伤口露出的状态称为骨折。骨折时，婴儿会出现以下症状：

1.由于痛症严重地哭闹。2.骨折部位红肿，而且有些变形。3.由于内出血，皮肤呈紫色。4.不使用骨折部位，因此活动不自然。

●不当的应急处理更危险

如果盲目地固定骨折部位，或者用力活动骨折部位，反而会损伤神经或血管。在这种情况下，最好用木板固定骨折部位。

一般情况下，用日常生活用品代替木板。比如，格尺、杂志、筷子等。上医院时，必须用绷带或胶带固定木板，以免活动骨折部位。

●脱臼时的应急措施

婴儿还不会说话时，如果出现以下症状，很可能是脱臼。一是无力地下垂一只手臂。二是吃饭时不用平时习惯用的手臂。

上医院之前，最好用木板固定脱臼部位，然后马上到整形外科就诊。脱臼时，只要马上还原，就没有任何后遗症。

●固定木板的方法

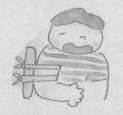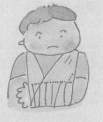

手臂——先把木板固定在手臂上面，然后用绷带固定在肩膀上面，以免下垂手臂。

手指——利用木筷子固定。

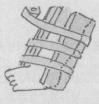

腿部——同时固定脚踝和膝盖两个关节。

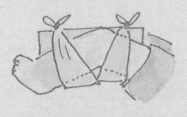

膝盖——如果处于弯曲状态，就不要盲目地伸直膝盖，直接固定木板。

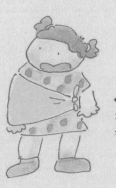

←如图所示，用三角巾固定到身上，然后马上到整形外科治疗。

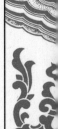

必须掌握的知识

突发事故的应急措施

烫伤的情况

应急措施： 第一时间应先让婴儿脱离热源，把烫伤部位放在干净的凉水中冲淋15～20分钟。如果烫伤的部位不能用水冲淋，如面部器官烫伤，就可用毛巾放入冷水中浸湿，然后将其覆盖在烫伤的部位，每隔1～2分钟更换一次毛巾，最好是在毛巾上面放置一块冰块以保证毛巾持续低温。这样有助于及时散热，减轻孩子的疼痛感及烫伤程度。在冷却伤势后，可用干净的纱布覆盖在烫伤部位，以防止创面感染。当然，如果烫伤比较严重，则应尽快送去医院，以得到专业的处理。

烧伤的情况

应急措施： 如果手部、脚部或腿部烧伤，就应该用凉水冲洗20分钟左右。如果穿着衣服被烧伤，就应该在穿衣服的状态下，用凉水淋浴，然后慢慢地脱掉衣服。如果衣服粘在皮肤上面，就不能强行拉衣服，必须用剪刀剪开。

吞下异物的情况

应急措施： 根据异物的特性，有时需要让婴儿吐出，有时不能让婴儿吐出。

●可以用牛奶或水吐出的情况——吞下洗涤液、香皂、柔顺剂、洗发水、沐浴露、化妆水、香烟时，可以利用牛奶或水让婴儿吐出异物。

●能喂牛奶或水，但是不能吐出的情况——吞下脱水剂、漂白粉、合成树脂、柔性涂料、去污剂时，可以喂牛奶或水，但是不能让婴儿吐出异物。

●不能喂任何食物，也不能让婴儿吐出异物的情况——吞下指甲油、灯油、苯、卫生间洗涤液、皮鞋油、杀虫剂、碱性电池、玻璃片、针、金属块时，不能喂任何食物，也不能让婴儿吐出异物。

关节脱臼的情况

应急措施：

●肘部或肩部脱臼的情况——上医院之前，必须用木板固定脱臼部位，然后用冰块或凉毛巾消肿。

●膝关节脱臼的情况——用枕头或抱枕垫脱臼部位，然后敷冰袋或凉毛巾。消肿或缓解痛症后，马上到外科或整形外科治疗。

撞伤头部的情况

应急措施： 利用纱布止住撞伤部位的血，然后涂上消毒液。如果起包，就应该用冰块消肿，或者枕着冰袋躺一段时间。如果婴儿失去知觉，为了便于呼吸，应该抬高下颚。如果发高烧，就应该敷凉毛巾或冰袋，然后到医院治疗。

腹部或胸部受伤的情况

应急措施： 如果出血，就应该用纱布止血，然后涂上消毒液，并用胶带固定纱布。如果严重地哭闹，或者呼吸困难，或者脸色苍白，就应该马上到医院就诊。上医院的过程中，必须解开婴儿的衣服纽扣，然后保持侧卧姿势。

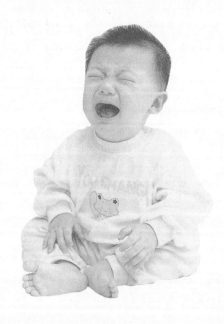

Baby care

去医院之前，在家采取的应急措施

发烧的情况

●应该做的事情

1.正确地量体温。如果体温超过38℃，就可能生病。

2.应该暖和身体，然后用凉毛巾擦头部、腋窝和胯部。

3.可能出现脱水症状，因此要用凉麦茶或果汁补充水分。

●不该做的事情

1.看医生之前，不能随便使用解热剂。

2.不能给婴儿洗澡。

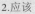
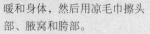

拉肚子的情况

●应该做的事情

1.少量地喂凉开水或麦茶。

2.检查大便状态，然后带着沾有大便的尿布上医院。

3.臀部容易长痱子，因此要经常换尿布，而且用暖和的毛巾擦臀部。

●不该做的事情

1.如果症状不严重，就可以跟平时一样喂奶或断奶食品。症状严重时，只能喂稀粥，或者耐心地等待医生的指示。

2.清洗臀部后不能涂爽身粉。弄干臀部后换新尿布。

呕吐的情况

●应该做的事情

1.喂奶后，必须让婴儿打嗝。

2.为了防止脱水，必须喂凉开水或麦茶，然后用加盐的营养粥补充盐分。

3.呕吐后用干净的纱巾擦口腔。如果记录呕吐物的成分或颜色，将有助于治疗。

●不该做的事情

在没有医生指示的情况下，不能随便喂药或灌肠。

皮肤发疹的情况

●应该做的事情

1.利用透明的玻璃板或塑料板压发疹部位。如果发疹部

位褪色，就可以放心，否则要注意观察状态。

2.隔2小时测量2~3次体温。如果婴儿全身无力，或者严重地咳嗽，就应该到医院就诊。

3.为了防止挠伤，必须修剪指甲。

4.尽量穿薄衣服，然后适当地降低室内温度。

5.如果口腔内出现发疹，就很难吞咽食物，因此要准备柔软的食物。

●不该做的事情

1.在没有医生指示的情况下，不能随便涂抹缓解痒痛的药物。

2.应该喂柔软的食物，但是不能喂酸味饮料或碳酸饮料。

3.在退烧或发疹消失之前不能洗澡。状态好转后，也不能使用香皂。

腹痛的情况

●应该做的事情

1.注意观察哭的状态。如果弯曲身体剧烈地哭闹，或者伸直腿部就更强烈地哭闹，就可能患有腹痛症。

2.注意观察疼痛部位。

3.注意检查是否拉肚子，是否发烧，是否呕吐，什么时候开始疼痛等情况。

●不该做的事情

如果没有特别症状，就可以灌肠。如果出现呕吐或拉肚子症状，就不能随便灌肠，也不能喂止泻药。

关于突发事故的应急治疗方法

在长过程中，由于大大小小的事故，婴儿很容易受伤。在这种情况下，千万不要慌张。下面详细地介绍关于突发事故的应急治疗方法。

在育儿过程中，难免遇到从高处跌落，或者擦伤等事故。只要稍微注意，就能预防这些事故。大部分是由于婴儿的错误导致各种事故，但是也有很多是因为父母疏忽导致的事故。即使婴儿因受伤或受惊剧烈地哭闹，妈妈也应该稳定情绪，这样才能给婴儿安全感。

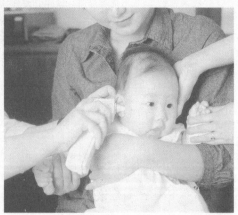

▲ 无缘无故地疼痛时，大部分妈妈会惊慌失措。如果掌握了应急治疗方法，在上医院前就可以采取相应的应急措施。

痉挛的情况

婴儿痉挛的原因有两种。一是由于发高烧引起的热性痉挛，二是患有癫痫病，此病的发生与年龄无关。

大部分情况下，如果痉挛发作，婴儿就容易失去意识，咬紧牙齿。有时还会昏迷不醒，翻着白眼，或者口吐白沫。几分钟后，只要发作结束，婴儿就

会睡觉。婴儿发生痉挛时，不能放置不管。父母要在婴儿身边，防止婴儿撞到家具或危险物品，但是不能绑手臂或腿部，也不能为防止咬舌头而塞毛巾。

确认婴儿的呼吸状态，然后在侧卧状态下，向前抬起下颚，这样就能畅通呼吸道。痉挛发作后，应该叫医生或马上到医院检查。

发高烧的情况下，痉挛发作后最好用温水柔和地擦身体。如果体温超过40℃，为了防止痉挛，必须用湿毛巾降低体温。如果反复痉挛，或者痉挛持续10分钟以上，就应该到医院就诊。

撞伤头部的情况

如果撞伤头部，就应该小心翼翼地观察婴儿的状态。撞伤后，如果身体抽筋，哭闹，鼻子、耳朵、嘴出血，或者暂时失去意识，就应该马上到附近的医院就诊。此时，必须用毛毯保持婴儿的体温。如果头部出现伤口，就应该缝合伤口。

撞伤头部后，即使没有任何异常症状，也应该注意观察24小时。如果突然沉睡（除了夜间睡觉外），昏迷不醒，或者呕吐，就应该马上到医院检查。受伤后，如果马上睡觉，就应该仔细检查婴儿的状态。

被动物咬伤的情况

用流动的水清洗动物的咬伤部位，然后擦掉水分。没有接种破伤风预防疫

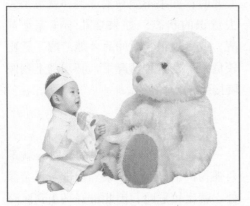

▲ 在长大过程中，婴儿会遇到大大小小的事故。为了应对突发事故，最好掌握应急治疗方法。

苗时，必须到附近的医院检查。如果伤口较大或撕裂，就应该缝合。

如果被动物咬伤，容易导致狂犬病。被小猫抓伤时，必须清洗伤口。如果抓伤部位发黄，或者流脓水，就应该到医院治疗。在没有接种破伤风疫苗的情况下，容易导致破伤风。

伤口出血的情况

如果伤口出血，并形成血痂，就应该彻底地擦拭伤口周围的血渍。摘掉血痂时，如果接触水或软膏，就容易导致感染。一般情况下，伤口周围的血渍会随着血痂自然地脱落。

受伤后长时间出血时，如果伤口周围很脏，就应该用热水或湿纸巾擦拭。另外，可以用稀释的消毒液清洗伤口。

擦拭伤口周围时，最好从伤口往外擦拭，然后进行灭菌处理。伤口严重

时，消毒后马上到医院缝合伤口。脸部的伤口容易留下难看的疤痕，因此最好到医院处理。

如果伤口很深，而且进入脏东西，就容易导致破伤风。尤其是伤口沾有动物的粪便，就更容易感染，因此最好给婴儿打破伤风预防针。

有时，虽然表面上伤口很小，但是严重地出血。在这种情况下，必须马上到医院治疗。尤其是头部很难缠绷带，因此即使是小伤口也应该缝合。

在止血时，绷带是不可缺少的工具。只要生成血痂，就不需要绷带，而且要开放伤口，这样就有助于治疗。

另外，在伤口或血痂上面不能随便涂抹消毒软膏。虽然消毒软膏能清洁伤口，但是不能防止所有细菌，如果涂抹软膏，会软化血痂，因此降低防细菌的能力。

休克的情况

事故或疾病会导致严重的休克症状。休克是伴随低血压症状的循环虚脱状态。如果休克，就会出现脸色苍白、浑身出冷汗、呼吸短促、脉搏加快（有时脉搏缓慢）等症状。另外，还会出现呕吐或晕倒的情况。在这种情况下，应该让婴儿平躺，而且用毛毯保温。

热水会增加从内脏流向皮肤的血液量，因此恶化休克症状。另外，发生严重的休克症状，或者因事故需要麻醉时，不能给婴儿吃食品或喝饮料。

休克还包括精神休克。在受伤后，大部分婴儿容易受惊，因此需要稳定情绪。

孕产育全书

给您最贴心的关怀与照顾

吞下药物或化学物质的情况

当婴儿吞下毒性物质时，首先要稳定情绪，但是不能喂任何食物，也不能让婴儿吐出吞下的化学物质。如果婴儿呕吐，就应该把呕吐物拿到医院让医生检查。

如果失去知觉，就应该让婴儿采取俯卧姿势，然后向侧方扭头，并抬起手臂和腿部。如果婴儿停止呼吸，就应该实施人工呼吸。

失去意识的情况

在找出失去意识的原因之前，应该防止婴儿因呕吐物窒息。失去意识的情况下，只要婴儿还在呼吸，就应该采取俯卧姿势，并向侧方扭头，以免因呕吐物窒息。另外，手脚朝向相同方向，这样有助于恢复意识。这种姿势还能防止呕吐物进入鼻腔。

意识模糊和瞌睡是完全不同的概念，而且出现不同的症状。失去意识时，呼吸量不稳定，因此容易打呼噜。

从高处或台阶滚落后，应该判断是瞌睡状态，还是失去意识的状态。摇晃婴儿时，如果不能马上苏醒，就可是失去意识的状态。如果婴儿不能完全苏醒，或者过很长时间后才能清醒，就比较危险。在这种情况下，必须马上到医院接受神经学检查。

吞下异物的情况

如果很难清除耳朵里的异物，就不要强行拔出异物。如果异物进入耳朵深处，就比较危险，因此最好马上到医院治疗。

鼻腔内进入异物的情况下，如果婴儿的年龄较大，就可以用镊子拔出异物，但是最好到医院处理。如果让婴儿用力吹鼻子，反而会用力吸气，因此增加治疗的难度。

婴儿容易吞下异物，但是异物也容

必须掌握的知识

应急治疗所需的物品

在日常生活中，应该把急救箱放在容易找到而婴儿又够不到的地方。最好放在婴儿站在椅子上也够不到的地方。另外，单独准备每个家庭常用的特殊药品。

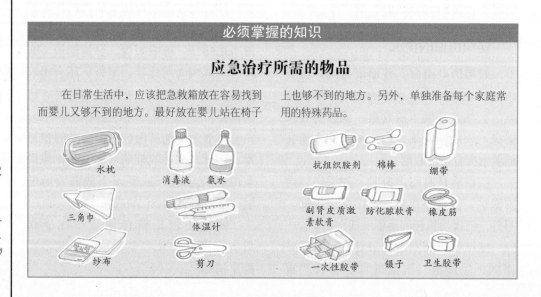

水枕　消毒液　氨水　三角巾　体温计　纱布　剪刀　抗组织胺剂　棉棒　绷带　副肾皮质激素软膏　防化脓软膏　橡皮筋　一次性胶带　镊子　卫生胶带

易跟大便一起排出体外，因此不用过于担心。如果婴儿吞下药品或别针等锋利的物品，就应该马上到医院救治。

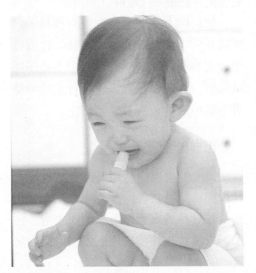
↑ 婴儿的耳朵、鼻子、口腔内进入异物时，不能盲目地拔出，应该马上到医院诊治。

擦伤的情况

如果是很浅、面积较小的伤口，用碘油、酒精涂伤口周围的皮肤，进行二次消毒后如伤口无肿痛，可用干净消毒纱布先为婴儿包扎好。2天后可用酒精棉球(红药水)再消毒伤口一次。如果家里没有碘酒、酒精，可用干净的水清洗伤口，然后涂上抗菌软膏，再贴上创可贴。为避免感染，应尽快用流动水清洗伤口。切勿使用已经开封的瓶装水，因为水中含有大量细菌。

如果婴儿擦伤面积太大，伤口上沾有无法自行清洗掉的沙粒、脏物，或受伤位置比较特殊和重要，比如伤在脸部，建议父母还是带宝宝就医，让专家处理比较妥当。

扎伤的情况

扎伤由于创口很小，非常容易被忽视，却最容易受感染。尖物刺入身体的时候会带入细菌和污垢，给婴儿的身体带来潜在的危险。如果婴儿被扎伤，首先要检查体内的残留物，然后用镊子清除。为了缓解痛症，最好给被扎部位敷冰块，然后涂抹软膏。

如果口腔被扎伤，就容易影响呼吸，因此最好到医院就诊。被昆虫扎伤时，有些婴儿会出现过敏反应，甚至导致休克症状。在这种情况下，必须马上到医院就诊。

对于大而深的扎伤，父母也应及时带孩子去外科做局部清创处理，并注射破伤风针剂。

触电的情况

婴儿触电后，立刻拔掉插座，然后包裹婴儿的手。如果触电引起的烧伤比较轻微，就应该检查触电原因，然后注意防止再次发生同样的事故。

触电严重的情况下，由于肌肉萎缩不能松开手，甚至失去意识。在这种情况下，如果直接接触婴儿，其他人也会触电，因此马上关闭电源。紧急情况下，可以用干燥的非金属物品，比如用扫帚或杂志推开电线。如果婴儿停止呼吸，就应该实施心脏按摩，然后实施人工呼吸。如果能独自呼吸，就应该盖上毛毯保持体温。

如果触电，就容易烧伤，因此轻微的触电也会留下很深的伤口。如果因触电而烧伤，就应该到医院治疗。

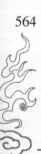

昏倒的情况

如果婴儿突然昏倒，就应该采取安全的姿势，然后在保护者膝盖之间固定婴儿的头部，这样就能促进婴儿大脑的血液循环。另外，尽量放松婴儿的颈部，然后充分地呼吸新鲜空气。昏倒的情况下，必须在几分钟内弄醒婴儿。

呼吸道堵塞的情况

如果在吃饭时窒息，或者喉咙和呼吸道被异物堵塞，就应该抓住婴儿的双腿倒立，然后轻轻地拍打后背。如果婴儿的月龄较大，就可以让婴儿的上身向前弯曲，或者让婴儿趴在父母的膝盖上面，然后头部朝向下方，这样就容易吐出异物。

需要注意的是，如果不是容易抓

出的大肉块或苹果，父母切忌直接用手将异物从婴儿口腔中拿出。如果父母盲目地用手指在婴儿口腔里乱抠，有时反而会把异物推入气道内。

如果以上方法无效，就应该马上到医院治疗。而当婴儿意识不清、没有呼吸或有那样的趋势时，则马上要给予呼吸急救，直到孩子能够进行自主呼吸或者急救中心专业人员赶到为止。

出血的情况

如果鲜血连续从伤口大量地流出，就说明动脉受伤，因此要想办法止住出血。在这种情况下，可以使用压力。比如，用手指压住伤口周围或伤口与心脏之间的部位。

停止出血后，应该马上叫救护车。松手后，如果又开始出血，就应该继续按下去。如果出血速度缓慢，

眼睛里进异物的情况

如果眼睛受伤，就应该马上到医院检查。如果有害液体进入眼睛里面，就应该用流动的水冲洗干净，如果不停地揉眼睛，就会损伤角膜。

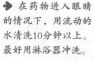

➡ 在药物进入眼睛的情况下，用流动的水清洗10分钟以上。最好用淋浴器冲洗。

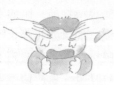

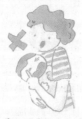

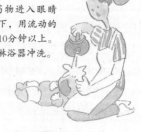

⬆ 为了防止揉眼睛，必须抓住婴儿的双手，然后轻轻地压住眼睑，使婴儿多流眼泪。

⬆ 最好不要拔出扎进眼睛里的物体，要马上到医院救治。

⬆ 翻开眼睑后，如果看到异物，就可以用清洁的湿纱布清除异物。

⬅ 可以用水壶冲洗眼睛，或者滴入眼药水。

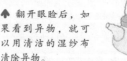

564

就应该包扎伤口，然后结实地缠绕绷带。如果鲜血渗出绷带外面，不要解开绷带，应该在原来绷带上面继续缠绕新绷带。另外，不能随便移动受伤的婴儿。在这种情况下，应该尽量抬高伤口。

只要大量地流血，任何人都会受到冲击。小伤口也可能流很多血，有时看起来远远超过实际的流血量。如果情况紧急，可以用干净的毛巾或丝袜代替绷带。如果流血不止，应该用手指压住伤口。如果还不能止血，就应该马上到医院治疗。

流鼻血的情况

婴幼儿流鼻血属于急症，一旦发生要及时止血。最好让孩子取坐位，头稍向前倾，将出血的鼻孔塞上经消毒的棉花球或用拇指和食指捏住双侧鼻翼，进行压迫止血。如果婴儿受惊，则要稳定婴儿的情绪，以免婴儿吞下鼻血。如果出血量较大，婴儿有面色苍白、出虚汗等出血性休克前兆症状时应先让他平躺，但不能向后仰头，同时尽快送到医院进行治疗。如果是受撞导致流鼻血，必须马上到医院治疗。

骨折或脱臼的情况

当婴儿脱臼或骨折时，应该固定受伤部位，然后马上到医院治疗。如果强行恢复脱臼的关节，反而会恶化伤势。在治疗时，可能需要全身麻醉，因此暂时不能喂任何食物。

如果只是韧带（固定关节，或者抑制关节运动的纤维组织）裂伤，或者受外伤，并不是骨骼错位，此时最好用绷带固定后，马上到医院治疗。为了确诊骨折或脱臼，必须实施X光检查。

B a b y　c a r e

心脏麻痹的情况

●婴儿的情况

用中指和食指用力压住胸骨，使胸骨凹陷3厘米左右。一般情况下，每分钟按压100次左右。

●幼儿的情况

把婴儿平放在平整的地板上面，然后在胸部下方重叠摆放两只手，并沿着垂直方向迅速按压后马上松手。一般情况下，每分钟按压100次左右。

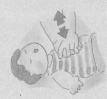
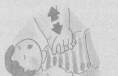

孕产育全书

给您最贴心的关怀与照顾

烫伤时的应急措施

如果婴儿的烫伤比较严重，或者即使不严重，只要烫伤面积大，都属于重症。另外，即使烫伤面积小，只要烫伤程度严重，也属于重症，因此最好到医院治疗。小范围的重伤比较危险，因为容易导致全身休克症状。

- **1度烫伤**：——皮肤红肿痒痛。
- **2度烫伤**：——伤及皮肤脂肪层，而且生成水疱。
- **3度烫伤**：——伤及皮下组织，而且皮肤发白，但是没有痛症。

注意事项

● 不能弄破或挤水疱

在这种情况下，不能用钢针弄破水疱，也不能挤脓水。如果挤脓水，就容易留伤疤，或者容易感染，因此最好用清洁的纱布包裹后到医院治疗。

● 涂抹酱油、味噌或香油反而会恶化伤口

有些妈妈在烫伤部位涂抹酱油、味噌或香油，但是这种疗法容易导致溃烂，反而不利于治疗。

【烫伤时的应急措施】

穿着衣服被开水烫伤的情况

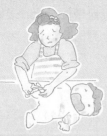

▲ 在穿衣服的状态下，用凉水降温，然后用剪刀切开衣服。如果盲目地脱掉婴儿的衣服，就容易损伤皮肤。

眼睛、耳朵、鼻子周围烫伤的情况

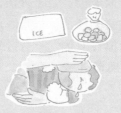

▲ 利用冰袋（用塑料袋装冰块）或冰块冷却烫伤的部位。

头部或脸部烫伤的情况

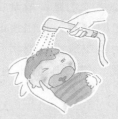

▲ 用手洒水，或者用淋浴器冲洗。

手脚烫伤的情况

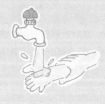

▲ 用自来水冲洗烫伤的部位。

烫伤全身的情况

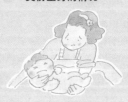

▲ 把婴儿直接浸泡在装有凉水的浴缸里面。

20分钟

▲ **冷却时间**
冷却20分钟以上才能缓解痛症。

中医儿科

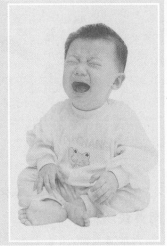

　　本章节将详细介绍婴儿常见的各种症状和中医治疗方法。白天正常的婴儿一到晚上就突然发高烧，或者呕吐、痉挛。在这种情况下，可以马上到医院就诊，但是最好先稳定情绪，注意观察婴儿的状态。下面介绍30种在家也能实施的中医治疗方法。

申在勇（海城中医院院长）

用中医疗法治疗的婴儿疾病

　　在中医疗法中，即使是相同的症状，随着体质不同，采用的处方也不同。尤其是比较敏感的婴儿，容易出现过敏或其他症状，因此必须按照中医的指示进行治疗。

　　在成长过程中，婴儿容易出现大大小小的疾病，因此总让父母担心。比如发高烧、呕吐、拉肚子、痉挛、摔倒、跌落等。在这种情况下，父母只能以"婴儿在痛苦中成长，很快就会好起来的"来安慰自己。

　　初产妇的情况下，婴儿的健康状态总是牵动着妈妈的心。只要婴儿出现一点异常症状，妈妈就马上带婴儿到医院检查，但是平静地观察婴儿的状态，或者按照民间疗法或中医疗法治疗也是很好的方式。在日常生活中，即使是大部分婴儿常见的疾病，有些妈妈都会惊慌失措。

　　如果准备常用药物或掌握应急处理方法，就能避免事事都到医院治疗的麻烦。

皮肤发疹——用两根牛蒡就能治疗皮肤发疹症状

　　如果吃错食物，或者不小心接触到不洁净的环境，婴儿都极易出现皮肤过敏的反应，全身就可能突然发红或发高烧，进而出现皮肤发疹症状。在这种情况下，可以用两根牛蒡治疗皮肤发疹症状。

　　具体的做法是，先在锅内放入两杯水，将两根牛蒡洗净，放入锅中，用中火熬至牛蒡汤变成一杯为止，然后取汁放凉，将其涂抹在发疹的部位。

　　牛蒡有清血解毒的功效。牛蒡所含有的脂肪油、绿原酸等成分能降低体温，发挥散热作用。

567

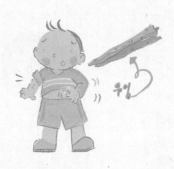

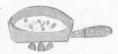

▲①烤熟20粒白米。

▲②把烤熟的白米磨成米粉。

▲③混合牛奶和米粉。

出冷汗的情况——给婴儿喂鸡肉黄芪汤

有些婴儿没有大的毛病，但是一睡觉就出冷汗。此时，如果着凉就容易感冒。这大部分是由于气力衰弱导致的。用鸡肉黄芪汤就能有效地治疗出冷汗的症状。

在锅内放入两杯鸡肉汤，然后放入一把黄芪熬汤。鸡肉汤变成一杯后，给婴儿喝。一般情况下，每天喝一次，连续服用两天后，出冷汗的症状就会消失。

鸡肉具有补身体的功效，而且中医学中常用的黄芪含有紫糖、葡萄糖、维生素B等成分，因此能强健虚弱的婴儿。

拉肚子的情况——给婴儿吃柿饼红枣汤

如果婴儿拉肚子，最好先喂麦茶。此时，如果喂柿饼红枣汤，就能发挥更好的效果。

在锅内放入5颗红枣和2个柿饼，并倒入2杯水，熬汤一小时左右。拉肚子时，如果少量地多次喝柿饼红枣汤，就能治疗拉肚子症状。

由于饮食过量拉肚子时，可以喂炒大葱。炒锅内倒入少量的香油，然后爆炒大葱。可以直接喂炒大葱，也可以喂炒熟的大葱粉。一般情况下，服用一次就能见效。

喝奶后呕吐的情况——服用烤熟的米粉加牛奶

有些婴儿喝完牛奶后就呕吐。虽然没有异常症状，但是总让妈妈放心不下。在这种情况下，如果跟牛奶一起喂烤熟的米粉，就能治疗呕吐症状。

准备20粒烤熟的白米，然后磨成米粉。另外，在对半混合的牛奶和水中放入烤熟的米粉。喂母乳的情况下，均匀地混合母乳和米粉。一般情况下，每天分三次服用，而且只要服用一天就能见效。

哮喘的情况——给婴儿喂南瓜米粥

婴儿的哮喘分为由于周围环境引起的和先天性两种。利用南瓜米粥能根治哮喘。

首先准备老南瓜、麦芽糖汁、生姜和米饭。在南瓜上面挖出大孔，并挖出南瓜子，然后在南瓜内倒入热麦芽糖汁、生姜和米饭。锅内放入1/3杯水和南瓜，然后用温火蒸熟。捞出南瓜里的米粥，并放在冰箱内保存。

一般情况下，在饭前吃南瓜米粥。只要服用3个南瓜，就能根治哮喘病。

吞下硬币的情况——用马铃薯藤熬汤，然后给婴儿喂马铃薯藤汤

大部分婴儿喜欢把小物品放入嘴里，如果吞下硬币或珠子，很多妈妈就不知所措。婴儿痛苦或腹痛时，应该马上到医院诊治。如果婴儿的情况不是很严重，父母可以先尝试给婴儿喂马铃薯藤汤。

具体做法是，在锅内放入200克马铃薯藤和2杯水，用中火将汤水熬至变成一杯为止。防止微凉后，喂给婴儿。

如果每天服用3～5次，每次服用半杯，2～3日后硬币会随着大便排出体外。

被牛奶呛住的情况——给婴儿喂稻草汤

如果着急喝奶，或者大量地喝奶，就容易被牛奶呛住。此时，如果利用稻草，就容易缓解痛症。在城市里很难看到稻草，但是可以利用捆萝卜或大白菜的稻草。

把洗净的稻草切成5厘米左右的小段，然后在锅内放入10克稻草和1杯水，并用中火慢慢地熬汤。每天给婴儿喝一小杯稻草汤，而且只要喝几次，就能消除痛症。

最近很难看到无公害稻草，即使有无公害稻草，也不敢给婴儿喝稻草汤，因此最好跟医生商议。

长痱子的情况——经常涂抹黄瓜汁

夏天，天气炎热，而婴儿的皮肤又非常柔嫩，因此就很容易长痱子。每天多给婴儿洗几次澡、涂抹婴儿爽身粉的办法虽然很有效，但是也可以使用一下以下的民间疗法。

首先准备食盐和一根黄瓜。用一杯水充分地稀释一勺食盐，并在冰箱内保管。然后将黄瓜洗净切块，放入榨汁机中榨出黄瓜汁，再用纱布过滤出黄瓜汁，冷藏备用。

每天给婴儿洗澡后，可先用用食盐水先

▲ ①用一杯水充分地稀释一勺食盐。

▲ ②用榨汁机榨出黄瓜汁。

▲ ③用纱布过滤黄瓜汁。

▲ ④用食盐水和黄瓜汁涂抹长痱子的部位。

擦拭长痱子的部位，然后在容易长痱子的部位涂抹黄瓜汁。

一般情况下，用榨汁机榨出黄瓜汁，但是最好滤掉黄瓜渣，只使用黄瓜汁液。

发烧或呕吐的情况——给婴儿喂大葱、生姜、红枣汤

在成长过程中，婴儿经常出现发烧、呕吐的症状，但是父母不用过于担心。一般情况下，利用大葱、生姜、红枣、蜂蜜熬汤喂给婴儿，可治疗发烧、呕吐症状。

首先准备一根大葱，一块生姜，4颗红枣和蜂蜜。切掉大葱根部，洗净切段；生姜洗净去皮切片。然后在锅内倒入葱段、生姜薄片、红枣、蜂蜜和2杯水。用温火慢慢地熬汤，直到汤水熬成1杯为止。然后取汤放至温热，喂给婴儿。

大葱具有镇定、解热功效，生姜具有兴

奋、收敛、止吐功效，因此婴儿发烧或呕吐时，能发挥很好的效果。

感冒的情况——给婴儿喂萝卜汤和大蒜

如果患感冒，就会出现打喷嚏、流鼻涕等症状。在这种情况下，可以利用萝卜来治疗感冒。

首先准备萝卜和大蒜。把中等大小的萝卜切成一半，然后放入榨汁机内榨汁。用温火熬5分钟，然后放入半勺大蒜。一般情况下，每天服用三次，服用一天就能见效。

食欲不振的情况——给婴儿喂蜗牛粥

有些婴儿对食物不感兴趣，不管妈妈怎么努力，都不能让婴儿老老实实地吃饭。如果食欲不振，自然会导致身体衰弱、发育不良等症状。

如果发育不良，就出现脸部发黄、身体虚弱、腹部胀气、消化不良、食欲不振等症状。对这些婴儿来说，蜗牛粥是最好的食品。如果经常喂蜗牛粥，就能缓解这些症状，而且能恢复健康状态。

大量地流口水的情况——应该给婴儿喝甘草汤

有些婴儿特别容易流口水，而且止不住口水。如果大量地流口水，就容易损伤皮肤，而且容易弄脏脸部。

在这种情况下，甘草能发挥独特的效果。锅内放入2杯水和半杯甘草，然后用强火和中火熬至汤水剩下1杯为止。每天服用3～4次，而且连续服用一周或10日。

一般来说，由于生理原因和唾液腺的发育旺盛导致流口水的症状。严重时，在发炎部位可以涂抹甘草。

痉挛的情况——给婴儿喂天麻汤

如果发高烧，就容易导致痉挛。在这种情况下，可以给婴儿喂天麻汤。在中医学中，用天麻治疗各种头痛症状。如果婴儿无缘无故地发高烧，或者痉挛发作，最好给婴儿喂2～3次天麻汤。一般情况下，服用一天就能见效。把带皮的天麻切成小块，然后用三杯水熬汤，直到汤水变成一杯为止。

支气管炎的情况——经常喂大蒜麦芽糖

有些婴儿天生具有支气管炎，而有些婴儿受生活环境的影响患有支气管炎。如果刮冷风，支气管炎容易发作。

如果出现支气管炎发作，就应该经常喂大蒜麦芽糖。首先准备30块大蒜，一碗玉米，500克麦芽糖汁。把大蒜放入锅内充分地煮熟，然后均匀地混合玉米和麦芽糖汁。如果把玉米和麦芽糖汁放入锅内煮5～6小时，玉米就会浮在麦芽糖汁上面。等玉米浮出以后，利用纱布挤出玉米麦芽糖汁。在锅内继续熬玉米麦芽糖汁和煮熟的大蒜，这样就能得到大蒜麦芽糖。每天早晚吃一勺大蒜麦芽糖，而且坚持半个月，这样就能治疗支气管炎。

扁桃腺炎的情况——给婴儿吃梨汁或金橘蜂蜜汤

如果发高烧或喉咙疼痛，婴儿就无法吃东西。严重时还会出现喉咙溃烂的症状。在这种情况下，最好给婴儿吃梨汁。痛症严重，而

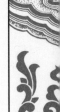

且发高烧时，最好喂加冰块的梨汁。如果浑身发抖，就应该喂热梨汁。

另外，金橘蜂蜜汤也能治疗扁桃腺炎。金橘富含维生素和钙，因此能缓解喉咙炎症，而且能有效地预防感冒。

首先用流动的水清洗金橘，然后用牙签在橘子皮上面扎3～4个小孔。锅内放入金橘和2杯水，然后用中火熬汤。等汤烧开后，用温火继续加热。如果汤水变黄，就倒入蜂蜜，并继续加热。出现扁桃腺炎时，如果喝金橘蜂蜜汤，就能有效地缓解痛症。

夜尿症的情况——给婴儿喝柿子汤

一般情况下，10岁之前的婴儿容易出现夜尿症。随着年龄的增长，夜尿症会自然地消失。如果10岁后还出现夜尿症，就会让父母放心不下。在这种情况下，可以给婴儿喝柿子汤。锅内放入15克柿子蒂和2杯水，然后熬至1/3杯为止。一般情况下，睡觉前服用柿子汤。只要服用一周，就能治疗夜尿症。神经过敏或情绪不安时，容易导致夜尿症，因此要注意检查生活环境。

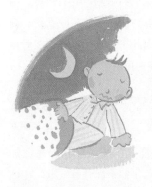
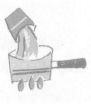

▲ 婴儿患夜尿症时，可用两杯水和15克柿子蒂熬汤，服用一周即可。

牙齿脆弱的情况——经常食用洋大白菜

如果大量地吃甜食，婴儿的牙齿就会变得脆弱。洋大白菜含有的钙容易被人体吸收，因此能有效地治疗牙齿脆弱的症状。

在日常生活中，可以煮或炒洋大白菜，但是最好跟食醋一起做料理。把洋大白菜切成块，并撒上食盐，然后腌制10小时左右。挤掉洋大白菜的水分，然后放入瓶子内保存。

均匀地混合半杯食醋、4大勺白糖、桂皮、青辣椒、蟹酱、胡椒、1片桂花和1个红辣椒，然后用温火熬汤。在装洋大白菜的瓶内倒入食醋汤，然后腌制2～3日。食用食醋洋大白菜能治疗牙齿脆弱的症状。

打嗝的情况——给婴儿喝柿子汤

只要着凉，或者被食物呛着，婴儿就会不停地打嗝。在这种情况下，应该暖和身体，或者喂麦茶。另外，治疗夜尿症的柿子汤也能治疗打嗝症状。

把10个柿子蒂和1杯水倒入锅内，然后熬至汤水剩下半杯为止。让婴儿一口气喝完半杯柿子汤，就能消除打嗝症状。在中医学中，治疗打嗝的处方里经常添加柿子蒂。

麻疹的情况——给婴儿喝萝卜汁和生姜汁

如果全身出现麻疹，就容易导致因中耳炎、支气管炎、等二次感染引起的综合征。此时，必须保持平静，而且适当地调节室内湿度。另外，为没有食欲的婴儿准备营养粥、果汁、牛奶等容易消化的食品。

571

萝卜和糯米能有效地治疗麻疹。用榨汁机榨出萝卜汁，然后均匀地混合一大勺萝卜汁、生姜汁、酱油、白糖和水。萝卜汁和生姜汁能有效地退烧，而且能消除麻疹。另外，糯米粥也有治疗麻疹的功效。

贫血的情况——给婴儿喝柠檬蜂蜜茶

如果缺铁，或者铁代谢异常，就会导致贫血。如果食欲正常，毫无异常症状的婴儿经常无力或脸色苍白，就应该怀疑是贫血。

如果出现贫血，就应该通过蛋白质的补充提高基础体力，然后食用牛奶、肝、菠菜、葡萄干等富含铁的食品。另外，柠檬蜂蜜茶也能治疗贫血。柠檬蜂蜜茶的维生素C和果糖能促进铁的吸收，因此有利于治疗贫血。如果婴儿的身体状态欠佳，就应该喝一杯柠檬蜂蜜茶。

夜间哭闹的情况——给婴儿喝艾蒿汤

在夜间，有些婴儿不能安稳地睡眠，而且经常哭闹。

在这种情况下，首先要找出哭闹的原因。此时，应该以平静的心态改变周围环

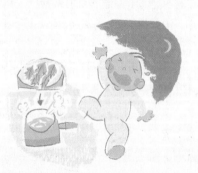

▲ 准备开花前的荸荠草，然后用300毫升的水熬汤。一般情况下，每天服用三次。

境，或者给婴儿听音乐。另外，神经质的婴儿大部分胃部活动虚弱，因此为了有规律的饮食，最好避免冷饮。

对神经质的婴儿来说，艾蒿和荸荠草非常有效。首先准备开花前的荸荠草，然后用300毫升的水熬汤。在吃饭之前服用，而且每天服用三次。每次只熬一天的量。5岁之前的婴儿服用3克，5岁以后的婴儿服用10克。

每天服用5～10克艾蒿汤，也能得到同样的治疗效果。

体内有寄生虫的情况——生吃南瓜或面粉

如果婴儿持续拉肚子或腹痛，而且不停地挠臀部，就应该带他去检查肛门。通常情况下，婴儿会出现类似的症状，是因为体内有寄生虫。在这种情况下，如果生吃南瓜和面粉，就能清除寄生虫。

南瓜具有解毒、驱虫的功效，因此在驱虫或药物中毒治疗中经常使用南瓜。如果给婴儿喂食生的南瓜，就会让婴儿轻微地拉肚子，这样就能随着大便排出寄生虫。另外，经常喝南瓜子汤，也能清除寄生虫。

面粉也是驱虫的特效药，具有退烧、清毒的功效。跟南瓜一样，最好生吃面粉。面粉会降低体温，因此平时胃肠不好，或者体温较低的婴儿不能使用这种方法。

咳嗽的情况——给婴儿吃用白糖腌制的木瓜

一到晚上，婴儿的咳嗽症状愈来愈加重。不管吃什么药，都不能缓解咳嗽。在这种情况下，给婴儿吃用白糖腌制的木瓜。木瓜能治疗慢性咳嗽，而且有效地恢复疲劳，

因此非常适合容易哮喘或疲劳的婴儿。

未熟的木瓜比较酸、苦、硬，因此不适合婴儿食用。在这种情况下，用白糖腌制木瓜片，然后每次喂一两片。

尿布发疹的情况——用绿茶清洗臀部

在夏天，最常见的婴儿皮肤病是尿布发疹。只要长时间戴尿布，婴儿的皮肤就容易发疹。对尿布发疹来说，绿茶是最有效的药品。绿茶中的单宁酸（Tannin）能抑制分泌物，缓解炎症，强化黏膜组织，干燥皮肤，因此用浓绿茶清洗臀部，就能有效地治疗尿布发疹症状。清洗臀部后，必须弄干臀部水分，然后换新尿布。清洗臀部时，如果同时进行日光浴，就会提高治疗效果。

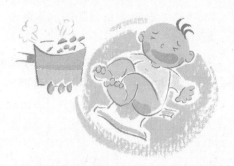

▲ 如果出现尿布发疹，就应该用浓绿茶清洗臀部。

中耳炎引起耳部疼痛的情况——在耳部涂抹牛蒡汁

如果长期感冒，就会导致中耳炎。牛蒡具有清除脓水，降低体温的功效，因此作为治疗中耳炎的民间药品使用。

在疼痛部位涂抹牛蒡汁，或者饮用牛蒡子汤，能缓解耳部痛症。用温火慢慢地熬牛蒡子，然后在空腹的情况下，每天服用三次。

另外，黑豆也能治疗中耳炎。用清水浸泡黑豆一晚上，然后用温火煮熟。如果过于清淡，就可以用竹盐或天然食盐适当地调味。

经常出现眼屎的情况——用食盐敷眼睛

如果葡萄球菌进入睫毛毛根附近的油脂腺和汗腺，就会导致炎症，因此形成眼屎。大部分情况下，眼睑周围红肿或疼痛。在这种情况下，首先要防止婴儿揉眼睛。如果眼睑发热或痒痛，最好用热水敷眼睛。

另外，食盐能有效地清除眼屎。用纱布包住热食盐，然后敷眼睛。如果食盐变凉，就应该再次加热。用同样的方法，敷2～3次食盐。

便秘严重的情况——给婴儿吃番薯黄豆饼

番薯富含不溶解的植物性纤维或半纤维素（hemicellulose），而且这些植物性纤维比海藻类和水果中含有的可溶性植物纤维对治疗便秘更有效。

一般植物纤维在大肠内形成大便时，其可溶性纤维不能增加大便的量，但是番薯的植物纤维等不溶性纤维会增加大便的量。这样当婴儿吃了番薯后，就能增加大便的量，从而刺激大肠，使肠道活跃地运动，从而容易排便。

妈咪在用番薯给婴儿制作零食时，应尽量保存番薯的营养，同时适合婴儿的口味。比如，番薯黄豆饼是非常好的食品。

具体做法是，准备番薯300克，黄豆1/2杯，白糖80克。先将番薯去皮洗净，然后放入蒸锅中蒸熟。再将黄豆洗净蒸熟或烫熟。最后再把番薯、黄豆和白糖放在一起，均匀地搅拌，然后用模具制作不同形状的番薯黄豆饼。

大脑愚钝的情况——给婴儿吃用南瓜子制作的饼

南瓜子富含有利于大脑发育的氨基酸、维生素 B5 等营养素。大脑细胞只有形成足够的推进力和抑制力才能顺利地促进大脑开发。其中，氨基酸是形成推进力和抑制力的主要营养素。

一般情况下，晚夏到初秋是生产南瓜的季节，而且初秋后南瓜就会变老，可以利用老南瓜制作南瓜子饼，用晒干的南瓜子制作南瓜子饼，也可以生吃南瓜子。

清洗南瓜子，然后用炒锅炒熟磨成粉。用白糖和麦芽糖制作糖浆，然后混合南瓜子粉，最后用模具制作不同形状的南瓜子饼。

流鼻血的情况——鼻孔内滴入莲藕汁

由于撞伤或抠鼻子的习惯，有些婴儿经常流鼻血。

流鼻血时，最好用热水烫脚，然后用凉毛巾敷颈部和耳部。另外，莲藕、萝卜和青江菜也有止血功效。

莲藕内的单宁酸和铁具有止血作用。如果用蘸有莲藕汁的脱脂棉塞鼻孔，就能马上止血。

另外，可每天喝2～3次莲藕汁，每次服用30毫升。如果每次喝30毫升用水1∶1稀释的萝卜汁或喝15毫升青江菜汁，就能起到相同的止血效果。

患过敏性皮肤病的情况——可以实施大蒜沐浴法

如果婴儿患有过敏性皮肤病，脸部、头部、颈部和耳部都出现红色湿疹，而且伴随着瘙痒症状。在这种情况下，对婴儿进行大蒜沐浴法最有效。

大蒜的有效成分大蒜素具有治疗过敏性皮肤病的功效。大蒜素还具有很强的恢复疲劳的作用，而且还有健胃、清肠、镇痛、杀菌的作用。另外，它还能跟体内的其他营养素结合，从而提高婴儿新陈代谢的效率，或者扩张血管，从而促进血液的流动，最后能提高体力，而且强化免疫力。

具体做法是，先在大锅内倒入一定的水，然后放入2～3块大蒜，加热5～6分钟。然后用纱布包裹煮熟的大蒜，将其放入浴缸内。如果婴儿出现过敏性皮肤病，就可以用这种大蒜汤洗澡。

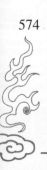

典藏精品版

最全面、系统的孕产育指导

更详细的婴儿疾病与治疗方法

"痉挛"症状与治疗方法

在睡觉过程中，有些婴儿突然猛烈地哭闹，或者容易被很小的声音惊醒，因此总让父母忐忑不安。被称为"痉挛"的这种现象是身体异常的讯号，因此必须马上到医院就诊。

作者 金正午（儿科专家）

婴儿受惊或具有受惊倾向的状态称为痉挛，但是在医学中，没有"痉挛"疾病。大部分情况下，发高烧后出现痉挛症状，而这种痉挛称为热性痉挛。

如果出现严重的热性痉挛，就会出现意识模糊、浑身发抖、翻白眼等症状。在这种情况下，应该马上到医院就诊。

【特别容易受惊的情况】

治疗方法

●经常看着婴儿说话。情绪上的亲密感能稳定婴儿的情绪。另外，逐渐熟悉说话声音等自然的刺激，以此缓解受惊的症状。

●为了消除胸部的空虚感，最好采取俯卧姿势，或者盖上较重的被了或毛巾。如果给胸部施加轻微的压力，同时跟婴儿说话，就能稳定婴儿的情绪。

●如果背婴儿，妈妈的后背就能贴近婴儿的胸部，因此能增加婴儿的安全感。

●应该给婴儿听节奏比较缓慢的音乐。如果随着节拍轻轻地拍打婴儿的臀部，就能稳定婴儿的情绪。

【突然睡醒的情况】

治疗方法

●白天不能让婴儿过于疲劳。

●在睡觉之前，不能产生陌生感、嫉妒、愤怒等不安情绪。

●患有感冒或生重病后，经常出现突然睡醒的情况。婴儿哭闹时，必须抱着婴儿稳定情绪。

●服用药物的情况下，药物也可能导致这些症状，因此要到医院检查。

●突然更换食物，或者在睡觉前吃得过多，或者突然改变生活环境，就会出现突然睡醒的现象。

【剧烈地哭闹的情况】

治疗方法

●出生2～3个月后，应该到医院检查幼儿腹痛症。

●感冒的情况下，应该检查中耳炎或咽喉痛症。如果患有痢疾，就可能因腹痛哭闹。

●应该检查是否被小虫叮咬，眼睛和鼻子是否有异物，是否被钢针扎伤。

●如果反复出现呕吐、血便、腹痛等症状，就可能患有肠重叠症、间歇性昏迷、阑尾炎等疾病，必须马上到医院就诊。

【高烧导致痉挛的情况】

治疗方法

●呕吐的情况下，为了防止呕吐物进入气管，必须清除口腔内的呕吐物或唾液等分泌物。

●稍微抬高头部，而且向后仰头，然后采取侧卧姿势。

●由于发高烧引起热性痉挛时，首先要使用坐药式解热剂，然后用温热的湿毛巾降低体温。如果使用口服药，就容易导致窒息，因此要避免口服药。

●如果痉挛持续很长时间，就应该马上去医院，但是要避免背的姿势。

容易跟痉挛混淆的症状

✳ **突然发烧：** 由于感冒等疾病发烧，并不是因为受惊而发烧。

✳ **绿便：** 在肠胃状态不稳定的幼儿期容易出现绿便症状。

✳ **大量地出汗：** 婴儿的代谢活动比较活跃，而且只用皮肤调节体温，因此大量地出汗。

✳ **呕吐：** 婴儿的各种症状中，最严重、危险的症状就是呕吐症状。如果严重地呕吐，就应该马上到医院就诊。

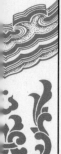

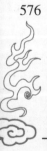
关于"痉挛"的中医学解释与处方

导致痉挛的原因很多。可能出现热性痉挛，也可能出现因消化障碍引起的痉挛，因此婴儿剧烈地哭闹时，必须找出哭闹的原因，然后实施相应的治疗。

文章·金德坤（庆熙大学中医院副教授·中医学博士）

在中医学中，"痉挛"是指"惊风"。关于婴儿受惊症状的术语有，表示单纯受惊状态的"惊"，表示经常受惊状态的"易惊"，表示瞬间受惊状态和尖叫状态的"惊呵"，表示受惊和恐惧状态的"惊怖"，表示哭闹状态的"惊啼"等。

由此可见，痉挛包括在新生儿期和婴幼儿期对外部刺激的单纯敏感反应，以及严重地全身发作的症状。

原因

在成长过程中，婴儿将经过新生儿期、婴幼儿期、上学期、青少年期，以及完全成为成年人的成年期。在身体和精神未成熟的状态下，会发生各种问题。

即，刚出生的婴儿虽然形成内部器官，但是其功能还不完善，尤其是神气（精神与神经功能）的发育不完整，因此对声音、接触、皮肤的冷和热变化非常敏感。

痉挛是在玩耍过程中，或者在睡觉过程中，或者在沐浴过程中，或者在授乳过程中，以突然蜷缩全身的形态出现，而且突然全身僵硬或松软。另外，少儿容易受到外界邪气的侵袭，而且在哺乳过程中，容易导致乳食伤。不仅如此，由于感染、内伤引起的发烧或无热状态，也容易出现痉挛症状。

症状

从头到脚出现全身的变化，而且出现突然失去意识（晕倒）、眼球变化（翻白眼或眼睛失去焦距）、凝视、直视、不停地眨眼睛等症状。

另外，还会出现叫声（尖叫的症状）、口角相引（向一侧集中嘴唇，或者反复地吸吮嘴唇的症状）、口襟不开（紧闭牙齿的症状）、口多痰沫（口腔内充满浓痰的症状）等口腔内变化，或者向后仰头，向一侧扭头等症状，或者紧握双拳，蜷缩手臂和腿部，浑身发抖，扭曲全身，伸直全身等四肢、全身症状。

在中医学中，用八兆（八种征兆）表示这些症状。

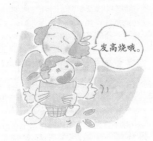

发高烧哦。

处方

●热性痉挛的情况

不影响中枢神经，只是单纯地因高烧引起的痉挛。热性痉挛后，不会有任何后遗症。当然，发作后还会反复出现轻微的热性痉挛，但是痉挛的持续时间不会超过10分钟。退烧1周或10日后，在脑电波检查中不会出现任何异常症状。

如果频繁地出现这种热性痉挛，也会影响成长发育。严重时，可以在十宣穴（手指尖和指甲下方）和疏通血流的救急穴上扎针。

一般情况下，采用能克服热的治疗方法。随着热的种类不同，将采用不同的治疗方法。最后提高婴儿的免疫功能，这样就能完全治疗痉挛。

●突然剧烈地哭闹的情况

——手脚冰凉，消化不良，经常拉肚子的症状。健胃的同时适当地调节不协调的神经。

——身上有热感，而且手脚发热，脸部发红，体格健壮，便秘的症状。降低体温的同时缓解便秘，就能轻松地解决哭闹问题。